临床内科疾病基础与理论

主编◎孟丽华　王　芳　万志刚

刘源远　张晓娜　车艳丽

黑龙江科学技术出版社
HEILONGJIANG SCIENCE AND TECHNOLOGY PRESS

图书在版编目(CIP)数据

临床内科疾病基础与理论 / 孟丽华等主编. -- 哈尔
滨：黑龙江科学技术出版社，2022.10
ISBN 978-7-5719-1667-1

Ⅰ. ①临… Ⅱ. ①孟… Ⅲ. ①内科-疾病-治疗
Ⅳ. ①R505

中国版本图书馆CIP数据核字(2022)第191429号

临床内科疾病基础与理论
LINCHUANG NEIKE JIBING JICHU YU LILUN

作　　者	孟丽华　王　芳　万志刚　刘源远　张晓娜　车艳丽	
责任编辑	单　迪	
封面设计	邓姗姗	
出　　版	黑龙江科学技术出版社	
	地址：哈尔滨市南岗区公安街70-2号　邮编：150007	
	电话：（0451）53642106　传真：（0451）53642143	
	网址：www.lkcbs.cn	
发　　行	全国新华书店	
印　　刷	山东道克图文快印有限公司	
开　　本	787mm×1092mm　1/16	
印　　张	23.25	
字　　数	553千字	
版　　次	2022年10月第1版	
印　　次	2022年10月第1次印刷	
书　　号	ISBN 978-7-5719-1667-1	
定　　价	128.00元	

《临床内科疾病基础与理论》
编委会

主　编

孟丽华	济南市中西医结合医院
王　芳	潍坊市第六人民医院
万志刚	临朐县人民医院
刘源远	海军青岛特勤疗养中心
张晓娜	日照市中心血站
车艳丽	肥城市人民医院

副主编

刘　武	山东省烟台市经济技术开发区古现医院
冯莉斐	烟台市莱州荣军医院
曲　源	邹平市明集中心卫生院
李　磊	济南市儿童医院
张　红	济南市中心医院
王　峰	肥城市潮泉镇卫生院
刘　倩	山东省立第三医院
张丽霞	单县南城人民医院
解秀荣	山东济南市商河县沙河镇卫生院

前　言

随着医学本身及内科学的发展,新的诊疗技术和方法层出不穷,解决了许多以往无法克服的难题,为患者和医生提供了更多的选择,但也对临床医师的知识结构提出了更高、更新的要求。为了及时反映内科学方面的最新进展,更好地适应临床工作者的实际工作需要,特组织相关工作人员编写了此书,以期待对相关的医务工作者有所帮助。

本书详细绍了临床内科常见病、多发病的病因、发病机制、临床表现、诊断方法和治疗手段等。包含呼吸内科疾病,如肺炎、支气管哮喘等,消化内科疾病,如胃炎、食管炎、溃疡性结肠炎等,心内科疾病,如心力衰竭、心律失常等内容,以及神经内科疾病、内分泌科疾病等内容。本书内容全面,条理清晰,结构合理,具有科学性、系统性、理论性及学术性等特点,是编者结合多年丰富的临床经验,并参考国内有关书籍和文章的基础上编写的,适合各基层医院的内科医生参考使用。

在编写过程中,由于时间和篇幅有限,难免存在疏漏和不足之处,望广大读者提出宝贵的意见和建议,以便日臻完善,谢谢。

编　者

目　　录

第一章　呼吸内科疾病

第一节　急性上呼吸道感染

急性上呼吸道感染(简称上感)是指鼻腔、咽或喉部的急性炎症,是呼吸道最常见的一种传染病。可发生在任何年龄,具有较强的传染性,并可引起严重并发症。

一、病因和发病机制

急性上呼吸道感染约有 70%～80% 由病毒引起。主要有流感病毒(甲、乙、丙)、副流感病毒、呼吸道合胞病毒、腺病毒、埃可病毒、柯萨奇病毒、麻疹病毒,风疹病毒等。细菌感染可直接或继病毒感染之后发生,主要有溶血性链球菌、流感嗜血杆菌,肺炎链球菌和葡萄球菌等。

当在受凉、淋雨、过度疲劳使全身或呼吸道局部防御功能降低时,原已存在于上呼吸道或从外界侵入的病毒或细菌迅速繁殖,引起本病。老幼体弱、患有慢性呼吸道疾患,如鼻旁窦炎、扁桃体炎者,更易诱发。

二、流行病学

全年均可发病,冬春季节多发,主要通过含有病毒的飞沫或被污染的用具传播,多数为散发性,但常在气候突变时流行。由于病毒的类型较多,人体对各种病毒感染后产生的免疫力较弱且短暂,并无交叉免疫,同时在健康人群中有病毒携带者,故一个人一年内可有多次发病。

三、病理

鼻腔及咽黏膜充血、水肿、上皮细胞破坏,少量单核细胞浸润,有浆液性及黏液性炎性渗出。继发细菌感染后,有中性粒细胞浸润,大量脓性分泌物。

四、临床表现

病因不同,临床表现可有不同的类型。

(一)普通感冒

普通感冒又称伤风、急性鼻炎或上呼吸道卡他。主要由鼻病毒、副流感病毒、呼吸道合胞病毒,埃可病毒、柯萨奇病毒等引起。初期有咽干、咽痒,在起病同时或数小时后,发生喷嚏、鼻塞、流清水样鼻涕,有时由于耳咽管炎使听力减退,也可出现流泪味觉迟钝、呼吸不畅、声嘶,咳嗽少痰。全身症状较轻,可有全身不适,轻度畏寒,一般不发热或偶有轻度发热、头痛。检查可见鼻腔黏膜充血、水肿,有分泌物,咽部轻度充血。3～5 日后,鼻腔分泌物可转黄。如无并发症,5～7 天内全部症状自行消退。

(二)病毒性咽炎和喉炎

急性病毒性咽炎由鼻病毒、腺病毒、流感病毒、副流感病毒以及肠病毒,呼吸道合胞病毒等引起。临床特征为咽部发痒和灼热感。当有吞咽疼痛时,常提示链球菌感染,咳嗽少见。急性喉炎多为流感病毒、副流感病毒及腺病毒等引起,表现为声嘶、讲话困难,咳嗽时咽痛,可伴有发热或咳嗽。体检可见喉部水肿、充血,局部淋巴结轻度肿大和触痛,可闻及喘息声。

(三)疱疹性咽峡炎

疱疹性咽峡炎主要由柯萨奇病毒 A 引起。多见于儿童,夏季较易流行。发病急,有发热、咽痛。在前咽、软腭、悬雍垂和扁桃体上可有灰白色小丘疹,丘疹周围黏膜红晕,以后形成疱疹,破溃后可形成浅溃疡。病程约为一周。

(四)咽结膜热

咽结膜热常由腺病毒,柯萨奇病毒等引起。儿童多见,常发生于夏季。起病急,主要表现为发热、咽痛、眼结膜炎和颈淋巴结肿大,病程 4~6 天。

(五)细菌性咽—扁桃体炎

咽—扁桃体炎多由溶血性链球菌、流感嗜血杆菌、肺炎链球菌,葡萄球菌引起。起病急,畏寒、发热,体温可高达 39℃ 以上,咽喉疼痛,吞咽时加剧,可伴有全身酸痛、乏力和头痛等。检查可见咽部充血,扁桃体肿大、充血,颈淋巴结肿大,有压痛。

五、实验室检查

(一)血常规

病毒感染,白细胞计数多为正常或偏低,淋巴细胞比例升高。细菌感染白细胞计数及中性粒细胞增多,可有核左移。

(二)病毒和病毒抗原的测定

根据需要选用免疫荧光法、酶联免疫吸附检测法、血清学诊断和病毒分离,确定病毒的类型。

六、并发症

可并发鼻窦炎、中耳炎、气管—支气管炎、肺炎、风湿病,肾炎或心肌炎等。

七、诊断和鉴别诊断

根据典型的症状,如发热、鼻塞、咽痛及局部体征,临床诊断一般无困难。但病因复杂,进行细菌培养和免疫荧光法、酶联免疫吸附法、病毒血清学检查可确定病因诊断,需与下列疾病鉴别。

(一)过敏性鼻炎

过敏性鼻炎临床上很像伤风,起病急骤,鼻腔发痒,频繁喷嚏,鼻涕多,呈清水样,持续时间较短,常突然痊愈。检查可见鼻黏膜苍白、水肿,分泌物中有较多嗜酸性粒细胞。

(二)流行性感冒

流行性感冒常有明显的流行性。起病急,全身中毒症状重,而呼吸道症状轻微或不明显,根据病毒分离和血清学检查可以鉴别。

(三)急性传染病前驱症状

麻疹、脊髓灰质炎、脑炎、伤寒,斑疹伤寒等在患病初期常有上呼吸道症状。在这些病的流行区和流行季节密切观察,并进行必要的化验检查以资鉴别。

八、治疗

呼吸道病毒感染目前无特异性抗病毒药物,治疗着重在减轻症状,休息,多饮水,戒烟,室内保持一定的温度和湿度,缩短病程,防止继发细菌感染和并发症的发生为主。

(一)对症治疗

发热、头痛可选用阿司匹林、对乙酰氨基酚(扑热息痛)或一些抗感冒制剂,也可选用中成药。咽痛可选用咽漱液或咽含片。声音嘶哑可用雾化吸入。鼻塞流涕可用1%麻黄素滴鼻液等。

(二)抗菌药物治疗

一般患者不必用抗菌药物,如年幼体弱、有慢性呼吸道炎症或细菌感染时,可根据临床情况及病原菌选择抗菌药物,临床常首选青霉素、磺胺类,大环内酯类或第一代头孢菌素。

(三)抗病毒药物治疗

早期应用抗病毒药物有一定效果,并可缩短病程。利巴韦林对流感病毒,副流感病毒和呼吸道合胞病毒有较强的抑制作用。奥司他韦对甲、乙型流感病毒有效,也可选用金刚烷胺、吗啉胍或抗病毒中成药。

九、预防

加强体育锻炼,提高机体的抗病能力是预防上呼吸道感染的最好措施。注意呼吸道患者的隔离,防止交叉感染。

第二节 急性气管－支气管炎

急性气管－支气管炎是由于感染、物理、化学刺激,过敏因素引起的气管－支气管黏膜的急性炎症。临床主要表现为咳嗽、咳痰,多在寒冷季节发病,是呼吸系统常见病。

一、病因和发病机制

当机体受寒、淋雨、过劳等均会削弱呼吸道防御机能,使呼吸道抗病能力降低,有利于病毒,细菌的侵入而引起感染。常见的病毒有流感病毒、腺病毒、呼吸道合胞病毒及副流感病毒等。常见的细菌有流感嗜血杆菌、肺炎链球菌、葡萄球菌等。上呼吸道感染如扁桃体炎、鼻窦炎、咽炎向下蔓延,也可引起本病。

过冷空气、粉尘、刺激性气体或烟雾对气管－支气管黏膜急性刺激均可引起本病。另外,过敏因素如花粉、真菌孢子等吸入,或细菌蛋白质都可引起气管－支气管的过敏性炎症。

二、临床表现

(一)全身表现

一般较轻,可有发热,体温在38℃左右,头痛、全身酸痛,多在3～5天后消退。

(二)呼吸道表现

起病时先有上呼吸道感染的症状,如鼻塞、喷嚏、咽痛,声嘶等。随后出现咳嗽,初起为干咳或有少量黏液性痰,随病情加重而咳嗽加重,痰量增多,为黏液脓性痰,偶可痰中带血,如伴有支气管平滑肌痉挛可有气促或喘息。肺部检查:听诊可闻及呼吸音粗糙,散在易变的干、湿性啰音,咳嗽后可减少或消失。呼吸道表现约在2～3周消失,如反复发生或迁延不愈可发展为慢性支气管炎。

三、实验室及其他辅助检查

(一)血常规检查

一般无异常,细菌感染较重时,白细胞总数、中性粒细胞增高。

(二)痰涂片或培养

可发现致病菌。

(三)X线检查

大多数表现正常或肺纹理增粗、紊乱。

四、诊断与鉴别诊断

根据上呼吸道感染病史、咳嗽和咳痰等呼吸道症状以及两肺散在干、湿性啰音等体征,结合血常规和胸部X线片检查,可作出临床诊断。需与下列疾病鉴别。

(一)急性上呼吸道感染

鼻咽部症状明显,一般无咳嗽、咳痰,肺部无异常体征。

(二)流行性感冒

起病急,常有明显的流行病史,全身中毒症状重如高热、全身酸痛、头痛、乏力等,而呼吸道症状相对轻。依据病毒分离和血清学检查,可以鉴别。

(三)其他

肺炎、肺结核、肺癌、肺脓肿等多种肺部疾病早期均可有支气管炎的表现,应详细检查以资鉴别。

五、治疗

(一)一般治疗

适当休息,注意保暖,多饮水,补充足够的热量。防止呼吸道的理化刺激。

(二)对症治疗

干咳无痰可用喷托维林(咳必清)25mg,每日3次或可待因30mg,睡前服用。痰液黏稠不易咳出时,用溴己新(必嗽平)8~16mg,每日3次,氯化铵0.3~0.6g,每日3次等;也可雾化吸入帮助祛痰;也可选用中成药止咳祛痰药。支气管痉挛者可用平喘药如氨茶碱0.1~0.2g,每日3次,沙丁胺醇(舒喘灵)2~4mg,每日3次。发热可用解热镇痛剂如阿司匹林0.3~0.6g,每日3次。

(三)抗菌药物治疗

根据感染的病原体及药物敏感试验选择抗菌药物。可选用大环内酯类、青霉素类、第一代头孢菌素,氟喹酮类。一般口服抗菌药物即可,症状较重者可用肌内注射或静脉滴注。

六、预防

增强体质,加强耐寒锻炼,避免吸入刺激性气体。清除鼻咽、喉等部位的病灶。

第三节　慢性支气管炎

慢性支气管炎是由于感染或非感染因素引起气管,支气管黏膜及其周围组织的慢性非特异性炎症。临床上以慢性咳嗽,咳痰或气喘为主要症状。疾病不断进展,可并发阻塞性肺气肿、肺源性心脏病,严重影响劳动和健康。

一、病因和发病机制

病因尚未完全清楚,一般认为是多种因素长期相互作用的结果,这些因素可分为外因和内因两个方面。

(一)吸烟

大量研究证明吸烟与慢性支气管炎的发生有密切关系。吸烟时间愈长,量愈多,患病率也愈高。戒烟可使症状减轻或消失,病情缓解,甚至痊愈。

(二)理化因素

理化因素主要包括刺激性烟雾、粉尘,大气污染(如二氧化硫、二氧化氮、氯气、臭氧等)的慢性刺激,这些有害气体的接触者慢性支气管炎患病率远较不接触者为高。

(三)感染因素

感染是慢性支气管炎发生、发展的重要因素,病毒感染以鼻病毒,黏液病毒、腺病毒和呼吸道合胞病毒为多见。细菌感染常继发于病毒感染之后,如肺炎链球菌、流感嗜血杆菌等。这些感染因素造成气管,支气管黏膜的损伤和慢性炎症。感染虽与慢性支气管炎的发病有密切关系,但目前尚无足够证据说明为首发病因,只认为是慢性支气管炎的继发感染和加剧病变发展的重要因素。

(四)气候

慢性支气管炎发病及急性加重常见于冬天寒冷季节,尤其是在气候突然变化时。寒冷空气可以刺激腺体,增加黏液分泌,使纤毛运动减弱,黏膜血管收缩,有利于继发感染。

(五)过敏因素

过敏主要与喘息性支气管炎的发生有关。在患者痰液中嗜酸性粒细胞数量与组胺含量都有增高倾向,说明部分患者与过敏因素有关。尘埃、尘螨、细菌、真菌、寄生虫、花粉以及化学气体等,都可以成为过敏因素而致病。

(六)呼吸道局部免疫功能减低及自主神经功能失调

免疫功能减低及自主神经功能失调为慢性支气管炎发病提供内在的条件。老年人常因呼吸道的免疫功能减退,免疫球蛋白的减少,呼吸道防御功能退化等导致患病率较高。副交感神经反应增高时,微弱刺激即可引起支气管收缩痉挛,分泌物增多,而产生咳嗽、咳痰,气喘等症状。

综上所述,当机体抵抗力减弱时,呼吸道在不同程度易感性的基础上,有一种或多种外因的存在,长期反复作用,可发展成为慢性支气管炎。如长期吸烟损害呼吸道黏膜,加上微生物的反复感染,可发生慢性支气管炎。

二、病理

由于炎症反复发作,引起上皮细胞变性、坏死和鳞状上皮化生,纤毛变短,参差不齐或稀疏脱落。黏液腺泡明显增多,腺管扩张,杯状细胞也明显增生。支气管壁有各种炎性细胞浸润、充血,水肿和纤维增生。支气管黏膜发生溃疡,肉芽组织增生,严重者支气管平滑肌和弹性纤维也遭破坏以致机化,引起管腔狭窄。

三、临床表现

(一)症状

起病缓慢,病程长,常反复急性发作而逐渐加重。主要表现为慢性咳嗽、咳痰,喘息。开始症状轻微,气候变冷或感冒时,则引起急性发作,这时患者咳嗽、咳痰、喘息等症状加重。

1.咳嗽

主要由支气管黏膜充血,水肿或分泌物积聚于支气管腔内而引起咳嗽。咳嗽严重程度视病情而定,一般晨间和晚间睡前咳嗽较重,有阵咳或排痰,白天则较轻。

2.咳痰

痰液一般为白色黏液或浆液泡沫性,偶可带血。起床后或体位变动可刺激排痰,因此,常以清晨排痰较多。急性发作伴有细菌感染时,则变为黏液脓性,咳嗽和痰量亦随之增加。

3.喘息或气急

喘息性慢性支气管炎可有喘息,常伴有哮鸣音。早期无气急。反复发作数年,并发阻塞性肺气肿时,可伴有轻重程度不等的气急,严重时生活难以自理。

(二)体征

早期可无任何异常体征。急性发作期可有散在的干、湿性啰音,多在背部及肺底部,咳嗽后可减少或消失。喘息型可听到哮鸣音及呼气延长,而且不易完全消失。并发肺气肿时有肺气肿体征。

四、实验室和其他检查

(一)X 线检查

早期可无异常。病变反复发作,可见两肺纹理增粗、紊乱,呈网状或条索状、斑点状阴影,以下肺野较,明显。

(二)呼吸功能检查

早期常无异常。如有小呼吸道阻塞时,最大呼气流速-容积曲线在 75% 和 50% 肺容量时,流量明显降低,它比第 1 秒用力呼气容积更为敏感。发展到呼吸道狭窄或有阻塞时,常有阻塞性通气功能障碍的肺功能表现,如第 1 秒用力呼气量占用力肺活量的比值减少(<70%),最大通气量减少(低于预计值的 80%);流速-容量曲线减低更为明显。

(三)血液检查

慢支急性发作期或并发肺部感染时,可见白细胞计数及中性粒细胞增多。喘息型者嗜酸性粒细胞可增多。缓解期多无变化。

(四)痰液检查

涂片或培养可见致病菌。涂片中可见大量中性粒细胞,已破坏的杯状细胞,喘息型者常见较多的嗜酸性粒细胞。

五、诊断和鉴别诊断

(一)诊断标准

根据咳嗽、咳痰或伴喘息,每年发病持续 3 个月,连续 2 年或以上,并排除其他引起慢性咳嗽的心、肺疾患,可做出诊断。如每年发病持续不足 3 个月,而有明确的客观检查依据(如 X 线片、呼吸功能等)亦可诊断。

(二)分型、分期

1.分型

可分为单纯型和喘息型两型。单纯型的主要表现为咳嗽、咳痰;喘息型者除有咳嗽、咳痰外尚有喘息,伴有哮鸣音,喘鸣在阵咳时加剧,睡眠时明显。

2.分期

按病情进展可分为 3 期。急性发作期是指"咳""痰""喘"等症状任何一项明显加剧,痰量明显增加并出现脓性或黏液脓性痰,或伴有发热等炎症表现 1 周之内。慢性迁延期是指有不同程度的"咳""痰""喘"症状迁延 1 个月以上者。临床缓解期是指经治疗或临床缓解,症状基本消失或偶有轻微咳嗽少量痰液,保持 2 个月以上者。

(三)鉴别诊断

慢性支气管炎需与下列疾病相鉴别。

1.支气管哮喘

常于幼年或青年突然起病,一般无慢性咳嗽、咳痰史,以发作性、呼气性呼吸困难为特征。发作时两肺布满哮鸣音,缓解后可无症状。常有个人或家族过敏性疾病史。喘息型慢性支气管炎多见于中、老年,一般以咳嗽、咳痰伴发喘息及哮鸣音为主要症状,感染控制后症状多可缓解,但肺部可听到哮鸣音。典型病例不难区别,但哮喘并发慢性支气管炎和(或)肺气肿则难以区别。

2.咳嗽变异性哮喘

咳嗽变异性哮喘以刺激性咳嗽为特征,常由受到灰尘、油烟、冷空气等刺激而诱发,多有家族史或过敏史。抗生素治疗无效,支气管激发试验阳性。

3.支气管扩张

其具有咳嗽、咳痰反复发作的特点,合并感染时有大量脓痰,或反复咯血。肺部以湿啰音为主,可有杵状指(趾)。X 线检查常见下肺纹理粗乱或呈卷发状。支气管造影或 CT 检查可以鉴别。

4.肺结核

肺结核多有发热、乏力、盗汗、消瘦等结核中毒症状,咳嗽、咯血等以及局部症状。经 X 线检查和痰结核菌检查可以明确诊断。

5.肺癌

患者年龄常在 40 岁以上,特别是有多年吸烟史,发生刺激性咳嗽,常有反复发生或持续的血痰,或者慢性咳嗽性质发生改变。X 线检查可发现有块状阴影或结节状影或阻塞性肺炎。用抗生素治疗,未能完全消散,应考虑肺癌的可能,痰脱落细胞检查或经纤维支镜活检一般可明确诊断。

6.肺尘埃沉着病(尘肺)

有粉尘等职业接触史。X线检查肺部可见矽结节,肺门阴影扩大及网状纹理增多,可做出诊断。

六、治疗

在急性发作期和慢性迁延期应以控制感染和祛痰、镇咳为主,伴发喘息时,应予解痉平喘治疗。对临床缓解期宜加强锻炼,增强体质,提高机体抵抗力,预防复发为主。

(一)急性发作期的治疗

1.控制感染

根据致病菌和感染严重程度或药敏试验选择抗生素。轻者可口服,较重患者用肌内注射或静脉滴注抗生素。常用的有喹诺酮类、头孢菌素类、大环内酯类、β内酰胺类或磺胺类口服,如左氧氟沙星0.4g,1次/天;罗红霉素0.3g,2次/天;阿莫西林2~4g/d,分2~4次口服;头孢呋辛1.0g/d,分2次口服;复方磺胺甲噁唑2片,2次/天。能单独应用窄谱抗生素应尽量避免使用广谱抗生素,以免二重感染或产生耐药菌株。

2.祛痰、镇咳

可改善患者症状,迁延期仍应坚持用药。可选用氯化铵合剂10mL,3次/天;也可加用溴己新8~16mg,3次/天;盐酸氨溴索30mg,3次/天。干咳则可选用镇咳药,如右美沙芬、那可丁等,中成药镇咳也有一定效果。对年老体弱无力咳痰者或痰量较多者,更应以祛痰为主,协助排痰,畅通呼吸道。应避免应用强的镇咳药,如可待卡因等,以免抑制中枢,加重呼吸道阻塞和炎症,导致病情恶化。

3.解痉、平喘

主要用于喘息明显的患者,常选用氨茶碱0.1g,3次/天,或用茶碱控释药;也可用特布他林,沙丁胺醇等β₂激动药加糖皮质激素吸入。

4.气雾疗法

对于痰液黏稠不易咳出的患者,雾化吸入可稀释气管内的分泌物,有利排痰。目前主要用超声雾化吸入,吸入液中可加入抗生素及痰液稀释药。

(二)缓解期治疗

(1)加强锻炼,增强体质,提高免疫功能,加强个人卫生,注意预防呼吸道感染,如感冒流行季节避免到拥挤的公共场所,出门戴口罩等。

(2)避免各种诱发因素的接触和吸入,如戒烟、脱离接触有害气体的工作岗位等。

(3)反复呼吸道感染者可试用免疫调节药或中医中药治疗,如卡介苗、多糖核酸、胸腺素等。

七、健康指导

首先是戒烟。注意保暖,避免受凉,预防感冒。改善环境卫生,做好个人劳动保护,消除及避免烟雾、粉尘和刺激性气体对呼吸道的影响。

八、预后

慢性支气管炎如无并发症,预后良好。如病因持续存在,迁延不愈,或反复发作,易并发阻塞性肺气肿,甚至肺心病而危及生命。

第四节 病毒性肺炎

病毒性肺炎是由上呼吸道病毒感染,向下蔓延所致的肺部炎症,可发生在免疫功能正常或抑制的儿童和成人。本病大多发生于冬春季节,可暴发或散发流行。需住院的社区获得性肺炎约 8% 为病毒性肺炎。

一、病因、发病机制

引起成人肺炎的常见病毒为流感病毒、副流感病毒、腺病毒,呼吸道合胞病毒和冠状病毒等。免疫抑制宿主为疱疹病毒和麻疹病毒的易感者,骨髓移植和器官移植受者易患疱疹病毒和巨细胞病毒性肺炎。病毒侵入细支气管上皮引起细支气管炎。感染可波及肺间质和肺泡而引起肺炎。单纯病毒性肺炎多为间质性肺炎。

二、临床表现

好发于病毒疾病流行季节,临床表现一般较轻,但起病较急,发热、头痛、全身酸痛、倦怠等较突出,常在急性流感症状尚未消退时,即出现咳嗽、少痰,或白色黏痰、咽痛等呼吸道症状。老年人易发生重症病毒性肺炎,表现为呼吸困难、发绀、嗜睡、精神萎靡,甚至发生休克、心力衰竭和呼吸衰竭等并发症,也可发生急性呼吸窘迫综合征。本病常无显著的胸部体征,病情严重者有呼吸浅快、心率增快、发绀、肺部干湿性啰音。一般病程约 1~2 周。

三、实验室和其他检查

血白细胞计数正常,稍高或偏低,血沉通常在正常范围,痰涂片所见的白细胞以单核细胞居多,痰培养常无致病菌生长。胸部 X 线检查可见肺纹理增多,小片状浸润或广泛浸润,病情严重者显示双肺弥散性结节性浸润,但大叶实变及胸腔积液者均不多见。

四、诊断

病毒性肺炎的诊断依据为临床症状及 X 线改变,并排除由其他病原体引起的肺炎。确诊有赖于病原学检查,血清学检查常用的方法是检测特异性 IgG 抗体,仅能作为回顾性诊断,并无早期诊断价值。

五、治疗

以对症治疗为主,卧床休息,居室保持空气流通,注意隔离消毒,预防交叉感染。给予足量维生素及蛋白质,多饮水及少量多次进软食,酌情静脉输液及吸氧。保持呼吸道通畅,及时清除上呼吸道分泌物等。原则上不宜应用抗生素预防继发性细菌感染,一旦明确已合并细菌感染,应及时选用敏感抗生素。目前已证实较有效的病毒抑制药物有:①利巴韦林(三氮唑核苷、病毒唑):用于呼吸道合胞病毒、腺病毒、副流感病毒感染;②阿昔洛韦(无环鸟苷):用于疱疹病毒、水痘病毒感染,尤其对免疫缺陷或应用免疫抑制剂者应尽早应用;③更昔洛韦主要用于巨细胞病毒感染;④奥司他韦对甲、乙型流感病毒均有很好作用;⑤阿糖胞苷多用于治疗免疫缺陷患者的疱疹病毒与水痘病毒感染;⑥金刚烷胺为人工合成胺类药物,临床用于流感病毒等感染。

第五节　肺炎支原体肺炎

肺炎支原体肺炎是由肺炎支原体引起的呼吸道和肺部的急性炎症改变，常同时有咽炎，支气管炎和肺炎。本病约占非细菌性肺炎的 1/3 以上，或各种原因引起的肺炎的 10%。秋冬季节发病较多，但季节性差异并不显著。

一、病因和发病机制

肺炎支原体是介于细菌和病毒之间，兼性厌氧、能独立生活的最小微生物，主要通过呼吸道传播，健康人吸入患者咳嗽、打喷嚏时喷出的口、鼻分泌物而感染，引起散发呼吸道感染或小流行。病原体通常存在于纤毛上皮之间，不侵入肺实质，通过细胞膜上神经氨酸受体位点，吸附于宿主呼吸道上皮表面，抑制纤毛活动与破坏上皮细胞。肺炎支原体的致病性可能与患者对病原体或其代谢产物的过敏反应有关。

二、病理

肺部病变呈片状或融合性支气管肺炎或间质性肺炎，支气管炎。肺泡内可含少量渗出液，并可发生灶性肺不张。肺泡壁和间隔有中性粒细胞，单核细胞及浆细胞浸润。支气管黏膜充血，上皮细胞肿胀，胞浆空泡形成，有坏死和脱落，胸腔可有纤维蛋白渗出和少量渗液。

三、临床表现

潜伏期 2～3 周，部分人感染后无症状。多数缓慢起病。常先有鼻塞、流涕、咽痛、咳嗽等上呼吸道感染症状，可伴乏力、肌痛、头痛、发热、食欲缺乏、腹泻等。发热多呈低中度，少数可高热，可持续 2～3 周。呼吸道症状以持久的阵发刺激性干咳为特点，可伴有咳少量黏液。偶伴有胸骨后疼痛。体征较少，可有颈部淋巴结肿大、压痛，少数有皮肤斑丘疹或口唇疱疹，相对缓脉，肺部可闻及呼吸音减弱或干湿啰音。

四、实验室检查和其他辅助检查

多数患者末梢血白细胞计数正常，部分稍增高，血沉增快。胸部 X 线无特异性改变，早期显示肺纹理增粗或网状阴影，以后可有多种形态的浸润影，呈节段性分布，以肺下野为多见，有的从肺门附近向外伸展。病变常经 3～4 周后自行消散。部分患者出现少量胸腔积液。痰培养及鼻、咽拭子培养分析肺炎支原体技术条件高，临床推广应用较难。起病后 2 周，约 2/3 患者冷凝集试验阳性，滴定效价大于 1：32，特别是当滴度逐步升高时有诊断价值。约半数患者对链球菌 MG 凝集试验阳性。但凝集试验的敏感性与特异性均不理想。血清支原体 IgM 抗体的测定可进一步确诊。直接检测标本中肺炎支原体抗原，可用于临床早期快速诊断。单克隆抗体免疫印迹法、核酸杂交技术及 PCR 技术等具有高效、特异而敏感等优点，易于推广，对诊断肺炎支原体感染有重要价值。

五、诊断与鉴别诊断

根据肺炎伴流感样症状、刺激性干咳、全身症状较轻，体征与 X 线表现不平行（X 线有明显病灶，而肺部无啰音）及大环内酯类抗生素治疗有效可作出诊断。冷凝集试验血清肺炎支原体抗原 IgM 抗体测定或肺炎支原体特异性核酸检测对诊断有重要参考价值。本病应与病毒性肺炎、军团菌肺炎相鉴别。周围血嗜酸性粒细胞正常,可与肺嗜酸性粒细胞浸润症相鉴别。

六、治疗

一般治疗同细菌性肺炎,抗生素首选红霉素,每日 1~1.5g,口服或静脉滴注,也可用阿奇霉素(0.5g/d,每日 1 次)、罗红霉素(0.3g/d,分 2 次服)、四环素类抗生素,疗程一般为 10~14日。青霉素或头孢菌素类等抗生素无效。若继发细菌感染,可根据痰病原学检查结果选用针对性的抗生素治疗。

七、预后

本病呈良性经过,轻者可自愈,较重者经治疗后可痊愈。

第六节　肺炎衣原体肺炎

肺炎衣原体(CP)主要引起呼吸道和肺部感染。早在 1965 年于中国台湾地区从小学生眼结膜中发现衣原体 TW－183,1986 年 Grayston 等于美国西雅图又分离到抗原性相同的衣原体 AR－39 株,以后于成人呼吸道疾病中亦被发现,当时定名为鹦鹉热衣原体 TWAR－TW株,后经深入研究该衣原体为一新种,并命名为肺炎衣原体。人类是 CP 的唯一宿主,无症状携带状态和长期的微生物排泌有助于传播。CP 在社区获得性肺炎病原中占很重要的地位,估计 CP 引起的肺炎占住院肺炎 10%,有报道甚至高达 43%。除 CP 外,一般认为鹦鹉热衣原体和沙眼衣原体也可以引起肺炎,但回顾性的血清学分析认为,既往认为的鹦鹉热衣原体肺炎证据并不充分,可能是 CP 肺炎。

一、病原体和流行病学

CP 与鹦鹉热和沙眼衣原体有相同的属特异性抗原,而其他特异性抗原血清学特征却不同。通过 DNA 杂交实验和限制性核酸内切酶分析,确认其为不同于沙眼衣原体的第三种衣原体。衣原体是原核生物,在形态和结构上与含 3 层外膜的革兰阴性菌很相似。衣原体外膜含脂多糖和一些与大肠埃希菌功能和结构类似的膜蛋白。但衣原体缺乏大部分原核生物所具有的肽聚糖,而代之以广泛二硫键,使外膜蛋白与其内部的半胱氨酸残基交互连接。CP 是一种专性细胞内寄生菌,其在生长过程中具有复杂的两相生活周期,胞外为体积较小有感染性的原体(EB),胞内为较大体积具有繁殖能力的网状体(RB),EB 生活在细胞外,具有高度传染性,EB 通过吸附在敏感细胞表面,利用吞噬作用进入胞内,成为 RB,RB 体积较大,代谢活跃,利用细胞的能量以二倍分裂方式繁殖,RB 和成熟的子代 EB 形成镜下可见的各种形态的包涵体。RB 大量繁殖后引起细胞裂解死亡,释放 EB,完成生活环。

CP 常在儿童和成人中产生上呼吸道和下呼吸道感染,且为衣原体中最容易引起肺炎的一种病原体。现仅知人是该衣原体宿主,尚未发现动物作为 CP 的宿主。感染方式可能为人与人之间通过呼吸道传播。5 岁以下儿童极少受感染,8 岁以上儿童及青年易被感染,尤其是人群聚集处如家庭、学校、军营中易流行。经血清流行病学调查,成人中至少有 40% 受到该病原体感染,大部分为亚临床型。流行期间易感人群中约 70% 可被感染。据国内外研究提示,CP

感染可能与COPD的急性加重、支气管哮喘的发作以及冠心病、动脉粥样硬化的发病有关。

二、发病机制

人类是CP唯一的贮存宿主，人类CP肺炎的发病机制至今还未完全阐明。有人认为CP与人类呼吸道上皮细胞接触后，导致呼吸道黏膜纤毛运动功能丧失，使得呼吸道其他病原体穿透能力增加，这也是CP肺炎患者合并其他病原体感染概率较高的原因。

曾经感染过CP可以对再发感染引起的严重临床症状起到保护作用。与继发性感染相比，原发性CP感染具有肺炎发生率更高、病情更严重，需要住院治疗的病例更多以及需要反复应用抗生素治疗的特点。这些特点在年轻人群中较常见，并不适用于年龄较大的人群。年龄较大人群大多数为继发性感染，可能会发展成严重的感染，尤其是有严重基础疾病的患者。

CP在社区获得性肺炎中，常常为与其他病原体同时存在的混合感染。CP发生多种病原体感染的病理生理现象可能与CP造成人类支气管上皮细胞的纤毛运动障碍有关。呼吸道纤毛运动功能障碍为其他感染因子在下呼吸道的浸润提供了有利的条件，但目前尚无法解释这些患者的临床症状是由于一种病原体促进另一种病原体的渗透引起，还是由于两种病原体均是CAP；不能判断临床表现是叠加的，或协同的，还是拮抗的。在临床过程中见到许多CP血清学阳性的患者，肺炎链球菌血培养阳性。在这些患者中，肺炎链球菌和CP同时感染的机制并不清楚，也有人推测CP是支气管炎的病原，而肺炎链球菌是CAP的病原。

三、临床表现

CP肺炎症状可轻可重，与其他肺炎相比在症状和体征上无特异性。初起常为上呼吸道感染的症状如咽痛、声嘶、流涕和与此相应的咽炎、喉炎及鼻窦炎，其中以咽痛最为常见，1～4周后出现CAP最常见的症状发热和咳嗽，咳嗽以干咳为主，体检可发现干湿啰音。实验室检查多无异常，一些患者可出现血沉增快，C-反应蛋白增高和白细胞升高。一般来说，衣原体肺炎病程较长，可出现持续的咳嗽和不适，有些患者可出现喘鸣和诱发哮喘，病程甚至长达几个月。一般来说老年人病情较重，其他影响病情的因素是合并其他病原体感染，CAP同时合并CP和肺炎链球菌感染的患者远较单纯CP肺炎严重。有发现支气管哮喘和慢性支气管炎的复发或病程的延长与CP的感染有关。

胸片无特异性，单侧下叶肺部的片状阴影和网状浸润为最常见的影像学表现，也可出现肺叶的大片阴影类似于典型的细菌性肺炎，严重者呈广泛双侧肺炎。有些患者可出现胸腔积液。胸部病灶的吸收一般需2～4周。CP可以感染肺外组织，因此在发生肺炎期间可以出现其他的肺外症状，如心内膜炎、心肌炎、心包炎、结节性红斑、肝炎，脑膜炎和脑炎。

四、诊断

CP临床表现与其他非典型肺炎不易区分，必须依靠实验室诊断。目前尚无既敏感又简易便于推广的确诊方法。CP培养要求较高，咽拭子和呼吸道分泌物一般需用体外细胞（Hep-2细胞株）培养，培养3～7天，然后直接荧光抗体染色确认，只能在少数实验室开展，并不适合临床。目前用于诊断的为血清学试验，微量免疫荧光试验（MIF）双份血清效价4倍升高有确诊意义。MIF可以鉴别IgM和IgG，因此可以鉴别原发感染和重复感染，MIF IgM出现在起始症状出现后3周，一般持续2个月，也有个别可持续1年，MIF IgG在起始症状出现后6～8周才升高，病程4周时由于IgG抗体还可能很低，因此如果恢复期血清过早检测就可能漏诊。重复感染则不出现 IgM 抗体,或滴度很低,而 IgG 在 1～2 周迅速升高,滴度达到 1：512 甚至更高。美国胸科学会(ATS)和美国感染病学会(IDSA)指南推荐的 CP 诊断标准是 MIF 恢复期抗体 4 倍增高有确诊意义,单次抗体滴度 IgM≥1：16 或 IgG≥1：512 有诊断意义。由于培养法的困难和血清学方法的滞后,需寻找更快速和特异的方法,应用最多的是 PCR 和直接抗原的检测。CP 常用的靶基因是编码主要外膜蛋白(MOMP)463bp 的 16SrRNA 基因,和 474bp 的不明功能基因,产物采用酶免疫技术,即 PCR－EIA,有报道敏感性达 77%,特异性达 99%。但 PCR 检测的结果相差较大,目前美国 FDA 尚没有推荐的商用试剂盒。用荧光素或酶标记的 CP 的单克隆抗体直接检测呼吸道标本或培养物,也是一种快速的检测方法,但迄今尚无满意的结果。

五、治疗

支原体和衣原体都是胞内菌,由于缺乏细胞壁,β→内酰胺类抗生素无效。对 CP 有效的抗生素包括四环素类(多西环素、米诺四环素、四环素),大环内酯类(红霉素、阿奇霉素、克拉霉素)和喹诺酮类(左氧氟沙星、莫昔沙星)。其中四环素类和氟喹诺酮类儿童不推荐使用。临床上 CP 感染患者有复发的趋势,因此在治疗时要适当延长抗生素治疗的时间。成人 CP 引起的 CAP 一般推荐四环素(500mg,每日 4 次),或多西环素(100mg,每日 2 次),或红霉素(2g/d)或阿奇霉素(1.5g/d,连续 5 天),共 2～3 周。对于儿童,用红霉素或克拉霉素混悬液,疗程 10～14 天。一个疗程以后如果仍存在咳嗽或其他呼吸道症状,可再进行一个疗程的治疗,仍可能有效。除非有禁忌证,第二疗程推荐使用四环素或者多西环素。左氧氟沙星,莫昔沙星现在也被推荐为成人 CP 的标准治疗。

由于 CP 肺炎难以确诊,确诊的病例多为回顾性诊断,但 CP 在 CAP 的重要性逐渐被认识,及时给予抗菌药物治疗又可以降低 CAP 的病死率,因此大多的 CAP 初始治疗是经验性的,目前 ATS 和 IDSA 比较一致的观念是社区获得性肺炎的治疗必须覆盖非典型病原菌。

第七节 肺脓肿

肺脓肿是由化脓性病原体引起肺组织坏死和化脓,导致肺实质局部区域破坏的化脓性感染。通常早期呈肺实质炎症,后期出现坏死和化脓。如病变区和支气管交通则有空洞形成(通常直径大于 2cm),内含由微生物感染引致的坏死碎片或液体,其外周环绕炎症肺组织。和一般肺炎相比,其特点是引致的微生物负荷量多(如急性吸入),局部清除微生物能力下降(如气道阻塞),以及受肺部邻近器官感染的侵及。如肺内形成多发的较小脓肿(直径小于 2cm)则称为坏死性肺炎。肺脓肿和坏死性肺炎病理机制相同,其分界是人为的。

肺脓肿通常由厌氧、需氧和兼性厌氧菌引起,也可由非细菌性病原体,如真菌、寄生虫等所致。应注意类似的影像学表现也可由其他病理改变产生,如肺肿瘤坏死后空洞形成或肺囊肿内感染等。

在抗生素出现前,肺脓肿自然病程常表现为进行性恶化,病死率曾达 50%,患者存活后也往往遗留明显的临床症状,需要手术治疗,预后不理想。自有效抗生素应用后,肺脓肿的疾病过程得到显著改善。但近年来随着肾上腺皮质激素、免疫抑制药以及化疗药物的应用增加,造成口咽部内环境的改变,条件致病的肺脓肿发病率又有增多的趋势。

一、病因和发病机制

化脓性病原体进入肺内可有几种途径,最主要的途径是口咽部内容物的误吸。

(一)呼吸道误吸

口腔鼻腔、口咽和鼻咽部隐匿着复杂的菌群,形成口咽微生态环境。健康人唾液中的细菌含量约 10^8/mL,半数为厌氧菌。在患有牙病或牙周病的人群中厌氧菌可增加 1000 倍,易感个体中还可有多种需氧菌株定植。采用放射活性物质技术显示,45% 健康人睡眠时可有少量唾液吸入气道。在各种因素引起的不同程度神智改变的人群中,约 75% 在睡眠时会有唾液吸入。

临床上特别易于吸入口咽分泌物的因素有全身麻醉、过度饮酒或使用镇静药物、头部损伤、脑血管意外、癫痫、咽部神经功能障碍、糖尿病昏迷或其他重症疾病,包括使用机械通气者。呼吸机治疗时,虽然人工气道上有气囊保护,但在气囊上方的积液库内容物常有机会吸入到下呼吸道。当患者神智状态进一步受到影响时,胃内容物也可吸入,酸性液体可引起化学性肺炎,促进细菌性感染。

牙周脓肿和牙龈炎时,因有高浓度的厌氧菌进入唾液可增加吸入性肺炎和肺脓肿的发病。相反,仅 10%～15% 厌氧菌肺脓肿可无明显的牙周疾病或其他促使吸入的因素。没有吸入因素者常需排除肺部肿瘤的可能性。

误吸后肺脓肿形成的可能性取决于吸入量、细菌数量,吸入物的 pH 和患者的防御机制。院内吸入将涉及 G 菌,特别是在医院获得的抗生素耐药菌株。

(二)血液循环途径

通常由在体内其他部位的感染灶,经血液循环播散到肺内,如腹腔或盆腔以及牙周脓肿的厌氧菌感染可通过血液循环播散到肺。

感染栓子也可起自于下肢和盆腔的深静脉的血栓性静脉炎或表皮蜂窝织炎,或感染的静脉内导管,吸毒者静脉用药也可引起。感染性栓子可含金黄色葡萄球菌,化脓性链球菌或厌氧菌。

(三)其他途径

比较少见。

(1)慢性肺部疾病者,可在下呼吸道有化脓性病原菌定植,如支气管扩张症、囊性纤维化,而并发症肺脓肿。

(2)在肺内原有空洞基础上(肿胀或陈旧性结核空洞)合并感染,不需要有组织的坏死,空洞壁可由再生上皮覆盖。局部阻塞可在周围肺组织产生支扩或肺脓肿。

(3)邻近器官播散,如胃肠道。

(4)污染的呼吸道装置,如雾化器有可能携带化脓性病原体进入易感染着肺内。

(5)先天性肺异常的继发感染,如肺隔离症、支气管囊肿。

二、病原学

肺脓肿可由多种病原菌引起,多为混合感染,厌氧菌和需氧菌混合感染占90%。社区获得性感染和院内获得性感染的细菌出现频率不同。社区获得性感染中,厌氧菌为70%,而在院内获得性感染中,厌氧菌和铜绿假单胞菌起重要作用。

(一)厌氧菌

厌氧菌是正常菌群的主要组成部分,但可引起身体任何器官和组织感染。近年来由于厌氧菌培养技术的改进,可以及时得到分离和鉴定。在肺脓肿感染时,厌氧菌是常见的病原体。

引起肺脓肿感染的致病性厌氧菌主要指专性厌氧菌,专性厌氧菌只能在无氧或低于正常大气氧分压条件下才能生存或生长。厌氧菌分为 G^+ 厌氧球菌、G^- 厌氧球菌、G^+ 厌氧杆菌、G^- 厌氧杆菌。其中 G^- 厌氧杆菌包括类杆菌属和梭杆菌属,类杆菌属是最主要的病原菌,以脆弱类杆菌和产黑素类杆菌最常见。G^+ 厌氧球菌主要为消化球菌属和消化链球菌属,G^- 厌氧球菌主要为产碱韦荣球菌。G^+ 厌氧杆菌中产芽孢的有梭状芽孢杆菌属和产气荚膜杆菌;不产芽孢的为放线菌属、真杆菌属、丙酸杆菌属、乳酸杆菌属和双歧杆菌属。外源性厌氧菌肺炎较少见。

(二)需氧菌

需氧菌常形成坏死性肺炎,部分区域发展成肺脓肿,因而其在影像学上比典型的厌氧菌引起的肺脓肿病变分布弥散。

金黄色葡萄球菌是引起肺脓肿的主要 G^+ 需氧菌,是社区获得的呼吸道病原菌之一。通常健康人在流感后可引起严重的金黄色葡萄球菌肺炎,导致肺脓肿形成,并伴薄壁囊性气腔和肺大疱,后者多见于儿童。金黄色葡萄球菌是儿童肺脓肿的主要原因,也是老年人在基础疾病上并发院内获得性感染的主要病原菌。金黄色葡萄球菌也可由体内其他部位的感染灶经血液循环播散,在肺内引起多个病灶,形成血源性肺脓肿,有时很像是肿瘤转移。其他可引起肺脓肿的 G^+ 菌是化脓性链球菌(甲型链球菌,乙型 B 溶血性链球菌)。

最常引起坏死性肺炎伴肺脓肿的 G^- 需氧菌为肺炎克雷白杆菌,这种肺炎形成一道多个脓肿者占25%,同时常伴菌血症。但需注意有时痰培养结果可能是口咽定植菌,该病病死率高,多见于老年人和化疗患者,肾上腺皮质激素应用者,糖尿病患者也多见。铜绿假单胞菌也影响类似的人群,如免疫功能低下患者、有严重并发症者。铜绿假单胞菌在坏死性过程中形成多发小脓肿。

其他由流感嗜血杆菌、大肠埃希菌、鲍曼不动杆菌、变形杆菌,军团菌等所致坏死性肺炎引起脓肿则少见。

三、病理

肺脓肿时,细支气管受感染物阻塞,病原菌在相应区域形成肺组织化脓性炎症,局部小血管炎性血栓形成、血供障碍,在实变肺中出现小区域散在坏死,中心逐渐液化,坏死的白细胞及死亡细菌积聚,形成脓液,并融合形成 1 个或多个脓肿。当液化坏死物质通过支气管排出,形成空洞、形成有液平的脓腔,空洞壁表面残留坏死组织。当脓肿腔直径达到 2cm,则称为肺脓肿。炎症累及胸膜可发生局限性胸膜炎。如果在早期及时给予适当抗生素治疗,空洞可完全愈合,胸部 X 线片可不留下破坏残余或纤维条索影。但如治疗不恰当,引流不畅,炎症进展,则进入慢性阶段。脓肿腔有肉芽组织和纤维组织形成,空洞壁可有血管瘤。脓肿外周细支气管变形和扩张。

四、分类

肺脓肿可按病程分为急性和慢性,或按发生途径分为原发性和继发性。急性肺脓肿通常少于4~6周,病程迁延3个月以上则为慢性肺脓肿。大多数肺脓肿是原发性,通常有促使误吸的因素,或由正常宿主肺炎感染后在肺实质炎症的坏死过程演变而来。而继发性肺脓肿则为原有局部病灶基础上出现的并发症,如支气管内肿瘤、异物或全身性疾病引起免疫功能低下所致。细菌性栓子通过血液循环引致的肺脓肿也为继发性。膈下感染经横膈直接通过淋巴管或膈缺陷进入胸腔或肺实质,也可引起肺脓肿。

五、临床表现

肺脓肿患者的临床表现差异较大。由需氧菌(金黄色葡萄球菌或肺炎克雷白菌)所致的坏死性肺炎形成的肺脓肿病情急骤、严重,患者有寒战、高热、咳嗽、胸痛等症状。儿童在金黄色葡萄球菌肺炎后发生的肺脓肿也多呈急性过程。一般原发性肺脓肿患者首先表现吸入性肺炎症状,有间歇发热、畏寒、咳嗽、咳痰、胸痛、体重减轻、全身乏力、夜间盗汗等,和一般细菌性肺炎相似,但病程相对慢性化,症状较轻,可能和其吸入物质所含病原体致病力较弱有关。甚至有的起病隐匿,到病程后期多发性肺坏死、脓肿形成,与支气管相交通,则可出现大量脓性痰,如为厌氧菌感染则伴有臭味。但痰无臭味并不能完全排除厌氧菌感染的可能性,因为有些厌氧菌并不产生导致臭味的代谢终端产物,也可能是病灶尚未和气管支气管交通。咯血常见,偶尔可为致死性的。

继发性肺脓肿先有肺外感染症状(如菌血症、心内膜炎、感染性血栓静脉炎、膈下感染),然后出现肺部症状。在原有慢性气道疾病和支气管扩张的患者则可见痰量显著改变。

体格检查无特异性,阳性体征出现与脓肿大小和部位有关。如脓肿较大或接近肺的表面,则可有叩诊浊音,呼吸音降低等实变体征,如涉及胸膜则可闻胸膜摩擦音或胸腔积液体征。

六、诊断

肺脓肿诊断的确立有赖于特征性临床表现及影像学和细菌学检查结果。

(一)病史

原发性肺脓肿有促使误吸因素或口咽部炎症和鼻窦炎的相关病史。继发性肺脓肿则有肺内原发病变或其他部位感染病史。

(二)症状与体征

由需氧菌等引起的原发性肺脓肿呈急性起病,如以厌氧菌感染为主者则呈亚急性或慢性化过程,脓肿破溃与支气管相交通后则痰量增多,出现脓痰或脓性痰,可有臭味,此时临床诊断可成立。体征则无特异性。

(三)实验室检查

1.血常规检查

血白细胞和中性粒细胞升高,慢性肺脓肿可有血红蛋白和红细胞减少。

2.胸部影像学检查

影像学异常开始表现为肺大片密度增深、边界模糊的浸润影,随后产生1个或多个比较均匀低密度阴影的圆形区。当与支气管交通时,出现空腔,并有气液交界面(液平),形成典型的肺脓肿。有时仅在肺炎症渗出区出现多个小的低密度区,表现为坏死性肺炎。需氧菌引起的肺脓肿周围常有较多的浓密炎性浸润影,而以厌氧菌为主的肺脓肿外周肺组织则较少见浸润影。

病变多位于肺的低垂部位和发病时的体位有关,侧位胸部 X 线片可帮助定位。在平卧位时吸入者 75% 病变见于下中位背段及后基底段,侧卧位时则位于上叶后外段(由上叶前段和后段分支形成,又称腋段)。右肺多于左肺,这是受重力影响吸入物最易进入的部位。在涉及的肺叶中,病变多分布于近肺胸膜处,室间隔鼓出常是肺炎克雷白杆菌感染的特征。病变也可引起胸膜反应,脓胸或气胸。

当肺脓肿愈合时,肺炎性渗出影开始吸收,同时脓腔壁变薄,脓腔逐渐缩小,最后消失。在 71 例肺脓肿系列观察中,经适当抗生素治疗,13% 脓腔在 2 周消失,44% 为 4 周,59% 为 6 周,3 个月内脓腔消失可达 70%,当有广泛纤维化发生时,可遗留纤维条索影。慢性肺脓肿脓腔周围有纤维组织增生,脓腔壁增厚,周围细支气管受累,继发变形或扩张。

血源性肺脓肿则见两肺多发炎性阴影,边缘较清晰,有时类似转移性肿瘤,其中可见透亮区和空洞形成。

胸部 CT 检查对病变定位,坏死性肺炎时肺实质的坏死、液化的判断,特别是对引起继发性肺脓肿的病因诊断均有很大的帮助。

3.微生物学监测

微生物学监测的标本包括痰液、气管吸引物,经皮肺穿刺吸引物和血液等。

(1)痰液及气管分泌物培养:在肺脓肿感染中,需氧菌所占比例正在逐渐增加,特别是在院内感染中。虽然有口咽菌污染的机会,但重复培养对确认致病菌还是有意义的。由于口咽部厌氧菌内环境,痰液培养厌氧菌无意义,但脓肿性痰标本培养阳性,而革兰染色却见到大量细菌,且形态较一致,则可能提示厌氧菌感染。

(2)应用防污染技术对下呼吸道分泌物标本采集:这是推荐的方法,必要时可采用。厌氧菌培养标本不能接触空气,接种后应放入厌氧培养装置和仪器以维持厌氧环境。气相色谱法检查厌氧菌的挥发脂肪酸,迅速简便,可用于临床用药选择的初步参考。

(3)血液标本培养:因为在血源性肺脓肿时常可有阳性结果,需要进行血培养,但厌氧菌血培养阳性率仅 5%。

4.其他

(1)CT 引导下经胸壁脓肿穿刺吸引物厌氧菌及需氧菌培养,以及其他无菌体腔标本采集及培养。

(2)纤维支气管镜检查,除通过支气管镜进行下呼吸道标本采集外,也可用于鉴别诊断,排除支气管肺癌、异物等。

七、鉴别诊断

(一)细菌性肺炎

肺脓肿早期表现和细菌性肺炎相似,但除由一些需氧菌所致的肺脓肿外,症状相对较轻,病程相对慢性化。后期脓肿破溃与支气管相交通后则痰量增多,出现脓痰或脓性痰,可有臭味,此时临床诊断则可成立。胸部影像学检查,特别是 CT 检查,容易发现在肺炎症渗出区出现多个小的低密度区。当与支气管交通时,出现空腔,肝有气液交界面(液平),形成典型的肺脓肿。

(二)支气管肺癌

在 50 岁以上男性出现肺空洞性病变时,肺癌(通常为鳞癌)和肺脓肿的鉴别常需考虑。由支气管肺癌引起的空洞性病变(癌性空洞),无吸入病史,其病灶也不一定发生在肺的低垂部位。而肺脓肿则常伴有发热、全身不适、脓性痰、血白细胞和中性粒细胞升高,对抗生素治疗反应好。影像学上显示偏心空洞,空洞壁厚,内壁不规则,则常提示恶性病变。痰液或支气管吸引物的细胞学检查以及微生物学涂片和培养对鉴别诊断也有帮助。如对于病灶的诊断持续存在疑问,情况允许时,也可考虑手术切除病灶及相应肺叶。其他肺内恶性病变,包括转移性肺癌和淋巴瘤,也可形成空洞病变。

需注意的是肺癌和肺脓肿可能共存,特别在老年人中。因为支气管肿瘤可使其远端引流不畅,分泌物潴留,引起阻塞性肺炎和肺脓肿。一般病程较长,有反复感染史,脓痰量较少。纤维支气管镜检查对确定诊断很有帮助。

(三)肺结核

空洞继发感染肺结核常伴空洞形成,胸部 X 线检查空洞壁较厚,病灶周围有密度不等的散在结节病灶,合并感染时空洞内可有少量液平。临床出现黄痰,但整个病程长,起病缓慢,常有午后低热、乏力、盗汗、慢性咳嗽、食欲缺乏等慢性症状,经治疗后痰中常可找到结核杆菌。

(四)局限性脓胸

局限性脓胸常伴支气管胸膜漏和肺脓肿有时在影像学上不易区别。典型的脓胸在侧位胸片呈"D"字阴影,从后胸壁向前方鼓出。CT 对疑难病例有帮助,可显示脓肿壁有不同厚度,内壁边缘和外表面不规则;而脓胸腔壁则非常光滑,液性密度将增厚的壁层胸膜和受压肺组织下的脏层胸膜分开。

(五)大疱内感染

患者全身症状较胸部 X 线片显示状态要轻。在平片和 CT 上常可见细而光滑的大疱边缘,和肺脓肿相比其周围肺组织清晰。以往胸片将有助于诊断。大疱内感染后有时可引起大疱消失,但很少见。

(六)先天性肺病变继发感染

支气管脓肿及其他先天性肺囊肿可能无法和肺脓肿鉴别,除非有以往胸部 X 线片进行比较。支气管囊肿未感染时,也不和气管支气管交通,但囊肿最后会出现感染,形成和气管支气管的交通,气体进入囊肿,形成含气囊肿,可呈单发或多发含气空腔,壁薄而均一;合并感染时,其中可见气液平面。如果患者一开始就表现为感染性支气管囊肿,通常清晰的边界就会被周围肺实质炎症和实变所遮掩。囊肿的真正本质只有在周围炎症或渗血消散吸收后才能显示出来。

先天性肺隔离症感染也会同样出现鉴别诊断困难,可通过其所在部位(多位于下叶)及胸部 CT 扫描和磁共振成像(MRI)及造影剂增强帮助诊断,并可确定异常血管供应来源,对手术治疗有帮助。

(七)肺挫伤血肿和肺撕裂

胸部刺伤或挤压伤后,影像学可出现空洞样改变,临床无典型肺脓肿表现,有类似的创伤病史常提示此诊断。

(八)膈疝

通常在后前位胸部 X 线片可显示"双重心影",在侧位上在心影后可见典型的胃泡,并常有液平。如有疑问可进行钡剂及胃镜检查。

(九)包囊肿和其他肺寄生虫病

包囊肿可穿破,引起复合感染,曾在羊群牧羊分布的区域居住者需考虑此诊断。乳胶凝聚试验,补体结合和酶联免疫吸附试验,也可检测血清抗体,帮助诊断。寄生虫中如肺吸虫也可有类似症状。

(十)真菌和放线菌感染

肺脓肿并不全由厌氧菌和需氧菌所致,真菌、放线菌也可引起肺脓肿。临床鉴别诊断时也需考虑。

(十一)其他

易和肺脓肿混淆的还有空洞型肺栓塞、Wegener 肉芽肿、结节病等,偶尔也会形成空洞。

八、治疗

肺脓肿的治疗应根据感染的微生物种类以及促使产生感染的有关基础或伴随疾病而确定。

(一)抗感染治疗

抗生素应用已有半个世纪,肺脓肿在有效抗生素合理应用下,加上脓液通过和支气管交通向体外排出,因而大多数对抗感染治疗有效。

近年来,某些厌氧菌已产生 β 内酰胺酶,在体外或临床上对青霉素耐药,故应结合细菌培养及药敏结果,及时合理选择药物。但由于肺脓肿患者很难及时得到微生物学的阳性结果,故可根据临床表现,感染部位和涂片染色结果分析可能性最大的致病菌种类,进行经验治疗。由于大多数和误吸相关,厌氧菌感染起重要作用,因而青霉素仍是主要治疗药物,但近年来情况已有改变,特别是院内获得感染的肺脓肿。常为多种病原菌的混合感染,故应联合应用对需氧菌有效的药物。

1.青霉素 G

青霉素 G 为首选药物,对厌氧菌和 G⁺ 球菌等需氧菌有效。

用法:240 万 U/d 肌内注射或静脉滴注,严重病例可加量至 1000 万 U/d 静脉滴注,分次使用。

2.克林霉素

克林霉素是林可霉素的半合成衍生物,但优于林可霉素,对大多数厌氧菌有效,如消化球菌、消化链球菌、类杆菌梭形杆菌、放线菌等,目前有 10%～20% 脆弱类杆菌及某些梭形杆菌对克林霉素耐药,主要不良反应是假膜性肠炎。

用法:0.6～1.8g/d,分 2～3 次静脉滴注,然后序贯改口服。

3.甲硝唑(灭滴灵)

该药是杀菌药,对 G 厌氧菌,如脆弱类杆菌有作用。多为联合应用,不单独使用。通常和青霉素,克林霉素联合用于厌氧菌感染。

对微需氧菌及部分链球菌如密勒链球菌效果不佳。

用法:根据病情,一般 6～12g/d,可加量到 24g/d。

4.β－内酰胺类抗生素

某些厌氧菌如脆弱类杆菌可产生 β 内酰胺酶,故青霉素、羧苄西林、三代头孢中的头孢噻肟,头孢哌酮效果不佳。对其活性强的药物有碳青霉烯类,替卡西林克拉维酸、头孢西丁等,加酶联合制剂作用也强,如阿莫西林克拉维酸或联合舒巴坦等。

院内获得性感染形成的肺脓肿,多数为需氧菌,并行耐药菌株出现,故需选用β－内酰胺抗生素的第二代、第三代头孢菌素,必要时联合氨基糖苷类。

血源性肺脓肿致病菌多为金黄色葡萄球菌,且多数对青霉素耐药,应选用耐青霉素酶的半合成青霉素的药物,对耐甲氧西林的金黄色葡萄球菌(MRSA),则应选用糖肽类及利奈唑胺等。

给药途径及疗程尚未有大规模的循证医学证据,但一般先以静脉途径给药。

和非化脓性肺炎相比,其发热呈逐渐下降,7 天达到正常。如 1 周未能控制体温,则需再新评估。影像学改变时间长,有时达数周,并有残余纤维化改变。

治疗成功率与治疗开始时症状,存在的时间以及空洞大小有关。对治疗反应不好者,还需注意有无恶性病变存在。总的疗程要 4～6 周,可能需要 3 个月,以防止反复。

(二)引流

(1)痰液引流对于治疗肺脓肿非常重要,体位,引流有助于痰液排出。纤维支气管镜除作为诊断手段,确定继发性脓肿原因外,还可用来经气道内吸引及冲洗,促进引流,利于愈合。有时脓肿大、脓液量多时,需要硬质支气管镜进行引流,以便于保证气道通畅。

(2)合并脓胸时,除全身使用抗生素外,应局部胸腔抽脓或肋间置入导管水封并引流。

(三)外科手术处理

内科治疗无效或疑及有肿瘤者为外科手术适应证。包括治疗 4～6 周后脓肿不关闭、大出血、合并气胸、支气管胸膜瘘。在免疫功能低下、脓肿进行性扩大时也需考虑手术处理。有效抗生素应用后,目前需外科处理病例已减少,小于 10％～15％,手术时要防止脓液进入对侧,麻醉时要置入双腔导管,否则可引起对侧肺脓肿和 ARDS。

九、预后

取决于基础病变或继发的病理改变,治疗及时、恰当者,预后良好。厌氧菌和 G 杆菌引起的坏死性肺炎,多表现为脓腔大(直径大于 6cm),多发性脓肿,临床多发于有免疫功能缺陷,年龄大的患者。并发症主要为脓胸、脑脓肿、大咯血等。

十、预防

应注意加强个人卫生,保持口咽内环境稳定,预防各种促使误吸的因素。

第八节 肺结核

肺结核是由结核分枝杆菌感染引起的主要累及肺实质的肺部慢性传染病。全身各系统器官均可受累,但以肺部受累最为常见。特征性病理改变为结核结节和干酪样坏死。临床上可有低热、盗汗、食欲缺乏、乏力、消瘦等全身结核中毒症状及咳嗽、咯血,胸痛等呼吸系统表现。若能及时诊断,并给予正规治疗,绝大多数可获得临床痊愈。目前在全球范围内,由于耐药结核菌的产生和扩展,结核菌与人类免疫缺陷病毒(HIV)的双重感染以及许多国家结核病控制规则的不完善,使得全球结核病疫情呈明显上升趋势。在全球传染性疾病中,结核病已成为成年人的首要死因。

一、病因

结核病的致病菌是结核分枝杆菌。结核菌属于分枝杆菌,分人型、牛型、非洲型和鼠型。对人类致病的主要为人型结核菌,牛型菌很少。结核菌生长缓慢,严格需氧,一般需 4～6 周才能繁殖成明显的菌落。结核菌不易染色,经品红加热染色后成红色,不能被酸性酒精脱色,故称抗酸杆菌,镜下呈细长、稍弯的杆菌。对外界抵抗力较强,在阴湿处能生存 5 个月以上,干燥痰标本中可存活 6～8 个月,但在阳光下曝晒 2h、接触 5%～12% 来苏溶液 12h、70% 酒精浸泡 2min 或煮沸 1min,即可被杀灭。结核菌含有类脂质、蛋白质和多糖类,与其致病力、免疫反应有关。在人体内,类脂质能引起单核细胞、上皮样细胞及淋巴细胞浸润而形成结核结节,同时增强菌体蛋白的致敏作用;蛋白质可引起过敏反应,导致组织发生干酪样坏死,同时也是结核菌素的主要成分;多糖类则参与某些特异性免疫反应。结核杆菌既可在细胞外生长繁殖,也可在细胞内生长繁殖。按生长繁殖的速度不同分为 A 群(存在于细胞外,生长繁殖旺盛)、B 群(存在于巨噬细胞内,生长繁殖缓慢)、C 群(存在于干酪样坏死组织内,偶尔生长繁殖)、D 群(休眠菌,完全处于休眠状态)。结核杆菌易产生耐药性,根据耐药性的获得方式可分为天然耐药和获得性耐药,从流行病学角度可分为原发耐药和继发耐药,前者指从未接触过药物治疗的患者,出现的结核菌对某药不敏感,后者则指接受过药物治疗的结核病患者出现的结核菌耐药。耐多药(MDR)指体外至少对包括异烟肼和利福平两个或两个以上药物同时耐药的结核菌。结核杆菌的上述生物学特点,使得结核病的治疗变得复杂而漫长,任何药物联合错误、剂量不足、过早停药或用药不规则,均可导致继发耐药,其必然结果是近期治疗失败或远期复发。因此,合理用药以避免耐药菌的产生是结核病治疗成功的关键。

二、发病机制

(一)传染源与传播途径

传染源主要是排菌的肺结核患者(尤其是痰菌阳性、未经治疗者)的痰液。经患者咳嗽、打喷嚏等喷出的带菌飞沫被健康人吸入肺泡可引起感染,故呼吸道是最重要的传播途径。经消化道是其次要的感染途径。此外还可经皮肤、泌尿生殖系统等途径感染,但较少见。

(二)人体的反应性

1.免疫反应

人体对结核菌的自然免疫力(先天免疫力)是非特异性的。接种卡介苗或经过结核菌感染后所获得的免疫力(后天免疫力)具有特异性,能将入侵的结核菌杀死或包围,制止其扩散,使病灶愈合。获得性免疫较自然免疫力强,但二者对人体的防护作用都是相对的。

结核病的免疫主要是细胞免疫,入侵的结核菌被吞噬细胞吞噬后,使 T 淋巴细胞致敏。当致敏的 T 淋巴细胞再次接触结核菌时,便释放出多种淋巴因子,如趋化因子、巨噬细胞激活因子、移动抑制因子等,使巨噬细胞聚集在细菌周围,吞噬并杀灭细菌,然后变成类上皮细胞和朗汉斯巨细胞,最后形成结核结节使病变局限化。

2.迟发型变态反应

变态反应是机体对细菌及其代谢产物的超敏反应,往往发生在结核菌侵入人体 4~8 周后,亦由 T 淋巴细胞介导,以巨噬细胞为效应细胞,释放出多种炎性因子、皮肤反应因子和淋巴细胞毒素等,可表现为局部的炎性渗出、甚至干酪样坏死和发热、乏力及食欲减退等全身症状。皮肤结节性红斑、多发性关节炎或疱疹性结膜炎等均为结核病变态反应的表现。当机体初次感染结核杆菌后 4~8 周,逐渐形成对结核杆菌的敏感性,此时如用结核菌素做皮肤试验,则在 48~72h 后注射局部发生充血和水肿,称为结核菌素试验阳性。这种变态反应属于第Ⅳ型(迟发型)变态反应。对于未受过结核菌感染者,则注射局部无反应,称为结核菌素试验阴性。

免疫与变态反应均为机体对结核杆菌的免疫过程,免疫对人体起保护作用,而变态反应常伴有局部组织破坏,但对细菌亦不利。严重疾病、使用免疫抑制剂等均可削弱机体免疫力,变态反应也同时受到抑制,表现为结核菌素试验阴性反应。当全身情况好转或停用免疫抑制剂后,随着免疫与变态反应的恢复,结核菌素反应亦转变为阳性。总之,入侵结核菌的数量、致病力及人体免疫与变态反应的高低,决定感染后结核病的发生、发展与转归。

肺部首次(常为小儿)感染结核菌后(初感染),细菌被携至肺门淋巴结,使淋巴结肿大,并可向全身播散引起隐性菌血症。此时若机体免疫力低下则可发展成为原发性结核病。此称为原发型肺结核,但在儿童时期已受过轻度结核菌感染或接种过卡介苗的成年人,因机体已有一定的免疫力,此时的再感染,多不引起局部淋巴结肿大,亦不易发生全身播散,但在再感染局部发生剧烈的变态反应,可发生渗出干酪样坏死、液化、形成空洞,这种初感染和再感染呈不同反应的现象可视为是发生在人体内的科赫(Koch)现象。

三、病理

(一)基本病理变化

1.渗出性病变

病变部位肺组织充血、水肿与白细胞浸润。早期渗出性病变中的中性粒细胞可逐渐被单核细胞所代替,在大单核细胞内可见到吞入的结核菌。渗出性病变常发生于变态反应较强烈的患者,见于结核炎症的早期或病灶恶化时,亦可见于浆膜结核。当病情好转时,渗出性病变可完全消散吸收。

2.增生性病变

增生性病变常发生在病灶内菌量较少,机体免疫力较强时。当大单核细胞吞噬并消化了结核菌后转变成大而扁平的"类上皮细胞",类上皮细胞聚集成团,中央可出现朗罕巨细胞,在其外周常有较多的淋巴细胞,形成典型的结核结节,结核由此而得名,为结核病的特征性病理改变。增生性病变中一般不易找到结核菌是结核病趋于好转的病理改变。

3.干酪样坏死

干酪样坏死常发生在渗出或增生性病变的基础上。当感染的结核菌数量大、毒力强或机体免疫力低下、变态反应强烈时,使渗出或增生性病变组织溶解坏死,形成凝固性坏死。肉眼可见坏死组织呈黄灰色,质松而脆,似干酪状,故称为干酪样坏死。是结核病的又一特征性病理改变。镜下呈一片红色,凝固的无结构坏死组织。

上述三种病理改变可同时存在于一个同一病灶之中,但常以一种病变为主。随着机体反应性、免疫状态、局部组织抵抗力及结核菌的数量、毒力的不同可互相转化,交错存在。

(二)演变与转归

1.好转与痊愈

当机体免疫力较强或使用有效抗结核药物化疗时,渗出性病变可完全吸收消散,甚至不留瘢痕。干酪样病灶中液化的坏死物部分可被吸收,部分由支气管排出后形成空洞。已形成的空洞病灶随其内部结核菌的消灭和病灶的吸收使空洞壁变薄并逐渐缩小,完全闭合。较小的干酪样坏死病变可缩小、吸收,仅遗留轻微的纤维瘢痕。干酪性病灶亦可逐渐脱水、收缩,钙盐沉着而形成钙化灶。上述各种病变包括增生性病变在愈合过程中常伴有纤维组织增生,形成条索状瘢痕或纤维硬结病灶。

2.播散与恶化

当机体免疫力低下、变态反应较强或细菌毒力较强时病变部位可发生干酪样坏死和液化,病灶溶解、扩大,形成空洞。增生性病灶或钙化灶也可因机体免疫力的下降使其崩解破溃引起病变的复燃。上述病变发生恶化的同时常可经以下几种途径引起结核病变的播散:①支气管播散;②淋巴播散:经淋巴管播散可引起肺门淋巴结、支气管淋巴结结核;③血行播散:肺内外的干酪性病灶坏死、液化破溃入血可引起血行播散型肺结核;④直接播散:肺内结核灶可向邻近肺组织或胸膜直接蔓延使病灶范围扩大或引起结核性胸膜炎。

四、分类与临床分型

肺结核分原发性和继发性两大类。原发性肺结核,是指肺部首次感染结核菌而发生的病变,常见于小儿。此时,人体反应性较低,病灶局部反应亦轻微,结核菌常沿淋巴管到达淋巴结,引起肺门淋巴结肿大。继发性肺结核常发生在曾受过结核菌感染的成年人。由于此时人体对结核菌具有一定的免疫与变态反应功能,病灶内结核菌一般不波及淋巴结,亦很少引起血行播散。但肺内局部病灶处炎症反应剧烈,容易发生干酪样坏死,形成空洞。

临床分型目前将肺结核分为以下四型。

(一)原发型肺结核(Ⅰ型)

由于人体未曾感染过结核菌,又未接种过卡介苗,对结核菌无免疫和变态反应。当抵抗力低下时,吸入的结核菌则在肺部形成渗出性病灶,多发生在肺上叶底部、中叶或下叶上部(肺通气较好的部位),引起淋巴结炎和淋巴管炎,原发病灶及淋巴结均可发生干酪样坏死。Ⅰ型肺结核多发生于儿童,大多无症状或症状轻微,可有低热、盗汗、食欲差、消瘦、轻微咳嗽等。X线表现包括:①肺内原发病灶:多于上述好发部位呈斑片状或云絮状阴影,其边缘模糊;②肺门淋巴结结核:表现为肺门淋巴结肿大的阴影,除肺门淋巴结结核外,尚可见到支气管或纵隔淋巴结结核影像;③结核性淋巴管炎:在原发病灶和肺门淋巴结之间的索条状的阴影。上述三种影像构成"双极征"或呈"哑铃形"。肺内原发病灶,肺门淋巴结结核及淋巴管炎统称为原发复合征。大多数病灶可自行吸收或钙化。肺内原发病灶经吸收后,一般不留痕迹或仅遗留细小钙化灶。如肺内原发病灶靠近胸膜,当人体处于高敏状态时可引起胸膜炎。

(二)血行播散型肺结核(Ⅱ型)

此种肺结核由原发性肺结核、继发性肺结核以及肺外结核病灶发生干酪样坏死,液化破溃至血管引起。血行播散型肺结核分为急性血行播散型肺结核(亦称急性粟粒型肺结核)和亚急性或慢性血行播散型肺结核。

1.急性粟粒型肺结核

急性粟粒型肺结核是大量结核菌一次或极短时间内多次进入血流,播散至肺部所引起的。是急性全身血行播散型结核的一部分,起病急,全身中毒症状重,可有高热、寒战、气急等,常伴发结核性脑膜炎,而出现头痛、呕吐、昏迷等表现。在大量结核菌入血后 10～14 天,胸部 X 线检查可见双肺布满大小一致、密度一致、分布均匀一致的粟粒状阴影,直径 2～3mm。早期为渗出性,边缘模糊,以后则逐渐清晰,恶化时可互相融合。胸透时不易发现,需拍胸片才能看到。

2.亚急性或慢性血行播散型肺结核

人体抵抗力较强,少量结核菌在较长时间内多次分批经血液循环入肺时引起。临床症状轻微,常无明显结核中毒症状。患者可无自觉症状,偶于 X 线检查时才被发现。胸部 X 线检查可见两肺对称部位出现大小不等、密度不同、分布不均、新旧不一的点、片状阴影,多分布在两肺上中部。

(三)继发型肺结核(Ⅲ型)

此型肺结核是临床最常见的一种类型,也是成人肺结核最常见类型。发生机制:①内源性感染:原发感染经血行播散在肺内残留有潜伏病灶,在人体免疫功能低下时,潜伏病灶内的结核菌有机会重新繁殖,引起以渗出和细胞浸润为主、伴有不同程度的干酪样病灶称为浸润型肺结核,此为主要的感染途径;②外源性感染:与开放性肺结核患者密切接触,反复经呼吸道感染而形成。

继发型肺结核多见于成年人,其临床症状、体征及 X 线可因病灶的性质、范围、发展阶段及机体的反应性的不同而差异很大。在病理和 X 线形态上又有渗出性浸润型肺结核、增生型肺结核、干酪性肺炎、空洞型肺结核、结核球,慢性纤维空洞型肺结核等区分。一般起病缓慢,早期结核中毒症状不明显,随病情的进展可有发热、胸痛、咳嗽、咯血等症状。X 线检查可见大小不等、密度不均、边缘模糊的斑片状、絮状阴影,病灶部位多在锁骨上下,即上叶尖段、后段或下叶背段。经有效的抗结核治疗,病变可逐渐吸收消散或钙化,形成纤维硬结病灶(即临床痊愈)。当机体免疫力低下时,病灶可发生干酪样坏死、液化,形成空洞和病灶的支气管播散。在机体免疫力严重低下、对结核菌的过敏反应异常增高或结核菌毒力较强时病灶发生大面积的干酪样坏死液化经支气管播散形成小叶或大叶性结核菌感染,称之为干酪性(结核性)肺炎。临床上常呈急性进展,中毒症状严重。如果干酪样坏死灶周围有纤维包裹,或与空洞相通的支气管发生阻塞,则空洞内的干酪样物质难以排出而凝集成球形病灶,称"结核球"。

(四)结核性胸膜炎(Ⅳ型)

在其发展的不同阶段,分为结核性干性胸膜炎、结核性渗出性胸膜炎、结核性脓胸三种类型。

五、临床表现

肺结核的临床表现常随病变的类型、性质、范围、病程的长短及有无并发症而有明显差别。典型肺结核起病缓慢,病程较长,可有结核中毒症状及呼吸道症状。但多数患者无明显症状,经 X 线健康体检才被发现。少数患者表现急性起病和严重的结核中毒症状。

(一)症状

1.全身结核中毒症状

表现为低热、乏力、盗汗、消瘦、食欲减退等,妇女常有月经失调或闭经。部分患者表现出易激惹、心悸、面颊潮红等轻度毒性和自主神经功能紊乱症状。午后低热是肺结核早期典型症状之一。血行播散型肺结核,干酪性肺炎及肺部病灶进展恶化时常呈不规则高热。

2.呼吸系统症状

(1)咳嗽、咳痰:早期常为干咳或咳少量白色黏液痰,继发感染时可有脓痰咳出,支气管内膜结核常呈刺激性干咳。

(2)咯血:有 1/3~1/2 患者有不同程度的咯血。炎性病灶的毛细血管通透性增加可致痰中带血。结核空洞内动脉瘤破裂或干酪样坏死等病变侵蚀大血管可引起中等量以上的咯血。咯血后常有低热,若发热持续不退,应考虑有结核病灶播散。

(3)胸痛:部位不定的隐痛为神经反射引起。炎症波及壁层胸膜可引起相应部位固定的刺痛,并随呼吸和咳嗽加重。膈胸膜受刺激,疼痛可放射至肩部或上腹部。

(4)呼吸困难:重度毒血症状和高热可引起呼吸频率增快。病灶范围较大或并发大量胸腔积液、气胸,胸膜增厚时可出现严重的呼吸困难。

(二)体征

结核中毒症状明显时可表现颜面潮红,久病者可有慢性消耗面容,大咯血后面色苍白,严重者可有发绀。肺部体征:早期病变范围小或位于肺组织深部可无明显体征。如病灶范围较大则可有患侧呼吸运动减弱,触诊语颤增强,叩诊浊音,听诊呼吸音减弱,或有支气管肺泡呼吸音。因肺结核多发生于肺上叶尖后段及下叶背段,故在锁骨上下、肩胛间区叩诊略浊,咳嗽后偶可听到湿啰音,对肺结核的诊断有参考意义。肺部病变广泛纤维化或胸膜发生粘连增厚时,患侧胸廓下陷、肋间隙变窄、叩诊浊音、气管移向患侧、对侧有代偿性肺气肿体征。咯血时患侧可闻及水泡音。如有胸腔积液或气胸则有相应的体征。

(三)特殊表现

包括过敏反应和无反应性结核。

1.过敏反应

临床表现类似风湿热,故有人称其为结核性风湿症。多见于青少年女性,多发性关节痛或关节炎,常侵犯四肢大关节(结核性风湿性关节炎称为 Poncet 病),皮肤损害表现为结节性红斑及环形红斑,以前者多见,好发于四肢尤其是四肢伸侧面及踝关节附近,此起彼伏,间歇性出现,常伴有长期低热,水杨酸制剂治疗无效。

2.无反应性结核

无反应性结核是一种严重的网状内皮系统结核病,亦称结核性败血症。肝、脾、淋巴结或骨髓以及肺、肾等呈严重干酪样坏死,其中有大量呈簇结核菌,而缺乏类上皮细胞和巨细胞反应,渗出性反应亦极轻微,见于极度免疫抑制的患者。临床表现为持续高热,骨髓抑制或类白血病反应。呼吸道症状和胸部 X 线表现往往很不明显或者阙如。无反应性结核易被误诊为败血症、白血病、伤寒,结缔组织病等。

六、实验室和其他辅助检查

(一)结核菌检查

结核菌检查是确诊肺结核最特异的方法,也是判断疗效、随访病情的重要指标。痰中找到结核杆菌是确诊肺结核的主要依据。痰菌阳性说明病灶为开放性,有传染性。常用的检查方法如下。

1.直接涂片法

以患者清晨痰标本直接涂片抗酸染色镜检,此方法快速、简便。一般需排菌量达每毫升 1 万～10 万个才能获阳性结果。

2.集菌法

收集患者 12～24h 的痰液镜检。适宜于痰菌量(每毫升含菌 1 万个以下)较少时。

3.培养法

以患者清晨痰标本做培养。精确可靠,同时还可做药物敏感试验与菌型鉴定。但需时间较长,一般需 4～8 周。

(二)X 线检查

X 线检查是发现肺结核的重要方法。可明确病灶的部位、范围、性质、有无空洞或空洞大小、洞壁厚薄等,有助于分型、判断病情发展及治疗效果。胸部 X 线片结合透视有助于提高诊断的准确性,可发现肋骨、纵隔、膈肌或被心脏遮盖的细小病灶。

肺结核病灶通常在肺上部,单侧或双侧,多种性质不同的病灶同时存在,并可有肺内播散病灶的痕迹。

1.渗出性病灶

渗出性病灶为斑片状或云絮状、密度较低、边缘模糊的阴影。

2.干酪性病灶

此种病灶为密度较高、浓淡不一、边缘模糊的阴影,其中可见蜂窝状透光区。

3.结核性空洞

薄壁空洞表现为圆形或椭圆形边界透亮区,壁厚在 2mm 以下;厚壁空洞则洞壁较厚、密度较高,因内壁主要为干酪样坏死物而使空洞内壁不规整。

4.增生性病灶

增生性病灶为斑片状、结节状、索条状的密度较高的阴影,边界清楚,又称"硬性阴影"。纤维钙化硬结病灶表现为密度较高、边界清晰、不规则的斑点、条索、结节影。

凡胸部 X 线片上显示渗出或渗出增生性病变、干酪性病灶、空洞(除外净化空洞),均提示为活动性病变;增生性病变,纤维钙化灶等为非活动性病变。活动性病灶的痰中仍可找到结核菌。胸部 CT 不作为诊断肺结核的常规检查项目,但对于发现微小、隐蔽性病变和空洞,了解病变范围及肺部病变的鉴别诊断等方面有很大的帮助。

(三)结核菌素(简称结素)试验

结核菌素是诊断结核菌感染的参考指标。旧结核菌素(OT)是结核杆菌的代谢产物,主要含有结核蛋白。旧结核菌素因抗原不纯可出现非特异性反应,现已少用。结核菌素的纯蛋白衍化物(PPD)相对较纯,较少产生非特异性反应,目前已基本取代 OT,广泛用于临床。

1.OT 试验

(1)方法:用 1∶2000 的 OT 稀释液 0.1mL(5U),在左前臂屈侧做皮内注射,48～72h 测量注射部位皮肤硬结直径。

(2)结果判断:硬结直径<5mm 为 OT 试验阴性,以(－)表示;硬结直径 5～9mm 为弱阳性反应(＋);硬结直径 10～19mm 为阳性反应(＋＋);硬结直径≥20mm,或局部有水疱或坏死者为强阳性反应(＋＋＋)。

2.PPD 试验

(1)方法:在左前臂屈侧皮内注射 PPD 皮试液 0.1mL(5U),48～72h 测量注射部位皮肤硬结直径。

(2)结果判断:同 OT 试验。如无反应,可在一周后再用 5U(产生结素增强效应),如仍为阴性,大致可除外结核菌感染。

3.临床意义

(1)结素试验阳性反应:仅表示有过结核菌感染,并不一定患病。我国城市居民结核菌感染率在 70% 以上,故用 5U 结素进行检查,一般阳性结果意义不大。如用 1∶10000OT(1U)皮内注射结果为强阳性,则提示有活动性结核病可能。结素试验对婴幼儿的诊断价值较成人为大,3 岁以下强阳性反应者,应考虑有新近感染的活动性结核病,需进行治疗。如果 2 年内结素反应从<10mm 增加至 10mm 以上,并增加 6mm 以上时,可认为有新感染。

(2)结素试验阴性反应:除表示没有感染结核菌外,还应考虑以下几种可能:结核菌感染后需 4～8 周变态反应才能建立,故在变态反应前期结素试验可为阴性;严重肺结核(如急性血行播散型肺结核)、营养不良、急性传染病(如麻疹、百日咳等)、白血病、淋巴瘤和恶性肿瘤等使免疫功能低下时或应用糖皮质激素,抗肿瘤药物等免疫抑制剂时均可表现阴性结果。

(3)结素试验在社区结核菌感染的流行病学调查或接触者的随访,儿童和易感高危对象监测阳转者等方面有较大的实际意义。

(四)其他

血沉增快常见于活动性肺结核,但无特异性。急性粟粒型肺结核可有血白细胞总数减低或类白血病反应。活动性肺结核或合并感染时末梢血白细胞总数及中性粒细胞可增高并可有核左移现象。纤维支气管镜检查对于诊断支气管内膜结核、与支气管肺癌鉴别或做病原菌、脱落细胞学以及取活组织做病理学检查等,均有重要价值。浅表淋巴结活检有助于结核的鉴别诊断。

七、诊断

(一)诊断依据

1.症状和体征

典型的症状为午后低热、乏力、盗汗、食欲缺乏、消瘦等结核中毒症状以及咳嗽、胸痛,咯血等呼吸道症状。多数早期症状不典型,对于不明原因的长期低热精神萎靡、消瘦、痰中带血、长时间的干咳、锁骨上下或肩胛间区听到湿啰音及与开放性肺结核患者有密切接触史者等均应考虑有无结核病,应进一步检查确诊。

2.实验室检查

胸部 X 线检查是早期发现肺结核的重要方法,也是分型及确定病灶活动性、部位、范围等的重要依据。痰结核菌检查是确诊肺结核最特异的方法,痰中找到结核杆菌是确诊肺结核的主要依据,也是观察疗效、确定有无传染性的重要指标,应连续多次检查。

(二)诊断要求

临床上肺结核完整的诊断记录应包括五部分,即肺结核的部位、类型、痰菌情况、化疗史、活动性及转归。

1.肺结核分型

Ⅰ型原发型肺结核,Ⅱ型血行播散型肺结核(应注明"急性"或"亚急性"),Ⅲ型继发型肺结核,Ⅳ型结核性胸膜炎。

2.病变部位

按左、右侧,分上、中、下肺野记述。以第 2 和第 4 前肋下缘内端为界将两肺分为上、中,下三个肺野。

3.痰结核菌检查

痰菌阳性或阴性,分别以(＋)或(－)表示,以"涂""集""培"分别代表涂片、集菌或培养的方法。

4.化疗史

(1)初治:有下列情况之一者:①既往未用过抗结核药物;②正进行正规化疗而未足疗程;③不规则化疗少于一个月。

(2)复治:有下列情况之一者:①不规则化疗多于一个月;②初治失败;③规则化疗满疗程后,痰菌又复阳;④慢性排菌。

5.活动性及转归

根据肺结核病变的活动程度分为进展期、好转期和稳定期。

(1)进展期:应具备以下一项:新发现的活动性病灶或原有病灶增多、恶化,新出现的空洞或原有空洞增大,痰菌阳性。

(2)好转期:应具备以下一项:病灶较前吸收好转,空洞缩小或完全闭合,痰菌转阴。

(3)稳定期:具备下列情况:病灶无活动性,空洞闭合,痰菌每月检查一次连续 6 次均阴性。如空洞未闭合应每月查痰结核菌一次,连续一年以上均为阴性。

开放性肺结核是指肺结核进展期与部分好转期患者,其痰中经常有结核菌排出,具有较强的传染性,故必须隔离治疗。

活动性肺结核是指渗出性浸润病变或变质性病变,如干酪样坏死、空洞形成、支气管播散及血行播散粟粒型结核,临床症状比较突出。进展期与好转期均属于活动性肺结核。稳定期患者属于非活动性肺结核。

八、鉴别诊断

(一)细菌性肺炎

肺结核的渗出性病变,尤其是干酪性肺炎时胸部 X 线片与细菌性肺炎很相似。但细菌性肺炎起病急骤,可有寒战、高热、胸痛、咳嗽等,痰涂片及培养可发现相应细菌,而痰结核菌阴性,X线片病变常局限于一叶,抗感染治疗有效,可很快吸收(3周左右)。而干酪性肺炎多有结核中毒症状,起病相对较慢,X线片病变呈云絮状、密度不均,可出现虫蚀样空洞,痰中易找到结核菌,抗结核治疗有效。

(二)肺脓肿

伴有空洞的肺结核应与肺脓肿相鉴别。急性肺脓肿起病急,咳大量脓臭痰,痰中无结核菌,白细胞总数及分类增高,抗生素治疗有效等,与肺结核鉴别一般不难。

慢性肺脓肿可有长期咳嗽、低热,但痰中无结核杆菌,X线检查其空洞多位于下叶,空洞内可见液平,周围炎性病变明显。而结核空洞多发生于上叶,洞壁较薄,空洞内一般无液平,痰中容易找到结核菌。

(三)肺癌

(1)周围型肺癌与结核球鉴别:二者均可在肺野内看到块影,前者病灶呈球形、分叶状,胸部X线片病灶周边有毛刺、切迹,结核球一般边缘光滑,周围可有卫星病灶及钙化。肺癌患者年龄一般在40岁以上,无结核毒性症状,而有刺激性咳嗽、胸痛、消瘦等。

(2)中央型肺癌与肺门淋巴结结核鉴别:中央型肺癌肺门附近有阴影,与肺门淋巴结结核相似,应注意鉴别。

二者的发病年龄,临床表现均有各自的特点。以上还可经痰细胞检查、结核菌、胸部CT、纤支镜及活组织检查鉴别。如仍不能确诊而怀疑肺癌,可剖胸探查,以免失去治疗机会。需注意临床上常有肺结核同时伴发肺癌患者。

(3)细支气管肺泡癌胸部X线片可见小结节状病灶布满两肺野,与粟粒型肺结核相似,但前者结节病灶密度较高,大小不等,边缘清楚,动态观察结节病灶发展较快,不断扩大,临床症状也随之逐渐加重,痰脱落细胞检查可确定诊断。

九、治疗

(一)化学药物治疗(化疗)

1.化疗药物的分类

化疗是目前治疗肺结核最重要的方法,常用化疗药物有十余种,根据各种药物的作用分为杀菌剂和抑菌剂。

(1)杀菌剂:抗结核药物对代谢活跃、生长繁殖旺盛的结核菌群具有杀灭作用,称为杀菌剂。其中能杀灭细胞内外结核菌的药物称全效(价)杀菌剂,如异烟肼、利福平。对于只能杀灭细胞外碱性环境中的结核菌如链霉素或只能杀灭细胞内酸性环境中的结核菌如吡嗪酰胺称为半效(价)杀菌剂。

(2)抑菌剂:此类药物常规用量浓度达不到试管内最低抑菌浓度的10倍以上,仅能抑制、干扰结核菌的生长,如乙胺丁醇、对氨基水杨酸钠。

2.常用的抗结核药物

(1)异烟肼(H):它是一种全效杀菌剂。作用机制:抑制结核菌DNA的合成,并阻碍细胞壁的合成。优点:杀菌力强,可以口服,不良反应少,价格低廉。能渗入组织,通过血-脑屏障,杀灭细胞内外的、代谢活跃的结核菌和近乎静止的结核菌。胸腔积液、干酪样病灶及脑脊液中浓度也很高。剂量:成人 300mg/d,每天一次,小儿 5～10mg/(kg·d)(不大于 300mg/d),对结核性脑膜炎和急性粟粒型肺结核可适当加大剂量。不良反应:很少,偶见周围神经炎、中枢神经系统中毒、肝脏损害。大剂量应用时为预防周围神经炎的发生,可加用维生素 B$_6$30mg/d 口服。但维生素 B$_6$ 可影响异烟肼疗效,故一般剂量时无须加用维生素 B$_6$。单用异烟肼易产生耐药,单用 3 个月,70% 产生耐药。

(2)利福平(R):为广谱抗生素,是利福霉素的半合成衍生物,为全效杀菌剂。作用机制:抑制菌体的 RNA 多聚酶,从而阻碍 mRNA 的合成。优点:对细胞内外、代谢旺盛和偶尔繁殖的结核菌均有作用。剂量:成人 450～600mg/d。不良反应:较轻,可有消化道症状,短暂的肝功能损害如转氨酶升高、黄疸等。

(3)利福定:作用机制、效果及不良反应与利福平相仿,剂量为 200mg/d,服药方法同利福平。

(4)链霉素(S):为广谱氨基糖苷类抗生素,对结核菌为半效杀菌剂。作用机制:能干扰结核菌的酶活性,阻碍蛋白合成。特点:对细胞内结核菌作用小,在碱性环境中作用强。剂量:0.75～1.0g/d,间歇疗法每周 3 次,每次 0.75g。不良反应:第八对脑神经损害,可出现眩晕、共济失调、耳鸣耳聋等症状,可引起肾脏毒性反应,肾功能减退者不宜应用,孕妇慎用;偶见过敏反应,用前需皮试。单独用药易产生耐药。其他氨基糖苷类抗结核药物如卡那霉素、卷曲霉素、紫霉素等疗效均不如链霉素,不良反应相仿。

(5)吡嗪酰胺(Z):半效杀菌剂。能杀灭吞噬细胞内、酸性环境中的结核菌。剂量:1.5g/d,分 3 次服。不良反应:高尿酸血症、关节痛、胃肠反应,肝损害。

(6)乙胺丁醇(E):为抑菌剂,与其他抗结核药联用,可延缓耐药性出现。剂量:0.25g 每日 3 次,或 0.75g,每日 1 次口服。不良反应:很少见,剂量过大时可引起球后视神经炎,视力减退,视红、视绿,停药后大多可恢复。

(7)对氨基水杨酸(P):为抑菌剂。优点:作用于细胞外的结核菌,在酸性干酪样病灶中作用好,不易产生耐药,与其他抗结核药联用,可延缓其耐药发生。剂量:成人每日 8～12g,分 1～3次口服,或每日 8g 加入 5%～10% 葡萄糖液 500mL 中避光静脉滴注,1 个月后改为口服。不良反应:有食欲减退、恶心,腹泻等。

(8)氨硫脲(TB1):为抑菌剂,作用机制尚不明。常与异烟肼合用,可防止发生耐药。剂量:75～100mg/d,1 次或分 3 次口服。不良反应:胃肠道反应,严重的毒性反应有骨髓抑制、贫血、白细胞减少,偶见肝功能损害。

3.化疗原则

即早期、联合、适量,规律和全程用药。

(1)早期:指早期治疗,一旦发现和确诊结核病后立即给药治疗。因活动性病灶内的结核菌生长代谢旺盛,抗结核药物常可发挥最大的杀菌或抑菌作用。此外,早期病灶局部血运丰富,药物易到达病灶,故强调早期用药。

(2)联合:指根据病情及抗结核药物的作用特点,联合应用两种或两种以上抗结核药物,以增强和确保疗效,联合用药可使耐药菌明显减少,联合用药还可减少药物的不良反应。

(3)适量:指根据不同病情及不同个体规定不同给药剂量,即用药剂量要适量。因药物剂量不足,组织内达不到有效药物浓度,而且细菌易产生继发性耐药;剂量过大,则易产生不良反应,增加药物不良反应。

(4)规律:即患者必须严格按照化疗规定的用药方法,有规律地坚持治疗,不可随意更改方案或无故随意停药,也不可随意间断用药。

(5)全程:指患者必须按照方案所定的疗程完成治疗。因结核菌生长缓慢,少数结核菌大部分时间处于静止期,偶尔繁殖,因此应该使抗结核药物在体内长期保持有效治疗浓度。

总之,以上每个原则都很重要,但规律地全程用药更是化疗的关键。

4.化疗方法

(1)"标准"化疗:指过去常规采用 12～18 个月的疗法。如方案 2HSP(E)/10HP(E),其缺点为疗程过长,许多患者不能完成而影响疗效。

(2)短程化疗:指应用异烟肼、利福平两个以上的杀菌剂,6～9 个月的疗法。其疗效与"标准"疗法同样满意。要求方案中必须包括异烟肼,利福平两种杀菌剂。

(3)间歇用药:指有规律地每周 3 次用药,能达到每天用药同样的效果。如方案 2S(E)HRZ/4H$_3$R$_3$(右下角数字为每周用药次数)中,后 4 个月为间歇用药,异烟肼和利福平,每周 3 次给药。

(4)两阶段用药:即强化阶段和巩固阶段。化疗的前 1～3 个月,每天用药,为强化阶段,以后每周 3 次用药,为巩固阶段。如方案 2S(E)HRZ/4H$_3$R$_3$ 中,化疗前 2 个月每天用药为强化阶段,后 4 个月每周 3 次用药为巩固阶段。

(5)督导用药:抗结核用药至少半年,偶需长达 1.5 年,患者常难以坚持。医护人员应按时督促用药,加强随访,取得患者合作尤为重要。

5.具体化疗方案

可根据病情轻重、有无痰菌和细菌耐药情况以及经济状况、药源供应情况等选择化疗方案,但均应符合上述化疗原则。

(1)初治方案:用于未经抗结核药物治疗的病例。①2S(E)HRZ/4HR;②2S(E)HRZ/4H$_3$R$_3$;③2S$_3$(E$_3$)H$_3$R$_3$Z$_3$/4H$_3$R$_3$;④2HSP(E)/10HP(E);⑤1HS/11H$_3$S$_3$。前 3 个为短程化疗方案,后 2 个为"标准"化疗方案。初治涂阳病例:可用以异烟肼,利福平及吡嗪酰胺组合为基础的 6 个月短程化疗方案。痰菌常很快转阴,疗程短,便于随访管理。

初治涂阴培阴患者:除粟粒型肺结核或有明显空洞患者可采用初治涂阳的方案外,可以用以下化疗方案:①2HSRZ/2H$_3$R$_3$;②3H$_3$R$_3$Z$_3$/2H$_2$R$_2$;③1SH/11HP(E)。

(2)复治方案:用于初治失败或复发病例。复发的原因大多为初治化疗不合理,治疗失败或结核菌产生继发耐药,使痰菌持续阳性,病变迁延反复。复治病例应选择联用敏感药物,药物敏感试验有助于选择用药。临床上一般根据患者以往用药情况,选择未用过的或很少用过的,或曾规则联合使用过的药物,另制订方案,联合 2 种或 2 种以上敏感药物。

复治方案的选择:①2S(E)HRZ/4HR,督导化疗,保证规律用药。6 个月疗程结束时,若痰菌仍未转阴,巩固期可延长 2 个月。如延长治疗仍痰菌持续阳性,可采用下列复治方案;②初始规则治疗失败的患者,可用 2S$_3$H$_3$Z$_3$E$_3$/6H$_3$R$_3$E$_3$;③慢性排菌者可用敏感的一线药与二线药联用,如卡那霉素(K)、丙硫异烟胺(Th)、卷曲霉素(Cp),使用过程中需严密观察药物不良反应,疗程一般为 6~12 个月。氟喹诺酮类有中等度抗结核作用,对常用药物已产生耐药的病例,可将其加入联用方案。若痰菌阴转或出现严重不良反应,均为停药指征。

(3)疗效的判定:痰的细菌学检查是考核疗效的主要指标,初治患者使用合理治疗数天后痰中结核菌量开始锐减,2~3 周后培养法多数转阴,X 线检查可见病灶吸收,临床症状好转,均为病情转归的重要依据。对于化疗失败的患者应寻找原因,只有在严重不良反应或证实细菌已耐药时才能停药或更换新的方案,新方案应有两种以上敏感药物。

(二)对症治疗

1.一般治疗

对病情恶化、咯血量大、高热或其他症状明显者应卧床休息,增加营养。盗汗也是结核病常见的症状,可在睡前服颠茄酊 0.3~0.6mL,或用中药浮小麦 30g、麻黄根 10g、牡蛎 15g,加水煎服。

2.结核中毒症状

一般不需要处理,经有效的抗结核药物治疗,1~2 周中毒症状大多可消失。糖皮质激素有减轻炎症和过敏反应,促进渗液吸收、减少胸膜粘连的作用,故干酪性肺炎、急性粟粒型肺结核、结核性脑膜炎有高热等严重结核中毒症状者,可在使用有效抗结核药物的同时,加用糖皮质激素。用法:泼尼松片 15~20mg,分 3~4 次口服,待毒性症状减轻后逐步减量,以每周减5mg 为宜,总疗程不宜超过 4~6 周。

3.咯血

小量咯血可以对症处理,包括休息、止咳、镇静。常用的药物有可待因、地西泮、安络血(卡巴克洛)等。对年老体衰、肺功能不全者,慎用强镇咳药,以免抑制咳嗽反射及呼吸中枢,使血块不能排出而引起窒息。中等量、大量咯血应严格卧床休息,胸部放置冰袋,并配血备用。同时静脉点滴垂体后叶素,用法:垂体后叶素 10U 加于 20~30mL 生理盐水或葡萄糖液中,缓慢静脉注入(15~20min),然后以 10~40U 于 5% 葡萄糖液 500mL 中静脉点滴维持治疗(一般15 滴/分左右)。因垂体后叶素有收缩小动脉的作用,还可收缩子宫平滑肌,故忌用于高血压、冠心病患者及孕妇。注射过快可引起恶心、腹痛、便意、心悸、颜面苍白等不良反应。其他止血药:如 6-氨基己酸 4~6g 加入 5%~10% 葡萄糖液 100~300mL 静脉点滴。抗血纤溶芳酸300~600mg 溶于 5%~10% 葡萄糖液 500mL 静脉滴注,每日 1~2 次。卡巴克洛 10~20mg肌内注射,每日 2~3 次。咯血量过多者,可考虑适量输血。反复大咯血,经内科治疗无效,对侧肺无活动性病变,肺功能尚可,又无明显禁忌证者,可在明确出血部位的情况下考虑肺叶、段切除术。

咯血窒息的抢救:由于大量咯血阻塞呼吸道或因体弱造成无力将血咯出等原因均会导致窒息。咯血窒息是咯血致死的主要原因,需要严加防范,并积极抢救。窒息前患者常有胸闷、憋气、发绀、烦躁不安、冷汗淋漓等先兆症状,应立即给予体位引流,采取头低脚高 45°俯卧位,迅速排出积血,保持呼吸道通畅。必要时用硬质气管镜吸引、气管插管或气管切开,以解除呼吸道阻塞。

(三)手术治疗

由于化疗药物的应用,目前需手术的病例越来越少。对于以下情况应考虑手术治疗:较大的结核球,直径大于 3cm,化疗无变化,与肺癌不能鉴别时可切除;复治的纤维厚壁空洞,长期内科治疗痰菌不能转阴者;毁损肺,经正规化疗仍排菌或反复咯血、继发感染者;结核性脓胸和(或)支气管胸膜瘘经内科治疗无效且伴同侧活动性肺结核者;大咯血内科治疗无效,反复大咯血;自发性气胸多次复发,有感染者。手术禁忌证:心肺功能不全,严重肺外结核,合并有其他严重疾病。

十、预防

(一)控制和消灭传染源

排菌的肺结核患者是主要传染源,控制和消灭传染源、切断传染途径及增强免疫力、降低易感性,是控制结核病流行的基本原则。首先是通过各级防结核机构对开放性肺结核患者进行必要的宣传和隔离,严禁随地吐痰。对健康人群应定期进行体检,通过 X 线检查及痰菌检查早期发现患者,控制和消灭传染源。坚持预防为主的方针,及时发现并合理治疗结核病患者,特别是排菌患者,并对结核病患者进行登记,加强管理,督导化疗,定期随访,直至痊愈。

(二)卡介苗接种

卡介苗(BCG)是活的无毒力牛型结核菌疫苗。接种目的:使人体产生对结核菌的获得性免疫力。接种对象:未受感染的新生儿、儿童及青少年。接种前应做结核菌素试验,阴性者应接种。新生儿一般不做结核菌素试验。卡介苗不能预防感染,但能减轻感染后的发病与病情。新生儿及婴幼儿接种卡介苗后,较未接种过的同龄人群结核病发病率减少 80%,其保护力可维持 5～10 年。隔数年对结核菌素反应阴性者需复种。目前我国规定新生儿出生时即接种卡介苗,每隔五年左右对结素转阴者补种,直至 15 岁。

(三)化学预防

1.化学预防的对象

主要预防对象为:开放性肺结核患者家庭中结核菌素试验阳性而且与患者密切接触的成员,结素试验新近转阳的儿童,非活动性结核病患者正在接受长期大量糖皮质激素或免疫抑制剂者。

2.方法

异烟肼:成人用量 300mg,每日一次顿服,半年至 1 年;异烟肼耐药者应用利福平或其衍生物利福喷汀 4 个月,或联合吡嗪酰胺,将预防疗程缩短至 2 个月,治疗期间应注意肝功能监测。

第九节　慢性阻塞性肺部疾病

一、定义

慢性阻塞性肺疾病(COPD)是一种以气流受限为特征的可以预防和治疗的疾病,气流受限不完全可逆,呈进行性发展,与肺部对香烟烟雾等有害气体或颗粒的异常炎症反应有关,COPD 主要累及肺脏,但也可以引起全身(或称肺外)的不良反应。

COPD 是指具有气流受限的慢性支气管炎(慢支)和(或)肺气肿。慢支或肺气肿可单独存在,但在绝大多数情况下是合并存在,无论是单独或合并存在,只要有气流受限,均可以称为

COPD,当其合并存在时,各自所占的比重则因人而异。

慢支的定义为"慢性咳嗽、咳痰,每年至少 3 个月,连续 2 年以上,并能除外其他肺部疾病者"。肺气肿的定义为"终末细支气管远侧气腔异常而持久的扩大,并伴有气腔壁的破坏,而无明显的纤维化"。

以上慢支和肺气肿的定义中都没有提到气流受限,而 COPD 是以气流受限为特征的疾病,因此现在国内外均逐渐以 COPD 这一名称取代具有气流受限的慢支和(或)肺气肿。如果一个患者,具有 COPD 的危险因素,又有长期咳嗽、咳痰的症状,但肺功能检查正常,则只能视为 COPD 的高危对象,其中一部分患者在以后的随访过程中,可出现气流受限,但也有些患者肺功能始终正常,当其出现气流受限时,才能称为 COPD。

以往有些学者认为支气管哮喘,甚至支气管扩张都应包括在 COPD 之内,但支气管哮喘在发病机制上与 COPD 完全不同,虽然也有慢性气流受限,但其程度完全可逆或可逆性比较大,支气管扩张相对来说是一种局限性病变,二者均不应包括在 COPD 之内。

COPD 不仅累及肺,对全身也有影响,COPD 晚期常有体重下降,营养不良,骨骼肌无力,精神抑郁,由于呼吸衰竭,可并发肺源性心脏病,肺性脑病,还可伴发心肌梗死、骨质疏松等。因此 COPD 不仅是一种呼吸系统疾病,还是一种全身性疾病,在评定 COPD 的严重程度时,不仅要看肺功能,还要看全身的状况。

二、流行病学

COPD 是呼吸系统最常见的疾病之一,据世界卫生组织(WHO)调查,1990 年全球 COPD 病死率占各种疾病病死率的第 6 位,到 2020 年上升至第 3 位,据 2003 年文献报道,亚太地区 12 国根据其流行病学调查推算,30 岁以上人群中中重度 COPD 的平均患病率为 6.3%,近期对我国 7 个地区 20 245 个成年进行调查,COPD 患病率占 40 岁以上人群的 8.2%,患病率之高,十分惊人。另外流行病学调查还表明 COPD 患病率在吸烟者、戒烟者中比不吸烟者明显为高,男性比女性高,40 岁以上者比 40 岁以下者明显为高。

三、病理

(一)病理变化

COPD 特征性的病理变化见于中央气道、周围气道、肺实质和肺血管,存在着慢性炎症,在普通的吸烟者,也可以看到这种慢性炎症,是对吸入的有害物质的正常防御反应,但在 COPD 患者,这种炎症反应被放大而且持久,这种异常的炎症反应可能是由易感基因决定的。COPD 在不同的部位,有不同的炎症细胞,气道腔内中性粒细胞增多,气道腔、气道壁、肺实质巨噬细胞增加,气道壁和肺实质 $CD_8{}^+$ T 淋巴细胞增加,反复的组织损伤和修复导致气道结构的重塑和狭窄。

(二)病理分类

(1)小叶中心型肺气肿:呼吸性细支气管的破坏和扩张,常见于吸烟者和肺上部。

(2)全小叶型肺气肿:肺泡囊与呼吸性细支气管的破坏和融合,常见于先天性 α_1-抗胰蛋白酶缺乏者,也可见于吸烟者。

(3)隔旁肺气肿:为小叶远端肺泡导管、肺泡囊、肺泡的破坏与融合,位于肺内叶间隔或靠近胸壁的胸膜旁,常与以上两种肺气肿并存。

（4）肺大疱：肺气肿可伴有肺大疱，为直径＞1cm 的扩张的肺气肿气腔。肺气肿应与其他肺泡过度充气相鉴别，支气管哮喘由于支气管痉挛狭窄，远端肺泡腔残气增加，肺泡扩张，但并无肺泡壁的破坏，并非肺气肿。

（5）代偿性肺气肿也是正常的肺泡过度扩张，不同于 COPD 中的肺气肿。

（6）老年性肺气肿，部分老年患者也可见到肺泡腔扩张，肺容量增加，主要是肺泡壁的弹性组织退行性变，肺泡弹性降低所致，并无肺泡壁的破坏，也无明显的症状。

四、病因

COPD 的病因至今仍不十分清楚，但已知与某些危险因素有关，吸烟是最主要的危险因素，但吸烟者中也只有 15％～20％ 发生 COPD，因此个体的易感性也是重要原因，环境因素与个体的易感因素相结合导致发病。

（一）环境因素

1.吸烟

已知吸烟为 COPD 最主要的危险因素，大多数患者均有吸烟史，吸烟数量愈大，年限愈长，则发病率愈高。被动吸烟能够增加吸入有害气体和颗粒的总量，也可以导致 COPD 的发生。

2.职业性粉尘和化学物质

包括有机或无机粉尘，化学物质和烟雾，如二氧化硅、煤尘、棉尘、蔗尘、盐酸、硫酸、氯气。

3.室内空气污染

用生物燃料如木材、畜粪等或煤炭做饭或取暖，通风不良，在不发达国家，是不吸烟而发生 COPD 的重要原因。

4.室外空气污染

在城市里汽车、工厂排放的废气，如一氧化氮、二氧化氮、二氧化硫、二氧化碳，其他如臭氧等，在 COPD 的发生上，作为独立的因素，可能起的作用较小，但可以引起 COPD 的急性加重。

（二）易感性

包括易感基因和后天获得的易感性。

1.易感基因

比较明确的是表达先天性 α1-抗胰蛋白酶缺乏的基因，是 COPD 的一个致病原因，但这种病在我国还未见报道，有报道 COPD 在一个家庭中多发，但迄今尚未发现明确的基因，COPD 的表型较多，很可能是一种多基因疾病，流行病学调查发现吸烟者与早期慢支患者，其 FEV_1 逐年下降率与气道反应性有关，气道反应性高者，其 FEV_1 下降率加速，因此认为气道高反应性也是 COPD 发病的危险因素。某些研究资料表明气道高反应性与基因有关，总之基因与 COPD 的关系，尚待深入研究。

2.出生低体重

学龄儿童调查发现出生低体重者肺功能较差，这些儿童以后若吸烟，可能是 COPD 的一个易感因素。

3.儿童时期下呼吸道感染

许多调查报告表明儿童时期下呼吸道感染与成年后 COPD 的发病有关，如果这些患病的儿童以后吸烟,则 COPD 的发病率显著增加,如果不吸烟,则对 COPD 的发生无明显影响,上述结果提示儿童时期下呼吸道感染可能是吸烟者发生 COPD 的易感因素,因儿童时期肺组织尚在发育,下呼吸道感染对肺组织的结构与功能均会发生不利影响,如果再吸烟,气道就更容易受到损害而发生 COPD,这种因果关系尚有待今后更多的研究资料证实。

4.气道高反应性

气道高反应性是 COPD 的一个危险因素。气道高反应性除与基因有关外也可以是后天获得,继发于环境因素,例如氧化应激反应,可使气道反应性增高。

五、发病机制

近年来对 COPD 的研究已有了很大进展,但对其发病机制至今尚未完全明了。

(一)气道炎症

香烟的烟雾与大气中的有害物质能激活气道内的肺泡巨噬细胞,巨噬细胞处在 COPD 慢性炎症的关键位置,它被激活后释放各种细胞因子,包括白介素-8(IL-8)、肿瘤坏死因子-α(TNF-α)、干扰素诱导性蛋白-10(IP-10)、单核细胞趋化肽-1(MCP-1)与白三烯 B4(LTB4)。IL-8 与 LTB4 是中性粒细胞的趋化因子,MCP-1 是巨噬细胞的趋化因子,IP-10 是 CD_8^+ T 淋巴细胞的趋化因子,这些炎症细胞被募集至气道后,在其与组织细胞相互作用下,发生了慢性炎症。TNF-α 能上调血管内皮细胞间黏附分子-1(ICAM-1)的表达,使中性粒细胞黏附于血管壁并移行至血管外并向气道内聚集,巨噬细胞与中性粒细胞释放的弹性蛋白酶与 TNF-α 均能损伤气道上皮细胞,使其释放更多的 IL-8,进一步加剧了气道炎症,蛋白酶还可刺激黏液腺增生肥大,使黏液分泌增多,上皮细胞损伤后脱纤毛以及免疫球蛋白受到蛋白酶的破坏,都能削弱气道的防御功能,容易继发感染,气道潜在的腺病毒感染,可以激活上皮细胞内的核因子 NF-κB 的转录,产生 IL-8 与 ICAM-1,吸引更多的中性粒细胞,使炎症持久不愈,这也可以解释为何 COPD 患者在戒烟以后,病情仍持续进展。CD_8^+ T 淋巴细胞也是重要的炎症细胞,其释放的 TNF-α、穿孔素等能使肺泡细胞溶解和凋亡,导致肺气肿。

气道炎症引起的分泌物增多,使气道狭窄,炎症细胞释放的介质可引起气道平滑肌的收缩,使其增生肥厚,上皮细胞与黏膜下组织损伤后的修复过程可导致气道壁的纤维化与气道重塑,以上的病理改变共同导致阻塞性通气障碍。

(二)蛋白酶与抗蛋白酶的失平衡

香烟等有害气体与颗粒除了引起支气管、细支气管的炎症以外,还可引起肺泡的慢性炎症,肺泡腔内有多量的巨噬细胞与中性粒细胞聚集,前者可产生半胱氨酸蛋白酶与基质金属蛋白酶(MMP),后者可产生丝氨酸蛋白酶与基质金属蛋白酶,它们可水解肺泡壁中的弹性蛋白与胶原蛋白,使肺泡壁溶解破裂,许多小的肺泡腔融合成大的肺泡腔,产生肺气肿,在呼吸性细支气管,则可引起呼吸性细支气管的破坏、融合,产生小叶中心型肺气肿。

在正常情况下,由于抗蛋白酶的存在,可与蛋白酶保持平衡,使其不致对组织产生过度的破坏,血浆中的 $α_2$-巨球蛋白、$α_1$-抗胰蛋白酶能与中性粒细胞释放的丝氨酸蛋白酶结合而使其失去活性,此外气道的黏液细胞、上皮细胞尚可分泌低分子的分泌型白细胞蛋白酶抑制药(SLPI),能够抑制中性粒细胞释放的弹性蛋白酶的活性。许多组织能产生半胱氨酸蛋白酶抑制药与组织基质金属蛋白酶抑制药(TIMPs)使这两种蛋白酶失活,但在 COPD 患者,可能由于基因的多态性,影响了某些抗蛋白酶的产量或功能,使其不足以对抗蛋白酶的破坏作用而发生肺气肿。

(三)氧化与抗氧化的不平衡

香烟的烟雾中含有许多活泼的氧化物,包括氮氧化物、氧自由基等,此外炎症细胞如巨噬细胞与中性粒细胞均可产生氧自由基,它们可氧化抗蛋白酶,使其失去活性,氧化物还可激活上皮细胞中的 NF-κB,促使其进入细胞核,加强了某些炎前因子的转录,如 IL-8 与 TNF-α 等,加重了气道的炎症。中性粒细胞释放的活性氧还可以上调黏附分子的表达和增加气道的反应性,放大慢性炎症。

六、病理生理

COPD 的主要病理生理变化是气流受限,肺泡过度充气和通气灌注比例(V/Q)不平衡。

(一)气流受限

支气管炎症导致黏膜水肿增厚,分泌物增多,支气管痉挛,平滑肌肥厚和气管壁的纤维化使支气管狭窄,阻力增加,流速变慢。

肺气肿时由于肺泡壁的弹性蛋白减少,弹性压降低,呼气时驱动压降低,故流速变慢,此外由于细支气管壁上,均有许多肺泡附着,肺泡壁的弹力纤维对其有牵拉扩张作用,当弹性蛋白减少时,扩张作用减弱,故细支气管壁萎陷,气流受限。

在 COPD 患者,由于肺泡弹性压的降低,支气管阻力的增加,最大呼气流速(V_{max})也明显受限。

(二)肺泡过度充气

在 COPD 患者常有 RV 和功能残气量(FRC)的增加,由于肺泡弹性压的降低和气道阻力的增加,呼气时间延长,在用力呼气末,肺泡气往往残留较多,因而 RV 增加,前述用力呼气时,小气道过早地陷闭,也是 RV 增加的原因,FRC 是潮气呼气末的肺容积,此时向外的胸壁弹性压和向内的肺泡弹性压保持平衡,肺气肿时,肺泡弹性压降低,向外扩张的力强,因而 FRC 增加,COPD 患者在潮气呼吸(平静呼吸)时,由于气道阻力的增加和呼吸频率的增快,呼气时间不够长,往往不足以排出过多的肺泡气,就要开始下一次吸气,因此 FRC 越来越高,这种情况称为动态性过度充气,随着 FRC 的增加,肺泡弹性压也增加,在呼气末,肺泡压可大于大气压,所增加的压力称为内源性呼气末正压(PEEPi),在下一次吸气时,胸膜腔的负压必须先抵消PEEPi 后,才能有空气吸入,因而增加了呼吸功。

由于肺容积增加,横膈低平,在吸气开始时,横膈肌的肌纤维缩短,不在原始位置,因而收缩力减弱,容易发生呼吸肌疲劳。

由以上的病理生理可见,中重度 COPD 患者由于动态性肺泡过度充气,肺泡内源性PEEP,吸气时对膈肌不利的几何学位置,在吸气时均会加重呼吸功,因此感到呼吸困难,特别是体力活动时,需要增加通气量,更感呼吸困难,最后导致呼吸肌疲劳和呼吸衰竭。

COPD 患者,呼气的时间常数延长,时间常数=肺顺应性×气道阻力,COPD 患者常有肺顺应性与气道阻力的增加,所以时间常数延长,呼气时间常常不足以排出过多的肺泡气,使肺容积增加,肺容积过高时,肺顺应性反而降低,以致呼吸功增加,肺泡通气量(VA)减少,但若肺泡的血流灌注量更少,肺气肿区仍然是通气大于灌注,存在无效腔通气,无效腔通气是无效通气,徒然增加呼吸功。

(三)通气灌注比例不平衡

COPD患者的各个肺区肺泡顺应性和气道阻力常有差异,因而时间常数也不一致,造成肺泡通气不均,有的肺泡区通气高于血流灌注(高 V/Q 区),有的肺泡区通气低于血流灌注(低 V/Q 区),高 V/Q 区有部分气体是无效通气(无效腔通气),低 V/Q 区则流经肺泡的血液得不到充分的氧合,即进入左心,产生低氧血症,这种低氧血症发生的机制是由于 V/Q 比例不平衡所致。慢性低氧血症会引起肺血管收缩,血管内皮、平滑肌增生和管壁重塑与继发性红细胞增多,产生肺动脉高压和肺心病。

七、临床表现

早期患者,即使肺功能持续下降,可毫无症状,及至中晚期,出现咳嗽、咳痰、气短等症状,痰量因人而异,为白色黏液痰,合并细菌感染后则变为黏液脓性。在长期患病过程中,反复急性加重和缓解是本病的特点,病毒或细菌感染常常是急性加重的重要诱因,常发生于冬季,咯血不常见,但痰中可带血丝,如咯血量较多,则应进一步检查,以除外肺癌和支气管扩张,晚期患者气短症状常非常明显,即使是轻微的活动,都不能耐受。进行性的气短,提示肺气肿的存在。

晚期患者可见缩唇呼吸,呼气时嘴唇呈吹口哨状,以增加气道内压,使肺泡气缓慢地呼出,避免小气道过早地萎陷,以减少 RV。患者常采取上身前倾,两手支撑在椅上的特殊体位,此种姿势,可固定肩胛带,使胸大肌和背阔肌活动度增加,以协助肋骨的运动。患者胸廓前后径增加,肺底下移,呈桶状胸,呼吸运动减弱,叩诊为过清音,呼吸音减弱,肺底可有少量湿啰音,如湿性啰音较多,则应考虑合并支气管扩张,肺炎,左心衰竭等。COPD 在急性加重期,肺部可听到哮鸣音,表示支气管痉挛或黏膜水肿,黏液堵塞,但其程度常不如支气管哮喘那样严重而广泛。患者缺氧时,可出现发绀,如果有杵状指,则应考虑其他原因所致,例如合并肺癌或支气管扩张等,因 COPD 或缺氧本身。并不会发生杵状指。合并肺心病时,可见颈静脉怒张,伴三尖瓣收缩期反流杂音,肝大、下肢水肿等,但水肿并不一定表示都有肺心病,因 COPD 呼吸衰竭伴低氧血症和高碳酸血症时,肾小球滤过率减少也可发生水肿。单纯肺心病心力衰竭时,很少有胸腔积液,如有胸腔积液则应进一步检查,以除外其他原因所致,例如合并左心衰竭或肿瘤等,呼吸衰竭伴膈肌疲劳时可出现胸腹矛盾呼吸运动,即在吸气时,胸廓向外,腹部内陷,呼气时相反。并发肺性脑病时,患者可出现嗜睡,神志障碍,与严重的低氧血症和高碳酸血症有关。

COPD 可分两型,即慢支型和肺气肿型。慢支型又称紫肿型(BB),因缺氧发绀较重,常常合并肺心病,水肿明显;肺气肿型又称红喘型(PP),因缺氧相对较轻,发绀不明显,而呼吸困难、气喘较重。大多数患者,兼具这两型的特点,但临床上以某型的表现为主,确可见到。

八、实验室检查

(一)胸部 X 线与 CT

慢支可见肺纹理增多;如果病变以肺气肿为主,可见肺透光度增加,肺纹理稀少,肋间隙增宽,横膈低平,有时可见肺大疱,普通 X 线片对肺气肿的诊断阳性率不高,即使在中重度肺气肿,其阳性率也只有 40%。薄层(1~1.5mm)高分辨 CT 阳性率比较高,与病理表现高度相关,

CT 上可见到低密度的肺泡腔、肺大疱与肺血管减少,并可区别小叶中心型肺气肿,全小叶型肺气肿或隔旁肺气肿。胸部 X 线检查的另一重要功能在于发现其他肺疾病或心脏疾病,有助于 COPD 的鉴别诊断和并发症的诊断。

(二)肺功能

COPD 的特点是慢性气流受限,要证实有无气流受限,只能依靠肺功能检查,最常用的指标是一秒钟用力呼气容积(FEV_1)占其预计值的百分比(FEV_1%预计值)和 FEV_1 与其用力肺活量(FVC)之比(FEV_1/FVC)。后者是检出早期 COPD 一项敏感的指标,而 FEV_1%预计值对中晚期 COPD 的检查比较可靠,因中晚期 COPD,FVC 的降低比 FEV_1 的降低可相对更多,如果以 FEV_1/FVC 作为检测指标,则其比值可以不低或高。在诊断 COPD 时,必须以使用支气管舒张药以后测定的 FEV_1 为准,FEV_1<80%预计值,和(或)FEV_1/FVC<70%可认为存在气流受限,FEV_1 值要求是使用支气管舒张药以后测定的,是为了去除可逆因素的影响,反映的是基础 FEV_1 值,如果基础值低于正常,则证明该气流受限不完全可逆。因 FEV_1 可反映大小气道功能,且其重复性好,最为常用,呼气峰流速(PEF)的重复性比 FEV_1 差,一般不常用。

中晚期 COPD 患者常有 TLC、FRC、RV 与 RV/TLC 比例的增加,但这些改变均非特异性的,不能区别慢支和肺气肿。

肺气肿时由于肺泡壁破坏,肺血管床面积减少,因此肺一氧化碳弥散量(DL_{CO})降低,降低的程度与肺气肿的严重程度大致平行,如果有 DL_{CO} 的降低,则提示有肺气肿存在,但无 DL_{CO} 的降低,不能排除有肺气肿,因 DL_{CO} 不是一项敏感的指标。

九、诊断

COPD 是一种渐进性疾病,经过多年的发展才发生症状,因此发病年龄多在 40 岁以后,大多数患者有吸烟史或有害气体粉尘接触史,晚期患者根据其年龄、病史、症状、体征、胸部 X 线、肺功能、血气检查结果不难做出诊断,但在诊断上应注意以下几点。

(1)COPD 患者早期可无任何症状,要做到早期诊断,必须做肺功能检查,正常人自 25 岁以后,肺功能呈自然下降趋势,FEV_1 每年下降 20~30mL,但 COPD 患者每年下降 40~80mL,甚至更多,如果一个吸烟者经随访数年(3~4 年),FEV_1 逐年下降明显,即应认为是在向 COPD 发展,应劝患者戒烟。FEV_1/FVC 对早期 COPD 的诊断是一个较敏感的指标。在 20 世纪 70 年代与 80 年代早期,小气道功能检查曾风靡一时,如闭合容积/N 活量%(CV/VC%),50%肺活量时最大呼气流速(V_{50}),25%肺活量时最大呼气流速(V_{25}),III 相斜率(AN_2/L)等,当时认为这些指标的异常是早期 COPD 的表现,但经多年的观察,这些指标的异常并不能预测 COPD 的发生,而应以使用支气管舒张药后 FEV_1/FVC,FEV_1%预计值异常作为 COPD 早期诊断的指标,如果 FEV_1/FVC<70%,而 FEV_1≥80%预计值,则是早期气流受限的指征。

(2)慢支的诊断标准是每年咳嗽、咳痰时间>3 个月,连续 2 年以上,并能除外其他心肺疾病,但这个时间标准是为做流行病学调查而人为制订的,对个体患者,要了解有无慢性气流受限及其程度,则必须做肺功能检查,如果已有肺功能异常,虽然咳嗽、咳痰时间未达到上述标准,亦应诊断为 COPD,反之,咳嗽、咳痰时间虽然达到了上述标准,但肺功能正常,亦不能诊断为 COPD,而应随访观察。

(3)COPD患者中,绝大多数慢支与肺气肿并存,但二者的严重程度各异,肺气肿的诊断实际上是一个解剖学诊断,因根据其定义,必须有广泛的气腔壁的破坏,但在实际工作中,要求解剖诊断是不可能的,而慢支与肺气肿都可引起慢性气流受限,二者在肺功能上较难区别,如果DL_{CO}减少,肺顺应性增加,则有助于肺气肿的诊断,胸部薄层高分辨率CT对肺气肿的诊断也有帮助。但应注意吸烟者中有相当一部分人胸部高分辨率CT可见肺气肿的影像,只有在肺功能检查时出现气流受限,才能诊断为COPD。

(4)COPD发展过程中,根据病情可分为急性加重期和稳定期。急性加重期是指患者在其自然病程中咳嗽、咳痰、气短急性加重,超越了平常日与日间的变化,需要改变经常性治疗者。急性加重的诱因,主要是支气管病毒或细菌的感染和空气污染,但也有1/3原因不明,急性加重时,痰量增加,变为脓性或黏液脓性,肺部可出现哮鸣音或伴发热等,合并肺炎时,虽然也可诱发急性加重,但肺炎本身并不属于急性加重的范畴;稳定期患者咳嗽、咳痰气短等症状稳定或症状轻微。

(5)晚期支气管哮喘和支气管扩张患者,肺功能可类似COPD,不应诊断为COPD,但可合并有COPD。在诊断COPD时必须除外其他可能引起气流受限的疾病。

十、治疗

治疗的目的:①缓解症状;②预防疾病进展;③改善活动的耐受性;④改善全身状况;⑤预防治疗并发症;⑥预防治疗急性加重;⑦降低病死率。

(一)稳定期的治疗

1.戒烟

COPD与吸烟的关系十分密切,应尽一切努力劝患者戒烟,戒烟以后,咳嗽、咳痰可有很大程度的好转,对已有肺功能损害的患者,即使肺功能不能逆转,但戒烟后也可以明显延缓病情的发展,提高生存率,对每一个COPD患者,劝其戒烟是医生应尽的职责,也是一项重要的治疗,据调查经医生3min的谈话,可使5%~10%的患者终身戒烟,其效果是可观的。

2.预防治疗感染

病毒与细菌感染常是病情加重的诱因,因寄生于COPD患者下呼吸道的细菌经常为肺炎链球菌与流感嗜血杆菌,如痰色变黄,提示细菌感染,可选用阿莫西林、棒酸、头孢克洛、头孢呋辛等,重症患者可根据痰培养结果,给予抗生素治疗。为预防流感与肺炎,可行流感疫苗与肺炎链球菌疫苗的预防注射,流感疫苗能减少COPD的重症和病死率50%左右,效果显著;肺炎链球菌疫苗可减少肺炎的发生,对65岁以上的老年人或肺功能较差者推荐应用。

3.排痰

COPD患者的咳嗽是因痰多引起,因此应助其排痰而不是单纯镇咳,有些患者痰液黏稠,不易咳出,不仅影响通气功能,还会增加感染机会,可口服沐舒坦、氯化铵或中药祛痰药等,也可超声雾化吸入,注意补充液体,入量过少则会使痰液干燥黏稠,不易咳出。

4.抗胆碱能药物

COPD患者的迷走神经张力较高,而支气管基础口径是由迷走神经张力决定的,迷走神经张力愈高,则支气管基础口径愈窄。此外各种刺激,均能刺激迷走神经末梢,反射性地引起支气管痉挛,抗胆碱能药物可与迷走神经末梢释放的乙酰胆碱竞争性地与平滑肌细胞表面的胆碱能受体相结合,因而可阻断乙酰胆碱所致的支气管平滑肌收缩,对 COPD 患者有舒张支气管的作用,并可与 β_2 受体激动药合用,比单一制剂作用更强。

抗胆碱能药物吸入剂有溴化异丙托品,它是阿托品的四胺衍生物,难溶于脂质,因此与阿托品不同,经呼吸道或胃肠道黏膜吸收的量很少,从而可避免吸入后类似阿托品的一些不良反应。用定量吸入器(MDI)每日喷 3~4 次,每次 2 喷,每喷 $20\mu g$,必要时每次可喷 $40~80\mu g$,水溶液用雾化器雾化吸入,每次剂量可用 0.025% 水溶液 $2mL(0.5mg)$,用生理盐水 $1mL$,稀释,吸入后起效时间为 $5min$,$30~60min$ 达高峰,维持 $4~6h$,由于此药不良反应较少,可长期吸入,但溴化异丙托品的作用时间短,疗效也不是很理想。

5.β_2 受体激动药

能舒张支气管,并有刺激支气管上皮细胞纤毛运动以利排痰的作用,可以预防各种刺激引起的支气管痉挛。常用的气雾剂有沙丁胺醇、特布他林等。前者每次吸入 $100~200\mu g$(即喷吸 1~2 次),每日 3~4 次,后者每次吸入 $250~500\mu g$,每日 3~4 次,吸入后起效时间为 $5min$,$1h$ 作用达高峰,维持 $4~6h$。

6.氨茶碱

有舒张支气管,加强支气管,上皮细胞纤毛运动,改善膈肌收缩力的作用,根据病情缓急,可口服或静脉点滴,但后者可使心率增快,宜慎用,目前有长效茶碱控释片,每日 2 次,一次 1 片,可维持疗效 $24h$。茶碱血浓度监测对估计疗效和不良反应有一定意义,$>5mg/L$ 即有治疗作用,$>15mg/L$ 时,不良反应明显增加。

7.糖皮质激素

长期吸入皮质激素并不能改变 COPD 患者 FEV_1 下降的趋势,但对 $FEV_1<50\%$ 预计值并有症状和反复发生急性加重的 COPD 患者,规则地每日吸入布地奈德/福莫特罗,或沙美特罗/氟地卡松联合制剂可减少急性加重的发作。前者干粉每吸的剂量为 $160\mu g/4.5\mu g$,后者干粉每吸的剂量为 $50\mu g/250\mu g$,每次 1~2 吸,每日 2 次。

8.氧疗

氧疗的指征为:①$PaO_2\leqslant7.3kPa(55mmHg)$ 或动脉血氧饱和度(SaO_2)$\leqslant88\%$,有或无高碳酸血症;②PaO_2 $7.3~8.0kPa(55~60mmHg)$,或 $SaO_2<89\%$,并有肺动脉高压、心力衰竭水肿或红细胞增多症(血细胞比容 $>55\%$)。COPD 呼吸衰竭患者除低氧血症外,常伴有二氧化碳潴留,吸入氧浓度(FiO_2)过高,会加重二氧化碳潴留,对呼吸衰竭患者应控制性给氧,氧流量 $1~2L/min$。呼吸衰竭患者最大的威胁为低氧血症,因会造成脑缺氧的不可逆性损害,因此对 COPD 合并明显的低氧血症患者,应首先给氧,但氧疗的目标是在静息状态下,将 PaO_2 提高到 $8.0~10.0kPa(60~75mmHg)$,或使 SaO_2 升至 $90\%~92\%$,如果要求更高,则需加大 FiO_2,容易发生二氧化碳麻醉。

对 COPD 所致的慢性低氧血症患者,使用长期的家庭氧疗,每天吸氧 $\geqslant15h$,生存率有所改善。长期吸氧可以缓解患者的呼吸困难,改善生活质量,树立生活信心,对肺心病患者可以降低肺动脉压,改善心功能,因此应作为一个重要的治疗手段。

9.强心药与血管扩张药

对肺心病患者除伴有左心衰竭或室上性快速心律失常需用洋地黄外,一般不宜用,因缺氧时容易发生洋地黄中毒,对肺心病的治疗主要依靠纠正低氧血症和高碳酸血症,改善通气,控制感染,适当利尿等。近年来使用血管扩张药以降低肺动脉压的报道很多,其目的是减少右心室的后负荷,增加心排出量,改善氧合和组织的供氧,但使用血管扩张药后,有些患者的 PaO_2 反而下降,因 COPD 患者缺氧的主要原因,是肺内的 V/Q 比例不平衡,低 V/Q 区因为流经肺泡的血液不能充分氧合,势必降低 PaO_2,出于机体的自我保护机制,低 V/Q 区的供血小动脉发生反射性痉挛,以维持 V/Q 比例的平衡,使用血管扩张药后,低 V/Q 区的供血增加,又恢复了 V/Q 比例的不平衡,故 PaO_2 下降,而这部分增加的供血,则是由正常 V/Q 区或高 V/Q 区转来,使这两个区域的 V>Q,增加了无效腔通气,使 $PaCO_2$ 增加。一氧化碳吸入,是选择性肺血管扩张药,但对 COPD 的缺氧治疗同样无效,还会增加 V/Q 比例的不平衡,而对急性呼吸窘迫综合征(ARDS)治疗有效,是因后者的缺氧机制是肺内分流,而前者的缺氧机制是 V/Q 比例不平衡,故吸入一氧化碳对 COPD 不宜。

10.肺减容手术

对非均匀性肺气肿,上叶肺气肿较重而活动耐力下降的患者,切除过度扩张的部分,保留较轻的部分,可以减少 TLC、FRC,改善肺的弹性压与呼吸肌功能,改善生活质量,但由于费用昂贵,又是一种姑息手术,只能有选择地用于某些患者。

11.肺移植

对晚期 COPD 患者,经过适当的选择,肺移植可改善肺功能和生活质量,但肺移植的并发症多,成功率低,费用高,目前很难推广。

12.呼吸锻炼

对 COPD 患者应鼓励其做缓慢的深吸气深呼气运动,胸腹动作要协调,深呼气时要缩唇,以增加呼气时的阻力,防止气道萎陷,每天要有适合于自身体力的运动,以增加活动的耐力。

13.营养支持

重度 COPD 患者常有营养不良表现,可影响呼吸肌功能和呼吸道的防御功能,因此饮食中应含足够的热量和营养成分,接受呼吸机治疗的 COPD 患者,如果输入糖类过多,会加重高碳酸血症,但对非呼吸机治疗患者则不必过多地限制糖类,因减少糖类,必然要增加脂肪含量,会引起患者厌食,营养支持是否能减少重症的发作和病死率,尚有待进一步的研究。

(二)急性加重期的治疗

(1)重症患者应测动脉血气,如果 pH 失代偿,说明患者的病情是近期内加重,肾脏还未来得及代偿。应当详细了解过去急性加重的诱因、频率和治疗情况,稳定期和加重期的血气情况,以作为此次治疗的参考。

(2)去除诱因。COPD 急性加重的诱因常见的有呼吸道感染(病毒或细菌)、空气污染,其他如使用镇静药、吸氧浓度过高或其他并发症,也可使病情加重,其中吸氧浓度过高,可抑制呼吸,$PaCO_2$ 上升,以致发生神志障碍,甚为常见,必须仔细询问病史,当 $PaCO_2$ 在 12.0kPa(90mmHg)以上,又有吸氧史,常常提示吸氧浓度过高,应采用控制性给氧。肺心病患者因使用利尿药或皮质激素,均容易造成低钾、低氯性代谢性碱中毒,代谢性碱中毒可抑制呼吸,脑血管收缩和氧解离曲线左移,加重缺氧,去除诱因后,病情自然会有所好转。其他肺炎、肺血栓栓塞,左心衰竭、自发性气胸等所产生的症状也很类似 COPD 急性加重,必须仔细鉴别,予以相应的治疗。

（3）低流量氧吸入，每分钟氧流量不大于 2L，氧疗的目标是保持 PaO_2 在 8.0～10.0kPa（60～75mmHg），或 SaO_2 90%～92%，吸氧后 30～60min 应再测血气，如果 PaO_2 上升且 pH 下降不明显，或病情好转，说明给氧适当，如果 PaO_2＞10.0kPa（75mmHg），就有可能加重二氧化碳潴留和酸中毒。

（4）重症患者可经雾化器吸入支气管舒张药，0.025%溴化异丙托品水溶液 2mL（0.5mg）加生理盐水 1mL 和（或）0.5%沙丁胺醇 0.5mL 加生理盐水 2mL 吸入，4～6h 一次，雾化器的气源应使用压缩空气，而避免用氧气，因使用雾化器时，气源的流量近 5～7L/min，可使 $PaCO_2$ 急剧升高，但在用雾化器时，应同时给予低流量氧吸入。在急性加重期也可联合糖皮质激素和 β_2 受体激动药治疗，或短效支气管舒张药，加用噻托溴铵。

（5）酌情静脉点滴氨茶碱 500～750mg/d，速度宜慢，在可能条件下应动态监测氨茶碱血清浓度，使其保持在 10～15μg/mL。

（6）应用广谱抗生素和祛痰药。

（7）如无糖尿病、溃疡、高血压等禁忌证，可口服泼尼松 30～40mg/d，或静脉点滴其他相当剂量的糖皮质激素，共 7～10 天。延长疗程并不会增加疗效，反而增加不良反应。

（8）如有肺心病心力衰竭体征，可适当应用利尿药。

（9）机械通气治疗。目的是通过机械通气，支持生命，降低病死率，缓解症状，同时争取时间，通过药物等其他治疗使病情得到逆转。机械通气包括有创或无创，近年来通过随机对照研究，证明无创通气治疗急性呼吸衰竭的成功率，能达 80%～85%，能够降低 $PaCO_2$，改善呼吸性酸中毒，减少呼吸频率和呼吸困难，缩短住院时间，因为减少了插管有创通气，避免了并发症，也就降低了病死率，但无创通气并非适合所有患者。

机械通气的目标是使 PaO_2 维持在 8.0～10.0kPa（60～75mmHg），或 SaO_2 90%～92%，$PaCO_2$ 也不必降至正常范围，而是使其恢复至稳定期水平，pH 保持正常即可，如果要使 $PaCO_2$ 降至正常，则会增加脱机的困难，同时 $PaCO_2$ 下降过快，肾脏没有足够的时间代偿，排出体内过多的 HCO_3 由呼吸性酸中毒转为代谢性碱中毒，对机体极为不利。

（10）呼吸兴奋药。COPD 呼吸衰竭急性加重期患者，是否应使用呼吸兴奋药，尚有不同意见，呼吸衰竭患者大多有呼吸中枢兴奋性增高，对这类患者使用呼吸兴奋药，徒然增加全身的氧耗，弊多利少。

十一、预后

影响预后的因素很多，但据观察，与预后关系最为密切的是患者的年龄与初始 FEV_1 值，年龄愈大、初始 FEV_1 值愈低，则预后愈差，长期家庭氧疗已被证明可改善预后。COPD 的预后，在个体间的差异较大，因此对一个具体患者，预言其生存时间的长短是不明智的。

第十节　上气道梗阻

上气道指鼻至气管隆嵴一段的传导性气道，通常以胸腔入口（体表标志为胸骨上切迹）为标志,分为胸腔外上气道和胸腔内上气道两部分。上气道疾病颇多,部分归入鼻咽喉科的诊治范围,也有不少就诊于呼吸内科,或者划界并不明确,如鼾症和睡眠呼吸暂停综合征。上气道疾病最常见和最具特征性的症状是上气道阻塞(UAO)。本节用症状而不用疾病单独讨论旨在强调:①UAO 有别于下气道(或弥散性气道)阻塞(如 COPD、哮喘),需要注意鉴别,而临床常有将上气道阻塞长期误诊为哮喘者;②UAO 又分为急性和慢性,前者为呼吸急诊,需要紧急处理,不得丝毫延误;③UAO 具有特征性的肺功能流量—容积(F-V)环的变化,临床医师应当善于运用这项检查识别不同类型的 UAO。

一、病理生理和肺功能改变

胸外的上气道处于大气压下,胸内部分则在胸膜腔内压作用之下。气管内外两侧的压力差为跨壁压。当气管外压大于胸膜腔内压,跨壁压为正值,气道则趋于闭合;当跨壁压为负值时,即气管内压大于气管外压,气管通畅。上气道阻塞主要使患者肺泡通气减少,弥散功能则多属正常。上气道阻塞的位置、程度、性质(固定型或可变型)以及呼气或吸气相压力的变化,引起患者出现不同的病理生理改变,产生吸气气流受限、呼气气流受限,抑或两者均受限。临床上,根据呼吸气流受阻的不同可将上气道阻塞分为三种,即可变型胸外上气道阻塞、可变型胸内上气道阻塞和固定型上气道阻塞。

(一)可变型胸外上气道阻塞

可变型阻塞指梗阻部位气管内腔大小可因气管内外压力改变而变化的上气道阻塞,见于气管软化及声带麻痹等疾病的患者。正常情况下,胸外上气道外周的压力在整个呼吸周期均为大气压,吸气时由于气道内压降低,引起跨壁压增大,其作用方向为由管外向管内,导致胸外上气道倾向于缩小。存在可变型胸外上气道阻塞的患者,当其用力吸气时,由于 ventuff 效应和湍流导致阻塞远端的气道压力显著降低,跨壁压明显增大,引起阻塞部位气道口径进一步缩小,出现吸气气流严重受阻;相反,当其用力呼气时,气管内压力增加,由于跨壁压降低,其阻塞程度可有所减轻。动态流量—容积环表现为吸气流速受限而呈现吸气平台,但呼气流速受限较轻则不出现平台,甚或呈现正常图形,50%肺活量用力呼气流速($FEF_{50\%}$)与 50%肺活量用力吸气流速($FIF_{50\%}$)之比($FEF_{50\%}/FIF_{50\%}$)>1.0。

(二)可变型胸内上气道阻塞

可变型胸内上气道阻塞,见于胸内气道的气管软化及肿瘤患者。由于胸内上气道周围的压力与胸膜腔内压接近,管腔外压(胸膜腔内压)与管腔内压相比为负压,跨壁压的作用方向由管腔内向管腔外,导致胸内气道倾向于扩张。当患者用力呼气时,Venturi 效应和湍流可使阻塞近端的气道压力降低,亦引起阻塞部位气道口径进一步缩小,但出现呼气气流严重受阻。动态流量—容积环描记 $FEF_{50\%}/FIF_{50\%} \leqslant 0.2$。

(三)固定型上气道阻塞

固定型上气道阻塞指上气道阻塞性病变部位僵硬固定,呼吸时跨壁压的改变不能引起梗阻部位的气道口径变化,见于气管狭窄和甲状腺肿瘤患者。这类患者,其吸气和呼气时气流均明显受限且程度相近,动态流量—容积环的吸气流速和呼气流速均呈现平台。多数学者认为,50%肺活量时呼气流速与吸气流速之比($FEF_{50\%}/FIF_{50\%}$)等于 1 是固定型上气道阻塞的特征。但与阻塞病变邻近的正常气道可出现可变型阻塞,对 $FEF_{50\%}/FIF_{50\%}$ 有一定的影响,应予以注意。

二、临床表现

急性上气道阻塞通常呈现突发性严重呼吸困难,听诊可闻及喘鸣音。初起喘鸣音呈吸气性,随着病情进展可出现呼气鼾鸣声。严重者可有缺氧等急性呼吸衰竭的表现。慢性上气道阻塞早期症状不明显。逐渐出现刺激性干咳、气急。喘鸣音可以传导至胸,因而容易误判为肺部哮鸣音,误诊为哮喘或 COPD。因病因不同可有相应的症状或体征,如肿瘤常有痰中带血,声带麻痹则有声嘶和犬吠样咳嗽。

三、诊断

基本要点和程序包括:①对可疑患者的搜寻;②肺功能检测,特别要描记流量－容积曲线;③影像学或鼻咽喉科检查,寻找阻塞及其定位;④必要时借助喉镜或纤维支气管镜进行活组织检查,确立病理学诊断。

四、呼吸内科涉及 UAO 的主要疾病及治疗

从定位而言呼吸内科涉及的 UAO 指气管疾病,即胸内上气道阻塞。以下简要叙述除外肿瘤和感染的另几种重要气管疾病。

(一)气管支气管软化

本病病因和病理生理不清楚。临床见于气管切开术后(尤其是儿童)、黏多糖综合征(黏多糖在气管壁沉积),其他可能的原因有吸烟、老年性退化、过高气道压(可能继发于慢性下气道阻塞)、纤维组织先天性脆弱。气道软骨变软,弹力纤维丧失。肉眼观可分为两类,即"新月"型(后气道壁陷入管腔)和"刀鞘"型(侧壁塌陷)。主要症状是气急、咳嗽、咳痰、反复呼吸道感染和咯血。治疗方法主要有 3 种,即持续气道正压通气、气管切开和气管支架植入,可按病情严重程度参考其他相关因素进行选择。

(二)复发性多软骨炎(RP)

本病是一种累及全身软骨的自身免疫性结缔组织病,1923 年 Jackson Wartenhorst 首先描述。主要引起鼻、耳、呼吸道软骨的反复炎症与破坏,亦有关节炎、巩膜炎以及主动脉、心脏、肾脏受累的报道。约 50%患者病变发生在气管和主支气管,与气管支气管软化非常相似,有学者认为 RP 是气管支气管软化的原因之一。临床表现咳嗽、声嘶、气急和喘鸣等。诊断的关键是医生在气急和喘鸣患者的临诊中熟悉和警惕本病。

肺功能流速－容量环描记、颈胸部高 KV 摄片、气管分层摄片均有助于发现上气道狭窄,最直接的诊断证据是纤支镜检查显示气管软骨环消失和气道壁塌陷、狭窄。本病缺少实验室诊断标准。糖皮质激素、氨苯砜和非激素类抗感染药可能有一定治疗作用。威胁生命时需要气管切开。气管支架植入可能在一定时期内获益。

(三)气管支气管淀粉样变

原发性淀粉样变累及气管支气管树比较少见。Thompson 和 Citron 将其分为 3 种类型:①气管支气管型(影响上气道或中心性气道);②小结节性肺实质型(肺内单发或多发性小结节);③弥散性肺泡间隔型。后两型常误诊为肺肿瘤,经手术或尸检病理确诊。气管支气管淀粉样变表现为大气道肿块或弥散性黏膜下斑块。支气管镜下可见气管支气管壁呈鹅卵石状,管壁显著增厚,可延及数级较小的支气管。临床症状无特异性。诊断有赖于纤支镜活检、标本

镜检和刚果红阳性染色。

本病预后不良,但进展可以相当缓慢,少数患者可生存数十年。病变弥散累及较小支气管者约30%在4～6年死亡。治疗困难,激光凝灼、支架植入如果指征选择确当可以有一定效果。局部放疗偶尔亦有帮助。最近有人提出可试用抗肿瘤化疗药物,但治疗反应很慢(6～12个月)。

(四)气管狭窄

气管狭窄相对常见,医源性(气管切开)为最常见原因,其他原因包括创伤、气道灼伤等。气管扩张术、支架植入和切除重建术可根据病情进行选择。气道灼伤引起的广泛狭窄治疗困难。

(五)气管支气管扩大

一种先天性异常,表现为气管和主支气管萎缩、弹力纤维缺乏和气道肌层减少,气管和支气管变软,导致吸气时显著扩张,而呼气时狭窄陷闭。植入支架似乎是最好和唯一的治疗选择。

(六)骨质沉着性气管支气管病

本病是老年人气管支气管的退行性病变,表现为气管支气管黏膜下软骨性或骨性小结节,如息肉样。轻者无症状,严重和广泛病变患者可出现咳嗽、咯血、气急、反复呼吸道感染以及肺不张等。气管镜下摘除气道块状病灶可以有益。

第十一节　支气管哮喘

一、病因和发病机制

(一)病因

哮喘的病因还不十分清楚,大多认为是与多基因遗传有关的疾病,同时受遗传因素和环境因素的双重影响。

许多调查资料表明,哮喘的亲属患病率高于群体患病率,并且亲缘关系越近,患病率越高。哮喘患儿双亲大多存在不同程度气道反应性增高。目前,哮喘的相关基因尚未完全明确,但有研究表明存在有与气道高反应性、IgE调节和特应性反应相关的基因,这些基因在哮喘的发病中起着重要的作用。

环境因素中主要包括某些激发因素,包括吸入物,如尘螨、花粉、真菌、动物毛屑、二氧化硫、氨气等各种特异和非特异性吸入物;感染,如细菌、病毒、原虫、寄生虫等;食物,如鱼、虾、蟹、蛋类、牛奶等;药物,如普萘洛尔(心得安)、阿司匹林;气候变化、运动、妊娠等都可能是哮喘的激发因素。

(二)发病机制

哮喘的发病机制尚不完全清楚。多数人认为哮喘与变态反应、气道炎症、气道反应性增高及神经机制等因素相互作用有关。

1.变态反应

当变应原进入具有特应性体质的机体后,可刺激机体通过 T 淋巴细胞的传递,由 B 淋巴细胞合成特异性 IgE,并结合于肥大细胞和嗜碱性粒细胞表面的高亲和性的 IgE 受体(FcεR$_1$);IgE 也能结合于某些 B 细胞、巨噬细胞、单核细胞、嗜酸性粒细胞、NK 细胞及血小板表面的低亲和性 Fca 受体(FcεR$_2$),但是 FcεR$_2$ 与 IgE 的亲和力比 FcεR$_1$ 低 10~100 倍。若变应原再次进入体内,可与结合在 FcεR 上的 IgE 交联,使该细胞合成并释放多种活性介质导致平滑肌收缩、黏液分泌增加、血管通透性增高和炎症细胞浸润等。炎症细胞在介质的作用下又可分泌多种介质,使气道病变加重,炎症反应增加,产生哮喘的临床症状。根据变应原吸入后哮喘发生的时间,可分为速发型哮喘反应(IAR)、迟发型哮喘反应(LAR)和双相型哮喘反应(OAR)。IAR 几乎在吸入变应原的同时立即发生反应,15~30min 达高峰,2h 后逐渐恢复正常。LAR6h 左右发病,持续时间长,可达数天。而且临床症状重,常呈持续性哮喘表现,肺功能损害严重而持久。LAR 的发病机制较复杂,不仅与 IgE 介导的肥大细胞脱颗粒有关,而且主要是气道炎症所致。现在认为哮喘是一种涉及多种炎症细胞和结构细胞相互作用,许多介质和细胞因子参与的一种慢性炎症疾病。LAR 是由于慢性炎症反应的结果。

2.气道炎症

气道慢性炎症被认为是哮喘的本质。表现为多种炎症细胞特别是肥大细胞、嗜酸性粒细胞和 T 淋巴细胞等多种炎症细胞在气道的浸润和聚集。这些细胞相互作用可以分泌出多种炎症介质和细胞因子,这些介质、细胞因子与炎症细胞和结构细胞相互作用构成复杂的网络,使气道反应性增高,气道收缩,黏液分泌增加,血管渗出增多。已知肥大细胞、嗜酸性粒细胞、中性粒细胞、上皮细胞、巨噬细胞和内皮细胞都可产生炎症介质。

3.气道高反应性(AHR)

表现为气道对各种刺激因子出现过强或过早的收缩反应,是哮喘患者发生和发展的另外一个重要因素。目前普遍认为气道炎症是导致气道高反应性的重要机制之一,当气道受到变应原或其他刺激后,由于多种炎症细胞、炎症介质和细胞因子的参与,气道上皮和上皮内神经的损害等而导致气道高反应性。AHR 常有家族倾向,受遗传因素的影响,AHR 为支气管哮喘患者的共同病理生理特征,然而出现 AHR 者并非都是支气管哮喘,如长期吸烟、接触臭氧、病毒性上呼吸道感染、慢性阻塞性肺疾病(COPD)等也可出现 AHR。

4.神经机制

神经因素也被认为是哮喘发病的重要环节。支气管受复杂的自主神经支配。除胆碱能神经、肾上腺素能神经外,还有非肾上腺素能非胆碱能(NANC)神经系统。

支气管哮喘与 β-肾上腺素受体功能低下和迷走神经张力亢进有关,并可能存在有 α-肾上腺素神经的反应性增加。NANC 能释放舒张支气管平滑肌的神经介质如血管活性肠肽(VIP)、一氧化氮(NO)及收缩支气管平滑肌的介质如 P 物质、神经激肽,两者平衡失调,则可引起支气管平滑肌收缩。

二、病理

显微镜下可见纤毛上皮剥离、气道上皮下有肥大细胞、嗜酸性粒细胞、淋巴细胞与中性粒细胞浸润。气道黏膜下组织水肿,微血管通透性增加,杯状细胞增生及支气管分泌物增加,支气管平滑肌痉挛等病理改变。若哮喘长期反复发作,表现为支气管平滑肌肌层肥厚,气道上皮细胞下纤维化、黏液腺增生和新生血管形成等,导致气道重构。

三、临床表现

几乎所有的支气管哮喘患者都有长期性和反复发作性的特点,哮喘的发作与季节、周围环境、饮食、职业、精神心理因素、运动和服用某种药物有密切关系。

(一)主要临床表现

1.前驱症状

在变应原引起的急性哮喘发作前往往有打喷嚏、流鼻涕、眼痒、流泪、干咳或胸闷等前驱症状。

2.喘息和呼吸困难

喘息和呼吸困难是哮喘的典型症状,喘息的发作往往较突然。呼吸困难呈呼气性,表现为吸气时间短,呼气时间长,患者感到呼气费力,但有些患者感到呼气和吸气都费力。当呼吸肌收缩克服气道狭窄产生的过高支气管阻力负荷时,患者即可感到呼吸困难。一般来说,呼吸困难的严重程度和气道阻力增高的程度呈正比。但有 15% 的患者当 FEV_1 下降到正常值的 50% 时仍然察觉不到气流受限,表明这部分患者产生了颈动脉窦的适应,即对持续的刺激反应性降低。这说明单纯依靠症状的严重程度来评估病情有低估的危险,需要结合其他的客观检查手段来正确评价哮喘病情的严重程度。

3.咳嗽、咳痰

咳嗽是哮喘的常见症状,由于气道的炎症和支气管痉挛引起。干咳常是哮喘的前兆,哮喘发作时,咳嗽、咳痰症状反而减轻,以喘息为主。哮喘发作接近尾声时,支气管痉挛和气道狭窄减轻,大量气道分泌物需要排出时,咳嗽、咳痰可能加重,咳出大量的白色泡沫痰。有一部分哮喘患者,以刺激性干咳为主要表现,无明显的喘息症状,这部分哮喘称为咳嗽变异性哮喘(CVA)。

4.胸闷和胸痛

哮喘发作时,患者可有胸闷和胸部发紧的感觉。如果哮喘发作较重,可能与呼吸肌过度疲劳和拉伤有关。突发的胸痛要考虑自发性气胸的可能。

5.体征

哮喘的体征与哮喘的发作有密切的关系,在哮喘缓解期可无任何阳性体征。在哮喘发作期,根据病情严重程度的不同可有不同的体征。哮喘发作时支气管和细支气管进行性的气流受限可引起肺部动力学、气体交换和心血管系统一系列的变化。为了维持气道的正常功能,肺出现膨胀,伴有残气容积和肺总量的明显增加。由于肺的过度膨胀使肺内压力增加,产生胸腔内负压所需要的呼吸肌收缩力也明显增加。呼吸肌负荷增加的体征是呼吸困难、呼吸加快和辅助呼吸肌运动。在呼气时,肺弹性回缩压降低和气道炎症可引起显著的气道狭窄,在临床上可观察到喘息、呼气延长和呼气流速减慢。这些临床表现一般和第 1 秒用力呼气容积(FEV_1)和呼气高峰流量(PEF)的降低相关。由于哮喘患者气流受限并不均匀,通气的分布也不均匀,可引起肺通气/血流比值的失调,发生低氧血症,出现发绀等缺氧表现。在吸气期间肺过度膨胀和胸腔负压的增加对心血管系统有很大的影响。右心室受胸腔负压的牵拉使静脉回流增加,可引起肺动脉高压和室间隔的偏移。在这种情况下,受压的左心室需要将血液从负压明显增高的胸腔射到体循环,产生吸气期间的收缩压下降,称为奇脉。

(1)一般体征:哮喘患者在发作时,精神一般比较紧张,呼吸加快、端坐呼吸,严重时可出现口唇和指(趾)发绀。

(2)呼气延长和双肺哮鸣音:在胸部听诊时可听到呼气时间延长而吸气时间缩短,伴有双肺如笛声的高音调,称为哮鸣音。这是小气道梗阻的特征。两肺满布的哮鸣音在呼气时较明显,称呼气性哮鸣音。很多哮喘患者在吸气和呼气都可闻及哮鸣音。单侧哮鸣音突然消失要考虑发生自发性气胸的可能。在哮喘严重发作,支气管发生极度狭窄,出现呼吸肌疲劳时,喘鸣音反而消失,称为寂静肺,是病情危重的表现。

(3)肺过度膨胀体征:即肺气肿体征。表现为胸腔的前后径扩大,肋间隙增宽,叩诊呈过清音,肺肝浊音界下降,心浊音界缩小。长期哮喘的患者可有桶状胸,儿童可有鸡胸。

(4)奇脉:重症哮喘患者发生奇脉是吸气期间收缩压下降幅度(一般不超过1.33kPa即10mmHg)增大的结果。这种吸气期收缩压下降的程度和气流受限的程度相关,它反映呼吸肌对胸腔压波动的影响的程度明显增加。呼吸肌疲劳的患者不再产生较大的胸腔压波动,奇脉消失。严重的奇脉(不低于3.33kPa,即25mmHg)是重症哮喘的可靠指征。

(5)呼吸肌疲劳的表现:表现为呼吸肌的动用,肋间肌和胸锁乳突肌的收缩,还表现为反常呼吸,即吸气时下胸壁和腹壁向内收。

(6)重症哮喘的体征:随着气流受限的加重,患者变得更窘迫,说话不连贯,皮肤潮湿,呼吸和心率增加。并出现奇脉和呼吸肌疲劳表现。呼吸频率不小于25次/min,心率不低于110次/min,奇脉不低于3.33kPa是重症哮喘的指征。患者垂危状态时可出现寂静肺或呼吸乏力、发绀、心动过缓、意识恍惚或昏迷等表现。

(二)重症哮喘的表现

1.哮喘持续状态

哮喘持续状态指哮喘严重发作并持续24h以上。这是指发作的情况而言,并不代表该患者的基本病情,但这种情况往往发生于重症的哮喘患者,而且与预后有关,是哮喘本身的一种最常见的急症。许多危重哮喘病例的病情常常在一段时间内逐渐加剧,所有重症哮喘患者在某种因素的激发下都有随时发生严重致命性急性发作的可能,而无特定的时间因素。其中一部分患者可能在哮喘急性发作过程中,虽经一段时间的治疗,但病情仍然逐渐加重。

2.哮喘猝死

有一部分哮喘患者在经过一段相对缓解的时期后,突然出现严重急性发作,如果救治不及时,可在数分钟到数小时内死亡,称为哮喘猝死。哮喘猝死的定义为哮喘突然急性严重发作、患者在2h内死亡。哮喘猝死的原因可能与哮喘突然发作或加重,引起严重气流受限或其他心肺并发症导致心跳和呼吸骤停有关。

3.潜在性致死性哮喘

包括以下几种情况:①长期口服糖皮质激素类药物治疗;②以往曾因严重哮喘发作住院抢救治疗;③曾因哮喘严重发作而行气管切开、机械通气治疗;④既往曾有气胸或纵隔气肿病史;⑤本次发病过程中需不断超常规剂量使用支气管扩张药,但效果不明显。在哮喘发作过程中,还有一些征象值得高度警惕,如喘息症状频发,持续甚至迅速加重,气促(呼吸频率超过 30 次/min),心率超过 140 次/min,体力活动和言语受限,夜间呼吸困难显著,取前倾位,极度焦虑、烦躁、大汗淋漓,甚至出现嗜睡和意识障碍,口唇、指甲发绀等。患者的肺部一般可以听到广泛哮鸣音,但若哮鸣音减弱,甚至消失,而全身情况不见好转,呼吸浅快,甚至神志淡漠和嗜睡,则意味着病情危重,随时可能发生心跳和呼吸骤停。此时的血气分析对病情和预后判断有重要参考价值。若动脉血氧分压(PaO_2)低于 8.0kPa(60mmHg)和(或)动脉二氧化碳分压($PaCO_2$)高于 6.0kPa(45mmHg),动脉血氧饱和度(SaO_2)低于 90%,pH 小于 7.35,则意味患者处于危险状态,应加强监护和治疗。

4.脆性哮喘(BA)

正常人的支气管舒缩状态呈现轻度生理性波动,第 1 秒用力呼气容积(FEV_1)和高峰呼气流量(PEF)在晨间降至最低(波谷),午后达最大值(波峰)。哮喘患者这种变化尤其明显。有一类哮喘患者 FEV_1 和 PEF 在治疗前后或一段时间内大幅度地波动,称为"脆性哮喘"。Ayres 在综合各种观点的基础上提出 BA 的定义和分型如下。

(1)Ⅰ型 BA:尽管采取了正规、有力的治疗措施,包括吸入糖皮质激素(如吸入二丙酸倍氯米松 1500μg/d 以上),或口服相当剂量糖皮质激素,同时联合吸入支气管舒张药,连续观察至少 150 天,半数以上观察日的 PEF 变异率超过 40%。

(2)Ⅱ型 BA:在基础肺功能正常或良好控制的背景下,无明显诱因突然急性发作的支气管痉挛,3h 内哮喘严重发作伴高碳酸血症,可危及生命,常需机械通气治疗。月经期前发作的哮喘往往属于此类。

(三)特殊类型的哮喘

1.运动诱发性哮喘(EIA)

运动诱发性哮喘是指达到一定的运动量后,出现支气管痉挛而产生的哮喘。其发作大多是急性的、短暂的,而且大多能自行缓解。运动性哮喘并非说明运动即可引起哮喘,实际上短暂的运动可兴奋呼吸,使支气管有短暂的舒张,其后随着运动时间的延长,强度增加,支气管发生收缩。运动性哮喘特点为:①发病均发生在运动后;②有明显的自限性,发作后经一定时间的休息后即可逐渐恢复正常;③一般无过敏性因素参与,特异性过敏原皮试阴性,血清 IgE 水平不高。

但有些学者认为,运动性哮喘常与过敏性哮喘共存,说明两者之间存在一些联系。临床上可进行运动诱发性试验来判断是否存在运动性哮喘。如果运动后 FEV_1 下降 20%～40%,即可诊断为轻度运动性哮喘;FEV_1 下降 40%～65%,即可诊断为中度运动性哮喘;FEV_1 下降 65%以上可诊断为重度运动性哮喘。有严重心肺或其他影响运动疾病的患者不宜进行运动诱发性试验。

2.药物性哮喘

由于使用某种药物导致的哮喘发作。常见的可能引起哮喘发作的药物有阿司匹林、β受体阻滞药、血管紧张素转换酶抑制药(ACEI)、局部麻醉药、添加剂(如酒石黄)、医用气雾剂中的杀菌复合物等。个别患者吸入支气管舒张药时,偶尔也可引起支气管收缩,可能与其中的氟利昂或表面活性剂有关。免疫血清、含碘造影剂也可引起哮喘发作。这些药物通常是以抗原、半抗原或佐剂的形式参与机体的变态反应过程,但并非所有的药物性哮喘都是机体直接对药物产生变态反应引起。例如 β-受体阻滞药,它是通过阻断 β-受体,使 β_2-受体激动药不能在支气管平滑肌的效应器上起作用,从而导致支气管痉挛。

阿司匹林是诱发药物性哮喘最常见的药物,某些患者可在服用阿司匹林或其他非甾体抗感染药数分钟或数小时内发生剧烈支气管痉挛。此类哮喘多发生于中年人,在临床上可分为药物作用相和非药物作用相。药物作用相指服用阿司匹林等解热镇痛药后引起哮喘持续发作的一段时间,潜伏期可为 5min 至 2h,患者的症状一般很重,常见明显的呼吸困难和发绀,甚至意识丧失,血压下降,休克等。药物作用相的持续时间不等,从 2～3h 至 1～2 天。非药物作用相阿司匹林性哮喘指药物作用时间之外的时间,患者可因各种不同的原因发作哮喘。阿司匹林性哮喘的发病可能与其抑制呼吸道花生四烯酸的环氧酶途径,使花生四烯酸的脂氧酶代谢途径增强,产生过多的白三烯有关。白三烯具有很强的支气管平滑肌收缩能力。近年来研制的白三烯受体拮抗药,如扎鲁斯特和孟鲁斯特可以很好地抑制口服阿司匹林导致的哮喘发作。

3.职业性哮喘

从广义上讲,凡是由职业性致喘物引起的哮喘统称为"职业性哮喘"。但从职业病学的角度,职业性哮喘应该有严格的定义和范围。

我国在 20 世纪 80 年代末制订了职业性哮喘诊断标准,致喘物规定为:异氰酸酯类、苯酐类、多胺类固化剂、铂复合盐、剑麻和青霉素。职业性哮喘的发生率往往与工业的发展水平有关,发达的工业国家,职业性哮喘的发病率较高,美国的职业性哮喘的发病率估计为 15％左右。

职业性哮喘的病史有如下特点:①有明确的职业史,本病只限于与致喘物直接接触的劳动者;②既往(从事该职业前)无哮喘史;③自开始从事该职业至哮喘首次发作的"潜伏期"最少半年以上;④哮喘发作与致喘物的接触关系非常密切,接触则发病,脱离则缓解。

还有一些患者在吸入氯气、二氧化硫等刺激性气体时,出现急性刺激性干咳症状、咳黏痰、气急等症状,称为反应性气道功能不全综合征,可持续 3 个月以上。

四、实验室和其他检查

(一)血液学检查

发作时可有嗜酸性粒细胞增高,但多不明显,如并发感染可有白细胞计数增高,分类中性粒细胞比例增高。

(二)痰液检查

涂片在显微镜下可见较多嗜酸性粒细胞,可见嗜酸性粒细胞退化形成的尖棱结晶(Charcot－Leyden 结晶体),黏液栓(Curschmann 螺旋体)和透明的哮喘珠(Laennec 珠)。如合并呼吸道细菌感染,痰涂片革兰染色、细菌培养及药物敏感试验有助于病原菌诊断及指导治疗。

(三)呼吸功能检查

在哮喘发作时有关呼气流量的全部指标均显著下降,第 1 秒用力呼气容积(FEV_1)、第 1 秒用力呼气容积占用力肺活量比值($FEV_1/FVC\%$)、最大呼气中期流量(MMEF)、25％与 50％肺活量时的最大呼气流量($MEF_{25\%}$、$MEF_{50\%}$)以及高峰呼气流量(PEF)均减少。缓解期可逐渐恢复。有效支气管舒张药可使上述指标好转。在发作时可有用力肺活量减少、残气容积增加、功能残气量和肺总量增加,残气容积占肺总量百分比增高。

(四)动脉血气分析

哮喘严重发作时可有缺氧,PaO_2 降低,由于过度通气可使 $PaCO_2$ 下降,pH 上升,表现为呼吸性碱中毒。如重症哮喘,病情进一步发展,气道阻塞严重,可有缺氧及二氧化碳潴留,$PaCO_2$ 上升,表现呼吸性酸中毒。如缺氧明显,可合并代谢性酸中毒。

(五)胸部 X 线检查

早期在哮喘发作时可见两肺透亮度增加,呈过度充气状态;在缓解期多无明显异常。如并发呼吸道感染,可见肺纹理增加及炎性浸润阴影。同时要注意肺不张、气胸或纵隔气肿等并发症的存在。

(六)支气管激发试验

用于测定气道反应性。哮喘患者的气道处于一种异常敏感状态,对某些刺激表现出一种过强和(或)过早的反应,称为气道高反应性(AHR)。如果患者就诊时 FEV_1 或 PEF 测定值在正常范围内,无其他禁忌证时,可以谨慎地试行支气管激发试验。吸入激发剂后,FEV_1 或 PEF 的下降超过 20%,即可确定为支气管激发试验阳性。此种检查主要价值见于以下几个方面。

1.辅助诊断哮喘

对于轻度、缓解期的支气管哮喘患者或患有变应性鼻炎而哮喘处于潜伏期的患者,气道高反应性可能是唯一的临床特征和诊断依据。早期发现气道高反应性对于哮喘的预防和早期治疗具有重要的指导价值,对于有职业刺激原反复接触史且怀疑职业性哮喘者,采用特异性支气管激发试验可以鉴别该刺激物是否会诱发支气管收缩,明确职业性哮喘的诊断很有意义。

2.评估哮喘严重程度和预后

气道反应性的高低可直接反映哮喘的严重程度,并对支气管哮喘的预后提供重要的参考资料。

3.判断治疗效果

气道反应轻者表示病情较轻,可较少用药,重者则提示应积极治疗。哮喘患者经长期治疗,气道高反应性减轻,可指导临床减药或停药,有学者提出将消除 AHR 作为哮喘治疗的最终目标。

(七)支气管舒张试验

测定气流受限的可逆性。对于一些已有支气管痉挛、狭窄的患者,采用一定剂量的支气管舒张药使狭窄的支气管舒张,以测定其舒张程度的肺功能试验,称为支气管舒张试验。若患者吸入支气管舒张药后,FEV_1 或 PEF 改善率超过或等于 15%可诊断支气管舒张试验阳性。此项检查的应用价值在于以下几个方面。

1.辅助诊断哮喘

支气管哮喘的特征之一是支气管平滑肌的痉挛具有可逆性,故在支气管舒张试验时,表现出狭窄的支气管舒张。对一些无明显气流受限症状的哮喘患者或哮喘的非急性发作期,当其肺功能不正常时,经吸入支气管舒张药后肺功能指标有明显的改善,亦可作为诊断支气管哮喘的辅助方法。对有些肺功能较差,如 FEV_1 小于 60%预计值患者,不宜做支气管激发试验时,可采用本试验。

2.指导用药

可通过本试验了解或比较某种支气管舒张药的疗效。有不少患者自述使用 β₂—受体激动药后效果不佳,但如果舒张试验阳性,表示气道痉挛可逆,仍可据此向患者耐心解释,指导正确用药。

(八)呼气高峰流量(PEF)的测定和监测

PEF 是反映哮喘患者气流受限程度的一项客观指标。通过测定大气道的阻塞情况,对于支气管哮喘诊断和治疗具有辅助价值。由于方便、经济、实用、灵活等优点,可以随时进行测定,在指导偶发性和夜间哮喘治疗方面更有价值。哮喘患者 PEF 值的变化规律是凌晨最低,午后或晚上最高,昼夜变异率不低于 20%,则提示哮喘的诊断。在相同气流受限程度下,不同患者对呼吸困难的感知能力不同,许多患者感觉较迟钝,往往直至 PEF 降至很低时才感到呼吸困难,往往延误治疗。对这部分患者,定期监测 PEF 可以早期诊断和预示哮喘病情的恶化。

(九)特异性变应原检测

变应原是一种抗原物质,能诱发机体产生 IgE 抗体。变应原检测可分为体内试验(变应原皮试)、体外特异性 IgE 抗体检测、嗜碱性粒细胞释放能力检测、嗜酸性粒细胞阳离子蛋白(ECP)检测等,目前常用前两种方法。变应原皮肤试验简单易行,但皮肤试验结果与抗原吸入气道反应并不一致,不能作为确定变应原的依据,必须结合临床发作情况或进行抗原特异性IgE 测定加以评价。特异性 IgE 抗体(SIgE)是体外检测变应原的重要手段,灵敏度和特异性都很高,根据 SIgE 含量可确定患者变应原种类,可评价患者过敏状态,对哮喘的诊断和鉴别诊断都有一定的意义。

五、诊断

(一)诊断标准

(1)反复发作喘息、气急、胸闷或咳嗽,多与接触变应原、冷空气、物理、化学性刺激以及病毒性上呼吸道感染、运动等有关。

(2)发作时在双肺可闻及散在或弥散性、以呼气相为主的哮鸣音,呼气相延长。

(3)上述症状和体征可经治疗缓解或自行缓解。

(4)除外其他疾病所引起的喘息、气急、胸闷和咳嗽。

(5)临床表现不典型者(如无明显喘息或体征),应至少具备以下 1 项试验阳性:①支气管激发试验或运动激发试验阳性;②支气管舒张试验阳性 FEV₁增加超过 12%,且 FEV₁增加绝对值不低于 200mL;③呼气流量峰值(PEF)日内(或 2 周)变异率不低于 20%。

符合(1)~(4)条或(4)、(5)条者,可以诊断为哮喘。

(二)分期

根据临床表现支气管哮喘可分为急性发作期、慢性持续期和临床缓解期。慢性持续期是指每周均不同频度和(或)不同程度地出现症状(喘息、气急、胸闷、咳嗽等);临床缓解期系指经过治疗或未经治疗症状、体征消失,肺功能恢复到急性发作前水平,并维持 3 个月以上。

六、鉴别诊断

(一)心源性哮喘

心源性哮喘常见于左心衰竭,发作时的症状与哮喘相似,但心源性哮喘多有高血压、冠状动脉粥样硬化性心脏病、风湿性心脏病和二尖瓣狭窄等病史和体征。阵发性咳嗽,常咳出粉红色泡沫痰,两肺可闻及广泛的湿啰音和哮鸣音,左心界扩大,心率增快,心尖部可闻及奔马律。病情许可行胸部 X 线检查时,可见心脏增大,肺淤血征,有助于鉴别。若一时难以鉴别,可雾化吸入 β_2 肾上腺素受体激动药或静脉注射氨茶碱缓解症状后,进一步检查,忌用肾上腺素或咖啡,以免造成危险。

(二)喘息型慢性支气管炎

实际上为慢支合并哮喘,多见于中老年人,有慢性咳嗽史,喘息长年存在,有加重期。有肺气肿体征,两肺可闻及湿啰音。

(三)支气管肺癌

中央型肺癌由于肿瘤压迫导致支气管狭窄或伴发感染时,可出现喘鸣音或类似哮喘样呼吸困难、肺部可闻及哮鸣音。但肺癌的呼吸困难及喘鸣症状进行性加重,常无诱因,咳嗽可有血痰,痰中可找到癌细胞,胸部 X 线片、CT 或 MRI 检查或支气管镜检查常可明确诊断。

(四)肺嗜酸性粒细胞浸润症

见于热带性嗜酸细胞增多症、肺嗜酸性粒细胞增多性浸润、外源性变态反应性肺泡炎等。致病原为寄生虫、花粉、化学药品、职业粉尘等,多有接触史,症状较轻,患者常有发热,胸部 X 线检查可见多发性、此起彼伏的淡薄斑片浸润阴影,可自行消失或再发。肺组织活检也有助于鉴别。

(五)变态反应性支气管肺曲菌病

本病是一种由烟曲菌等致病真菌在具有特应性个体中引起的一种变态反应性疾病。其与哮喘的鉴别要点如下:①典型者咳出棕褐色痰块,内含多量嗜酸性粒细胞;②胸部 X 线片呈现游走性或固定性浸润病灶;③支气管造影可以显示出近端支气管呈囊状或柱状扩张;④痰镜检或培养发现烟曲菌;⑤曲菌抗原皮试呈速发反应阳性;⑥曲菌抗原特异性沉淀抗体(IgG)测定阳性;⑦烟曲菌抗原皮试出现 Arthus 现象;⑧烟曲菌特异性 IgE 水平增高。

(六)气管、支气管软化及复发性多软骨炎

由于气管支气管软骨软化,气道不能维持原来正常状态,患者呼气或咳嗽时胸膜腔内压升高,可引起气道狭窄,甚至闭塞,临床表现为呼气性喘息,其特点:①剧烈持续性、甚至犬吠样咳嗽;②气道断层摄影或 CT 显示气管、大气管狭窄;③支气管镜检查时可见气道呈扁平状,呼气或咳嗽时气道狭窄。

(七)变应性肉芽肿性血管炎(又称 Churg—Strauss 综合征)

本病主要侵犯小动脉和小静脉,常侵犯细小动脉,主要累及多器官和脏器,以肺部浸润和周围血管嗜酸性粒细胞浸润增多为特征,本病患者绝大多数可出现喘息症状,其与哮喘的鉴别要点如下:①除喘息症状外,常伴有副鼻窦炎(88%)、变应性鼻炎(69%)、多发性神经炎(66%~98%);②病理检查特征有嗜酸性粒细胞浸润、肉芽肿病变、坏死性血管炎。

七、治疗

(一)脱离变应原

部分患者能找到引起哮喘发作的变应原或其他非特异刺激因素,应立即使患者脱离变应原的接触。

(二)药物治疗

治疗哮喘的药物可以分为控制药物和缓解药物。①控制药物：是指需要长期每天使用的药物。这些药物主要通过抗感染作用使哮喘维持临床控制，其中包括吸入糖皮质激素(简称激素)、全身用激素、白三烯调节药、长效 β_2 受体激动药(LABA，须与吸入激素联合应用)、缓释茶碱、色甘酸钠、抗 IgE 抗体及其他有助于减少全身激素剂量的药物等；②缓解药物：是指按需使用的药物。这些药物通过迅速解除支气管痉挛从而缓解哮喘症状，其中包括速效吸入 β_2 一受体激动药、全身用激素、吸入性抗胆碱能药物、短效茶碱及短效口服 β_2 受体激动药等。

1.激素

激素是最有效的控制气道炎症的药物。给药途径包括吸入、口服和静脉应用等，吸入为首选途径。

(1)吸入给药：吸入激素的局部抗感染作用强；通过吸气过程给药，药物直接作用于呼吸道，所需剂量较小。通过消化道和呼吸道进入血液药物的大部分被肝灭活，因此全身性不良反应较少。研究结果证明吸入激素可以有效减轻哮喘症状、提高生命质量、改善肺功能、降低气道高反应性、控制气道炎症，减少哮喘发作的频率和减轻发作的严重程度，降低病死率。当使用不同的吸入装置时，可能产生不同的治疗效果。多数成人哮喘患者吸入小剂量激素即可较好地控制哮喘。过多增加吸入激素剂量对控制哮喘的获益较小而不良反应增加。由于吸烟可以降低激素的效果，故吸烟患者须戒烟并给予较高剂量的吸入激素。吸入激素的剂量与预防哮喘严重急性发作的作用之间有非常明确的关系，所以，严重哮喘患者长期大剂量吸入激素是有益的。

吸入激素在口咽部局部的不良反应包括声音嘶哑、咽部不适和念珠菌感染。吸药后及时用清水含漱口咽部，选用干粉吸入剂或加用储雾器可减少上述不良反应。吸入激素的全身不良反应的大小与药物剂量、药物的生物利用度、在肠道的吸收、肝首关代谢率及全身吸收药物的半衰期等因素有关。已上市的吸入激素中丙酸氟替卡松和布地奈德的全身不良反应较少。目前有证据表明成人哮喘患者每天吸入低至中剂量激素，不会出现明显的全身不良反应。长期高剂量吸入激素后可能出现的全身不良反应包括皮肤瘀斑、肾上腺功能抑制和骨密度降低等。已有研究证据表明吸入激素可能与白内障和青光眼的发生有关，但前瞻性研究没有证据表明与后囊下白内障的发生有明确关系。目前没有证据表明吸入激素可以增加肺部感染(包括肺结核)的发生率，因此伴有活动性肺结核的哮喘患者可以在抗结核治疗的同时给予吸入激素治疗。

临床上常用的吸入激素有 4 种，包括二丙酸倍氯米松、布地奈德、丙酸氟替卡松等。一般而言，使用干粉吸入装置比普通定量气雾剂方便，吸入下呼吸道的药物量较多。

布地奈德溶液经以压缩空气为动力的射流装置雾化吸入，对患者吸气配合的要求不高，起效较快，适用于轻中度哮喘急性发作时的治疗。

(2)口服给药：适用于中度哮喘发作、慢性持续哮喘吸入大剂量激素联合治疗无效的患者和作为静脉应用激素治疗后的序贯治疗。一般使用半衰期较短的激素(如泼尼松、泼尼松龙或甲泼尼龙等)。对于激素依赖型哮喘，可采用每天或隔天清晨顿服给药的方式，以减少外源性激素对下丘脑-垂体-肾上腺轴的抑制作用。泼尼松的维持剂量最好每天不超过 10mg。

长期口服激素可以引起骨质疏松症、高血压、糖尿病、下丘脑—垂体—肾上腺轴的抑制、肥胖症、白内障、青光眼、皮肤菲薄导致皮纹和瘀斑、肌无力。对于伴有结核病、寄生虫感染、骨质疏松、青光眼、糖尿病、严重忧郁或消化性溃疡的哮喘患者,全身给予激素治疗时应慎重并应密切随访。长期甚至短期全身使用激素的哮喘患者可感染致命的疱疹病毒应引起重视,尽量避免这些患者暴露于疱疹病毒是必要的。尽管全身使用激素不是一种经常使用的缓解哮喘症状的方法,但是对于严重的急性哮喘是需要的,因为它可以预防哮喘的恶化、减少因哮喘而急诊或住院的机会、预防早期复发、降低病死率。推荐剂量:泼尼松龙 $30\sim50mg/d$,$5\sim10$ 天。具体使用要根据病情的严重程度,当症状缓解或其肺功能已经达到个人最佳值,可以考虑停药或减量。地塞米松因对垂体—肾上腺的抑制作用大,不推荐长期使用。

(3)静脉给药:严重急性哮喘发作时,应经静脉及时给予琥珀酸氢化可的松($400\sim1000mg/d$)或甲泼尼龙($80\sim160mg/d$)。无激素依赖倾向者,可在短期($3\sim5$ 天)内停药;有激素依赖倾向者应延长给药时间,控制哮喘症状后改为口服给药,并逐步减少激素用量。

2.β_2—受体激动药

通过对气道平滑肌和肥大细胞等细胞膜表面的 β_2—受体的作用,舒张气道平滑肌、减少肥大细胞和嗜碱性粒细胞脱颗粒和介质的释放、降低微血管的通透性、增加气道上皮纤毛的摆动等,缓解哮喘症状。此类药物较多,可分为短效(作用维持 $4\sim6h$)和长效(维持 $12h$)β_2—受体激动药。后者又可分为速效(数分钟起效)和缓慢起效($30min$ 起效)两种。

(1)短效 β_2—受体激动药(简称SABA):常用的药物如沙丁胺醇和特布他林等。

1)吸入给药:可供吸入的短效 β_2—受体激动药包括气雾剂、干粉剂和溶液等。这类药物松弛气道平滑肌作用强,通常在数分钟内起效,疗效可维持数小时,是缓解轻至中度急性哮喘症状的首选药物,也可用于运动性哮喘。如每次吸入 $100\sim200\mu g$ 沙丁胺醇或 $250\sim500\mu g$ 特布他林,必要时每 $20min$ 重复 1 次。$1h$ 后疗效不满意者应向医生咨询或去急诊。这类药物应按需间歇使用,不宜长期、单一使用,也不宜过量应用,否则可引起骨骼肌震颤、低血钾、心律失常等不良反应。压力型定量手控气雾剂(pMDI)和干粉吸入装置吸入短效 β_2—受体激动药不适用于重度哮喘发作;其溶液(如沙丁胺醇、特布他林、非诺特罗及其复方制剂)经雾化泵吸入适用于轻至重度哮喘发作。

2)口服给药:如沙丁胺醇、特布他林、丙卡特罗片等,通常在服药后 $15\sim30min$ 起效,疗效维持 $4\sim6h$。

如沙丁胺醇 $2\sim4mg$,特布他林 $1.25\sim2.5mg$,每天 3 次;丙卡特罗 $25\sim50\mu g$,每天 2 次。使用虽较方便,但心悸、骨骼肌震颤等不良反应比吸入给药时明显。缓释剂型和控释剂型的平喘作用维持时间可达 $8\sim12h$,特布他林的前体药班布特罗的作用可维持 $24h$,可减少用药次数,适用于夜间哮喘患者的预防和治疗。长期、单一应用 β_2—受体激动药可造成细胞膜 β_2—受体的向下调节,表现为临床耐药现象,故应予避免。

3)注射给药:虽然平喘作用较为迅速,但因全身不良反应的发生率较高,国内较少使用。

4)贴剂给药:为透皮吸收剂型。现有产品有妥洛特罗,分为 0.5mg、1mg、2mg 3 种剂量。由于采用结晶储存系统来控制药物的释放,药物经过皮肤吸收,因此可以减轻全身不良反应,每天只需贴敷 1 次,效果可维持 24h。对预防晨降有效,使用方法简单。

(2)长效 β₂－受体激动药(简称 LABA)：这类 β₂－受体激动药的分子结构中具有较长的侧链,舒张支气管平滑肌的作用可维持 12h 以上。目前在我国临床使用的吸入型 LABA 有 2 种。沙美特罗经气雾剂或碟剂装置给药,给药后 30min 起效,平喘作用维持 12h 以上。推荐剂量 50μg,每天 2 次吸入。福莫特罗经吸入装置给药,给药后 3～5min 起效,平喘作用维持 8～12h 以上。平喘作用具有一定的剂量依赖性,推荐剂量 4.5～9μg,每天 2 次吸入。吸入 LABA 适用于哮喘(尤其是夜间哮喘和运动诱发哮喘)的预防和治疗。福莫特罗因起效相对较快,也可按需用于哮喘急性发作时的治疗。

近年来推荐联合吸入激素和 LABA 治疗哮喘。这两者具有协同的抗感染和平喘作用,可获得相当于(或优于)应用加倍剂量吸入激素时的疗效,并可增加患者的依从性、减少较大剂量吸入激素引起的不良反应,尤其适合于中至重度持续哮喘患者的长期治疗。不推荐长期单独使用 LABA,应该在医生指导下与吸入激素联合使用。

3.白三烯调节药

包括半胱氨酰白三烯受体拮抗药和 5－脂氧化酶抑制药。除吸入激素外,是唯一可单独应用的长效控制药,可作为轻度哮喘的替代治疗药物和中重度哮喘的联合治疗用药。目前在国内应用主要是半胱氨酰白三烯受体拮抗药,通过对气道平滑肌和其他细胞表面白三烯受体的拮抗抑制肥大细胞和嗜酸粒细胞释放出的半胱氨酰白三烯的致喘和致炎作用,产生轻度支气管舒张和减轻变应原、运动和二氧化硫(SO_2)诱发的支气管痉挛等作用,并具有一定程度的抗感染作用。本品可减轻哮喘症状、改善肺功能、减少哮喘的恶化。但其作用不如吸入激素,也不能取代激素。作为联合治疗中的一种药物,本品可减少中至重度哮喘患者每天吸入激素的剂量,并可提高吸入激素治疗的临床疗效,联用本品与吸入激素的疗效比联用吸入 LA－BA 与吸入激素的疗效稍差。但本品服用方便。尤适用于阿司匹林哮喘、运动性哮喘和伴有过敏性鼻炎哮喘患者的治疗。本品使用较为安全。虽然有文献报道接受这类药物治疗的患者可出现 Churg－Strauss 综合征,但其与白三烯调节剂的因果关系尚未肯定,可能与减少全身应用激素的剂量有关。5－脂氧化酶抑制药齐留通可能引起肝损害,需监测肝功能。通常口服给药。白三烯受体拮抗药扎鲁司特 20mg,每天 2 次;孟鲁司特 10mg,每天 1 次;异丁司特 10mg,每天 2 次。

4.茶碱

具有舒张支气管平滑肌作用,并具有强心、利尿、扩张冠状动脉、兴奋呼吸中枢和呼吸肌等作用。有研究资料显示,低浓度茶碱具有抗感染和免疫调节作用。作为症状缓解药,尽管现在临床上在治疗重症哮喘时仍然静脉使用茶碱,但短效茶碱治疗哮喘发作或恶化还存在争议,因为它在舒张支气管,与足量使用的快速 β₂－受体激动药对比,没有任何优势,但是它可能改善呼吸驱动力。不推荐已经长期服用缓释型茶碱的患者使用短效茶碱,除非该患者的血清中茶碱浓度较低或者可以进行血清茶碱浓度监测时。易出现心率增快和心律失常,应慎用并适当减少剂量。

氨茶碱加入葡萄糖溶液中,缓慢静脉注射[注射速度不宜超过 0.25mg/(kg·min)]或静脉滴注,适用于哮喘急性发作且近 24h 内未用过茶碱类药物的患者。负荷剂量为 4～6mg/kg,维持剂量为 0.6～0.8mg/(kg·h)。由于茶碱的"治疗窗"窄,以及茶碱代谢存在较大的个体差异,可引起心律失常、血压下、甚至死亡,在有条件的情况下应监测其血药浓度,及时调整浓度和滴速。茶碱有效、安全的血药浓度范围应在 $6\sim15mg/L$。影响茶碱代谢的因素较多,如发热性疾病、妊娠,抗结核治疗可以降低茶碱的血药浓度;而肝脏疾患、充血性心力衰竭以及合用西咪替丁或喹诺酮类、大环内酯类等药物均可影响茶碱代谢而使其排泄减慢,增加茶碱的毒性作用,应引起临床医师的重视,并酌情调整剂量。多索茶碱的作用与氨茶碱相同,但不良反应较轻。双羟丙茶碱的作用较弱,不良反应也较少。

5.抗胆碱药物

吸入抗胆碱药物如溴化异丙托品、溴化氧托品和溴化泰乌托品等,可阻断节后迷走神经传出支,通过降低迷走神经张力而舒张支气管。其舒张支气管的作用比 β_2-受体激动药弱,起效也较慢,但长期应用不易产生耐药,对老年人的疗效不低于年轻人。

本品有气雾剂和雾化溶液两种剂型。经 pMDI 吸入溴化异丙托品气雾剂,常用剂量为每天 $3\sim4$ 次;经雾化泵吸入溴化异丙托品溶液的常用剂量为 $50\sim125\mu g$,每天 $3\sim4$ 次。溴化泰乌托品系新近上市的长效抗胆碱药物,对 M_1 和 M_3 受体具有选择性抑制作用,仅需每天 1 次吸入给药。本品与 β_2-受体激动药联合应用具有协同、互补作用。本品对有吸烟史的老年哮喘患者较为适宜,但对妊娠早期妇女和患有青光眼或前列腺肥大的患者应慎用。尽管溴化异丙托品被用在一些因不能耐受 β_2-受体激动药的哮喘患者上,但是到目前为止尚没有证据表明它对哮喘长期管理方面有显著效果。

6.抗 IgE 治疗

抗 IgE 单克隆抗体可应用于血清 IgE 水平增高的哮喘患者。目前它主要用于经过吸入糖皮质激素和 LABA 联合治疗后症状仍未控制的严重哮喘患者。目前在 $11\sim50$ 岁的哮喘患者的治疗研究中尚没有发现抗 IgE 治疗有明显不良反应,但因该药临床使用的时间尚短,其远期疗效与安全性有待进一步观察。价格昂贵也使其临床应用受到限制。

7.变应原特异性免疫疗法(SIT)

通过皮下给予常见吸入变应原提取液(如尘螨、猫毛、豚草等),可减轻哮喘症状和降低气道高反应性,适用于变应原明确但难以避免的哮喘患者。其远期疗效和安全性尚待进一步研究与评价。变应原制备的标准化也有待加强。哮喘患者应用此疗法应严格在医师指导下进行。目前已试用舌下给药的变应原免疫疗法。SIT 应该是在严格的环境隔离和药物干预无效(包括吸入激素)情况下考虑的治疗方法。现在没有研究比较其和药物干预的疗效差异。现在还没有证据支持使用复合变应原进行免疫治疗的价值。

8.其他治疗哮喘药物

(1)抗组胺药物:口服第二代抗组胺药物(H 受体拮抗药)如酮替芬、氯雷他定、阿司咪唑、氮䓬司丁、特非那定等具有抗变态反应作用,在哮喘治疗中的作用较弱。可用于伴有变应性鼻炎哮喘患者的治疗。这类药物的不良反应主要是嗜睡。阿司咪唑和特非那定可引起严重的心血管不良反应,应谨慎使用。

(2)其他口服抗变态反应药物:如曲尼司特、瑞吡司特等可应用于轻至中度哮喘的治疗。其主要不良反应是嗜睡。

(3)可能减少口服糖皮质激素剂量的药物:包括口服免疫调节药(氨甲蝶呤、环孢素、金制剂等)、某些大环内酯类抗生素和静脉应用免疫球蛋白等。其疗效尚待进一步研究。

(4)中医中药:采用辨证施治,有助于慢性缓解期哮喘的治疗。有必要对临床疗效较为确切的中(成)药或方剂开展多中心随机双盲的临床研究。

(三)急性发作期的治疗

哮喘急性发作的治疗取决于发作的严重程度以及对治疗的反应。治疗的目的在于尽快缓解症状、解除气流受限和低氧血症,同时还需要制订长期治疗方案以预防再次急性发作。

对于具有哮喘相关死亡高危因素的患者,需要给予高度重视,这些患者应当尽早到医疗机构就诊。

高危患者包括:①曾经有过气管插管和机械通气的濒于致死性哮喘的病史;②在过去1年中因为哮喘而住院或看急诊;③正在使用或最近刚刚停用口服激素;④目前未使用吸入激素;⑤过分依赖速效 β_2 一受体激动药,特别是每月使用沙丁胺醇(或等效药物)超过1支的患者;⑥有心理疾病或社会心理问题,包括使用镇静药;⑦有对哮喘治疗计划不依从的历史。

轻度和部分中度急性发作可以在家庭中或社区中治疗。家庭或社区中的治疗措施主要为重复吸入速效 β_2 一受体激动药,在第1h每20min吸入2~4喷。随后根据治疗反应,轻度急性发作可调整为每3~4h时2~4喷,中度急性发作每1~2h时6~10喷。如果对吸入性 β_2 一受体激动药反应良好(呼吸困难显著缓解,PEF占预计值大于80%或个人最佳值,且疗效维持3~4h),通常不需要使用其他的药物。如果治疗反应不完全,尤其是在控制性治疗的基础上发生的急性发作,应尽早口服激素(泼尼松龙 0.5~1mg/kg 或等效剂量的其他激素),必要时到医院就诊。

部分中度和所有重度急性发作均应到急诊室或医院治疗。除氧疗外,应重复使用速效 β_2 一受体激动药,可通过压力定量气雾剂的储雾器给药,也可通过射流雾化装置给药。推荐在初始治疗时连续雾化给药,随后根据需要间断给药(每4h 1次)。目前尚无证据支持常规静脉使用 β_2 一受体激动药。联合使用 β_2 一受体激动药和抗胆碱能制剂(如异丙托溴铵)能够取得更好的支气管舒张作用。茶碱的支气管舒张作用弱于SABA,不良反应较大应谨慎使用。对规则服用茶碱缓释制剂的患者,静脉使用茶碱应尽可能监测茶碱血药浓度。中重度哮喘急性发作应尽早使用全身激素,特别是对速效 β_2 一受体激动药初始治疗反应不完全或疗效不能维持,以及在口服激素基础上仍然出现急性发作的患者。口服激素与静脉给药疗效相当,不良反应小。

推荐用法:泼尼松龙 30~50mg 或等效的其他激素,每日单次给药。严重的急性发作或口服激素不能耐受时,可采用静脉注射或滴注,如甲泼尼龙 80~160mg,或氢化可的松 400~1000mg分次给药。地塞米松因半衰期较长,对肾上腺皮质功能抑制作用较强,一般不推荐使用。静脉给药和口服给药的序贯疗法有可能减少激素用量和不良反应,如静脉使用激素2~3天,继之以口服激素3~5天。不推荐常规使用镁制剂,可用于重度急性发作(FEV₁25%~30%)或对初始治疗反应不良者。

重度和危重哮喘急性发作经过上述药物治疗,临床症状和肺功能无改善甚至继续恶化者,应及时给予机械通气治疗,其指征主要包括意识改变、呼吸肌疲劳、 $PaCO_2$ 不低于 6.0kPa(45mmHg)等。可先采用经鼻(面)罩无创机械通气,若无效应及早行气管插管机械通气。哮喘急性发作机械通气需要较高的吸气压,可使用适当水平的呼气末正压(PEEP)治疗。如果需要过高的气道峰压和平台压才能维持正常通气容积,可试用允许性高碳酸血症通气策略以减少呼吸机相关肺损伤。

初始治疗症状显著改善,PEF 或 FEV_1 占预计值的百分比恢复到或个人最佳值 60% 者以上可回家继续治疗,PEF 或 FEV_1 为 40%~60% 者应在监护下回到家庭或社区继续治疗,治疗前 PEF 或 FEV_1 低于 25% 或治疗后低于 40% 者应入院治疗。在出院时或近期的随访时,应当为患者制订一个详细的行动计划,审核患者是否正确使用药物、吸入装置和峰流速仪,找到急性发作的诱因并制订避免接触的措施,调整控制性治疗方案。严重的哮喘急性发作意味着哮喘管理的失败,这些患者应当给予密切监护、长期随访,并进行长期哮喘教育。

大多数哮喘急性发作并非由细菌感染引起,应严格控制抗菌药物的使用指征,除非有细菌感染的证据,或属于重度或危重哮喘急性发作。

(四)慢性持续期的治疗

哮喘的治疗应以患者的病情严重程度为基础,根据其控制水平类别选择适当的治疗方案。哮喘药物的选择既要考虑药物的疗效及其安全性,也要考虑患者的实际状况,如经济收入和当地的医疗资源等。要为每个初诊患者制订哮喘防治计划,定期随访、监测,改善患者的依从性,并根据患者病情变化及时修订治疗方案。

对以往未经规范治疗的初诊哮喘患者可选择第 2 级治疗方案,哮喘患者症状明显,应直接选择第 3 级治疗方案。从第 2 级到第 5 级的治疗方案中都有不同的哮喘控制药物可供选择。而在每一级中都应按需使用缓解药物,以迅速缓解哮喘症状。如果使用含有福莫特罗和布地奈德单一吸入装置进行联合治疗时,可作为控制和缓解药物应用。

如果使用该分级治疗方案不能够使哮喘得到控制,治疗方案应该升级直至达到哮喘控制为止。当哮喘控制并维持至少 3 个月后,治疗方案可考虑降级。建议减量方案:①单独使用中至高剂量吸入激素的患者,将吸入激素剂量减少 50%;②单独使用低剂量激素的患者,可改为每日 1 次用药;③联合吸入激素和 LABA 的患者,将吸入激素剂量减少约 50%,仍继续使用LABA 联合治疗。当达到低剂量联合治疗时,可选择改为每日 1 次联合用药或停用 LABA,单用吸入激素治疗。若患者使用最低剂量控制药物达到哮喘控制 1 年,并且哮喘症状不再发作,可考虑停用药物治疗。上述减量方案尚待进一步验证。通常情况下,患者在初诊后 2~4 周回访,以后每 1~3 个月随访 1 次。出现哮喘发作时应及时就诊,哮喘发作后 2 周至 1 个月内进行回访。

对于我国贫困地区或低经济收入的哮喘患者,视其病情严重度不同,长期控制哮喘的药物推荐使用:①吸入低剂量激素;②口服缓释茶碱;③吸入激素联合口服缓释茶碱;④口服激素和缓释茶碱。这些治疗方案的疗效与安全性需要进一步临床研究,尤其要监测长期口服激素可能引起的全身不良反应。

八、教育与管理

尽管哮喘尚不能根治,但通过有效的哮喘管理,通常可以实现哮喘控制。成功的哮喘管理目标是:①达到并维持症状的控制;②维持正常活动,包括运动能力;③维持肺功能水平尽量接近正常;④预防哮喘急性加重;⑤避免因哮喘药物治疗导致的不良反应;⑥预防哮喘导致的死亡。

　　建立医患之间的合作关系是实现有效的哮喘管理的首要措施。其目的是指导患者自我管理,对治疗目标达成共识,制订个体化的书面管理计划,包括自我监测、对治疗方案和哮喘控制水平周期性评估、在症状和(或)PEF提示哮喘控制水平变化的情况下,针对控制水平及时调整治疗以达到并维持哮喘控制。其中对患者进行哮喘教育是最基本的环节。

　　哮喘教育必须成为医患之间所有互助关系中的组成部分。对医院、社区、专科医师、全科医师及其他医务人员进行继续教育,通过培训哮喘管理知识,提高与患者沟通技巧,做好患者及家属教育。患者教育的目标是增加理解、增强技能、增加满意度、增强自信心、增加依从性和自我管理能力,增进健康减少卫生保健资源使用。

　　1.教育内容

　　(1)通过长期规范治疗能够有效控制哮喘。

　　(2)避免触发、诱发因素方法。

　　(3)哮喘的本质、发病机制。

　　(4)哮喘长期治疗方法。

　　(5)药物吸入装置及使用方法。

　　(6)自我监测,即如何测定、记录、解释哮喘日记内容、症状评分、应用药物、PEF,哮喘控制测试(ACT)变化。

　　(7)哮喘先兆、哮喘发作征象和相应自我处理方法,如何、何时就医。

　　(8)哮喘防治药物知识。

　　(9)如何根据自我监测结果判定控制水平,选择治疗。

　　(10)心理因素在哮喘发病中的作用。

　　2.教育方式

　　(1)初诊教育:是最重要的基础教育和启蒙教育,是医患合作关系起始的个体化教育,首先应提供患者诊断信息,了解患者对哮喘治疗的期望和可实现的程度,并至少进行以上(1)~(6)内容教育,预约复诊时间,提供教育材料。

　　(2)随访教育和评价:是长期管理方法,随访时应回答患者的疑问、评估最初疗效。定期评价、纠正吸入技术和监测技术,评价书面管理计划,理解实施程度,反复提供更新教育材料。

　　(3)集中教育:定期开办哮喘学校、学习班、俱乐部、联谊会进行大课教育和集中答疑。

　　(4)自学教育:通过阅读报纸杂志、文章、看电视节目、听广播进行。

　　(5)网络教育:通过中国哮喘联盟网、全球哮喘防治创议网GINA等或互动多媒体技术传播防治信息。

　　(6)互助学习:举办患者防治哮喘经验交流会。

　　(7)定点教育:与社区卫生单位合作,有计划开展社区、患者、公众教育。

　　(8)调动全社会各阶层力量宣传普及哮喘防治知识。

　　哮喘教育是一个长期、持续过程,需要经常教育,反复强化,不断更新,持之以恒。

(一)确定并减少危险因素接触

　　尽管对已确诊的哮喘患者应用药物干预,对控制症状和改善生活质量非常有效,但仍应尽可能避免或减少接触危险因素,以预防哮喘发病和症状加重。

许多危险因素可引起哮喘急性加重,被称为"触发因素",包括变应原、病毒感染、污染物、烟草烟雾、药物。减少患者对危险因素的接触,可改善哮喘控制并减少治疗药物需求量。早期确定职业性致敏因素,并防止患者进一步接触,是职业性哮喘管理的重要组成部分。

(二)评估、治疗和监测

哮喘治疗的目标是达到并维持哮喘控制。大多数患者或家属通过医患合作制订的药物干预策略,能够达到这一目标,患者的起始治疗及调整是以患者的哮喘控制水平为依据,包括评估哮喘控制、治疗以达到控制,以及监测以维持控制这样一个持续循环过程。

一些经过临床验证的哮喘控制评估工具如哮喘控制测试(ACT)、哮喘控制问卷(ACQ)、哮喘治疗评估问卷(ATAQ)等,也可用于评估哮喘控制水平。经国内多中心验证表明哮喘评估工具 ACT 不仅易学易用且适合中国国情。ACT 仅通过回答有关哮喘症状和生活质量的 5 个问题的评分进行综合判定,25 分为控制、20～24 分为部分控制、20 分以下为未控制,并不需要患者检查肺功能。这些问卷不仅用于临床研究,还可以在临床工作中评估患者的哮喘控制水平,通过长期连续检测维持哮喘控制,尤其适合在基层医疗机构推广,作为肺功能的补充,既适用于医生,也适用于患者自我评估哮喘控制,患者可以在家庭或医院,就诊前或就诊期间完成哮喘控制水平的自我评估。这些问卷有助于改进哮喘控制的评估方法并增进医患双向交流,提供了反复使用的客观指标,以便长期监测。

在哮喘长期管理治疗过程中,必须采用评估哮喘控制方法,连续监测提供可重复的客观指标,从而调整治疗,确定维持哮喘控制所需的最低治疗级别,以便维持哮喘控制,降低医疗成本。

第十二节　支气管扩张症

一、病因和发病机制

引起支气管扩张的主要发病因素为支气管感染和阻塞,两者相互影响,导致支气管扩张的发生和发展。此外,支气管外部纤维组织的牵拉也可引起支气管扩张。先天性发育缺损及遗传因素引起者较少见。

(一)支气管感染

婴幼儿时期患有严重的支气管炎,肺脏感染性疾病是引起支气管扩张的主要原因。麻疹、百日咳、流行性感冒等,可并发细菌感染而引起细支气管炎和严重的支气管肺炎,从而造成支气管管壁的破坏和附近组织纤维收缩,逐渐形成支气管扩张。此外,支气管和肺部的慢性感染,如肺结核、慢性肺脓肿等,使支气管管壁的弹性纤维和平滑肌组织破坏、断裂,支气管管壁变薄,弹性降低,加上病变部位纤维瘢痕组织的牵拉,均可导致受累部位的支气管扩张。

(二)支气管阻塞

肿瘤或管外肿大的淋巴结(如支气管淋巴结结核)压迫支气管,异物或黏稠的分泌物造成支气管部分阻塞时,在支气管内形成活瓣样作用,即空气吸入容易而呼出难,使阻塞部位以下的支气管内压逐渐增高,这样就促使管腔扩张。同时支气管的部分阻塞,亦使引流不畅,故易引起继发感染而破坏管壁。支气管管壁破坏和管内压力增高,也是形成支气管扩张的主要因素。

(三)遗传性缺陷

黏液—纤毛功能障碍,α₁抗胰蛋白酶缺乏,囊性纤维化(CF)等均可导致支气管腔阻塞或扩张。纤毛不动综合征为常染色体隐性遗传疾病,该病患者的支气管纤毛存在动力臂缺失或变异等结构异常,使支气管黏液分泌、排除障碍,导致支气管反复感染,进而出现扩张。卡塔格内综合征是纤毛不动综合征的一个亚型,此类患者同时常伴有慢性鼻窦炎和内脏转位。

(四)先天性解剖学缺陷和免疫缺陷

肺隔离症为先天性发育异常,其隔离肺组织与正常肺组织相连,隔离肺一般没有支气管与正常肺组织相通,出现感染时则可与之相通而发生支气管扩张。此外,支气管软化,支气管囊肿、软骨缺陷、支气管内畸胎瘤、巨大气管—支气管、异位支气管、气管—食管瘘等疾病,由于先天性支气管壁组织发育异常,常导致支气管扩张。低丙种球蛋白血症患者因全身和气道分泌物中缺乏免疫球蛋白易致复发性感染,常见反复的鼻窦和支气管肺感染,其患支气管扩张的危险也明显增加。

二、病理

一般炎症性支气管扩张由于下叶支气管下垂,其分泌物引流较差,故多见于下叶。左下叶支气管较细长,且受心脏的压迫,引流不畅,尤易招致继发感染,故左下叶支气管扩张较右下叶为多见。左舌叶支气管开口接近下叶背支,容易受到下叶感染的影响,故左下叶支气管扩张同时可累及舌叶支气管。右中叶支气管较细长,周围有内、外、前3组淋巴结围绕,易引起肺不张及继发感染,反复发作可使右中叶支气管发生扩张。上叶尖支和后支及下叶尖支的支气管扩张,多数为肺结核的并发症。

支气管扩张的形态有柱状或囊状,幼年发生的支气管扩张多为囊状,成年后炎症继发的扩张则多为柱状。有时两者常混合存在。病变的支气管壁弹力纤维、平滑肌及软骨等相继遭到破坏,为纤维组织所代替,形成管腔扩张。支气管黏膜上皮细胞脱落形成多数小溃疡,溃疡基底部为肉芽组织,小血管比较丰富,破裂时可引起咯血。支气管动脉和肺动脉的终末支常有扩张与吻合,有的形成血管瘤,破裂时可引起较大量的咯血。

三、临床表现

(一)症状

本病大多数于儿童和青年时期起病,早期可无症状,以后由于反复的呼吸道感染,乃出现慢性咳嗽、咳大量脓性痰和反复咯血。

(1)慢性咳嗽和大量脓痰一般为阵发性,多在体位改变时发生,如起床时或就寝后最多。咳嗽和痰量与感染程度一致,每日可达 100~400mL。痰多呈黏液脓性、黄色或黄绿色;静置后可分3层,上层为泡沫液,中层为浆液,下层为脓性物和坏死组织;混合厌氧菌感染时,则有臭味。

(2)多数患者反复咯血,血量可有痰中带血或小量、中量及大量咯血。有一类所谓干性支气管扩张,仅表现为反复咯血,平时咳嗽但咳痰不明显,甚至完全没有。一般状况良好,无毒血症状。

(3)肺部感染支气管继发感染,甚至炎症扩展至病变支气管周围的肺组织而引起肺炎时,可引起周身中毒症状,如发热、盗汗、食欲减退、消瘦,咳嗽亦加剧,痰量明显增多。常于同一肺段或肺叶反复发生肺炎,为本病的特征之一。

疾病后期可并发代偿性及阻塞性肺气肿,可有气急及发绀等呼吸功能不全的表现。

(二)体征

早期支气管扩张可无异常体征。病情进展后可在肺下部闻及固定而持久的局限性湿啰音。随着并发症如支气管肺炎、肺纤维化或肺气肿的发生,可有相应的体征。慢性化脓性支气管扩张可有杵状指(趾)。

(三)胸部 X 线检查

早期患者,胸部平片可正常或仅有肺纹理增多及增粗征象。病变明显时,可见肺纹理粗乱,其中可有多个不规则的环状透亮阴影或沿支气管的蜂窝状或卷发样阴影,合并感染时在阴影内可见液平面。感染严重时可见支气管周围炎及肺炎。胸部 CT 检查是诊断支气管扩张尤其是囊状扩张的一项较敏感的检查方法,亦可明确病变的部位和范围。

(四)支气管镜检查

部分患者用支气管镜检查可明确支气管扩张病因,尤其是结核性支气管扩张。咯血者特别是中、大量咯血时,支气管镜检查可发现出血部位,进行止血治疗。

(五)实验室检查

继发细菌感染时,血白细胞可升高。痰涂片可发现革兰阳性球菌和革兰阴性杆菌,痰培养可检出致病菌。

四、诊断

主要根据慢性咳嗽、大量脓痰、反复咯血及肺部感染等典型病史,肺部闻及固定而持久的局限性湿啰音及胸部 X 线检查等,可初步作出临床诊断。目前的高分辨率 CT 已经可以取代既往的碘油造影作为诊断和术前确定病变部位。

五、鉴别诊断

(一)慢性支气管炎

慢性支气管炎支气管扩张与慢性支气管炎有时不易区别,但后者多发生于 40 岁以上的患者,咳嗽、咳痰症状常于冬春季节明显,痰呈白色黏液状,感染时为黏液脓性,痰量一般较少,无反复咯血史。肺部干、湿性啰音多呈散在性,以两肺底明显。

(二)肺结核

常有结核性全身中毒症状,如午后低热、盗汗、消瘦等。病变多在上叶。X 线检查可发现结核病变,痰内可找到结核杆菌。

(三)肺脓肿

肺脓肿亦有大量咳脓痰症状,但起病急骤,可有寒战、高热等明显中毒症状。X 线检查可发现脓肿阴影或脓腔。慢性肺脓肿常并发支气管扩张,支气管扩张患者亦易发生肺脓肿。对此类患者,在化脓性炎症基本控制后,应作支气管碘油造影,以明确诊断,并决定有否手术治疗指征。

(四)先天性肺囊肿

全身中毒症状可不明显。X线检查可见多个边缘清晰光滑、呈圆形或椭圆形的阴影,其壁较薄,周围肺组织无明显炎症病变。药物治疗空洞不易闭合。CT检查可作为诊断和鉴别诊断的依据。

六、治疗

支气管扩张症的治疗原则是控制感染、促进痰液引流及手术治疗。

(一)内科治疗

1.抗生素治疗

有发热、咳脓痰等化脓性感染时,应给予抗生素治疗。由于支气管扩张的患者一般多有反复应用抗生素史,因此呼吸道感染的耐药致病菌较多。对急性感染发作者,应根据痰培养及药敏试验结果选择抗生素。急性感染发作期,应积极应用抗生素控制感染,抗生素治疗应该持续1~3周,以达到理想效果。

2.清除痰液

(1)体位引流:其目的是促进脓痰的排出,减轻全身中毒症状,以利早日康复。其作用有时较抗生素治疗更易见效。根据病变部位采取不同体位,使病肺处于高位,其引流支气管的开口向下,以利痰液顺流咳出。如中叶或下叶支气管扩张,可将床脚垫高30cm左右,取头低足高位;病变在中叶取仰卧位,在下叶取卧位,在上叶时取坐位。体位引流中,仍鼓励患者将痰咳出,医护人员应依据支气管扩张部位拍身,以利于痰液引流。年老体弱者应慎用,咯血时应暂缓治疗。

(2)祛痰剂:使痰液稀薄便于咳出,可用溴己新每次8~16mg,3次/天,或氨溴索30~60mg,3次/天等,也可给予乙酰半胱氨酸等。

(3)吸引冲洗:近年来,采用纤维支气管镜吸引及注入生理盐水冲洗方法清除痰液,取得了较好疗效。其具体方法是:①按纤维支气管镜操作常规进行;②纤维支气管镜进入气管及支气管后先在直视下吸净痰液,吸力应适当,一般为13.3~26.6kPa(100~200mmHg);③在支气管扩张部位注入37℃无菌生理盐水,每次10~20mL,并反复吸引,以3~5次为宜。

3.咯血的治疗

(1)一般治疗:令患者安静卧床休息,病侧卧位,予以易消化半流食,注意大便通畅。

(2)止血药物的应用:根据咯血量不同选择止血药物。一般少量咯血给予口服止血药物,中、大量咯血者应给予酚磺乙胺250~750mg、氨甲苯酸100~200mg、氨甲环酸250~500mg等静脉滴注,每日数次。上述药物大多通过不同机制促进凝血过程,达到止血目的。垂体后叶素可有效降低肺动脉压力,有利于肺血管破裂处止血,是目前治疗咯血的有效药物。一般10U加入生理盐水40mL,静脉缓慢注射;反复咯血者可6~8h静脉注射一次,咯血减少后用10~20U加入5%葡萄糖溶液500mL,静脉滴注,24h总量为40~60U。高血压、冠心病、肺心病及妊娠者慎用。

(3)顽固性大咯血的介入治疗:可通过纤维支气管镜将4℃冰盐水5mL或1∶2000肾上腺素3~5mL或凝血酶溶液(100U/mL)3~5mL等注入支气管出血部位,可使局部血管收缩并促进凝血作用。亦可经纤维支气管镜将Fogarty气囊送至支气管出血部位,注气堵塞达到止血日的。选择性支气管动脉栓塞术治疗大咯血的有效率可达 80% 左右,尤其是对心、肺功能差不能耐受手术的顽固性大咯血者,是一种较好的替代手术的治疗方法。

(二)外科手术治疗

随着抗生素的不断发展,呼吸道感染多能控制,外科手术已很少采用。手术治疗的适应证有:①反复急性呼吸道感染或大量咯血者;②病灶局限于一个肺段或肺叶而症状明显者;③一个肺叶和相邻一两个肺段(如左下叶加舌段,右下叶加中叶)有明显病变者;④年龄小于 40 岁,心、肺功能良好者。

一般需先经内科治疗,症状不能控制者才考虑手术治疗。大咯血患者有时需急症外科治疗。病变范围广泛及心、肺功能不全者,应为手术禁忌。

七、预防

防治麻疹、百日咳、支气管炎及肺结核等。有慢性鼻旁窦炎、肺脓肿及肺不张者,应积极治疗。已明确支气管扩张症诊断者,只要有痰,就应做体位引流。

第十三节　肺不张

肺不张不是一个独立的疾病,而是多种胸部疾病的并发症。肺不张分为先天性和后天获得性两类。先天性肺不张是指胎儿出生时肺泡内无气体充盈,临床表现有不同程度呼吸困难、发绀。胸部 X 线片中双侧肺野呈弥散的粟粒状模糊阴影,有如毛玻璃状,胎儿可因严重缺氧死亡。后天获得性肺不张系指在生命的不同时期,由于各种不同原因引起肺萎陷,肺泡内无气体填充而形成的肺不张。

本节主要论述后天获得性肺不张。

一、定义

肺不张系指肺脏部分的或局限于一侧的完全无气而导致的肺萎陷。肺不张可发生在肺的一侧、一大叶、一段或亚段。

二、病因和发病机制

根据累及的范围,肺不张可分为段、小叶、叶或整个肺的不张,亦可根据其发病机制分为阻塞性和非阻塞性,后者包括粘连性、被动性、压迫性、瘢痕性和坠积性肺不张。大多数肺不张由叶或段的支气管内源性或外源性的阻塞所致。阻塞远段的肺段或肺叶内的气体吸收,使肺组织皱缩,在胸片上表现为不透光区域,一般无支气管空气征,又称吸收性肺不张。若为多发性或周边型阻塞,可出现支气管空气征。非阻塞性肺不张通常由瘢痕或粘连引起,表现为肺容量的下降,多有透光度下降,一般有支气管空气征。瘢痕性肺不张来自慢性炎症,常伴有肺实质不同程度的纤维化。此种肺不张通常继发于支气管扩张、结核、真菌感染或机化性肺炎。

粘连性肺不张有周围气道与肺泡的塌陷,可为弥散性、多灶性或叶、段肺不张,其机制尚未完全明确,可能与缺乏表面活性物质有关。

压迫性肺不张系因肺组织受邻近的扩张性病变的推压所致,如肿瘤、肺气囊、肺大疱,而松弛性(被动性)肺不张由胸腔内积气、积液所致,常表现为圆形肺不张。盘状肺不张较为少见,其发生与横膈运动减弱或呼吸运动减弱有关。

(一)气道腔内堵塞

气管或支气管腔内梗阻为肺不张最常见的直接原因。梗阻的远侧肺组织气体被吸收,肺泡萎陷。梗阻物多为支气管癌或良性肿瘤、误吸的异物、痰栓、肉芽肿或结石等。

1.支气管管腔内肿瘤

除肺泡细胞癌外,支气管肺癌是引起肺不张最常见的原因。以鳞癌为最多见,也可见于大细胞癌、小细胞癌,少见于腺癌。其他肿瘤,如类癌、支气管腺瘤、多形性腺瘤等也可引起支气管腔内堵塞。造成肺不张的范围取决于堵塞的部位和发展速度,可由一个肺叶至一侧全肺不张。结节状或块状的肿瘤除引起远端肺不张外,常并发阻塞性肺炎。

2.吸入异物

吸入异物引起的肺不张最常见于婴幼儿,或带牙托的迟钝老人,或见于口含钉、针、麦秆之类物体工作的成年人。异物大多为食物,如花生米、瓜子、鱼刺或碎骨等;其他如假牙等物。其停留的部位常依异物的大小、形状和气道内气流的速度而定。较大的异物或在腔内存留较久的异物,使空气不能进入相应的肺内,当原有残气逐渐被吸收后,导致肺不张。误吸异物后引起突然的呛咳可为肺不张早期临床诊断的线索。但有时患者不能提供明确的吸入史,无症状期可以长短不一。当因阻塞引起继发性感染时,出现发烧、咳痰,往往被误诊为气管炎或肺炎,而误漏异物吸入的诊断。异物吸入引起的体征变化不一。当其在管腔内呈瓣膜状时,出现哮鸣音,吸气时,气流通过,呼气时阻塞远端肺泡内的气体不能呼出,引起过度充气的局限性肺气肿,受损的肺过度充气,呼吸音降低,气管和心脏移向健侧。另一方面,当异物的瓣膜作用使气体易出而不易进时,肺不张很快形成,气管移向病侧。临床上见到的肺不张多属后一种情况。胸部 X 线透视或摄片有助于异物吸入的诊断。有些异物可随体位变动,因此,X 线片呈不同定位征象。有时不张的肺掩盖了支气管内异物影像,需加深曝光摄片进行观察。

3.痰栓

支气管分泌的黏液不能及时排出而在腔内浓缩成块状将管腔堵塞,出现肺叶或肺段不张。例如支气管哮喘急性发作,气管切开,手术时过长时间的麻醉,术后卧床未保持适当的引流体位,特别是原有慢性呼吸道疾病、重度吸烟史,或急性呼吸道感染者,这些因素均可促使肺不张发生。当患者于术后 24~48h 出现发热、气促、无效咳嗽时应警惕肺不张发生。不张的肺区叩诊呈浊音,呼吸音低钝。当有效地排除痰栓后,不张肺可很快复张。

4.肉芽肿

有些肉芽肿性疾病在支气管腔内生长,形似肿块,引起管腔堵塞,其中以结核性肉芽肿最为常见。这类干酪性肉芽肿愈合后形成支气管内结石为肺不张少见的原因。

(二)压迫性肺不张

肺门、纵隔肿大的淋巴结,肺组织邻近的囊性或恶性肿瘤、血管瘤、心包积液等均可引起肺不张;如果正常胸腔的负压因胸腔内大量积液、积气而消失,则肺被压缩而导致压缩性肺不张,当这些压缩因素很快消失后,肺组织可以重新复张。

(三)肺组织弹性降低

肺组织非特异性炎症,引起支气管或肺结构破坏,支气管收缩狭窄。肺泡无气,皱缩,失去弹性,体积缩小,呈长期肺不张。例如右肺中叶综合征常为非特异性感染导致肺不张的结果。

(四)胸壁病变引起的肺不张

外伤引起多发性肋骨骨折,或因神经、呼吸肌麻痹无力引起呼吸障碍,也常为肺不张的原因。继发的呼吸道感染是其促进因素。一般为局限性,多发生于病侧的下叶,或呈盘状不张。

(五)肺组织代谢紊乱引起的肺不张

表面活性物质降低的各种因素均可导致肺不张。如成人呼吸窘迫综合征。

三、临床表现

肺不张的临床表现轻重不一,取决于不同的病因、肺不张的部位或范围以及有无并发症等。急性大面积的肺不张,或合并感染时,可出现咳嗽、喘鸣、咯血、脓痰、畏寒和发热,或因缺氧出现口唇、甲床发绀。病肺区叩诊浊音,呼吸音降低。吸气时,如果有少量空气进入肺不张区,可以听到干性或湿性啰音。上叶肺不张因邻近气管有时听到支气管肺泡呼吸音。过大的心脏或动脉瘤压迫引起的肺不张往往听到血管杂音。缓慢发生的肺不张,在无继发感染时,往往无临床症状或阳性体征,特别是当肺受累的范围小,或周围肺组织能有效地代偿膨胀时尤其如此。一般常见于右肺中叶不张。

四、X 线检查主要征象

胸部 X 线片检查对肺不张具有非常重要的诊断价值。表现为肺不张的直接 X 线征象和间接 X 线征象如下。

(一)肺不张的直接 X 线征象

1.密度增高

不张的肺组织透亮度降低,呈均匀致密的毛玻璃状。若肺叶不完全塌陷,尚有部分气体充盈于内时,其影像可能正常,或仅有密度增高。在肺不张的恢复期或伴有支气管扩张时,X 线影像欠均匀。

2.体积缩小

肺不张时一般在 X 线影像中可见到相应的肺叶体积缩小。但有时在亚段以下存在侧支通气,肺体积的缩小并不明显。

3.形态、轮廓或位置的改变

叶段肺不张一般呈钝三角形,宽而钝的面朝向肋膈胸膜面,尖端指向肺门,有扇形、三角形、带形、圆形等。

(二)肺不张的间接 X 线征象

(1)叶间裂向不张的肺侧移位。

(2)肺纹理的分布异常:由于肺体积缩小,病变区的支气管与血管纹理聚拢,而邻近肺代偿性膨胀,致使血管纹理稀疏,并向不张的肺叶弓形移位。

(3)肺门影缩小和消失,向不张的病侧移位,或与肺不张的致密影像融合。

(4)纵隔、心脏、气管向患侧移位。有时健侧肺疝向患侧,而出现纵隔疝。

(5)横膈升高,胸廓缩小,肋间变窄。除了上述的肺不张直接或间接 X 线征象,有时肺不张在胸部 X 线片上呈现的某些特征也可作为病原学诊断的参考。

五、诊断

(一)肺不张的诊断

主要靠胸部 X 线所见。病因需结合病史。由于痰栓或手术后排痰困难所导致的肺不张,在临床密切观察下即可发现。

(二)病因诊断

由于肺不张不是一个独立的疾病,而是多种胸部疾病的并发症。因此,不能仅满足于做出肺不张的诊断,而应力求明确病因。尤其应该首先排除肿瘤引起的肺不张。纤维支气管镜检查和选择性支气管造影有助于病因的诊断。①右上肺叶不张的肺裂呈反"S"形时常是肺癌的指征。②如纵隔向有大量胸腔积液的一侧移位,说明该侧存在着肺不张,这往往是肺癌的指征。③如不张的肺叶经支气管造影、体层像、CT 或纤维支气管镜等检查证明并无支气管阻塞,则肿瘤引起的肺不张基本上可以排除。④如果同时有多肺叶或多肺段发生不张,且这些不张的肺叶肺段的支气管开口并不是彼此相邻的,则肺不张由肺癌引起的可能性很小。

(三)各种类型的 X 线表现

诊断肺不张采用标准的后前位胸片和侧位胸片为重要的手段。断层胸片可显示支气管腔内堵塞的部位。

1.右侧肺、叶、段不张的 X 线表现

(1)右侧全肺不张:有主支气管堵塞引起右侧全肺不张,右肺密度均匀增高,致密呈毛玻璃样,体积缩小移向肺门。气管、纵隔、心脏移向病侧,横膈升高,胸廓内陷,肋间变窄。对侧肺呈代偿性肺气肿。如堵塞为异物或痰栓引起,去除异物或痰栓后,不张的肺可以完全复张。如堵塞物为肿瘤或肿大的淋巴结压迫,常因纤维化改变,肺的复张较缓慢,或完全不能复张。胸腔内积聚大量气体、液体引起同侧胸内肺萎陷,其程度往往较支气管堵塞引起的肺不张轻,气管、纵隔和心脏移向对侧,肋间隙变宽,横膈下降,或上述改变不明显。

(2)右肺上叶不张:正位胸片即可显示,不张的肺向前上内侧收缩,呈折扇形致密影,尖端于肺门,基底贴胸壁,外缘呈斜直状由肺门伸向胸廓上方,常误认为纵隔增宽。肺门向上向外移位,水平裂向上收缩,有时上叶被压成扁平状类似胸膜顶尖帽。中叶和下叶代偿性肺气肿,血管纹理分散,肺动脉影由下斜位变为横位,横膈改变不明显。侧位观察:水平裂弓形上移,斜裂向前向上移位,右肺上叶不张常见于结核和肺癌。结核病变多引起上叶后段不张,而上叶前段不张应考虑肺癌。有时,因病变与周围胸膜粘连,使肺叶不能完全向上和向内收缩,呈凹面向下的弧形,右肺上叶不张的胸部 X 线片,有时呈邻近横膈峰征,表现为边缘清晰的小尖峰,居横膈表面,或接近横膈圆顶的最高点。

(3)右肺中叶不张:中叶体积缩小,上下径变短,肺叶内缩,邻近的上下肺叶呈代偿性肺气肿。正位观察:有肺门下移,右心缘不清楚,水平叶间裂移向内下,纵隔、心脏、横膈一般无移位。前弓位观察:可见由肺门向外伸展的狭窄的三角形致密影,尖端达胸壁,基底向肺门,上下边缘锐利。侧位观察:自肺门区向前下斜行的带状致密影,基底宽,接近剑突与胸骨交界处。上缘为向下移位的水平裂,下缘为向前、向上移位的斜裂下部,尖端位于水平裂与斜裂交界处,形似三角。

(4)右肺下叶不张:正位观察,右肺下心缘旁呈一三角形向上的阴影,尖端指向肺门,基底与横膈内侧相贴,上窄下宽的狭长三角形致密影,向后向内收缩至胸椎旁,肺门向内下移位,横膈上升,心脏移向病侧,有时不张的下叶肺隐于其后。侧位相:右侧横膈部分闭塞,有一模糊的三角形楔状影,其前缘为后移的向后凸的斜裂,此征象可与向前凸的包裹性积液鉴别。右肺下叶不张除了前述的一般特征,有时在胸腔的上方内侧呈现三角形的影像,与纵隔相连接,尖端指向肺门。基底位于锁骨影之上。该三角形为正常纵隔软组织,包括前纵隔胸膜左右边界及锁骨上区。当右下叶肺不张发生后,体积缩小,该三角形由正常的部位拉向病侧。此征象具有重要的诊断意义,因为当下叶不张的肺隐蔽于心后时,或右下肺不张伴有胸腔积液时,不张的右肺下叶往往不易被发现,而肺上部三角形影像可作为其诊断的依据。当下叶肺不张与胸腔积液并存时,单以胸片鉴别有一定困难,可结合 B 超识别胸腔积液的存在。右肺下叶基底段不张后前位观察:右基底段浓密影。右侧位观察:横膈面仅见斜裂的小部分,基底段塌陷类似积液阴影,背段呈代偿性膨胀,充气的背段与不张的基底段之间边界不规整。

(5)右肺上叶和中叶不张:右纵隔旁和右心缘旁浓密影,周边渐淡,斜裂向前移位,类似左上肺叶不张。前纵隔可出现左肺疝。

(6)右肺中叶不张合并右肺下叶不张:根据右肺中叶合并右肺下叶不张的程度不同其表现也不一样,或为水平叶间裂下移,外侧下移更明显,充气的肺与不张的肺之间在侧位片上缺乏明显边界,类似胸腔积液;或为水平叶间裂稍向上凸起,类似膈肌升高或肺下积液。

2.左侧肺、叶、段不张的 X 线表现

(1)左肺上叶不张:左肺上叶不张常伴下叶代偿性肺气肿。不张的上叶呈翼状向前内收缩至纵隔,常:与纵隔肿瘤混淆。下叶背段呈代偿性膨胀可达肺尖区。由于上叶肺组织较宽厚而舌叶较薄,从正位观察,上叶肺的内中带密度较高,下肺野相对透亮。左肺舌叶不张使左心缘模糊,显示不清。左侧位观察:斜裂向前移位,不张的肺叶体积缩小。

(2)左肺下叶不张:正位胸部 X 线片呈平腰征,左心缘的正常凹面消失,心脏左缘呈平直状,不张的下叶呈三角形隐蔽于心后,使心影密度增高,左肺门下移,同侧横膈升高。左肺下叶基底段不张:正位胸片显示左基底弥散性稠密影,横膈升高。侧位片观察:斜裂下部分起始于横膈,边界清晰。充气的背段与不张的基底段之间的界限不锐利。

3.其他类型肺不张

(1)圆形肺不张:多见于有胸腔积液存在时,其形态和部位有时不易确认,甚至被误认为肿瘤。所以,认识圆形肺不张很重要,可以避免不必要的创伤性检查和治疗。圆形肺不张一般局限于胸膜下,呈圆形或椭圆形,直径约 2.5～5cm,其下方有血管或支气管连接影,形似彗星尾。不张的肺叶体积缩小,不张区底部有支气管气道影,周围组织呈代偿性气肿,损伤区邻近的胸膜增厚。

(2)盘状肺不张:从胸部 X 线片观察,肺底部呈 2～6cm 长的盘状或条形阴影,位于横膈上方,随呼吸上下移动。其发生与横膈运动减弱有关,常见于腹腔内积液,或因胸膜炎造成疼痛使呼吸运动幅度减弱。

(3)癌性肺不张:当癌组织向支气管腔外蔓延或局部淋巴结肿大时,胸部 X 线片可见肿块和叶间裂移位同时出现,在右肺上叶的病变可呈不同程度的"S"形,或肺不张边缘呈"波浪形"。

(4)结核性肺不张:其特点是支气管梗阻部位多发生在 2～4 级支气管,支气管扭曲变形,或伴支气管播散病灶;其他肺野有时可见结核灶,或有明显的胸膜肥厚粘连。

六、鉴别诊断

(一)肺实变

X 线表现仅示肺叶或肺段的密度增高影,主要为实变而非萎陷,体积不缩小;无叶间裂、纵隔或肺门移位表现;邻近肺组织无代偿性肺气肿,实变阴影中可见气管充气相。

(二)包裹性胸腔积液

位于胸膜腔下后方和内侧的包裹性积液有时和下叶不张相似,位于横裂或斜裂下部的积液有时和右中叶或舌叶不张相似。进行不同体位的 X 线检查,注意有无胸膜增厚存在以及阴影和肺裂的关系对鉴别诊断有一定的帮助。如叶间包裹性积液,侧位片见叶间裂部位的梭形致密影,密度均匀,梭形影的两尖端与叶间裂相连。胸部 B 超检查有助于区别不张与积液。

(三)右中叶炎症

侧位相中叶体积不缩小,横膈和斜裂不移位。

七、治疗

肺不张的治疗依其不同的病因而采取不同的治疗手段。痰栓引起的肺不张,首先要有效地湿化呼吸道,在化痰的条件下,配合体位引流、拍背、深呼吸,加强肺叶的扩张,促使分泌物排出。如果 24h 仍无效果,可行纤维支气管镜吸引。异物引起的肺不张,通过气管镜取出异物,如果异物在肺内存留过久,或因慢性炎症反应很难取出,必要时手术治疗。肿瘤引起的肺不张,依其细胞类型进行化疗、放疗或手术切除。由于支气管结核而引起的肺不张的治疗,除全身用抗结核治疗外,可配合局部喷吸抗结核药物。

第十四节 原发性支气管肺癌

原发性支气管肺癌简称肺癌,是最常见的肺部原发性恶性肿瘤,也是当今世界上对人类健康与生命危害最大的恶性肿瘤。肺癌在 20 世纪末不论男女已成为全球各种癌症死亡的首要原因,目前发病率仍呈明显上升趋势。在许多发达国家,列居男性常见恶性肿瘤的第一位,女性常见恶性肿瘤的第二、三位。男性发病多于女性,(2～2.7):1。世界卫生组织(WHO)发布的数据显示 2002 年全世界的肺癌新病例为 135 万,死亡 118 万,每 30s 有 1 人死于肺癌。中国每年死于肺癌约有 60 万人,可谓是"肺癌第一大国"。在过去的 30 年中,我国高发癌症谱变化明显,肺癌病死率由 20 世纪 70 年代位居癌症死因第 4 位,跃居 2000 年的第 1 位,上升最为显著。其发病率和病死率呈地区分布差异,城市明显高于农村,其中上海、北京、天津、武汉和哈尔滨等大城市最高。

据最新统计数据,2005 年我国各类肿瘤总体新发病例和 2000 年相比增长 14.6%,其中肺癌的增长最为显著,男性发病率增长了 27%,达到 49/10 万人;女性增长了 38%,达到 22.9/10 万人。尽管目前肺癌的基础和临床研究有了长足进展,但其早期诊断和治疗效果尚不理想,总的 5 年生存率不足 15%。

一、病因

原发性支气管肺癌的病因较为复杂,目前尚未完全明了,其中较为公认的发病因素如下。

(一)吸烟

吸烟是肺癌的第一位的危险因素。有资料表明,长期吸纸烟与肺癌,尤其是鳞状上皮细胞癌和未分化小细胞癌的发生有密切关系。吸烟者比不吸烟者肺癌发生率高 10 倍以上,且吸烟时间越长、量越大、开始吸烟年龄越小,肺癌的发病率和病死率越高。烟草中含有 2000 余种化学物质,烟雾中主要含有尼古丁、一氧化碳、苯并芘、亚硝胺和少量放射性元素钋等多种致癌物质。长期重度吸烟或被动吸烟者,可见支气管上皮细胞脱落,鳞状上皮化生、非典型增生等,出现癌前期的改变。被动吸烟近年来越来越受到人们的关注,尤其在女性,是导致肺癌发病率增加的主要原因之一。

(二)大气污染

工业废气和致癌物质(主要是苯并芘等)污染大气是工业化大城市肺癌发病率高的主要原因。致癌物主要来源于煤炭、柴油、石油等不完全燃烧的产物。室内环境污染近年来已受到广泛的关注。有研究证实经高温加热的食用菜油的油雾中存在有致癌物质,可能与女性肺癌的病因有一定关系。

(三)职业性致肺癌因素

大量接触石棉、砷、铬、镍、双(氯甲酸)乙烯和氯甲酸甲基乙烯、电离辐射、放射、芥子气、氡次级粒子和乙烯基氯化物等,均可诱发肺癌。其中石棉是最常见的肺癌的职业原因。多数人认为接触石棉又吸烟者,肺癌的发病率要比不接触石棉不吸烟者高 50 倍。

(四)肺部慢性病变或瘢痕组织的刺激

慢性支气管炎肺结核、弥散性肺间质纤维化患者,肺癌发生率高于正常人群。在已愈合的结核纤维瘢痕灶中可发生腺癌。此外,病毒、真菌感染、机体免疫功能低下、内分泌失调及家族遗传因素,对肺癌的发生可能起综合性致癌作用。

二、病理与分型

(一)肺癌的起源和发展

肺癌绝大多数起源于各级支气管黏膜上皮,因而命名为支气管肺癌。但亦可起源于支气管腺体或肺泡上皮。肺癌多为单发,多中心原发灶仅占 1.3%～12.5%,其生长和发展呈多样化。肿瘤以黏膜起源或向支气管腔内外伸性生长,或沿支气管黏膜下蔓延生长,或穿透管壁向邻近肺组织浸润性生长、形成肿块,或直接侵犯纵隔、胸壁、膈肌、心包等。局限于黏膜下层的肿瘤称原位癌。癌细胞可循淋巴管播散到肺门、纵隔、锁骨上和腋下淋巴结,亦可通过淋巴管进入胸导管或直接侵犯血管形成癌栓,导致远处血道转移。

(二)分型

1.病理组织学分型(WHO 肺癌分型)

(1)鳞状上皮细胞癌(高、中、低分化):简称鳞癌,最为常见,占原发性支气管肺癌的 40%～50%。多见于老年男性吸烟者。多为中央型,易向管内生长,形成结节样浸润或息肉样突出。常早期引起管腔狭窄,导致阻塞性肺炎和肺不张。癌组织易变性、坏死,形成空洞或癌性脓肿。高分化鳞癌细胞大,呈多形性,胞质丰富,有角化倾向。核畸变、染色深,细胞间桥多见,常呈典型鳞状上皮样排列。低分化鳞癌细胞排列分层紊乱,间质较少,无角化、细胞间桥等。核分裂象多。鳞癌恶性程度较低,尤其分化好的鳞癌生长缓慢,倍增时间 92 天,转移较晚,手术切除率高。

(2)腺癌:包括腺泡状、乳头状、细支气管－肺泡癌和实体瘤伴黏液形成。近年来有明显上升趋势,占 30%～40%,女性多见,与吸烟关系不大。多生长在肺边缘的小支气管杯状细胞和黏液腺及肺泡,故周围型多见。典型的腺癌细胞,呈腺体样或乳头样结构,圆形或椭圆形,胞质丰富,核多偏位,核膜较清楚,腺癌向管外生长的倾向性较大,常累及胸膜引起胸腔积液。腺癌倍增时间为 168 天,但肿瘤血管丰富,故局部浸润和血道转移较鳞癌早。易转移至脑、肝、骨。

细支气管肺泡癌(BAC)属于腺癌的一个亚型,因其有独特的临床病理和影像学特征,有学者认为应独立命名。BAC 占肺癌的 2%～5%,好发于中年,男女发病相近。组织起源多数认为来自细支气管末端的上皮细胞,包括具有分泌浆液的 Clara 细胞,亦有认为来自 Ⅱ 型肺泡细胞。其发生认为与慢性炎症引起的瘢痕和肺间质纤维化有密切关系,与吸烟关系不大。病理学分结节型和弥散型两种类型,前者孤立圆形,后者为弥散分布小结节灶或大片炎症样浸润,可能为癌细胞循肺泡孔(Kohn 孔)或经气管直接播散所引起,亦有认为系多源性发生。本型分化较好者,细胞呈高柱状,核大小均匀,无明显异形,多位于细胞基底部。胞质丰富,呈嗜酸染色。癌细胞多沿支气管和肺泡壁生长,肺泡结构保持完整。分化较差的癌细胞多呈立方形,核大小不一,排列不整,可形成乳头向肺泡腔内突出。弥散型者预后与一般腺癌相似。

(3)小细胞肺癌:肺癌中恶性程度最高的一种组织学类型,占原发性肺癌的 20%左右。发病年龄轻(40～50 岁),与吸烟关系密切。男性多于女性,易侵犯大气道。趋向黏膜下浸润。肿瘤分燕麦细胞癌、中间细胞型和复合燕麦细胞型 3 种类型。认为可能起源于神经外胚层的嗜银细胞或 Kulchitsky 细胞,属 APUD 细胞(胺前身摄取和脱羧基化细胞),细胞体积小,颇似淋巴细胞,核深染,大小不一,胞质少,胞浆内含有神经分泌型颗粒,具有内分泌和化学受体功能,分泌 5－羟色胺、激肽、神经元特异性烯醇化酶等,引起各种副癌综合征。小细胞肺癌生长快,倍增时间 75.9 天,侵袭力强,远处转移早,常转移至脑、肝、肾、肾上腺、骨等脏器。

(4)大细胞未分化癌:分巨细胞癌及透明细胞癌。可发生于肺门附近或肺边缘的支气管。瘤细胞呈多边形,胞质丰富,核大,核仁明显,核分裂象多见。癌组织有出血坏死倾向,可通过淋巴管或血行转移,但较小细胞未分化癌转移晚,手术切除机会多。

(5)混合型肺癌:随着电子显微镜的应用,发现有不同类型癌细胞混合存在,其中以腺癌、鳞癌混合最常见。

2.按生长部位分型

(1)中心型肺癌:发生于段以上支气管、位于肺门附近的肺癌称中央型。占 60%～70%,多见于鳞癌和小细胞肺癌。

(2)周围型肺癌:发生于段或段以下的周围支气管的肺癌称周围型。以腺癌多见,约占 30%～40%。

3.临床分型

(1)小细胞肺癌(SCLC):发病年龄轻、转移早,恶性程度高,手术切除率低,对放化疗较敏感,是需全身治疗的一种恶性肿瘤。

(2)非小细胞癌(NSCLC):除 SCLC 以外所有的肺癌,约占 80%,其中以鳞癌、腺癌最常见。近年电镜检查发现鳞腺癌并存的混合型可达 40%～50%,生长相对缓慢,鳞癌转移较迟,手术切除率明显高于 SCLC,但对化疗、放疗相对不敏感,以腺癌明显。

三、临床表现

(一)肿瘤本身引起的症状

1.咳嗽

典型的为刺激性呛咳,无痰或少量白色黏液痰。多见于中央型,随着肿瘤增大,支气管腔变窄,咳嗽呈高音调金属音,若狭窄远端继发感染可引起咳嗽加重,痰量增多,黄脓痰。

2.咯血

癌组织血管丰富,常反复间断痰中带血。如肿瘤侵蚀大血管,可引起大咯血。

3.胸痛

肿瘤累及胸膜或纵隔,产生不规则的胸部钝痛。肋骨、胸壁、胸椎受侵犯时,可有持续性胸痛,部位固定并逐渐加重。

4.呼吸困难

肿瘤阻塞支气管引起气急伴或不伴喘鸣;弥散型肺泡细胞癌或广泛肺内转移,影响气体交换和弥散功能,气急进行性加重。累及胸膜、心包引起大量胸腔积液、心包积液或伴有上腔静脉压迫综合征,均可产生胸闷、呼吸困难。

5.发热

肺癌一般无明显毒性症状,无发热。肿瘤组织坏死可引起癌性发热,体温多在 38℃ 以下,抗生素治疗无效。产生阻塞性肺炎或癌性脓肿时,由于感染,体温可达 39℃ 以上,并伴全身毒血症状。

6.消瘦及恶病质

晚期患者由于肿瘤毒素引起体质消耗,再加感染、疼痛等所致食欲减退,消瘦逐渐明显,有恶病质表现。

(二)肿瘤蔓延和转移引起的征象

(1)上腔静脉压迫综合征:头面部、颈部和上肢水肿以及前胸部淤血和静脉曲张。

(2)恶性胸腔、心包积液:产生胸痛、气急、呼吸困难等症状。

(3)肺上沟瘤综合征:压迫颈交感神经引起霍纳综合征,表现为病侧眼睑下垂、缩孔缩小、眼球内陷、同侧额部及胸壁无汗或少汗;压迫臂丛神经引起同侧肩关节、上肢内侧剧烈火灼样疼痛和感觉异常。

(4)声嘶:喉返神经受压或受累所致。

(5)吞咽困难或气管－食管瘘:癌肿压迫或侵蚀食管引起。

(6)膈肌麻痹。

(7)转移症状:转移部位不同,有不同的临床表现。

(三)副癌综合征

1.杵状指(趾)和肥大性骨关节病

杵状指(趾)发生快、有疼痛感、甲床周围环绕红晕。肥大性骨关节病有长骨末端疼痛、骨膜增生、新骨形成,关节肿胀疼痛,但无关节畸形或强直,多见于鳞癌。

2.内分泌紊乱症状

肺癌尤其是 SCLC 为非内分泌性的内分泌肿瘤,有异位内分泌物作用,可产生相应的内分泌综合征。分泌促肾上腺皮质激素样的肽类物,引起库欣综合征,表现为皮质醇增多的症状;分泌促性腺激素引起男性乳房肥大,常伴有骨关节病;分泌甲状旁腺样激素,引起多尿、烦渴、便秘、心律失常、高血钙、低血磷等;合成分泌抗利尿激素,可引起稀释性低血钠综合征。

(四)神经肌肉综合征

表现为肌无力综合征(Eaton-Lambert 综合征)、癌性神经肌病、小脑性运动失调、眼球震颤、多发性周围神经炎及皮肌炎等。多见于 SCLC,其发生可能与自身免疫或免疫反应有关,也可能与癌细胞产生箭毒样物质或代谢异常、内分泌紊乱所致。

(五)体检

早期常无异常体征,有时可闻及肺部局限性吸气性哮鸣音,病情进展可扪及单侧或双侧肿大、质硬的锁骨上浅表淋巴结,胸腔积液或肺不张时可出现气管移位、胸部叩诊浊音,听诊呼吸音减低等体征。如有上腔静脉压迫综合征、肝转移时,可有胸壁静脉怒张、毛细血管扩张、肝大且能触及肿块等相应体征。肺外体征有杵状指(趾)、男性乳房肥大等。

四、辅助检查

(一)影像学检查

1.X 线检查

X 线检查是发现肺癌的主要方法,包括胸透、胸片、体层摄影、数字减影血管造影术(DSA)、放大点片、胸部 CT。胸部正侧位片仍是常规检查和记录的方法。肺癌的特征性 X 线征象表现为肺门增宽、增浓,结节或块影密度深而不均、分叶、毛刺、小空泡征、胸膜凹陷征等。段、叶的局限性肺气肿、肺炎或不张也为中央型肺癌的重要 X 线征象之一。

2.胸部 CT

胸部 CT(常规 CT、螺旋 CT、高分辨 CT)能清晰地显示肺内结构,发现胸片不能发现的肺内隐蔽部位病灶,观察纵隔和肺门淋巴结形态和大小,尤其适用于早期周围型小肺癌。

3.胸部磁共振成像(MRI)

MRI 具有优良的软组织对比分辨率和多平面成像能力,在诊断肺上沟癌和纵隔受累上较 CT 为优。对诊断外周性肺癌无特异性。

4.正电子发射体层扫描(PET)和 PET/CT

PET 是非损伤性影像诊断技术,采用正电子核素作为示踪剂(常用^{18}氟-去氧葡萄糖^{18}F-FDG),通过病灶部位对示踪剂的摄取(SUV 值)量化分析病灶功能代谢状态,从而对疾病做出正确诊断。尤其在确定有无淋巴结转移方面更具优越性。PET/CT 是近几年发展起来的集 PET 的功能成像和 CT 的高分辨率解剖成像为一体的影像方法,可以同时反映病灶的病理生理变化及形态结构变化,其肺部病变诊断灵敏性、特异性和准确性最高分别为 97.7%、94.1%和 97.9%,明显高于单纯 PET 或单纯 CT 的诊断准确率。因此,PET/CT 是肺癌诊断及准确分期的一种行之有效的较高敏感性和特异性的检查手段。

(二)痰脱落细胞检查

怀疑肺癌时应连续 3 次送验。阳性率 50%～70%。纤支镜检查后行痰脱落细胞检查,可提高其阳性率。中央型肺癌阳性率高于周围型肺癌。

(三)肿瘤标志物检测

如癌胚抗原(CEA)、神经元特异性烯醇化酶(NSE)、鳞癌抗原(SCC－Ag)、糖类抗原(CA125)等,联合检测有助于肺癌的诊断,并在一定程度上可作为监测病情变化的随访指标。

(四)癌基因或抑癌基因检查

如 K－ras、H－ras、C－myc 和 p53 等。有益于诊断和评价疗效。

(五)纤维支气管镜检查

确定肺癌范围和部位,并通过刷检、活检、冲洗检查、经支气管针吸细胞学检查(TBAC)、经支气管肺活检(TBLB)及镜后痰脱落细胞检查等方法配合使用,有细胞学和病理组织学诊断价值。

(六)经胸壁肺穿刺活检及其他

靠近胸壁肺野内的病灶在透视、CT 或 B 超引导定位下进行经胸壁肺穿刺活检,阳性率高。主要并发症为气胸、出血。伴有胸腔积液者可行胸腔镜检查,在直视下获取组织标本,确诊率达 70%～100%,创伤小、痛苦轻。浅表淋巴结肿大可行淋巴结穿刺活检。

(七)开胸手术探查

上述检查均未能确立诊断,或难以区分良、恶性时,若无手术禁忌证,可考虑行开胸手术探查。

五、诊断与鉴别诊断

(一)诊断

肺癌的早期发现、早期诊断、早期治疗至关重要,前者是关键。对高危人群应普查,主动发现患者,如同时伴有症状者应高度警惕,并作进一步检查。特别是出现刺激性呛咳或原有咳嗽性质改变;反复间歇性痰中带血,无其他原因者;胸痛部位固定并逐渐加重;反复同一部位肺炎,尤其是无明显毒血症状的段性肺炎;原因不明的四肢关节疼痛及杵状指(趾),均应考虑肺癌可能。胸部 X 线片或胸部 CT 扫描提示不规则块影,密度深而不均、边缘有毛刷、胸膜凹陷征、肺门或纵隔淋巴结肿大等,强烈支持肺癌诊断。肿瘤标志物如 CEA 异常升高有辅助诊断价值。痰或胸液脱落细胞检查或肺活检病理查见癌细胞可确诊。

(二)临床分期

1.T 代表原发肺部病灶的分类

根据肿瘤的大小,对周围器官组织的直接侵犯与否及范围又分七类。

(1)T_x:从支气管肺分泌物中找到恶性细胞,但胸部 X 线片和支气管中未发现病灶。

(2)T_0:根据转移淋巴结或远处转移能肯定来自肺,但肺内未见原发病灶。

(3)T_{is}:原位癌的病变局限于黏膜,未及黏膜下层者。

(4)T_1:肿瘤最大直径不大于 3cm,四周围以肺脏或脏层胸膜;纤支镜镜下见病变范围的远端未侵犯到叶支气管。

(5)T_2:肿瘤最大直径大于 3cm,或不论肿瘤大小但侵及脏层胸膜,或累及肺门区伴不张或阻塞性肺炎。纤支镜中显示肿瘤的近端在叶支气管以内或距隆突至少 2cm。如有肺不张或阻塞性肺炎其范围应小于一侧全肺。

（6）T_3：不论肿瘤大小，有较局限的肺外侵犯，如胸壁、横膈、纵隔胸膜、心包，而不侵及心脏、大血管、气管、食管和椎体。或肿瘤在主支气管内，距隆突小于 2cm，但未侵及隆突者。

（7）T_4：不论肿瘤大小，有广泛的肺外侵犯，包括纵隔、心脏、大血管、气管、食管、椎体（包括肺上沟瘤）、隆突和恶性胸腔积液。凡胸腔积液反复多次不能找到癌细胞，液体非血性非渗出液者，不能列为 T_4。

2.N 代表区域性淋巴结的分类

根据受累淋巴结部位分以下 4 类。

（1）N_0：胸内无淋巴结转移。

（2）N_1：转移或直接侵及支气管旁或（和）同侧肺门淋巴结。

（3）N_2：转移到同侧纵隔淋巴结和隆突下淋巴结。

（4）N_3：转移到对侧纵隔淋巴结或对侧肺门淋巴结，对侧或同侧的前斜角肌或锁骨上淋巴结。

3.M 代表远处转移

（1）M_0：无远处转移。

（2）M_1：有远处转移，需标明转移部位。

注：①凡一侧肺内有一个以上病灶，按最大直径计算。同叶同侧多发病灶为 T_4。异叶同侧多发病灶以 M_1 论。②T_4 中侵犯大血管是指侵犯主动脉、腔静脉和肺动脉总干。③心包积液、胸腔积液列为 T_4。

（三）鉴别诊断

肺癌应与下列疾病鉴别。

1.肺结核病

（1）肺门淋巴结结核：发病年纪轻的 SCLC 患者，病灶位于肺门附近伴纵隔肺门淋巴结转移时，易与淋巴结结核相混淆。一般后者好发于青少年，有发热、消瘦、乏力等结核中毒症状，结核菌素试验常阳性，抗结核药物治疗有效，胸部 X 线片示单侧纵隔旁椭圆形阴影，右侧多于左侧，以气管旁淋巴结肿大为主。如病灶有钙化时，更有助于肺门淋巴结结核诊断。

（2）肺结核球：应与周围型肺癌相鉴别。结核球多位于结核好发的肺上叶后段和下叶背段，病灶边界清楚，内容密度高，可有钙化灶，周围可伴卫星灶或纤维结节病灶。病程长，常多年不变。周围型肺癌多好发于上叶前段，中叶及左肺后段，病灶密度浓而不匀，边缘分叶或伴有毛刺，经纤支镜肺活检或经皮肺活检有助于确立诊断。

（3）粟粒型肺结核：弥散性细支气管肺泡癌胸部 X 线片示两肺弥散性小结节阴影，可与粟粒型肺结核相混淆。急性粟粒型肺结核多见于青少年，起病较急，有发热等全身中毒症状，可有肝脾肿大，但呼吸道症状不明显。X 线上为两肺细小、分布均匀，大小密度相似的粟粒样阴影。经积极抗结核治疗后，随着症状缓解，粟粒病灶逐渐吸收。

（4）肺结核空洞：肺结核空洞患者均有结核中毒症状，发病年龄轻，空洞位于结核好发部位，空洞内可有少量液平，常见引流支气管和卫星灶，并可伴同侧或对侧的播散，痰结核菌阳性可确诊。癌性空洞多为厚壁偏心空洞，内壁不规整，洞中可见斑块状坏死物，洞外壁有分叶，并可伴有肺门淋巴结肿大,大多见于扁平(鳞状)细胞癌。纤支镜检查和痰检癌细胞可明确诊断。

(5)结核性渗出性胸膜炎:肺腺癌常累及胸膜引起胸腔积液,若原发癌病灶明确,诊断不难。如仅以胸腔积液为首要表现时,需与结核性渗出性胸膜炎相鉴别。血性胸液、糖含量大于 3.4mmol/L,pH 大于 7.3,乳酸脱氢酶(LDH)大于 500IU/L,CEA 阳性,并结合胸液脱落细胞学、胸腔镜胸膜活检或经皮胸膜活检有助于恶性胸腔积液诊断。结核性渗出性胸膜炎是中青年中的常见病,起病较急伴发热、盗汗等中毒症状,胸腔积液多为透明、草黄色,有时也可血性,糖含量小于 3.4mmol/L,腺苷脱氨酶(ADA)大于 45IU/L。胸腔积液找到抗酸杆菌可确定诊断。

2.肺脓肿

癌性空洞继发感染时,应与原发性肺脓肿相鉴别。后者起病急,全身中毒症状严重,随着脓肿向支气管溃破,咳嗽、咳出大量脓臭痰。胸片呈均匀的大量炎性阴影中有薄壁空洞及液平。血液白细胞计数增高。抗生素治疗疗效较佳。

3.炎性假瘤

炎症吸收不全机化遗留的圆形团块状病灶,由于尚无包膜的肺实质浸润,胸片上有时不易与肺癌鉴别。炎性假瘤一般可追溯到发病初期有发热、白细胞升高等炎性表现,X 线片可显示出由片状浸润阴影逐渐发展成圆形或类圆形阴影,边缘不齐。无分叶、密度较深,常有胸膜增厚,病灶长期无变化。针刺肺活检有助于诊断和鉴别诊断。

4.纵隔淋巴瘤

颇似中央型肺癌。淋巴瘤为全身性疾病,表现为肺门、纵隔淋巴结肿大,常为双侧性,可有发热及全身浅表淋巴结肿大、肝脾肿大等,但支气管刺激症状不明显。通过痰找脱落细胞、淋巴结活检,经支气管针吸淋巴结活检可加以鉴别。

5.肺良性肿瘤

肺部良性肿瘤如错构瘤、支气管腺瘤在影像学上与肺癌相似,有时难以鉴别。一般而言,错构瘤多无症状,偶体检时发现,病灶边缘光滑,无分叶或毛刺,密度均匀,病程较长,多无明显进行性增大趋势。个别病例良恶性难以区分,经皮肤或经支气管肺活检仍未能得到病理诊断时,必要时行开胸活检或病灶切除。

6.结节病

结节病是一种系统性肉芽肿疾病,可侵犯多器官、肺组织和肺门淋巴结,肺受累者占 80%~90%,患者可无症状,X 线典型表现为双肺门淋巴结肿大,有些病例有肺内小结节,粟粒样或成网状阴影,可误诊腺癌伴肺门淋巴结转移。经纤支镜肺活检、支气管肺泡冲洗、淋巴结针吸活检及血清血管紧张素转移酶(ACE)测定以及其他受累器官活检均有助于诊断。

六、治疗

肺癌多学科治疗(也叫综合治疗),包括局部治疗(手术、放疗、支气管动脉插管化疗)和全身治疗(化疗、分子靶向治疗、中药)是目前肺癌治疗的原则。其中手术、化疗、放疗是肺癌治疗的传统三大重要环节,而靶向治疗是近年来崭露头角的治疗肺癌的一个新途径。依据肺癌患者的全身状况、肺癌分期、各种类型的生物学特征等进行综合评估,制订合理、有效的多学科治疗方案,以期较大幅度地提高患者的生活质量和治愈率。

(一)手术治疗

手术治疗为肺癌治疗的首选方法和基本治疗。一旦诊断确定,应及早争取手术。肺癌切除术后,可获得较高的 5 年生存率,尤以 NSCLC 疗效较佳,可明显延长生存期,术后平均 5 年生存率为 25%～40%。早期肺癌可获根治或 5 年生存期达 80%。其中鳞癌大于腺癌。近 10 余年来,对Ⅰ、Ⅱ期 SCLC 也采用手术化疗和(或)放疗后手术为主结合化疗治疗,5 年生存率 35%左右。手术的适应证和手术方式与肿瘤患者一般状态,重要脏器如心、肺、肝、肾等功能及肿瘤 TNM 分期密切相关。其目的包括彻底清除癌组织,达到临床治愈;清除大部分癌组织为放、化疗等其他综合性治疗创造有利条件;姑息性手术,减轻继发和并发症状,减少痛苦,提高生活质量。Ⅲb 和Ⅳ期肺癌不宜手术治疗。

(二)放射治疗

单纯放疗疗效较差,常与化疗联用。常用治疗有^{60}Co γ 线、电子束 β 线和快中子加速器等。高新技术适形放疗和调强适形放疗能提高肿瘤的放疗效果,减少放射反应。不同组织类型肺癌对放疗的敏感性不同,SCLC、扁平(鳞状)细胞癌、腺癌的敏感性依次递减,放射剂量一般为 40～60Gy/5～7W。

(三)化疗

70%～80%的肺癌患者在确诊时已属中晚期,失去了手术根治的机会,主要接受药物治疗为主的全身综合治疗。至今为止,化疗仍然是群体有效率最高的治疗方法,随着抗癌新药不断问世,铂类联合三代新药的两药方案疗效已奠定了在进展期肺癌治疗中的地位。尤其是对小细胞肺癌,有效率达 80%～95%,对非小细胞肺癌有效率为 25%～40%。为改善晚期 NSCLC 化疗的缓解率,减少陪治率,提高准确性,分子介导的个体化疗真正做到"量体裁衣",以及化疗联合分子靶向治疗是近年来研究的热点。但尽管如此,因肺癌早期发现率低,5 年存活率仍不足 15%。

1.SCLC 常用有效联合治疗方案

①CE/P 方案:卡铂(或顺铂)、依托泊苷,每 3 周为 1 周期。②PCb 方案:紫杉醇、卡铂,每 3 周为 1 周期。③IC 方案:依利替康、顺铂,每 4 周为 1 周期。骨髓抑制较大,可合用 G－CSF(或 GM－CSF)。

2.NSCLC 常用有效联合治疗方案

①一线标准化疗方案:疗效及毒副反应基本相似,有效率均为 25%～40%。总疗程 4 个周期为宜。a.NP 方案:长春瑞滨(诺维苯)、顺铂,每 3～4 周为 1 个周期。b.PCb 方案:紫杉醇、卡铂,每 3 周为 1 个周期。c.GP(Cb)方案:吉西他滨、顺铂(卡铂),每 3 周为 1 个周期。d.DC方案:多烯紫杉醇、卡铂,每 3～4 周为 1 个周期。②一线治疗方案:一线标准化疗失败时,进入二线治疗。目前常用药物有多烯紫杉醇、培美曲塞和表皮生长因子受体酪氨酸激酶抑制剂吉非替尼/厄罗替尼单药治疗。

3.减少化疗、放疗毒性反应

①止吐:联合使用 $5H_3$ 受体阻滞剂(如昂丹司琼 C 或枢复宁)、甲氧氯普胺(胃复安)等有较强的止吐作用。②保护骨髓制剂:GM－CSF 或 G－CSF1.5～5mg/kg 皮下注射,于化疗结束后 24～48h,开始应用,每日 1 次,持续 5～7 天。③支持治疗:醋酸甲地孕酮促进食欲,减少

胃肠道反应,增加体重。每日 60mg,每日 1 次。此外可酌情给予脂肪乳剂、复方氨基酸等。④水化:为减少顺铂的肾毒性作用,用药前须水化,每日进液量 1500～2500mL,必要时配合利尿治疗。

4.化疗禁忌证

①营养状态差,有恶病质或生存时间不超过 2 个月者。②白细胞小于 $4×10^9/L$,PLT 小于 $100×10^9/L$ 或既往多疗程化疗或放疗使白细胞及血小板数低下者。③有骨髓转移或既往曾广泛对骨髓照射的放疗者。④严重的肾、肝功能障碍。⑤大咯血者。⑥对于年老体弱,严重感染,心功能不全,肺内有急性炎症,体温超过 38℃者要慎用某些化疗药物。

(四)生物靶向治疗

肺癌治疗研究的热点之一,是针对参与肿瘤发生、发展过程的细胞信号传导和其他生物学途径的一种治疗手段,具有靶向定位杀灭癌细胞,不破坏或少破坏正常细胞的特点,故选择人群疗效高且毒副反应小。

目前研究最深入并投入临床使用的主要为表皮生长因子受体酪氨酸激酶抑制剂(EGFR－TKI)和抗血管内皮生长因子(VEGF)单克隆抗体。EGFR－TKI 的代表药物为吉非替尼、厄罗替尼,以肿瘤细胞膜上的表皮生长因子受体(EGFR)为靶点,通过与 EGFR 结合,抑制并阻断下流信号的传导,达到抑制肿瘤血管新生、抑制肿瘤细胞增生、促进肿瘤细胞凋亡,并抑制肿瘤细胞的侵袭和转移、降低肿瘤的黏附性、增加肿瘤对化疗药物的敏感性的作用。临床实践已显示 EGFR－TKI 对非小细胞肺癌的疗效明显,尤其是女性不吸烟的腺癌患者,与化疗药物相比能够显著改善患者的症状,而且耐受性良好,毒副反应轻微,口服使用方便,大大提高了患者的生活质量,是化疗失败的非小细胞肺癌患者二三线治疗的重要选择。主要毒副反应为皮疹、腹泻,仅不足 5%的患者可出现间质性肺炎。

血管生成剂代表药贝伐珠单抗,研究已表明和化疗联用可明显提高有效率、无进展生存期和延长生存时间。认为抗血管内皮生长因子单克隆抗体可使肿瘤血管正常化,降低血管通透性,降低组织间隙压力,有助于药物及营养氧气输送和扩散,从而对放化疗更敏感。

(五)中医中药治疗

以化痰软坚、理气化淤、清热解毒、养阴生津辨证论治。这对改善患者症状,提高患者免疫功能,增强其抗病能力有较大作用。

(六)生物免疫治疗

肿瘤免疫学和分子生物学的迅速发展,遗传工程、细胞工程等高技术日臻成熟,至 20 世纪 90 年代以来,免疫生物学治疗已成为肿瘤治疗的重要部分,在临床上发挥出较大的作用。肺癌的生物治疗有细胞因子和血生成因子治疗。目前临床常用的细胞因子有干扰素、白介素Ⅱ、肿瘤坏死因子等,它们可直接抑制肿瘤细胞增生,还可增强巨噬细胞和 NK 细胞对肿瘤的杀伤活性。或通过阻止肿瘤内部血管形成,使肿瘤停止增生和坏死。

(七)其他治疗

腔内型肿瘤可行纤支镜介入局部微波、电凝治疗,必要时行镍钛记忆合金支架放置术。恶性胸腔积液者在全身化疗同时应行胸腔插管引流术,待胸腔积液缓慢引流完后,胸腔内注射化疗药物或生物反应调节剂如榄香烯乳剂、短小棒状杆菌等,行胸膜粘连术,以延缓、阻滞胸腔积液的产生。

七、预防

加强宣教,普及防癌知识,提倡戒烟,宣传吸烟对人体健康的危害性及被动吸烟同样有害。治理环境污染,加强完善劳动保护制度,防止职业性致癌物和有害气体的吸入,减少大气污染,设立大气监测站。防治肺部慢性疾病,对高危人群、地区,积极开展普查工作,定期 X 线和痰脱落细胞检查,以便早期发现,及早治疗,可提高生存率。

八、预后

肺癌的预后与其分期及病理类型有关。早期发现、早期治疗可使肺癌获得痊愈。一般认为鳞癌预后较好,腺癌此之,小细胞未分化癌较差。

第二章　消化内科疾病

第一节　食管炎

一、急性腐蚀性食管炎

急性腐蚀性食管炎即吞服各种化学腐蚀剂所引起的食管损伤和急性炎症。碱性腐蚀剂具有很强的穿透性和吸水性,它能够与脂肪起皂化作用并使蛋白溶解,从而导致黏膜及其下层水肿、坏死和溃疡,甚至可引起食管广泛性瘢痕性狭窄,食管穿孔可引起心包炎及纵隔炎。酸性腐蚀剂亦有很强的脱水性,可造成食管黏膜棕色或黑色坏死,所引起的损伤较强碱为浅,但对胃黏膜损伤较重。食管狭窄50％发生于1个月内,80％发生于2个月内,100％发生于8个月内。

(一)诊断

1.临床表现

吞服腐蚀剂后即有口、咽及胸骨后方剧烈灼痛、咽下困难、涎液多及呕吐为本病典型症状,严重者伴发热及周围循环衰竭。

2.特殊检查

(1)X线检查:应在急性炎症消退后,患者能服流质方可做食管吞钡检查,如疑有穿孔或食管瘘,最好采用碘油造影。

(2)内镜检查:应尽早检查,以判断病变范围,防止因狭窄形成梗阻。近来不少学者主张在食管损伤后24～48小时进行早期诊断性食管镜检查。检查禁忌证有:①食管穿孔;②呼吸困难;③休克;④咽喉部有Ⅲ度灼伤。

(二)治疗

1.一般治疗

卧床休息,昏迷者重症监护,患者清醒而有自杀企图者应专人护理,注意生命体征的变化,严密观察有无喉头水肿,输液并补充维生素和电解质,应用抗生素预防继发感染。

2.紧急措施

立即终止接触毒物,消除胃肠道尚未吸收的毒物,并促使已吸收的毒物排出。根据毒物性质、选择应用相应的解毒剂。禁止洗胃与催吐。对服酸性腐蚀剂者立即用2％～3％氢氧化铝溶液、蛋清、牛奶或镁乳等中和;吞服碱性腐蚀剂可用稀乙酸、稀盐酸、柠檬汁、橘子水或食醋中和。另外可少量口服橄榄油或食用油,可润滑创面、防管腔粘连。吞酸性腐蚀剂忌用苏打中和,以免产出的二氧化碳增加食管、胃穿孔的危险。

3.特殊治疗

(1)保留胃管:自胃管注入食物维持营养,减少食管腔肉芽组织创面粘连,可保留3周以上。

(2)气管切开术:严重病例及有喉头水肿者应尽早施行。

(3)胃造瘘术:伤后 72 小时仍不能吞咽者,严重食管灼伤在纠正休克后应及时做胃造瘘。

(4)抗生素和糖皮质激素:严重灼伤后早期联合应用,但疑有食管或胃穿孔者禁用激素。

(5)扩张疗法:尽早采用水银探条扩张,其目的是防止管腔狭窄,于灼伤后 24～48 小时进行,多为 4～6 周,一般每周 1 次。亦可采用经胃造瘘管用线绳逆行法进行扩张,对瘢痕组织坚硬广泛、不规则或有长管状狭窄者,应警惕操作所致的食管穿孔的危险。

4.手术治疗

若扩张无效,需进行食管胃吻合和食管切除术,或用结肠代食管以恢复消化道的连续性。其手术指征如下:①食管穿孔。②完全性食管狭窄。③食管狭窄呈袋形或不规则。④患者拒绝食管扩张或不能耐受者。

(三)预后

取决于误服或有意吞服腐蚀剂的浓度与剂量,以及治疗是否及时、得当。高浓度大剂量服用者,常在短期内因上消化道穿孔而危及生命。

二、放射性食管炎

在胸部及头颈部恶性肿瘤放射治疗中,照射野内正常食管黏膜发生充血水肿,临床上表现为吞咽困难、胸骨后烧灼感、局部疼痛且进食后加重,称为放射性食管炎。食管癌、肺癌等常规放疗的处方剂量在 60～70Gy,在这个剂量范围内绝大多数患者都发生不同程度的食管炎症状,限制了放射剂量的提高和肿瘤治疗的疗效。

食管鳞状上皮对放射性物质比较敏感,放射性食管炎的发生及严重程度与下列因素有关:①年龄,大于 70 岁的老年患者较年轻患者发生 3 级以上食管炎风险明显增加。②化疗,同步化疗对肺癌治疗有优势,但相应放射性食管炎风险增加,因此同步化疗剂量不宜过高,且采用超分割的放疗模式时需十分慎重。③放疗的分割方式,高强度的放疗方式不仅会增加高级别放射性食管炎的发生率,而且还会增加放射性食管炎总时间。④放疗的剂量体积,物理因素与本病的关系十分密切,逐渐成为预测本病及指导放疗计划的依据。

(一)诊断

凡有胸部及头颈部恶性肿瘤患者,接受放疗可使照射野内正常的食管黏膜发生放射性食管炎。患者出现典型的食管炎症状,为咽下痛或胸骨后痛,有胸骨后灼热感,甚至出现吞咽困难、恶心、呕吐、呕血等。

(二)治疗

治疗原则为收敛抗感染、食管黏膜保护及止痛、营养支持等。应用盐水或碳酸氢钠液口腔盥洗,口服黏稠的利多卡因、制霉菌素混悬液、硫糖铝混悬液等对症治疗,或使用以庆大霉素、地塞米松、利多卡因等为主方的自制口服液。以上治疗仅能缓解症状,并不能达到治愈的效果。氨磷汀是一种有机硫化磷酸化合物,因巯基具有清除组织中自由基的作用,从理论上可以成为正常细胞保护剂,预防或减少放射性食管炎的发生。

三、病毒性食管炎(疱疹性食管炎)

病毒性食管炎是由于病毒侵犯食管黏膜引起的急性炎症损害,主要由单纯性疱疹病毒感染所致。疱疹性食管炎除发生于酸反流、化学性或机械性损伤外,亦发生于免疫功能低下或久病体弱的患者。受累的食管常有充血水肿、疱疹、点状或融合性溃疡。严重患者形成食管纵隔窦和感染扩散、食管呼吸道瘘,可并发上消化道出血,甚至病毒血症而死亡。

(一)诊断

1.临床表现

轻度感染者常无症状。多数患者常有胸骨后疼痛、胃灼热、异物感、吞咽疼痛和吞咽困难,上消化道出血少见。

2.特殊检查

(1)内镜检查:可见食管远端有小疱、大小不一的溃疡,基底有明显水肿、充血、黏膜质脆,接触易出血。病检呈急性或慢性炎症,活检组织培养病毒阳性。

(2)食管双重对比钡透:可见散在多个浅表溃疡,轻微感染者的表现可能不明显。

(3)补体结合试验:3~4周后疱疹病毒补体结合试验1.64为阳性。

(二)治疗

以对症为主,可给予黏膜保护剂、制酸剂,重症者可考虑用抗病毒药物。本病病程常为自限性,预后良好。

四、念珠菌性食管炎

食管真菌感染较少见,由于广泛应用抗生素和免疫抑制剂治疗,以及艾滋病发病率增加,本病有所增加。尸检发现90%淋巴瘤及白血病患者和10%霍奇金病患者伴食管或肠念珠菌感染。胃肠道真菌感染以食管受累最为常见,多为念珠菌属的类酵母真菌所致的急性念珠菌性食管炎。

(一)诊断

1.临床表现

①咽下疼痛。最为常见,吞咽流质或固体食物时均可发生,亦可发生胸骨后疼痛,有时疼痛向背部放射。②咽下困难。较常见,可有食物反流及呕吐。③出血偶见,为呕血或黑便。④恶心和/或呕吐。本病常与口腔鹅口疮并存。表现为大量圆形白斑、可扩大融合而成灰色苔膜,覆盖舌表面,亦可扩散至软腭、咽及口颊部,周围黏膜有红斑,明显充血、水肿。凡出现上消化道症状,同时又有长期服用大剂量、多种抗生素或曾有化疗病史者,应尽早内镜检查。

2.实验室检查

常可发现中性粒细胞减少。

3.特殊检查

(1)内镜检查:是确诊该病的重要手段,可见食管黏膜充血、水肿、糜烂、溃疡,触之易出血。黏膜表面有假膜或覆盖"豆腐渣"样白色斑块。可取组织进行活检和培养。若培养结果阴性,务必涂片检查有无真菌菌丝,活检组织显示有菌丝侵入上皮时,则可确定诊断。

(2)X线钡餐检查:食管黏膜纹理消失,边缘粗乱,有时呈颗粒状或结节状、锯齿状充盈缺损,表浅的龛影和管腔狭窄。部分患者亦可见食管节段性狭窄。

(3)血清学试验:①琼脂凝胶扩散和反向免疫电泳检测念珠菌抗体。②放免和酶联法检测血清中甘露聚糖抗原(念珠菌细胞壁上的多糖)。③测定已感染患者血清凝集滴度有2/3高于1:160。④已感染者血清中抗原及其抗体滴度有1/3迅速升高。

4.鉴别诊断

应与食管憩室、其他原因引起的食管溃疡鉴别。

(二)治疗

1.一般治疗

流质饮食或软食;咽下疼痛剧烈者可适当给予止痛、解痉、镇痛剂。

2.药物治疗

(1)制霉菌素:以 50 万～100 万单位溶于 4mL 蒸馏水中,含漱后缓慢咽下,一日 4 次,一般疗程为 1～2 周,或需延长。亦可将制霉菌素 240 万 U/日溶于 12mL 水中分 4 次使用。为增加该药的黏滞性以使药物较长时间黏附于食管壁和病变处,从而提高疗效,可加入等量 0.5%～1.0%甲基纤维素溶液,分次吞服。

(2)酮康唑:每日 200mg 口服,10 日为 1 疗程。

(3)氟康唑和伊曲康唑:均为广谱抗菌药物,尤其适用于系统性念珠菌感染。两者均每 100～200mg 口服,10～15 日为 1 疗程。

(4)5—氟胞嘧啶:250～500mg,每日 4 次,口服。用药过程中应观察血常规和肝功能变化,肾功能有损害者忌用或慎用。

(5)克霉唑:1g,每日 3 次,口服。

(6)双氯米达唑:是一种广谱强力抗菌药物,常用 250mg 口服,每日 3～6 次,或 200～1200mg 静脉注射,每 8 小时 1 次,3 周为 1 疗程。

(7)我国研制的两性霉素 B(庐山霉素)、球红霉素、金褐霉素(代号 R22)、土槿甲酸和大蒜素等对本病亦有较好的疗效,可选用。

五、食管 Crohn 病

Crohn 病是病因未明的胃肠道慢性肉芽肿性疾病。本病从口腔至肛门各段消化道均可累及。病变呈跳跃式或节段性分布。病变累及食管的病变可能是 Crohn 病的一部分,称之为食管 Crohn 病,亦可称之为肉芽肿性食管炎。

(一)诊断

1.临床表现

当患者有食管 Crohn 病同时伴有炎症性肠病(IBD),则诊断本病可能性大。本病的主要症状为吞咽困难和疼痛,有时亦可呈自发性胸骨后疼痛。部分患者可合并皮肤湿疹,口腔、会阴部等处溃疡,关节痛等。活动期患者红细胞沉降率增快。

2.特殊检查

(1)内镜检查:可见食管黏膜水肿、充血、溃烂、浅表溃疡,以及肉芽肿等。组织活检为急性,或慢性非特异性炎症。

(2)食管 X 线钡餐检查:病变初期多见于食管下段,以后逐渐向上延伸、蔓延,甚至累及整个食管。X 线显示食管黏膜呈不规则或食管腔狭窄。

本病的诊断应结合内镜、X 线和病理结果综合考虑。与易于识别的 IBD 并存时诊断较易。但当食管 Crohn 病单独存在时,需与食管真菌病、食管结核、食管结节病鉴别,后者鉴别甚为困难,而前两者可通过细菌、真菌培养及涂片染色予以鉴别。

（二）治疗

早期无穿透性溃疡的患者，可先用激素治疗，但易于复发。凡激素治疗不能控制病情，且有穿透性溃疡者，应考虑手术治疗。

第二节　贲门失弛缓症

贲门失弛缓症是指吞咽食物后食管体部无蠕动，贲门括约肌弛缓不良。也是常见的食管运动功能障碍性疾病之一。本病又称贲门痉挛或巨食管症等，发病率约为 1/100000，临床多见于 20～50 岁的青中年人，女性稍多。

一、病因与发病机制

本症的病因尚未明确，但基本缺陷是神经肌肉异常。神经解剖研究结果表明，该病是由于食管壁肌层间神经节发生变性或减少，副交感神经（迷走神经）分布缺陷。其发生与Ⅱ型人白细胞抗原 Dowi 有关，因此认为可能由于带状疱疹或麻疹病毒感染引起。

贲门失弛缓不仅局限于贲门部，而且累及整个胸内食管。开始时食管解剖学上正常，以后食管失去正常蠕动而极度扩张及贲门括约肌不能松弛，肉眼可见终末段食管狭窄，狭窄段长 1.5～5.0cm。此段食管外层纵行肌功能正常，而内层环形肌肥厚。由于食管正常运动功能障碍，使食物滞留于食管内刺激食管黏膜，继而发生炎症和多发性溃疡。在滞留性食管炎的基础上可以发生癌变，其发生率高达 2%～7%。

二、症状与体征

（一）吞咽困难

贲门失弛缓症最常见的症状是吞咽固体或液体食物时均有吞咽困难，症状从间歇发作进展至每餐甚至每次吞咽均出现。尤其是发病初期，情绪紧张或冷、热饮均可使症状加重。患者常在胸骨下部有食物粘住感，并可在咽喉至上腹部任何部位有此感觉。吞咽困难的发生有时可很突然，顿时无法下咽，一时不能缓解，下咽困难有时进流质反而很明显，患者可自行做不同动作，以解除吞咽困难，如大量饮水，用力咽空气或站着进食等，因吞咽困难影响进食可出现体重下降及贫血，与进食的质与量亦有关，但很少因饥饿而死亡者。

（二）反胃

常在进餐中、进餐后及卧位时发生。早期在进餐中或每次餐后反出少量刚进的食物，可使食管阻塞感改善。随着病情进展，食管容量增大，反胃次数减少。每次反流物为大量未经消化及几天前有臭味的食物。当食管扩大明显时，可容纳大量液体和食物，患者仰卧时即发生反胃，在夜间反胃时可发生阵发性咳嗽及误吸，出现肺炎、肺脓肿及支气管扩张等呼吸道并发症，老年人更易发生。

（三）疼痛

在失弛缓症早期常出现胸痛或上腹痛。测压检查发现有高振幅收缩，可能是由于食管肌发生痉挛造成。有些疼痛可因进食太快或食物卡在食管下端括约肌部时发生，对长期患病食管已扩张呈 S 状者,疼痛症状就不太明显。

三、诊断

初入胸心外科,如何正确把握本病的诊断,请抓住如下要点。

(一)病史

有本病的症状和体征,但开始时症状不明显,病情进展缓慢,可突然发生。

(二)X 线检查

1.胸部 X 线片

有时可见扩张的食管,胃内气泡消失。有肺部炎性改变时可见肺野改变。扩张明显的食管在后前位胸片上见有纵隔影增宽或有液平面。侧位片上见有气管前移。

2.食管钡餐检查

对食管扩张明显或有大量食物残渣者,造影前应插管冲洗食管。失弛缓症的食管钡餐检查,特征为食管体部蠕动消失,吞咽时远端括约肌无松弛反应,典型表现为钡剂在食管胃接合部停留,该部管壁光滑,管腔狭窄呈鸟嘴样改变,食管体部直径可自正常至明显扩张。根据 Henderson 等的分级,失弛缓症中食管扩张的严重性可分为 3 级。1 级(轻度):食管直径<4cm;2 级(中度):食管直径 4~6cm;3 级(重度):食管直径>6cm。食管可弯曲呈 S 形,食管内充满钡剂,靠重力作用使下端括约肌开放,小量流入胃内,吸入亚硝酸异戊酯可使食管远端开放。

(三)食管镜检查

经治医师最好参与食管内镜检查,目视病变性质、程度,对术前准备亦有帮助。

钡餐检查后应施行食管镜检查,以除外食管器质性病变或合并癌,镜检见到食管扩张,贲门部闭合,但食管镜通过无阻力。有时可见有阻塞性食管炎的表现,如黏膜充血及增厚,黏膜溃疡及血斑,结节增生性斑块或息肉样改变。可能时将内镜通过食管远端括约肌检查胃部,以除外因胃癌出现的假性失弛缓症。食管镜检查前 3d 对食管扩张明显及有食物残渣者,应下胃管充分冲洗,改用流质饮食。扩张、弯曲的食管在镜检时有发生穿孔的危险,应予注意。

贲门失弛缓症患者行食管镜检查的适应证:①临床症状及 X 线检查不能确诊者;②有可疑其他食管良、恶性疾病者,特别是可疑有癌变或合并癌者;③单纯采用食管镜下扩张术者;④黑勒贲门肌切开术后诊断有反流性食管炎者。

(四)食管测压

检查前应做食管钡餐 X 线检查及清洗食管。食管测压检查有助于失弛缓症的诊断。测压所见常很典型,尤其是食管扩张不明显需与食管痉挛相鉴别时。

失弛缓症的测压特征是:①食管内静息压(正常在大气压以下)高于正常,约等于胃底内压力(2.7kPa,20mmHg)。②吞咽时食管体无蠕动性收缩性反应,常可见到非蠕动性低振幅(低于 6.7kPa,50mmHg)收缩。③吞咽时食管下括约肌不松弛或松弛不良。④食管平滑肌对胆碱能药物有超过敏作用,如注射氯贝胆碱(乌拉胆碱),可使食管内压力上升。但有时出现假阳性,如远端有浸润性肿瘤的患者;在食管弥散性痉挛病例中,有时亦同样出现阳性效果,故此项试验的价值可疑。

(五)闪烁图检查

应用放射性核素闪烁图检查食管,可以对食管功能不良程度进行定量检查及检查治疗的反应。方法是吞咽液体或固体放射性标记^{99m}Tc胶体硫,进行单次或多次吞咽,吞咽开始后间歇进行伽马计数,数字储存于计算机内。从计算机资料画出清除曲线就可定出一次或多次吞咽中清除时间及清除曲线。其特征是:①吞咽第一口时,液体团通过延迟,全部有潴留;②食团在食管远端平均每隔3s间歇来回有摆动(正常人饮水时可在1s内完全通过食管。食团摆动及明显潴留是失弛缓症的特性)。

四、鉴别诊断

(一)食管弥散性痉挛

该病又称非括约肌性食管痉挛,也称假憩室或节段性痉挛。为一种不明原因的原发性食管神经肌肉功能紊乱疾病,多见于中年人或有神经质的女性。国人较少见。有的患者无任何症状,而有症状者常为阵发性胸骨后疼痛,并放射到背、颈部,个别患者可向耳后及前臂放射,类似胆石症及心绞痛。疼痛发作与饮食无关。有些患者在疼痛发作时伴有程度不同的吞咽困难。无特殊阳性体征。食管X线造影显示食管中2/3部分呈节段性痉挛收缩,无食管扩张现象。发作时食管钡剂造影有较多的蠕动波,呈念珠状。有的食管造影又很像憩室,因此又有称其为痉挛性假憩室病。有时见真性憩室或合并食管裂孔疝和胃十二指肠溃疡存在。食管大小正常。食管镜检查食管黏膜正常,器械通过无障碍。食管测压显示食管体内有重复的同时性的收缩,下端括约肌有正常弛缓功能。治疗多采用保守治疗,但亦有主张行肌层切开(主动脉弓下缘直至胃底)的报告。

(二)贲门癌

出现假性失弛缓现象,患者有吞咽困难症状。X线检查食管体有扩张,远端括约肌不能松弛。测压食管体部无蠕动及食管远端括约肌不松弛。食管镜通过该处有困难。最常见的原因是贲门部肿瘤浸润,大多数活检可确诊,但有时需探查才能确诊。

(三)食管硬皮病

各种结缔组织疾病如系统性硬化病、系统性红斑狼疮、多发性肌炎等均能合并食管运动障碍。这些疾病一旦累及食管时,能引起食管平滑肌及纤维组织萎缩。出现食管远端一段无蠕动。食管受累先于皮肤硬皮病的出现。食管测压近端可出现正常蠕动波,而远端括约肌常呈无力,但松弛正常。在周围性神经疾病中如糖尿病及系统性硬化病患者中,亦可见到食管无蠕动性异常。

(四)精神性贲门失弛缓症

本症多见于年轻有神经质的人。症状很像贲门失弛缓症。X线检查时很少有食管扩张,亦有第三收缩波和鸟嘴状的贲门。食管镜检查常属正常。

(五)老年性食管

该病多见于老年人,老年人中食管运动功能紊乱是由于器官的退行性变在食管上的表现。与贲门失弛缓症在鉴别上有3点:①老年性食管多为年过80岁者;②缺少贲门失弛缓症的食管扩张及贲门改变;③食管腔内测压检查贲门和食管静止压不增加。

(六)迷走神经切断后吞咽困难

经胸或腹途径切断迷走神经后能发生吞咽困难。高选择性迷走神经切断术后约75%的患者可发生暂时性吞咽困难。大多数情况下手术后6周症状可以逐渐消失。X线及测压检查中,可见到食管远端括约肌不能松弛及偶然无蠕动,但很少需要扩张及外科治疗。与贲门失弛缓症鉴别主要依靠病史。

(七)食管美洲锥虫病(Chagas 病)

本病系南美洲的一种寄生虫病。这种寄生虫病常累及全身平滑肌,而引起巨食管、巨胃、巨十二指肠、巨空肠、巨结肠及巨子宫等。Chagas 病从小儿时期就开始发病,分急性及慢性阶段。慢性阶段能持续 30～40 年。急性阶段是从昆虫咬伤后,伤口感染而发病,临床上有发热、肌肉痛、食欲缺乏、肝脾大和全身水肿。寄生虫经血侵入人体后,则使全身平滑肌产生 Chagas 病。有研究认为锥虫侵犯平滑肌内释放神经毒素破坏了肠肌神经丛(Auerbach 神经丛)的神经节细胞,因此患者常在急性阶段死亡,幸存者则进入慢性阶段。Chagas 病的巨食管在临床、X 线检查及食管腔内测压检查上均与贲门失弛缓症相同。在鉴别诊断上,只有在锥虫病流行区才有意义。Chagas 病除食管外,尚有其他内脏的改变。用荧光免疫及补体结合试验可确定锥虫病的感染史。

五、并发症

(一)呼吸道并发症

约在 10% 的患者中发生,儿童中更明显。因反流及呕吐发生吸入性肺炎、支气管扩张、肺脓肿及肺纤维化为最常见。吸入非结核性杆菌合并食管内潴留的油脂,可诱发慢性肺部改变,类似临床上结核病的 X 线表现。在痰中找到抗酸杆菌可能是非结核性杆菌,不要误认为结核杆菌。发生呼吸道并发症可有 3 种机制:①扩张的食管内容物吸入气管及支气管,特别在夜间平卧时反复小量误吸;②明显扩张及充盈的食管发生气管压迫,致排痰及呼吸困难;③并发癌肿造成食管及气管或左支气管瘘,出现严重的呼吸道症状。其中以第 1 项常见。治疗除采用抗感染症等支持疗法外,只有解除食管梗阻后,才能使肺部并发症好转。但如遇有长期肺部并发症,如支气管扩张、肺脓肿等而引起不可逆病变时,可在做黑勒贲门肌切开术的同时做肺切除术。

(二)食管癌

贲门失弛缓症可并发食管癌,发生率为 2%～7%。肿瘤部位主要位于食管中段,其次为食管下段及上段。食管癌常发现于有失弛缓症病期较长的患者,因食物潴留发生食管炎的慢性炎症刺激因素造成。食管肌层切开或用力扩张后并不能预防癌肿的发生,有手术成功后多年仍可发生癌肿的病例。

食管癌的诊断常延误,由于临床症状常被误认为失弛缓症,待癌肿生长至较大体积发生堵塞食管扩大才注意。吞咽困难由间歇性发作变为进行性加重,反流或呕吐物中含有血液以及体重下降较为明显,个别病例可出现食管-支气管瘘。怀疑并发有食管癌的病例除钡餐 X 线造影外,应做食管镜检查。为了及时诊断并发症,在做食管造影或食管镜检查前应很好地冲洗食管。

贲门失弛缓症并发食管癌常因延误诊断,肿瘤已不能切除,或虽能切除,但预后不良,大多数患者因转移而死亡。在预防上有些学者提出对贲门失弛缓症早期做黑勒贲门肌切开术,减少食管黏膜的慢性刺激,有可能预防癌的发生。

(三)食管炎

因贲门失弛缓症的食管内潴留,食管镜检查可见有食管炎,造成黏膜溃疡并可发生出血,少数发生自发性食管穿孔、食管气管瘘。身体衰弱或已行抗生素治疗或周围血粒细胞减少者可合并念珠菌感染。食管镜检查可见炎性黏膜上有白斑。标本涂片及活检可以确诊,治疗首先用吸引引流、扩张,解除食管潴留,同时应用抗真菌药。

(四)其他并发症

因贲门失弛缓症的食管扩张,使管腔内张力增加而出现黏膜膨出,称膨出型膈上憩室。膈上憩室常发生于膈上5cm右后侧壁。失弛缓症并发憩室除贲门失弛缓症的症状外,因憩室内滞留食物引起憩室炎时常出现泛酸,偶有呕血现象。诊断主要依靠食管造影或食管镜检查。

治疗在行黑勒贲门肌切开术的同时,行憩室切除术或食管部分切除及食管-胃吻合术。

六、治疗

药物治疗的效果并不理想,对术前准备及拒绝或不适于做扩张术及外科手术者可能有一些作用。抗胆碱制剂能降低括约肌压力及改善食管排空,但临床应用效果不佳。长效硝酸盐或钙拮抗药硝苯地平(心痛定)(30～40mg/d)是内科治疗失弛缓症的两种有效药物,可降低食管下端括约肌张力,解除吞咽困难。肉毒毒素(BTX)注射,也起到一定的治疗作用。目前常用BTX的A型(BTXA)。方法是在纤维食管镜下,食管胃黏膜移行处典型的齿状线结构作为判断食管下括约肌(LES)的标志,将LES分成4或5个象限,分别注射BTXA注射液,总量80～100U。亦可在超声内镜指导下,将BTXA注射液准确地注入LES内。BTXA作用于运动神经末梢肌肉接头处,抑制乙酰胆碱的释放,阻断神经冲动传递,导致肌肉松弛和麻痹。

(一)急性期治疗

维持水、电解质平衡,保证机体摄入足够能量。

(二)一般治疗

发病期间尽量少吃不好消化的固体食物,多进食流质或半流质食物,如粥、面片汤。

(三)药物治疗

由于个体差异大,用药不存在绝对的最好、最快、最有效,除常用非处方药外,应在医生指导下充分结合个人情况选择最合适的药物。

许多药物可减少食管下括约肌的压力,但临床治疗效果欠佳。硝酸酯类及钙通道阻滞剂等药物使用较多,但口服药物仅用于临时缓解症状,短期有效率可达50%～70%,长期(1年后)疗效差。

硝苯地平:

1.作用

松弛食管下括约肌,使患者吞咽困难及疼痛的症状减轻。但并不是对所有人都能够起效。

2.不良反应

不良反应一般较轻,初服者常见面部潮红,其次有心悸、窦性心动过速。个别有舌根麻木、口干、发汗、头痛、恶心、食欲缺乏等。

3.禁忌

妊娠期妇女禁用。

注意事项:本药为处方药,需在医生指导下使用。低血压患者慎用。硝苯地平可分泌入乳汁,哺乳妇女应停药或停止哺乳。

(四)肉毒毒素注射治疗

超声引导下肉毒毒素注射适用于药物治疗失败、下食管括约肌扩张和手术治疗风险较大的人或拒绝创伤性治疗的患者。

不良反应小,总有效率 85%,但持续时间短,50%的患者会在半年后复发。需要注意的是,反复注射肉毒素会使以后的手术和扩张更困难,且术后疗效不好。

(五)扩张治疗

20 世纪 40 年代就应用扩张食管远端括约肌的方法治疗失弛缓症。50 年代以后逐渐用手术方法代替,为长期缓解症状,需强行扩张括约肌,现在常用的有机械、静水囊、气囊及钡囊等方法。

扩张前晚起患者禁饮食,食管内食物残渣应予吸引清除或冲洗清洁,有可能时在食管镜检查后立即进行扩张,所有扩张均在 X 线透视下监测。

1.器械性扩张器扩张

(1)金属扩张器(Starck 扩张器):由 Starck 制作的扩张器,有可扩张的金属臂,用手法控制。因扩张程度不易控制及屈曲扩张的食管不易进入,现已较少应用。

(2)静水囊扩张器:由 Plummer 制作的静水囊扩张器及由 Negus 改良 Plummer 的静水囊扩张器。其扩张是将双层扩张袋置于食管下端括约肌的中点,压力可至 53.9~63.7kPa(404~477mmHg)。

(3)气囊扩张器:气囊扩张时充气至压力 40~80kPa(300~600mmHg)。

(4)钡囊扩张器:用 25%~30%钡剂,使食管、胃交界部扩张至 4cm 左右。

(5)其他扩张器:如水银囊扩张器、柔性扩张器,应用纤维食管镜进行扩张或经金属食管镜利用塑料探条扩张,还有一些带引导丝的扩张器,其类型大致相似。

2.加压扩张的并发症

(1)疼痛:约 5%的患者发生胸骨下持续疼痛。疼痛向背、肩或两臂放射,常可自行消失,为除外食管穿孔,患者应留院观察,禁饮食。

(2)食管穿孔:约有 3%患者扩张术后 30~60min 内疼痛不减轻或症状恶化,应怀疑有穿孔的可能。左胸剧痛、气短,皮下气肿及液气胸为食管穿孔特征。经吞服碘剂确诊后,应缝合穿孔及在食管对侧行肌层切开术。根据穿孔情况同时行胃造口术,以利术后连续吸引保持食管排空。术后第 5~6d 用水溶性对比剂进行 X 线食管检查,穿孔愈合后,停止吸引,经口进流质。亦可发生亚临床穿孔,出现纵隔脓肿,需手术引流。由于加压扩张后发现食管穿孔大都较晚,对可疑病例在强力扩张术后,用水溶性对比剂进行检查,排除穿孔。

(3)出血:发生大出血者少见。表现为呕血或黑便,患者应留院监测直至出血停止。

(4)胃食管反流:多次扩张后,小部分患者发生症状性胃食管反流,出现食管炎症状。可施行抬高床头,服抗酸药及 H_2 受体阻滞剂。出现贲门失弛缓症复发或保守治疗失败,则需手术治疗。

(六)支架治疗

在食管狭窄或梗阻处放置支架,是治疗该病的有效方法之一,能够疏通食管通道、改善患者的进食能力。但此方法可能会导致胸痛、出血、穿孔等并发症,一般轻、中度贲门失弛缓症不建议使用该方法。

(七)前沿治疗

经口内镜下肌切开术(POEM):伴随着内镜隧道技术的出现,POEM 作为一种新型治疗贲门失弛缓症的手段在临床广泛应用。

内镜引导下在食管黏膜与黏膜下层之间建立隧道,分离食管下括约肌的肌纤维并进行切开,达到贲门松弛的效果。

POEM 在微创的前提下,有效缓解患者临床症状。对于采用其他方法治疗失败的贲门失弛缓症患者,实施 POEM 仍可取得一定疗效。

第三节 食管异物

食管异物是消化内科和耳鼻喉科常见的急诊之一。任何物体在特定情况下都可成为食管异物。

一、相关因素分析

(一)分类

食管异物一般可分为以下四类。

1.金属类

包括钱币、纪念章、义齿、缝针、项链、戒指、铁丝、玩具、刀片等。

2.物理性

包括围棋子、塑料片等。

3.植物性

包括各类果核、果仁等。

4.动物性

包括鱼刺、骨片、肉团、海鲜壳等。临床一般以鱼骨和禽畜骨类居多,占 80%以上。

(二)部位

从解剖上看,食管异物大多位于食管的 3 个生理狭窄处。据多项荟萃分析,食管异物位于上段最多,占 44%~98%;中段次之,占 13%~20%;下段最少,占 3%~10%。

(三)地域

据统计,食管异物中农村患者偏多,约为 67%。而 24h 内就诊比例大概为 35%。

(四)年龄

调查显示,食管异物中,小于 12 岁的儿童占 6%,13~18 岁的少年占 3%,19~59 岁的中青年占 62％,60 岁以上的老年患者占 29％。

由于生理习性及生理功能不同,食管异物发生在多个年龄组的情况也不尽相同。儿童喜欢玩耍,经常把各种物品放入口中,且咽部防御反射不健全,容易把钱币、果核及塑料片等吞入食管;而成人大多因咀嚼不细将混杂于食物中的鱼刺、骨片咽下所致;老人多因黏膜感觉迟钝,食物不易咬碎或义齿脱落引起。

二、临床表现

(一)症状

患者一般有明确的异物误咽史。轻者有咽部或胸骨后不适、隐痛,吞咽时尤为明显,大多有不同程度的颈部、胸骨后疼痛,伴吞咽困难和梗阻感。严重时可出现恶心、呕吐,儿童可有吵闹、流涕、气急、不能进食等。以后出现的症状取决于有无并发症的发生。尖锐及刺激性异物损伤黏膜可引起食管穿孔、食管周围炎、纵隔炎、纵隔脓肿,造成食管-气瘘,亦可侵及周围组织器官,或移出食管外,引起气胸、脓胸、主动脉破裂、心脏穿透等。

(二)体征

单纯的食管异物无明显的阳性体征。若出现并发症,可出现相应的体征。

三、诊断

食管异物的诊断主要依靠病史、影像检查及内镜检查。

(一)病史

大多食管异物自觉有异物吞咽史,但对于儿童或特殊患者需仔细询问,防止漏诊。

(二)影像学

1.X 线检查

X 线检查是诊断食管异物及其并发症的重要方法之一,可确定异物的存在、性质、大小、形态、位置及有无并发症,为临床提供有价值的资料。X 线检查一般根据异物的物理性质、形状、大小等采用不同的检查方法。

(1)普通 X 线摄片:多应用于食管金属异物。先摄取颈部侧位片或胸段食管的右前斜位片,必要时加拍正位片,此法简单、安全,所受射线少。常规 X 线检查对并发症的诊断也有帮助,纵隔炎时可显示纵隔增宽;食管穿孔时,可发现食管周围积气、皮下及纵隔气肿、气胸、胸腔积液、心包积液等。

(2)食管钡餐检查:采用常规或双重钡餐造影检查,可显示非金属性异物。有些较小的食管异物,在气钡双重造影时难以发现,目前有人用气钡双重造影加水洗法诊断食管异物。结果发现,食管异物的阳性发现率明显高于普通气钡造影,并能明确食管异物的大小、位置及刺入方向,为临床治疗提供重要的参考依据,是食管细小异物有效、安全的检查方法。对于老年人食管内肉块异物梗阻,有时钡剂检查可误认为食管癌,须仔细加以鉴别。

(3)食管吞服钡棉检查:对于较小异物,刺入食管壁者可吞服含钡棉絮,通过摄片可见钡棉通过食管异物处部分受阻,出现偏流及分流征象,异物表面可有少量钡剂附着或钡棉悬挂于异物上,并可观察食管黏膜有无中断、破坏征象。但此检查方法也要慎重:①若食管异物已造成食管穿孔,钡剂可通过穿孔处进入纵隔或胸腔,且难以排出,可加重并发症。②若此检查方法未能诊断食管异物的存在或相关情况,需行胸腔 CT 检查时,钡剂会造成伪影,以至于图像难以观察,故在选择此检查方法时需引起注意。

(4)泛影葡胺造影检查:对疑有食管异物造成穿孔者,可用泛影葡胺吞钡造影,若造影剂流入纵隔或胸腔内,可及时发现食管穿孔,且存留于纵隔和胸腔内的造影剂易于吸收。

2.胸部 CT 及后处理技术

若上述检查方法都不能明确诊断或临床高度怀疑穿孔者,需行胸部 CT 检查。荟萃分析表明,食管异物容易合并穿孔并穿破食管形成气管或纵隔瘘。CT 检查有利于观察食管壁的完整性,还可以观察邻近组织、气管及纵隔的情况,在食管异物穿孔的定位、定性诊断方面准确性高。此外还可以使用多层螺旋 CT(MSCT)、多平面重建(MPR)、最大宽度投影(MIP)、容积再现(VR)等手段提高诊断水平。

3.内镜检查

内镜检查既是食管异物的确诊方法,又是主要的治疗手段。

四、并发症

食管深居颈部及纵隔,周围有许多重要的器官和血管。若异物(尤其是尖锐异物)停留在食管,未能及时取出或处理不当,将会发生严重的并发症。

(一)食管周围炎

食管周围炎是最常见的并发症,一般认为尖锐异物在食管停留超过 24h,感染即可出现。表现为胸骨后疼痛、发热、周围血白细胞升高。X 线下可见食管周围组织水肿,内镜下可见食管黏膜充血、水肿、糜烂。此时应尽快取出异物,否则可加重感染,引起周围脓肿。取出异物后,须行禁食、补液、抗感染治疗,必要时可加用短期激素治疗,以利于消退炎症造成的肿胀。切忌多次反复内镜检查,以免造成严重的损伤及感染扩散。

(二)穿孔

常见于食管颈段,因尖锐异物或异物存留时间过长引起。处理异物前必须判定是否有食管穿孔的存在,出现明显胸骨后疼痛、下咽困难、发热等,此时可选用碘油或泛影葡胺吞服造影,行食管 X 线摄片明确是否有穿孔及穿孔的位置。由于细小穿孔在 X 线上不能明确显示,而临床高度怀疑者,可行胸部 CT 检查,若观察到纵隔积气利于诊断。对于早期及细小穿孔,行禁食、胃肠减压、抗感染、抑酸治疗可好转;伴纵隔气肿者,需纵隔内分离、排气、抗感染治疗;对于脓气胸者,应行脓肿内排气和闭气引流。

(三)食管周围脓肿、颈深脓肿及咽后脓肿

食管穿孔后未及时发现或治疗不当可造成化脓性感染。治疗时应首先去除异物,建立通畅引流,强力抗感染。可行颈纵隔引流、咽或食管内—纵隔引流、开胸引流等。值得注意的是处理颈深脓肿时,应避免损伤颈部血管,处理咽后脓肿时需防止窒息。

(四)血管损伤

是食管异物最严重的并发症,累及的血管主要为主动脉、无名动脉、左锁骨下动脉、颈总动脉、颈内静脉等。食管异物引起主动脉大出血的机制有两个方面:①尖锐异物刺破食管壁后,直接刺入主动脉造成大出血。②异物引起食管周围炎,主动脉急性炎症或坏死产生假性主动脉瘘,破裂形成主动脉食管瘘。一旦临床诊断此瘘时应绝对卧床休息,并立即处理。

(五)其他

其他少见的并发症还有食管气管瘘、皮下气肿、腹腔脓肿等。

五、治疗

食管异物的治疗原则为尽早取出异物,减少并发症的发生,必要时行手术治疗。

(一)食管镜

食管镜不仅可以明确异物存留部位及食管壁损伤的情况,还是重要的治疗手段,主要适用于位置较高的食管异物。常规情况下行黏膜表面麻醉即可,近年有人主张使用强化表面麻醉,即术前20min肌内注射安定10mg,阿托品1mg,哌替啶100mg,术前10min用1%丁卡因喷雾口咽部3~5次,口服2%利多卡因5mL。此法可使横纹肌及平滑肌松弛,有利于医生的操作,同时可减少患者的反应和痛苦,又无全麻的缺点。麻醉后先检查下咽部,尤其是梨状窝处,有些鱼刺等异物经常位于此处。在直视下小心进镜,若见条状尖锐异物插入食管壁,应先以异物钳将异物上方的食管壁向外推开,让异物游离端从食管壁分离,再将食管镜靠近异物后取出。对于难以套入食管镜的较大异物,则尽量暴露异物边缘,暴露其锐利的一端,再用异物钳钳住,避免尖端与食管壁接触,异物钳与食管镜一起退出。也有报道用带气囊的硬管食管镜取异物,使用气囊扩张食管,有利于食管镜下操作,待异物被钳住后,气囊放气,随食管镜一起退出,取得了良好的效果。

(二)电子内镜

虽然食管镜在食管异物的治疗中起了重要的作用,但它也有自身的缺陷。由于食管镜属硬质镜,所以操作患者比较痛苦,且若异物位于食管中下段时,操作时难度较大,因此现在使用电子内镜取食管异物的报道越来越多。虽然电子内镜的形状和口径有限,尚不能完全代替金属食管镜,但它操作方法简便,成功率高,并发症少,正成为食管异物治疗的主要手段。

术前行必要的辅助检查,掌握其适应证和禁忌证。适应证:食管内异物,自然排出困难者,尤其对锐利异物及有毒异物更应积极试取。禁忌证:有内镜检查的禁忌证,可能已全部或部分穿出食管外的异物。取不同的异物,操作方法也不尽相同。

1.长条形棒状异物

如汤勺等,可用圈套器取出;对外径较细、表面光滑的棒状物,用三爪钳、鳄嘴钳较为方便;异物一端直径较大而锐利,另一端小而光滑,取出时最好将光滑端先朝上取出。

2.球形异物

如果核等,表面光滑,钳取时较困难,套取又易脱落,选用篮型取石器或网兜型取物器较合适。

3.薄片状圆形金属异物

如各种硬币等,一般用活检钳或异物钳取出较方便。

4.食物团块

食管内的食物团块应让患者呕出或设法让食物团块进入胃内,以免引起窒息。对食管异物完全性阻塞或原有食管病变的患者往往采用内镜下咬钳将食物咬碎,然后用圈套器或三爪钳取出。

5.长形或多边形尖锐异物

如张开的别针等,先用鳄嘴钳夹住别针的绞合圈部,再转动内镜使别针与食管平行,内镜连同别针一起退出。另一种方法为先将开口向上的别针推入胃腔内,使之转为开口向下再取出。缝针、刀片等异物往往在取出过程中易继发损伤食管黏膜,甚至造成严重裂行损伤,使异物进入纵隔等脏器,引起消化道出血等,此时应在内镜头部固定一个橡皮保护套管。插入内镜后,张开异物钳夹住异物一端,使异物的长轴与食管平行一致,提起抓取钳,使之进入橡皮保护套管内,慢慢退出胃镜,对带有钢钩的义齿、玻璃片等也可用这种改良的内镜试取。

此外,目前我们还有多种辅助方式帮助治疗。临床上经常遇到尖锐异物两端均刺入食管壁,内镜直视下难以判断异物的刺入深度及与食管壁外大血管的关系。如盲目在内镜下取异物,则可能导致威胁生命的大出血;如不加选择进行开胸手术,则可能造成不必要的损伤。此时可以使用超声内镜以判断食管异物与食管壁和壁外血管的关系,安全、有效地在内镜下取出异物。

在内镜引导下,还可使用穿线钳取法取嵌顿性异物。用丝线绕过异物,尽量将丝线调节至异物近端侧食管壁。在内镜直视下缓缓提拉丝线,致异物近端上翘直至脱出食管壁。此方法适用于长条嵌顿性异物,异物两端尤其是近端能否从食管壁中脱出就成为此类异物取出的关键。此法的安全性与异物形状、嵌顿时间、嵌顿部分大小、嵌入端尖锐程度和嵌入深度、术中操作技术有关。

有报道使用双内镜取食管异物。当异物两端刺入食管,反复夹取未能成功,可插入另一内镜,当两镜前端分别靠近异物与食管相交的前后壁时,以异物长轴方向相向调节旋钮,使内镜前端向相反方向撑宽食管横径,当见异物一端离开食管壁时,伸入异物钳小心夹住异物前端,将其轻轻拔出。操作时动作要轻柔,两镜前端与异物距离应相当,以减轻操作难度,退镜时两镜同时退出,以保持两镜互不干扰。

电子内镜下取异物一般情况下不需全麻,但若患者咽反射明显不能耐受内镜检查,或食管异物刺入食管壁较深,或靠近大血管处,需于全麻下行内镜取异物术,必要时可在手术室内操作,一旦需急诊手术者,可立即手术治疗,以免延误患者的治疗。

(三)各种导管

若异物与食管壁有一定的空隙,可使用自制的食管气囊或 Foley 导尿管将异物取出。导管可通过异物与食管壁的缝隙,注气后向外拉导管,光滑的异物可随气囊从口中吐出,此法安全、有效、操作方便,可重复使用。有时可拨正异物的长轴,使其可滑入胃腔。异物的形状、阻塞时间和食管疾病史可影响其疗效。也有使用双腔导尿管和三腔二囊管取食管异物的报道。

(四)激光

解放军总医院采用激光治疗食管异物获得了成功。使用钛激光分别照射食管内鸡骨及鱼刺,可使鸡骨炭化或鱼刺汽化脱落。这表明高功率激光照射汽化非金属异物疗效确切、安全,不会损伤食管。

(五)手术

大部分食管异物可经内镜取出或经胃肠道排出,仅少数病例因合并胸食管损伤或感染、出血需开胸手术治疗。以往手术病死率高达 40%,随着手术方式的改进,现病死率已大大下降。

手术的适应证为：①异物固定不能移动而内镜无法取出。②异物停留于食管第 2～第 3 狭窄处并刺伤食管壁，且随主动脉搏动而搏动。③巨大义齿等难以经内镜取出。④食管上段异物导致食管周围脓肿或颈部化脓感染者。⑤异物已穿破食管进入纵隔，或已并发纵隔感染或脓肿者。⑥异物穿破食管造成气胸、皮下气肿者。治疗原则是消除异物等污染源，有效引流，应用抗生素，营养支持。

常见的手术方式如下。

1.食管切开术

凡食管异物无穿孔；或颈段食管合并穿孔延迟治疗者，均属适应证。术中注意勿损伤喉返神经。若异物在颈段食管，取左颈前斜切口暴露食管；异物在胸段食管，取右胸入路。选择在异物下方的健康食管壁切开，取出异物，连续缝合食管黏膜及肌层。如手术在胸部进行，须将预先做好的带蒂胸膜瓣覆盖缝线，胃肠减压，术后静脉高营养。

2.胸食管全切除颈部食管胃吻合术

如果食管穿孔早期修补不成功，应选择食管切除疗法。适应证为：食管异物穿孔通连胸腔，食管损伤和炎症水肿严重，而全身中毒症状轻。取左胸入路，探查食管，确定异物部位，游离胃至幽门水平，于贲门处切断，缝合胃，游离全胸食管，胸颈部水平切断，食管连同异物一起移除，胸腔引流，作左颈前斜切口，显露颈段食管，行食管－胃吻合术。

3.纵隔引流术

适应证为：食管异物在内镜直视下已取出，食管穿孔后患者全身中毒症状严重，造影显示造影剂外溢，纵隔间隙内呈局限性积气、积液征，不通连胸膜腔。在下食管端切开纵隔胸膜约 3cm，用手指沿食管左或右侧壁，向上做钝性分离，达积气、积液间隙，将导尿管插入，以 0.5% 甲硝唑液冲洗，上端达脓腔内，下端与胸腔引流管的胸壁另一开口一同引出。术后抗感染，胃肠减压，静脉高营养。

有学者通过对 84 例异物性胸食管损伤患者的病变程度进行分级，制订出相应的治疗方法。把病变共分为四级：其中食管非穿透性损伤为Ⅰ级，食管穿透性损伤伴食管周围炎或纵隔炎为Ⅱ级，食管穿透性损伤并发严重纵隔和胸内感染为Ⅲ级，食管穿孔炎症累及大血管为Ⅳ级。对Ⅰ级患者行经胸食管切开异物取出；对Ⅱ、Ⅲ级患者行食管修补，食管部分切除，纵隔引流，瘘口修补；对Ⅳ级患者行大动脉置换。结果显示：Ⅰ级和Ⅱ级患者 57 例均治愈，Ⅲ级 17 例患者中 1 例死亡，Ⅳ级 10 例患者中 9 例死亡。由此可见手术是治疗异物性胸食管穿孔的有效手段，降低病死率的关键是预防食管－主动脉瘘的发生。

第四节　急性胃扩张

一、概述

急性胃扩张是指短期内由于大量气体和液体积聚，胃和十二指肠上段的高度扩张而致的一种综合征。通常为某些内外科疾病或麻醉手术的严重并发症。

二、病因学

某些器质性疾病和功能性因素均可并发急性胃扩张,常见的病因归纳为三类。

(一)外科手术

创伤、麻醉和外科手术,尤其是腹腔、盆腔手术及迷走神经切断术,均可直接刺激躯体或内脏神经,引起胃的自主神经功能失调,胃壁的反射性抑制,造成胃平滑肌弛缓,进而形成扩张。麻醉时气管插管,术后给氧和胃管鼻饲,亦使大量气体进入胃内,形成扩张。

(二)疾病状态

胃扭转、嵌顿性食管裂孔疝以及各种原因所致的十二指肠壅积症、十二指肠肿瘤、异物等均可引起胃潴留和急性胃扩张;幽门附近的病变,如脊柱畸形、环状胰腺、胰癌等偶可压迫胃的输出道引起急性胃扩张;躯体部上石膏套后1~2d引起的所谓"石膏套综合征",可能是脊柱伸展过度,十二指肠受肠系膜上动脉压迫的结果;情绪紧张、精神抑郁、营养不良均可引起自主神经功能紊乱,使胃的张力减低和排空延迟;糖尿病神经病变、抗胆碱能药物的应用;水、电解质代谢失调、严重感染(如败血症)均可影响胃的张力和胃的排空,导致急性胃扩张。

(三)各种外伤产生的应激状态

尤其是上腹部挫伤或严重复合伤,其发生与腹腔神经丛受强烈刺激有关。

(四)其他

短时间内进食过多也是偶见原因。

三、病理生理

当胃扩张到一定程度时,胃壁肌肉张力减弱,使食管与贲门、胃与十二指肠交界处形成锐角,阻碍胃内容物的排出,膨大的胃可压迫十二指肠,并将系膜及小肠挤向盆腔。因此,牵张系膜上动脉而压迫十二指肠,造成幽门远端的梗阻。唾液、胃十二指肠液和胰液、肠液的分泌亢进,均可使大量液体积聚于胃内,加重胃扩张。扩张的胃还可以机械地压迫门静脉,使血液瘀滞于腹腔内脏,亦可压迫下腔静脉,使回心血量减少,最后可导致周围循环衰竭。由于大量呕吐、禁食和胃肠减压引流,可引起水和电解质紊乱。

四、临床表现

大多起病缓慢,迷走神经切断术者常于术后第2周开始进流质饮食后发病。主要症状有腹胀、上腹或脐周隐痛,恶心和持续性呕吐。呕吐物为混浊的棕绿色或咖啡色液体,呕吐后症状并不减轻。随着病情的加重,全身情况进行性恶化,严重者可出现脱水、碱中毒,并表现为烦躁不安、呼吸急促、手足抽搐、血压下降和休克。突出的体征为上腹膨胀,可见毫无蠕动的胃轮廓,局部有压痛,叩诊过度回响,有振水音。脐右偏上出现局限性包块,外观隆起,触之光滑而有弹性、轻压痛,其右下边界较清,此为极度扩张的胃窦,称"巨胃窦症",乃是急性胃扩张特有的重要体征,可作为临床诊断的有力佐证。

本病可因胃壁坏死发生急性胃穿孔和急性腹膜炎。

五、诊断

根据病史、体征,结合实验室检查和腹部X线征象,诊断一般不难。手术后发生的胃扩张常因症状不典型而与术后一般胃肠症状相混淆造成误诊。此外,应和肠梗阻、肠麻痹鉴别,肠梗阻和肠麻痹主要累及小肠,腹胀以腹中部明显,胃内不会有大量积液和积气,抽空胃内容物后患者也不会有多大好处,X 线片可见多个阶梯状液平。

实验室检查可发现血液浓缩、低血钾、低血氯和碱中毒。立位腹部 X 线片可见左,上腹巨大液平面和充满腹腔的特大胃影及左膈肌抬高。

六、治疗

暂时禁食,放置胃管持续胃肠减压,纠正脱水、电解质紊乱和酸碱代谢平衡失调。低血钾常因血浓缩而被掩盖,应予注意。病情好转 24h 后,可于胃管内注入少量液体,如无潴留,即可开始少量进食,如无好转则应手术。过度饱餐所致者,胃管难以吸出胃内容物残渣或有十二指肠梗阻及已产生并发症者亦应手术治疗。手术方式一般以简单有效为原则,如单纯胃切开减压、胃修补及胃造口术等。胃壁坏死常发生于贲门下及胃底近贲门处,由于坏死区周围炎症水肿及组织菲薄,局部组织移动性较差,对较大片坏死的病例,修补或造口是徒劳无益的,宜采用近侧胃部分切除加胃食管吻合术为妥。

七、并发症

急性胃扩张可因胃壁坏死发生急性胃穿孔和急性腹膜炎。

当胃扩张到一定程度时,胃壁肌肉张力减弱,使食管与贲门、胃与十二指肠交界处形成锐角,阻碍胃内容物的排出,膨大的胃可压迫十二指肠,并将系膜及小肠挤向盆腔。因此,牵张系膜上动脉而压迫十二指肠,造成幽门远端的梗阻,唾液、胃十二指肠液和胰液、肠液的分泌亢进,均可使大量液体积聚于胃内,加重胃扩张。扩张的胃还可以机械地压迫门静脉,使血液瘀滞于腹腔内脏,亦可压迫下腔静脉,使回心血量减少,最后可导致周围循环衰竭。由于大量呕吐、禁食和胃肠减压引流,可引起水和电解质紊乱。

八、预后

近代外科在腹部大手术后多放置胃管,术后多变换体位,注意水、电解质及酸碱平衡,急性胃扩张发生率及病死率已大为降低。

第五节　急性胃炎

一、概述

急性胃炎系指由不同原因所致的胃黏膜急性炎症和损伤。临床上按病因及病理变化的不同,分为急性单纯性胃炎、急性糜烂性胃炎、急性腐蚀性胃炎,急性化脓性胃炎,其中临床上以急性单纯性胃炎最为常见。常见的病因有乙醇、药物、应激、感染,十二指肠液反流,胃黏膜缺血、缺氧,食物变质和不良的饮食习惯,腐蚀性化学物质以及放射损伤或机械损伤等。

二、诊断标准

(一)临床表现

1.症状

常有上腹痛、腹胀、恶心、呕吐和嗳气及食欲缺乏等。如伴胃黏膜糜烂出血,则有呕血和(或)黑便,大量出血可引起出血性休克。药物和应激状态所致的胃炎,常以呕血或黑便为首发症状。细菌感染患者可出现腹泻等。腐蚀性胃炎可吐出血性黏液,严重者可发生食管或胃穿孔,引起胸膜炎或弥散性腹膜炎。化脓性胃炎起病常较急,有上腹剧痛、恶心、呕吐、寒战和高热,血压可下降,出现中毒性休克。也有部分患者仅有胃镜下所见,而无任何症状。

2.体征

上腹部压痛是常见体征,尤其多见于严重疾病引起的急性胃炎出血者。腐蚀性胃炎因口腔黏膜、食管黏膜和胃黏膜都有损害,口腔、咽喉黏膜充血、水肿和糜烂。化脓性胃炎有时体检则酷似急腹症。

(二)辅助检查

1.胃镜检查

急性糜烂出血性胃炎的确诊有赖于急诊胃镜检查,一般应在出血后 24～48h 内进行,可见到以多发性糜烂、浅表溃疡和出血灶为特征的急性胃黏膜病损。食物中毒患者宜于呕吐症状有所缓解后再考虑是否需要进行胃镜检查,吞服腐蚀剂者则为胃镜检查禁忌。

2.护理配合

检查前核对患者信息无误后,将患者安置于操作床上,双下肢屈屈,口内含牙垫做好解释工作,让患者放松,做好配合,安装好内镜,检查送气送水,内镜检查时安抚患者,发现异常病变,协助医生取病理活检,放于福尔马林溶液内固定,并标记清晰,与医生核对无误后发给患者,同时再次核对无误后双签字送检。检查完毕,整理用物,将污染内镜放于污染车内送回洗消间。

3.实验室检查

疑有出血者应做呕吐物或粪便隐血试验、红细胞计数、血红蛋白测定和血细胞比容。感染因素引起者,应做白细胞计数和分类检查,粪便常规和培养。

4.X 线钡餐检查

无诊断价值。

(三)诊断

1.病因诊断

急性胃炎应做出病因诊断,药物性急性胃炎最常见的是由非甾体抗感染药(NSAIDs)如酮洛芬、吡罗昔康、吲哚美辛以及阿司匹林等所致。严重外伤、败血症、呼吸衰竭、低血容量性休克、烧伤、多脏器功能衰竭、中枢神经系统损伤等应激状态时要警惕急性胃黏膜病变的发生。常见的还有乙醇性急性胃炎、急性腐蚀性胃炎等。

2.鉴别诊断

急性胃炎应与急性阑尾炎、急性胰腺炎、急性胆囊炎相鉴别。

三、治疗

1.针对病因,去除损害因子,根除 Hp,去除 NSAIDs 或乙醇的诱因。积极治疗原发病。

2.严重时禁食,逐渐过渡到流质、半流质饮食。

3.对症和支持疗法,呕吐患者因不能进食,应补液,用葡萄糖及生理盐水维持水、电解质平衡,伴腹泻者注意钾的补充。腹痛者可用阿托品、复方颠茄片或山莨菪碱等解痉药。以恶心、呕吐或上腹胀为主者可选用甲氧氯普胺、多潘立酮或莫沙必利等促动力药。

4.药物治疗

(1)抑酸剂:可应用 H_2 受体阻滞剂:雷尼替丁 150mg,每日 2 次;法莫替丁 20mg,每日 2 次;不能口服者可用静脉滴注。

(2)胃黏膜保护剂和抗酸剂:硫糖铝,胶体铋、铝碳酸镁等,每日 3～4 次口服。

(3)细菌感染所引起者可根据病情,选用喹诺酮类制剂、氨基糖苷类制剂或头孢菌素。应激性急性胃炎常出现上消化道出血,应抑制胃酸分泌,提高胃内 pH。临床常用法莫替丁 40～80mg/d 或雷尼替丁 300mg/d 静脉滴注,质子泵抑制剂抑酸效果更强,疗效更显著,如奥美拉唑 40～80mg 静脉注射或静脉滴注,每日 2 次。

5.并发症的治疗

急性胃炎的并发症包括穿孔、腹膜炎、水电解质紊乱和酸碱失衡等。细菌感染者选用抗生素治疗,因过度呕吐致脱水者及时补充水和电解质,并适时检测血气分析,纠正酸碱失衡。对于穿孔或腹膜炎者,则需要考虑外科治疗。

第六节　慢性胃炎

一、概述

慢性胃炎是不同原因引起的慢性胃黏膜炎性病变。

慢性胃炎的病因尚未完全明了,一般认为与周围环境的有害因素及易感体质有关,物理性、化学性及生物性有害因素长期反复作用于易感人体即可引起本病,病因持续存在或反复即可形成慢性病变。病因归纳如下:急性胃炎的演变;遗传因素;年龄;吸烟;饮酒;食物刺激;胃黏膜氧化状态;药物;缺血性贫血;金属接触;温度;放射;胃内潴留;十二指肠反流;免疫因素;幽门螺杆菌感染;其他细菌、病毒感染;精神神经因素;继发性;过敏因素;胃黏膜微循环障碍等。

目前认为慢性胃炎是由多种因素造成的。

慢性胃炎的病因可不同,而病理过程可能相似,其病理变化主要局限于黏膜层,根据其病理形态结构可分为特异性和非特异性两大类,临床常见者几乎均为非特异性胃炎,根据这些病变的程度不同又可将慢性胃炎分为浅表性胃炎和萎缩性胃炎等。

病理学上常见浅表性胃炎的炎细胞浸润腺体颈部,腺体颈部是腺体的生发中心,炎症引起腺体颈部细胞破坏,细胞更新率下降。随着病变进展,病变逐渐由浅层向深层发展,以至腺体受损、萎缩,导致腺体不可逆的改变,形成萎缩性胃炎,并常伴有肠上皮化生、异型性增生,少数患者甚至可发生癌变。

二、诊断

(一)临床表现

大多数慢性胃炎的临床表现是胃肠道的消化不良症状,诸如上腹饱胀、无规律性的隐痛、嗳气、食欲减退、体重减轻、乏力、进食后上腹不适加重等。但缺乏特异性,仅仅根据临床表现难以诊断。

（二）实验室检查

1.胃酸。

2.胃泌素测定。

3.胃蛋白酶原。

4.内因子(IF)。

5.壁细胞抗体(PCA)。

6.胃泌素分泌细胞抗体(GCA)。

7.血清胃蛋白酶。

8.^{14}C BBT 呼气试验。

9.胃黏膜前列腺素 E 含量测定。

10.胃黏膜 MDA 含量。

11.考马斯亮蓝 G－250 检测胃液蛋白质含量。

12.胃黏膜组织中 SOD 含量。

13.胃黏膜中微量元素。

14.胃液胆红素。

（三）胃镜检查

1.浅表性胃炎

慢性浅表性胃炎为慢性胃炎中的绝大多数。一般来说浅表性胃炎胃镜所见为以下各种表现的一种或数种如下。

(1)水肿。

(2)红白相间。

(3)黏膜脆弱。

(4)糜烂。

(5)皱襞增生。

(6)黏膜下出血。

(7)黏膜不平。

(8)黏膜出血。

(9)黏液分泌增多。

(10)肠上皮化生。

2.萎缩性胃炎胃镜检查

除有慢性浅表性胃炎的各种表现外,常常有以下三个突出特点。

(1)颜色改变。

(2)黏膜变薄。

(3)黏膜粗糙不平。

萎缩性胃炎是灶性分布,多从胃小弯逐渐向上发展,因此,活检需多点进行,从胃窦、移行部和胃体小、大弯及前后壁侧各取一块,以防漏诊并了解萎缩的范围。

(四)诊断依据

慢性胃炎的诊断需根据患者的临床表现、内镜检查所见、胃黏膜活检的病理组织学检查，以及必要的胃肠功能检测结果等，进行综合分析而决定。

慢性胃炎的确诊需要依靠胃镜检查和胃黏膜活检病理组织学检查。

如果患者的临床表现疑似慢性胃炎时，应进行胃镜检查。在胃镜观察下符合慢性胃炎的特征，而又要求确切判断慢性胃炎的性质和类别时，则应取胃黏膜活检，进行病理组织学检查。

如果要了解是否合并有幽门螺杆菌感染时，可以选用快速尿素酶试验、胃黏膜切片染色和(或)^{13}C－尿素或^{14}C－尿素呼气试验。

三、鉴别诊断

(一)慢性浅表性胃炎

1.消化性溃疡

常呈季节性、反复发作，具有规律性的上腹部疼痛的特点，通过X线钡餐造影检查及胃镜检查，可以明确诊断。

2.功能性消化不良

该病属于胃动力障碍性疾病，主要由于胃排空障碍导致胃排空延迟而引起的一系列上消化道症状，表现为上腹部饱胀、嗳气、早饱、恶心、食欲减退等，多数患者伴有精神神经症状，其发病或病情加重常与精神因素关系密切，胃镜检查结果正常，常与患者主诉不平行。胃排空检查或胃电活动记录呈胃排空异常的表现。

3.胃癌

上消化道症状呈进行性加重，伴有贫血、体重下降、粪便隐血试验阳性。晚期可于上腹部触及肿块。X线钡餐造影、B超及胃镜检查可以帮助明确诊断。

4.慢性胆道疾病

主要指慢性胆囊炎、胆结石症、胆系肿瘤等，这些疾病除有较为典型的临床表现外，内镜下胰胆管逆行造影(ERCP)、B超和CT影像学检查可提供可靠的诊断依据。

5.慢性胰腺炎

临床症状与慢性胃炎难以鉴别。多有急性胰腺炎病史，且反复发作，典型患者可有上腹部疼痛、脂肪泻和糖尿病三联征，伴腰部疼痛。B超可表现为胰腺增大，尚可伴有假性囊肿，BT－PABA试验提示胰腺外分泌功能异常。

6.慢性萎缩性胃炎

常以食欲减退、嗳气、上腹部不适为主要临床表现，几乎没有反酸、胃灼热等胃酸增多的症状，因此，单纯依据临床表现，难以与浅表性胃炎相鉴别，胃镜检查并取活检即可明确诊断。

(二)慢性萎缩性胃炎

1.胃癌

上消化道症状呈进行性加重，伴有贫血、体重下降、大便潜血试验阳性。晚期可于上腹部触及肿块。X线钡餐造影、B超及胃镜检查可以帮助明确诊断。

2.慢性浅表性胃炎

临床上难以与慢性萎缩性胃炎相鉴别，多有上腹部疼痛、胃灼热等症状。胃镜检查并取活检有助于两者的鉴别诊断。

3.慢性胆囊疾病

主要指慢性胆囊炎、胆结石症、胆系肿瘤等,发病常与饮食、体位等相关,有较为典型的临床表现,内镜下胰胆管逆行性造影(ERCP)、B超和CT影像学检查可提供可靠的诊断依据。

四、治疗

(一)一般治疗

慢性胃炎病因较多,治疗多采用综合治疗,饮食及生活习惯在慢性胃炎的发生、发展过程中起重要作用,饮食不节不仅可以诱发胃炎的发生,也可使胃炎反复发作,因此饮食治疗非常重要。首先改变饮食及生活习惯,告诫患者戒烟戒酒;饮食定时定量,避免暴饮暴食,避免过冷过烫.粗糙、辛辣食物;少食腌制、熏制的肉类食物;实行家庭分餐制;慎用或不用损害胃黏膜的药物等;加强有关知识宣教,保持情绪稳定,消除患者顾虑,增强治疗信心。

(二)药物治疗

1.降低胃酸度

胃酸较高者,可给予降低胃内酸度的药物。常用的抑酸药物有以下几种。

(1)H_2受体阻滞剂:能选择性地与胃黏膜壁细胞上组胺H_2受体作用,从而抑制胃酸分泌。如西咪替丁0.2g,3/d,雷尼替丁150mg,3/d,法莫替丁20mg,2/d等。一般疗程为2周。

(2)质子泵抑制剂:是目前发现的作用最强的一类胃酸抑制剂,作用于胃酸分泌的终末步骤,与壁细胞H^+-K^+-ATP酶结合,使质子泵失活,泌酸功能丧失,缓解症状,而且作用持久,促进炎症吸收。常用药物有奥美拉唑20mg、兰索拉唑30mg、泮托拉唑40mg、雷贝拉唑10mg、埃索美拉唑20mg等,均1/d用药,症状减轻后停用,一般疗程减轻后停用,一般疗程为1~2周。因此类药物抑酸作用强烈,慢性胃炎患者特别是萎缩性胃炎患者不主张长期应用,最好在应用此类药物之前检测胃内pH。

(3)中和胃酸药物:如碳酸氢钠、碳酸钙、氢氧化铝等。这类药物可以直接中和胃酸,作用快、较强,但不良反应也较多,易导致碱中毒,不易超剂量及较长时间应用。

2.胃黏膜保护剂

胃酸偏低或正常者,以应用胃黏膜保护剂为主。

(1)枸橼酸铋钾:是常用的胃黏膜保护剂,不但可以刺激黏液分泌,增加胃黏膜屏障作用,同时可刺激内源性前列腺素和表皮生长因子的产生,提高上皮细胞的再生能力,用法为每次2粒,3/d,餐前30min服用。

(2)思密达:含天然硅铝酸盐,具有吸附毒素,抗蛋白酶活性,加强胃黏膜屏障,促进上皮细胞再生等作用。常用量3g,3/d。

(3)硫糖铝:在酸性胃液中凝聚成糊状物,附于胃黏膜表面上形成一层保护膜,阻止胃酸胃蛋白酶和胆汁酸对胃黏膜的侵蚀。用量1g,3/d。

(4)膜固思达(瑞巴匹特):作为一种新型膜保护剂,通过增加胃黏膜前列腺素E_2的合成,促进表皮生长因子及其受体表达,降低趋化因子产生,抑制Hp黏附及清除氧自由基,从而发挥胃黏膜保护作用,对根除Hp感染、治疗胃炎及预防溃疡病复发具有重要价值,常用剂量0.1g,3/d。

(5)其他胃黏膜保护剂:如麦滋林－S、米索前列醇等在临床上应用也较广泛。

3.清除 Hp

中华医学会消化病学分会 Hp 学组于江西庐山召开的第三次全国 Hp 共识会议,全国 60 多位专家对 Hp 感染的若干问题达成了新的共识,提出清除 Hp 的共识。

(1)PPI 三联 7d 疗法仍为首选(PPI＋两种抗生素)。

(2)甲硝唑耐药性≤40％时,首先考虑 PPI＋M＋C/A。

(3)克拉霉素耐药率≤15％～20％时,首先考虑 PPI＋C＋A/M。

(4)RBC 三联疗法(RBC＋两种抗生素)仍可作为一线治疗方案。

(5)为提高 Hp 根除率,避免继发耐药,可以将四联疗法作为一线治疗方案。

(6)由于 Hp 对甲硝唑和克拉霉素耐药,呋喃唑酮、四环素和喹诺酮(如左氧氟沙星和莫西沙星)因耐药率低,疗效相对较高,因而也可作为初次治疗方案的选择。

(7)在 Hp 根除治疗前至少 2 周不得使用对 Hp 有抑制作用的药物 PPI、H_2 受体拮抗剂(H_2RA)和铋剂,以免影响疗效。

(8)治疗方法和疗程:各方案均为 2/d,疗程 7d 或 10d(对于耐药严重的地区,可考虑适当延长至 14d,但不要超过 14d)。服药方法:PPI 早晚餐前服用,抗生素餐后服用。

4.增强胃排空能力

(1)为避免十二指肠液、胆汁反流及加速胃排空,调节胃、幽门、十二指肠运动协调功能,胃肠促动力药可加速胃排空,减轻胆汁分泌等对胃黏膜的损害,选择用多潘立酮(吗丁啉)或西沙必利(普瑞博思)5～10mg,3/d,饭前 15～30min 口服。对改善反酸、腹痛、腹胀等症状有一定的疗效,也能降低胃内胆盐浓度。

(2)结合胆盐药如铝碳酸镁能在酸性环境下结合胆盐,减轻有害因子对胃黏膜的损伤,研究表明,服药后能迅速降低胃内胆盐浓度。

(3)熊去氧胆酸改变胆汁内不同胆酸的比例,从而减轻胆酸对胃黏膜的损害。

(4)伊托必利是一种具有阻断多巴胺 D_2 受体活性和抑制乙酰胆碱酯酶活性的促胃肠动力药物,其在中枢神经系统分布少,无致室性心律失常作用及其他严重药物不良反应和实验室异常。

5.其他治疗

胆汁反流性胃炎症状严重、内科治疗无效的患者可采用手术治疗。合并贫血者,若缺铁应补铁,大细胞贫血应根据维生素 B_{12} 50～100pg/d,叶酸 5～10mg,3/d,直至症状和贫血完全消失。对 PCA 阳性的慢性胃炎患者尤其合并恶性贫血者可试用肾上腺皮质激素如泼尼松龙但临床效果不肯定,不作常规治疗。

第七节　细菌性痢疾

一、概述

细菌性痢疾是由志贺菌引起的常见急性肠道传染病,以结肠黏膜化脓性溃疡性炎症为主要改变,以发热、腹泻、腹痛、里急后重、黏液脓血便为主要表现,可伴全身毒血症症状,严重者可有感染性休克和(或)中毒性脑病。

细菌性痢疾的传染源为菌痢患者和带菌者,其中非典型患者、慢性患者及带菌者在流行病学上的意义更大。菌痢主要通过消化道传播,病原菌随患者粪便排出后污染食物、水、生活用品或经手、口使人感染。此外,还可通过苍蝇污染食物而传播,在流行季节可因进食污染食物或饮用粪便污染的水而引起食物型或水型的暴发流行。本病全年均可发生,但夏秋季多发,发病年龄分布有两个高峰,第一个高峰为学龄前儿童,特别是3岁以下儿童,可能与周岁以后的儿童食物种类增多、活动范围扩大、接触病原体机会增加有关。第二个高峰为青壮年期(20~40岁),可能和工作中接触机会多有关。营养不良、暴饮暴食等足以降低机体抵抗力的因素均有利于菌痢的发生。人对痢疾杆菌普遍易感,病后可获得一定的免疫力,但短暂而不稳定,且不同菌群及血清型之间无交叉免疫,因此易复发和重复感染。

目前认为细菌性痢疾主要是由志贺菌引发,志贺菌又称痢疾杆菌,属志贺菌属,是革兰阴性兼性菌。该菌有菌体(O)抗原、荚膜(K)抗原和菌毛抗原,其有群与型的特异性。分为四群及47个血清型。A群:痢疾志贺菌;B群:福氏志贺菌;C群:鲍氏志贺菌;D群:宋内志贺菌。A群致病强烈而迅速,通常见于极度贫穷的地区。B群和D群是痢疾的主要流行菌型,C群主要见于印度,其他国家出现C群的感染,通常见于输入病例。目前以脉冲场凝胶电泳(PFGE)为代表的志贺菌分子分型技术已经成为世界各实验室的主要分型方法。所有的痢疾杆菌均能释放内毒素及细胞毒素(外毒素)。志贺菌尚可产生神经毒素。

我国志贺菌的菌型分布主要以福氏志贺菌为主,国内资料显示占52.63%~98.71%。其次为宋内志贺菌。也有地区报道近年来宋内志贺菌的发病呈上升趋势。

细菌性痢疾在肠道的病变主要分布于结肠,以直肠、乙状结肠等部位最显著,但升结肠、回肠下端也不少见。急性期的病理变化为弥散性纤维蛋白渗出性炎症,肠黏膜弥散性充血、水肿,分泌大量渗出物,间有微小脓肿。坏死组织脱落形成溃疡,溃疡深浅不一,但限于黏膜下层,故肠穿孔和肠出血少见。发病后约1周,人体产生抗体,溃疡渐愈合。毒素也可引起内脏病变,表现为肝、肾小管、心肌、脑细胞变性。

中毒性菌痢的结肠病变很轻,但显著的病变为全身小动脉痉挛和渗出性增加,脑干出现神经变性、浸润和点状出血。肾上腺皮质萎缩和出血。慢性患者肠壁增厚,溃疡边缘有息肉状增生,愈合后形成瘢痕,导致肠腔狭窄。

二、诊断

(一)临床表现

临床分为急性和慢性两种。

1.急性细菌性痢疾

急性细菌性痢疾分为普通型。轻型和中毒型。

(1)普通型:潜伏期为半天至7d。突然起病,畏冷发热,体温常在38℃以上,同时,或1d以后出现腹痛、腹泻,初为脐周或全腹痛,后转为左下腹绞痛,便后可缓解。每日大便10余次,初为稀水便、糊样便,后转为黏液便、脓血便,每次量少,伴明显里急后重,便次频数,数分钟大便一次。其他尚有精神、食欲缺乏,恶心,呕吐等。

（2）轻型（非典型）：全身毒血症状和肠道表现较轻，腹痛不著，腹泻次数每日不超过 10 次，大便糊状或水样，含少量黏液，里急后重感不明显，可有呕吐，病程 3～6d，易被误诊为肠炎或结肠炎。本病有自愈倾向，病程 7～14d。若不经有效抗菌治疗，部分病例可转为中毒型菌痢，或出现严重并发症，或转为慢性菌痢。主要并发症有脱水、酸中毒及电解质紊乱、营养不良、反应性关节炎、中毒性心肌炎、败血症等。便次为每日数次，稀便，有黏液无脓血；轻微腹痛，无里急后重。

（3）中毒型：体质较好的儿童多见，起病急骤，以严重毒血症症状，休克和（或）中毒性脑病为主要临床表现；肠道症状轻微甚至开始无腹痛及腹泻症状，常需直肠拭子和生理盐水灌肠采集大便，经检查发现脓血便，发病后 24h 内可出现腹泻及黏液脓血便。按照其临床表现可分为：

1）休克型（周围循环衰竭型）：出现感染性休克的表现，如面色苍白、皮肤花纹、口唇青紫、四肢厥冷、发绀等；早期血压正常，亦可降低甚至测不到，脉搏细速甚至触不到；可伴有少尿、无尿及轻重不等的意识障碍。在老年人中毒型菌痢中，女性多于男性，以休克型为主。一般休克患者神志清楚，但老年人中毒型菌痢常有神志改变，有时表现为突然昏倒、神态模糊、谵妄、极度烦躁不安、精神萎靡。判断血压是否正常，必须结合原有血压水平、全身状态及休克的其他指标综合考虑，而不能以 12kPa（90mmHg）为低血压。在休克期及休克纠正 24h 内，易并发心肌梗死。如不注意，虽中毒型菌痢抢救成功，但患者却死于心肌梗死。

2）脑型（呼吸衰竭型）：患者可出现严重的脑症状，烦躁不安、嗜睡、昏迷及抽搐，严重者可出现瞳孔大小不等等脑疝的表现.亦可出现呼吸深浅不均、节律不等，可呈叹息样呼吸，最后减慢以致停顿。此型较严重，病死率高。

3）混合型：兼具以上两型的表现，最为凶险，病死率很高。

2.慢性细菌性痢疾

急性期未及时诊断、抗菌治疗不彻底、耐药菌株感染、患者原有营养不良及免疫功能低下或原有慢性疾病如胃肠道疾病、慢性胆囊炎或肠寄生虫病，也包括福氏菌感染均可能导致急性菌痢病程迁延，超过 2 个月病情未愈者即为慢性菌痢。在临床上可分为以下几型。

（1）慢性迁延型长期反复出现腹痛、腹泻，大便常有黏液及脓血，伴有乏力、营养不良及贫血等症状，还可腹泻与便秘交替出现。

（2）急性发作型有慢性菌痢病史，进食生冷食物、劳累或受凉等情况下可出现急性发作，出现腹痛、腹泻及脓血便，发热及全身毒血症症状多不明显。

（3）慢性隐匿型 1 年内有急性菌痢病史，无明显腹痛、腹泻症状；大便培养有痢疾杆菌；乙状结肠镜检查肠黏膜有炎症甚至溃疡等病变。

（二）相关检查

1.血常规检查

急性期血白细胞总数轻至中度增高，多在（10～20）×10^9/L，中性粒细胞亦增高；慢性期可有贫血。

2.粪便检查

（1）粪便的常规检查：外观多为黏液脓血便，显微镜下可见大量脓细胞或白细胞及红细胞。目前常用的诊断标准为白细胞多于 15 个/高倍视野，同时可见少量的红细胞。

（2）粪便的病原学检查：应在抗菌药物应用前采样，标本必须新鲜，应取脓血部分及时送检，早期多次检测可提高阳性率。若在粪便中培养出痢疾杆菌则可确诊为菌痢,同时,可做药敏试验以指导临床选用抗菌药物。

3.乙状结肠或纤维结肠镜检查

乙状结肠或纤维结肠镜检查适用于慢性菌痢,镜下可见肠黏膜弥散性充血、水肿及浅表性溃疡。

三、治疗

(一)合理应用抗生素

1.头孢曲松钠

临床分析结果显示头孢曲松钠无论静脉给药还是灌肠均对菌痢有明显疗效。清洁洗肠及头孢曲松钠保留灌肠,可以及时清除肠道内细菌毒素及病变组织的炎性渗出,更好地发挥药物的抗菌作用,减少药物的耐药性,疗效显著,疗程缩短,作为佐治急性细菌性痢疾的方法,值得临床应用与推广。

2.庆大霉素联合思密达

思密达具有保护消化道黏膜、固定细菌及其毒素、吸附消化道内气体、降低肠道敏感性等作用,此外,思密达不进入血液循环,并连同所固定的攻击因子随消化道自身蠕动排出体外,不改变正常的肠蠕动,不影响小儿的心、肝、肾、中枢神经系统;而庆大霉素为氨基糖苷类药物,对痢疾杆菌有效,静脉应用具有耳、肾毒性,但其为大分子物质,肠道局部应用不易进入血液循环,故二者联合使用灌肠对治疗小儿细菌性痢疾疗效明显。

3.磷霉素

有报道称磷霉素治疗小儿细菌性痢疾安全、有效,具有独到之处,值得在临床上推广使用。由于磷霉素作用于细菌的细胞壁,故其毒性低微,稳定性好。磷霉素钠不良反应小,价格低廉,无须过敏实验,易于得到患儿及其家人的接受。

4.利福昔明

利福昔明是利福霉素的衍生物,通过作用于细菌中依 DNAβ－亚单位的 RNA 多聚酶而抑制 RNA 合成,产生抗菌作用。其特点之一是不被肠道吸收,仅在胃肠黏膜达到较高的浓度,因此不良反应小。其治疗细菌性痢疾具有疗效好,不良反应小、安全可靠、疗价比高的特点。

(二)维持水电及酸碱平衡

凡菌痢患者,尤其是儿童老人,均必须进行预防脱水之治疗。其方法是给尚未脱水的患者口服足够的液体,如 ORS 液、米汤加盐、盐糖水。如已出现明显脱水者,需采用口服补液联合静脉补液治疗。静脉补液常用的液体为 2∶1 液,配制方法是 5％碳酸氢钠 80mL 加 10％葡萄糖 300mL,加生理盐水 600mL。

(三)微生态制剂的使用

1.金双歧(每片含 15 亿活双歧杆菌)

保留灌肠,短时间内即可提高肠道双歧杆菌数量,重建肠道天然生物屏障保护作用,达到治疗腹泻的作用。同时避免了在急性病程中拒食、频繁呕吐,口服药得不到保证以及口服给药时胃酸、胆汁、口服抗生素对其定居的影响等弊端。

2.微生态制剂(乳酸三联活菌胶囊)联合左氧氟沙星胶囊

治疗急性细菌性痢疾疗效好,且能预防菌群失调。

3.中药加微生态制剂(金双歧)

治疗对抗生素无效的小儿菌痢,可促进疾病痊愈,防止二重感染或迁延不愈。

(四)中毒型菌痢

本型病情凶险,应及时采用综合治疗进行抢救。

1.一般治疗

应密切观察病情变化,注意脉搏、血压、呼吸、瞳孔及意识状态的变化,同时做好护理工作,以减少并发症的发生。治疗原则同急性菌痢。

2.对症治疗

积极应用退热药及物理降温,如体温不降并伴躁动及反复惊厥者可用亚冬眠疗法,氯丙嗪和异丙嗪各 1～2mg/kg 肌内注射;反复惊厥者可用地西泮、水合氯醛或苯巴比妥钠。

3.对休克型和脑型应采用相应的治疗措施

(1)休克型:应积极行抗休克治疗。

1)扩充血容量,纠正酸中毒:可快速静脉滴注低分子右旋糖苷,儿童 10～15mg/kg,成人 500mL 及葡萄糖盐水,同时给予 5％碳酸氢钠 3～5mL/kg 纠正酸中毒,待休克好转继续静脉输液维持。

2)血管活性药物:在扩容的基础上应用血管扩张剂如山莨菪碱以解除微血管痉挛,成人每次 10～60mg,儿童每次 1～2mg/kg 静脉输入,1 次/5～15min,待面色转红、四肢转暖及血压回升后可停用。若血压仍不回升则用多巴胺、酚妥拉明、阿拉明等升压药。

3)保护重要脏器功能:有心力衰竭者用毛花苷 C。

4)短期应用肾上腺皮质激素。

(2)脑型

1)治疗脑水肿:用 20％甘露醇脱水,每次 1～2g/kg 快速静脉推入,每 6～8h 重复 1 次;及时应用血管扩张剂以改善脑血管痉挛,并短期应用肾上腺皮质激素。

2)防治呼吸衰竭:吸氧,保持呼吸道通畅。若出现呼吸衰竭,可应用呼吸兴奋剂,必要时可应用人工呼吸机或行气管切开。

(3)肺型:主要为肺微循环障碍,又称休克肺、急性呼吸窘迫综合征(ARDS)。此型发生率低.病死率高。常在发病后的 16～24h,继脑型休克之后的恢复阶段出现,但也可在病初迅速出现,表现为急性进行性吸气型呼吸困难和低氧血症,一般吸氧不能缓解。症状重而体征轻,晚期肺部有干、湿啰音。

(4)混合型:以上三型,任何两型同时或先后出现,均称混合型,此型少见。

第八节　克罗恩病

一、概述

克罗恩病(CD)是消化道慢性非特异性、肉芽肿性、透壁性炎性疾病;多发生在青壮年,可侵及从口腔到肛门消化道各个部分,但主要累及末端回肠和邻近结肠,呈节段性或跳跃式分布,同时可有胃肠道以外的病变。

二、诊断与鉴别诊断

(一)临床表现

1.腹痛

腹痛为最常见症状。腹痛部位常与病变部位一致,常位于右下腹或脐周,为隐痛、钝痛。痉挛性阵痛伴肠鸣,餐后发生,排便后暂时缓解。持续性腹痛和明显压痛提示病变波及腹膜或腹腔内脓肿形成。

2.排便改变

病程初期腹泻间歇性发作,后期为持续性。每天数次.多无脓血或黏液,病变侵及结肠下段或直肠可有黏液血便及里急后重。

3.腹部包块

腹部包块见于10%～20%患者,由于肠粘连、肠壁增厚、肠系膜淋巴结肿大、内瘘或局部脓肿形成所致。多位于右下腹与脐周。

4.肛门周围病变

包括肛门直肠周围瘘管、脓肿形成及肛裂等病变,见于部分患者,有结肠受累者较多见。可为本病的首发或突出的临床表现。

5.瘘管形成

因透壁性炎性病变穿透肠壁全层至肠外组织或器官而形成。是克罗恩病的临床特征之一,分为内瘘和外瘘,前者可通向其他肠段、肠系膜、膀胱、输尿管、阴道、腹膜后等处,后者通向腹壁或肛周皮肤。肠段之间内瘘形成可致腹泻加重及营养不良;肠瘘通向的组织与器官因粪便污染可致继发性感染。

6.全身症状

发热为常见全身表现之一,多为低热或中度发热,不伴畏寒和寒战,呈间歇性发生,当病情加重或出现并发症则可呈高热。此外,因慢性腹泻、食欲缺乏等导致营养障碍,表现为乏力、消瘦、贫血、低蛋白血症和维生素缺乏。

7.肠外表现

如关节炎、结节性红斑、坏疽性脓皮病、口腔溃疡、慢性活动性肝炎、血栓栓塞性疾病、骨质疏松、继发性淀粉样变性等。

8.并发症

肠梗阻最常见,其次是腹腔内脓肿,偶可并发急性穿孔或大量便血。直肠或结肠黏膜受累者可发生癌变。肠外并发症有胆结石、尿路结石、脂肪肝等。

(二)实验室检查

1.血液检查

贫血、红细胞沉降率增快、白细胞增多,严重者血清蛋白、钾、钠、钙降低,凝血酶原时间延长,C反应蛋白水平明显升高。

2.粪便检查

隐血试验阳性,有时可见红、白细胞。

(三)辅助检查

1.X线检查

胃肠钡餐、钡灌肠、气钡双重造影等检查,X线特征如下。

(1)肠管狭窄。

(2)节段性肠道病变,呈"跳跃"现象。

(3)病变黏膜皱襞粗乱,呈鹅卵石征。

(4)瘘管或窦道形成。

(5)假息肉与肠梗阻的X线征象。

2.增强CT检查

对腹腔脓肿诊断有重要价值;了解肠道病变分布、肠腔狭窄程度、瘘管形成以及肠壁增厚及强化等特点,有助于CD的诊断和鉴别诊断。CT表现多为:节段性分布、肠壁增厚、黏膜层强化、肠系膜血管梳状征、肠系膜淋巴结增大等。

3.MRI检查

有助于瘘管或窦道、脓肿形成、肛门直肠周围病变的诊断。

4.结肠镜检查

结肠镜检查需包括全结直肠及末段回肠。可见病变呈节段性分布,病变肠段之间黏膜外观正常。可见纵行溃疡、鹅卵石样改变、肠腔狭窄、炎性息肉等,组织活检可有非干酪性肉芽肿形成及大量淋巴细胞聚集。

5.病理检查

手术病理活检是诊断CD唯一标准。主要有节段性全层炎,裂隙样溃疡,非干酪性上皮样肉芽肿等。但以上病理特点并非特异性。

(四)诊断标准

在没有手术病理活检的患者,特别是中青年患者有慢性反复发作性右下腹或脐周痛与腹泻、腹块、发热等表现,X线、CT或(及)结肠镜检查发现肠道炎性病变主要在回肠末段与邻近结肠且呈节段性分布者,应考虑本病。本病诊断,主要根据临床表现和影像学检查与结肠镜检查所见进行综合分析,表现典型者可做出临床诊断(如活检黏膜固有层见非干酪坏死性肉芽肿或大量淋巴细胞聚集更支持诊断),但必须排除各种肠道感染性或非感染性炎症疾病及肠道肿瘤。鉴别有困难时需靠手术探查获得病理诊断。长期随访有助确定或修正诊断。

诊断内容应包括临床类型、严重程度、病变范围、肠外表现和并发症。

1.临床类型

可参考疾病的主要临床表现做出。可分为：狭窄型、穿通型和非狭窄非穿通型(炎症型)。

2.严重程度

疾病活动程度可依据 CD 活动指数(CDAI)评估，Harvey－Brad－Shaw 简化 CDAI 临床更为实用。

3.病变范围

参考影像学和内镜检查结果确定，可分为小肠型、结肠型、回结肠型。

4.肠外表现和并发症

肠外表现可有口、眼、关节、皮肤、泌尿以及肝胆等系统受累；并发症可有肠梗阻、脓肿、出血、肠穿孔等。

(五)鉴别诊断

1.肠结核

肠结核是要特别关注与鉴别的，诊断 CD 应首先除外肠结核。肠结核患者既往或现有肠外结核史，不能除外肠结核时，需先行诊断性抗结核治疗 4～8 周。

2.小肠恶性淋巴瘤

原发性小肠恶性淋巴瘤可较长时间内局限在小肠，部分患者肿瘤可呈多灶性分布，此时与克罗恩病鉴别有一定困难。小肠恶性淋巴瘤一般进展较快。活检免疫组化可确诊。必要时手术探查。

3.其他免疫性疾病

溃疡性结肠炎，主要是结肠型 CD 需与溃疡性结肠炎鉴别。

4.Behcet 病

本病常因消化道溃疡而出现腹痛等症状，重者有肠出血、肠穿孔、瘘管形成等，需鉴别。

5.其他需要鉴别的疾病

包括血吸虫病、慢性细菌性痢疾、阿米巴肠炎、其他感染性肠炎(耶尔森杆菌空肠弯曲菌、艰难梭菌等感染)、急性阑尾炎、出血坏死性肠炎、缺血性肠炎放射性肠炎、胶原性肠炎、大肠癌以及各种原因引起的肠梗阻。

三、治疗

根据病变部位、严重程度、并发症、对药物的反应及耐受性制订个性化治疗方案，目的是控制发作，维持缓解，防治并发症，促进黏膜愈合。

(一)一般治疗

强调戒烟。病变活动期卧床休息，给予高营养低渣食物，适当给予叶酸、维生素 B_{12} 等多种维生素及微量元素。

(二)氨基水杨酸制剂

柳氮磺胺吡啶(SASP)仅适用于病变局限在结肠者，美沙拉嗪能在回肠及结肠定位释放，故适用于病变在回肠及结肠者。该类药物一般用于控制轻型患者的活动性；也可用作缓解期或手术后的维持治疗用药，但疗效并不肯定。

（三）抗生素

抗生素可作为瘘管型 CD、肛周病变的一线治疗。推荐甲硝唑 10～15mg/(kg·d)、环丙沙星（500mg/次，每日 2 次），单用或联合应用。通常抗生素治疗维持 3 个月，需密切监测不良反应，如甲硝唑引起的外周神经病变等。

（四）糖皮质激素

糖皮质激素是控制病情活动的有效药物，适用于中、重度活动期患者或对氨基水杨酸制剂无效的轻型患者，不适用于瘘管型 CD。

糖皮质激素在 CD 的应用必须特别注意以下几点。

1.给药前必须排除结核与腹腔脓肿等感染的存在。

2.初始剂量要足（如泼尼松 40～60mg/d）。

3.规律减量，病情缓解后剂量逐渐减少，从泼尼松 40mg/d 减至 20mg/d 过程中每 7～10d 减 5mg，减至 20mg/d 时每 14～21d 减 5mg。

4.相当部分患者表现为激素依赖，每于减量或停药而复发，这部分患者需尽早给予免疫抑制剂治疗。临床研究证明激素不能作为长期维持治疗。

5.长期激素治疗应同时补充钙剂及维生素 D，以预防骨病发生。

（五）免疫抑制剂

近年研究已确定免疫抑制剂对于 CD 的治疗价值，是大部分 CD 的主要治疗药物。

硫唑嘌呤适用于对糖皮质激素治疗效果不佳或对激素依赖患者，剂量为 1.5～2mg/(kg·d)。该药显效时间约需 3～6 个月，故宜在激素使用过程中加用，继续使用激素 3～4 个月后再将激素逐渐减量至停用。约 60％激素依赖患者可成功停用激素，然后以治疗量的硫唑嘌呤维持治疗，维持时间 1 年以上，甚至 5 年以上。该类药物常见严重不良反应为骨髓抑制等，其他如急性胰腺炎、肝损害。治疗过程中需从小剂量开始服用（如 50mg/d）。氨甲蝶呤可用于硫唑嘌呤不耐受或无效的患者以及伴随关节症状的患者，用法为 15～25mg/周，肌内注射。

（六）生物制剂

抗 TNF－α 单克隆抗体为促炎性细胞因子的拮抗剂，可用于传统治疗无效的中重度活动及瘘管型 CD，以及病情重和有不良预后因素的患者，可以考虑早期应用，减少并发症。过敏反应为该药常见不良反应，感染、腹腔脓肿、恶性肿瘤、中重度心力衰竭为该药的禁忌证。使用生物制剂前，需常规行 PPD 及胸片检查以除外活动性结核。

第九节　便秘

一、便秘的定义

便秘常见的临床表现为排便困难、费时费力，或大便次数少、肛门坠胀疼痛等。引起便秘的原发疾病不同，其临床表现也有差别。便秘可继发于大肠肿瘤、器质性狭窄梗阻，脊髓损伤及阿片类药物应用后等，但本书所阐述的便秘，主要指无明显器质性疾病的功能性便秘。

正常人排便习惯存在一定差异,90%的人排便频率在每日3次到每3d 1次,大约60%的人每天1次,30%的人每天2~3次,10%的人每2~3d 1次。排出的大便应软而长,便如柱,可盘曲2~3圈或以上。如果太稀则不成形;大便太干结则排便困难费力,均为不正常。

便秘的定义存在争议,一般认为便秘应包括以下3方面的含义。

1.大便量太少、太硬,排出困难。

2.排便困难,伴有一些特殊的症状,如长期用力排便、直肠肛门坠胀、便不尽感或需用手法帮助排便。

3.排便频率为7d内排便少于2次。

二、便秘的分类

通常将功能性便秘分为3类。

(一)慢传输型便秘(slow transit constipation,STC)

慢传输型便秘又称结肠无力、结肠瘫痪症、特发性顽固性慢传输性便秘。是由于肠道传输功能障碍,肠内容物通过缓慢而导致的便秘。包括全肠道传输减慢和结肠传输减慢两个亚型,临床上以结肠传输功能障碍最多见,全肠道传输减慢较罕见。这类便秘多见于育龄期妇女,往往病因不清,症状顽固。这类顽固性便秘与成年人先天巨结肠、成年人特发性巨结肠及肠易激综合征(便秘型)临床表现相似,需要仔细鉴别诊断。

(二)出口梗阻型便秘(outlet obstructive constipation,OOC)

出口梗阻型便秘是由于盆底组织器官、肛管括约肌、直肠的形态功能异常导致的排便功能障碍,突出表现为粪便不能顺畅地从肛管排出,结肠传输功能正常。这类便秘包括一组疾病,常见的有直肠内脱垂、直肠前突、盆底疝、耻骨直肠肌综合征、会阴下降综合征、内括约肌失弛缓征等。

(三)混合型便秘

同时具有结肠传输功能减慢和出口梗阻型便秘的特征。如结肠慢传输伴直肠内脱垂或直肠前突等。

两种类型的便秘可互为因果,慢传输型便秘因粪便干结、排出困难而长期用力排便,可造成盆底疝、直肠脱垂、直肠前突等;出口梗阻型便秘者则因重复排便、排便不尽、排便用力而长期服用各类泻药,特别是长期滥用刺激性泻药可损伤肠神经系统,导致"泻药结肠",对泻药产生依赖,最终导致慢传输型便秘。

三、便秘与性别和年龄的关系

(一)便秘多见于女性

国内外文献报道便秘的发病率均是女性高于男性,女性是男性的2~3倍。我们统计了有详细性别记录的98篇国内外文献,共报道的各种类型的出口梗阻型疾病5232例,男女之比为1:6.6。国内外文献统计结果表明,出口梗阻型便秘中尤其直肠前突男女之比分别为1:108.7和1:149.0,说明直肠前突是一种女性疾病;另外,国内外文献报道的直肠内脱垂和会阴下降综合征,男女比例也在1:8以上,女性发病率最高。

(二)便秘多见于女性的原因

近年来的研究表明,女性便秘的病因除全身因素外,还与其生理因素和特殊的局部解剖结构有密切的关系。例如,由于女性的骨盆宽大、女性尿生殖三角区肌肉筋膜的薄弱,是发生直肠前突的解剖因素。妊娠和分娩造成损伤可导致直肠内脱垂和会阴下降。

顽固性便秘绝大多数发生于育龄妇女,那么,女性激素变化是否与顽固型便秘的发生有关呢? Kamm 将顽固性便秘女性患者月经周期中卵泡及黄体阶段性激素水平变化与健康妇女进行了比较,结果显示便秘患者卵泡阶段黄体酮、17-羟黄体酮等水平明显降低;黄体阶段雌激素、睾酮等水平显著降低。有学者认为女性类固醇激素持续减少可能与顽固型便秘发生有关。

女性患者随着年龄的增加,特别在绝经期,全身弹力纤维减少,当直肠阴道隔和会阴伸展开时,就不会完全恢复到原来正常的状态,或需持续一段时期才能恢复,这也是导致出口梗阻型便秘的病因。

(三)妊娠期与便秘的关系

妊娠期间由于黄体分泌,孕激素分泌增多;从孕期 6 个月开始,子宫增大,压迫肠管,使肠蠕动减弱;子宫的增大,盆腔血管受压,静脉瘀血,导致肠蠕动功能减弱,引起便秘。

(四)产育期与便秘的关系

孕妇产后由于腹壁松弛,以及卧床休息,使得腹壁肌、膈肌、肠壁肌、肛提肌等参与排便的肌群张力减低,粪便向前推进的动力减弱,粪便在肠道过度滞留,水分过度吸收而导致便秘。

盆腔内的女性生殖器官要承受腹腔的压力,由于盆腔支持组织的作用,正常情况下,能保持正常位置。这些支持组织包括结缔组织、筋膜和肛提肌。由于分娩过程中的损伤,造成盆腔支持组织的削弱和松弛,容易出现便秘的症状。

四、便秘对人体的危害

便秘是临床常见症状,在慢性消化道疾病中比其他的消化道症状更常见。一是发病率高,二是对人体影响的时间长。在日常生活中,有相当一部分人认为便秘只不过是大便难解,殊不知,便秘对人体的危害是很大的,与许多疾病的发生发展也是相关的。长期便秘可对身体造成极大的伤害。轻则导致记忆力下降、注意力不集中等,严重影响日常生活和工作。

(一)胃肠功能紊乱

便秘时,排便困难,粪便干燥,可直接引起和加重肛门直肠疾病,如直肠炎、肛裂、痔疮等。上述疾病又加重粪便在直结肠的潴留,形成恶性循环。粪便在直肠内长时间的潴留,过量的有害物质吸收可引起胃肠神经功能紊乱而致食欲缺乏、腹部胀满、嗳气、口苦、肛门排气多等现象。

(二)诱发心脑血管疾病

临床工作中常发现,便秘可诱发心脑血管疾病的发作,甚至猝死。目前研究表明因便秘而诱发心、脑血管疾病发作者有逐年增多的趋势。

(三)对大脑的功能的影响

长期的便秘可影响大脑的功能,代谢产物长时间停留在肠道,细菌的作用产生大量的有害物质,如甲烷、酚、氨等。这些物质部分扩散到中枢神经系统,干扰大脑功能,突出表现是记忆力下降,注意力分散,思维迟钝等。

(四)便秘与结肠癌的关系

便秘可能引起结肠癌。临床研究发现,便秘患者结肠癌的发病率是正常人的 4 倍多,原因是便秘使排泄物在结肠停留时间过长,粪便内的致癌物质长时间作用于结肠所致。因此,防止便秘既可以减少脑出血等急症的发生,也可预防结肠癌。

(五)便秘与老年痴呆病的关系

日本东京大学的研究者发现,30％～40％的阿尔茨海默病(老年痴呆)患者在其青壮年时,患有顽固型便秘,或体形肥胖。

五、便秘的病因

引起便秘的病因较多,有肠道肿瘤和炎症、结直肠的神经肌肉病变、内分泌紊乱、饮食和排便有关的因素及精神因素等。如果人们在日常生活中,认识到便秘的本质,了解引起便秘的原因,其中相当一部分病因能够预防,使便秘的症状减轻,以至治愈。便秘病因有七大类、近 100 种。

(一)不良的饮食和排便习惯

1.饮入食物中含纤维素少。

2.运动量少。

3.人为抑制便意。

4.滥用泻药。

5.环境的改变。

(二)精神因素

1.精神病。

2.神经性畏食。

3.抑郁症。

(三)内分泌紊乱

1.甲状腺功能低下。

2.甲状腺功能亢进。

3.低钙血症。

4.高钙血症。

5.糖尿病。

6.老年性营养不良。

7.催乳素升高。

8.雌激素降低。

9.铅中毒。

(四)医源性因素

1.药物因素

可待因、吗啡、抗抑郁药、止泻药、抗胆碱药、铁剂。

2.盆腔手术

如直肠、肛管、子宫手术。

(五)结直肠外的病变

1.中枢神经病变

各种脑部病变、脊髓损伤、肿物压迫、多发性硬化症等。

2.支配神经病变

Chagas 综合征、帕金森病、盆腔神经损伤等。

(六)结直肠功能性疾病

直肠内脱垂、直肠前突、盆底疝、盆底痉挛综合征、耻骨直肠肌综合征、会阴下降综合征、内括约肌失弛缓症;特发性结肠慢传输;肠易激综合征(便秘型)等。

(七)结直肠器质性病变

1.结直肠机械性梗阻

良性和恶性肿瘤、扭转、炎症狭窄、肛裂、痔疮等。

2.结肠神经或肌肉病变

如先天性巨结肠、成年人巨结肠等。

六、顽固性便秘的病理生理机制

近年来采用病理组织学、电生理学、放射影像学、肠动力学等多种手段对顽固性便秘的发生机制进行了多方面的研究,从形态和功能等方面阐明了顽固性便秘的一些病理生理基础。

(一)结肠神经肌肉病变

Muraay 对 30 例慢性便秘儿童全层直肠活检标本进行了黏膜肌层、环行肌和纵行肌组织学检查,并测量了其厚度比率,发现所有便秘患儿直肠有灶性肌纤维空泡形成或肌纤维溶解,黏膜肌层变薄,环行肌和纵行肌比率下降,环行肌显著萎缩,且肌肉病变呈进行性发展。

Schouten 对 39 例慢传输型便秘患者结肠标本用抗神经细丝单罗恩抗体 NF_2、NF_{11} 检测,结果其中 29 例染色的肠肌间神经丛较正常者明显减少或根本不染色,此种变化 17 例见于全结肠,12 例见于部分结肠,提示便秘患者结肠神经纤维显著减少或消失,作者认为内脏神经的病理改变可能是慢传输型秘的重要病理基础。

Kamm 用气球膨胀法测定 26 例严重顽固型便秘患者直肠感觉,发现其感觉阈较正常人显著增高,诱生排便信号所需容量增加;同时用双极环路电极测定直肠黏膜电感觉,证实便秘患者感觉阈较正常人显著增高;气球膨胀的感觉阈和电刺激的感觉阈改变显著相关。结果提示便秘患者有直肠黏膜感觉神经病变。

Hoyle 对顽固型便秘患者之乙状结肠标本进行电生理检查,发现其非肾上腺素能非胆碱能神经传导时间延长,抑制性传导后出现反弹性电活动,静息状态下平滑肌膜去极化时,产生动作电位放电较少。

Shafik 行肛括约肌活检发现便秘患者内括约肌神经丛退行性变,认为此变化影响直肠抑制反射活动,导致内括约肌不能松弛,可能主要影响副交感神经的支配,导致交感神经活动过度,内括约肌异常收缩最终引起肌肥大。

Basstti 对便秘患者进行了肛直肠运动检查和延迟结肠运动(24h)研究,发现顽固性便秘患者肛门括约肌松弛容量、排便感阈及最大直肠耐受量均与正常对照差异显著;顽固性便秘患者高幅传播收缩(集团运动)幅度和时限显著减低。作者认为慢传输型便秘可能有严重的神经性直肠运动障碍。直肠和膀胱具有共同神经起源并协同工作,其中一个功能失调可能导致另一个发生类似问题。

据此,Thorpe 对便秘患者进行尿动力学、盆底肌电描记与膀胱内压测定等研究,结果发现 16 例便秘患者中 10 例有排尿梗阻,这些患者排尿过程中耻骨直肠肌有反常收缩。作者认为神经源性盆底功能障碍是直肠和尿路症状的致病原因。

Bassotti 研究认为慢传输型便秘结肠胆碱能神经活动异常。相当部分顽固型便秘患者肌电检查有耻骨直肠肌或肛门外括约肌的反常收缩,直肠测压直肠压力增高,提示会阴神经损害。

(二)肠神经肽的变化

某些神经肽类物质作为肠神经递质在肠神经信息传递中发挥作用。Milner 对顽固性便秘患者的乙状结肠标本,包括黏膜、去除黏膜的结肠壁、环行肌及结肠带进行了血管活性肠肽、神经肽 Y 及 P 物质浓度检测。发现顽固性便秘患者去黏膜的全层结肠壁血管活性肠肽含量较正常者显著增高。作者认为血管活性肠肽的变化可能与便秘的结肠运动功能障碍有关。

Lincoln 检测了顽固型便秘患者乙状结肠标本的 5-羟色胺和多巴胺 B 羟基化酶分布,结果表明便秘患者的黏膜和环行肌的整个吲哚水平显著增高,因此推测全吲哚水平变化可能与顽固型便秘的发生机制有关。Dolk 对顽固型便秘患者的升、横、降乙状结肠黏膜、黏膜下、神经节及平滑肌中的神经纤维对各种神经肽的免疫反应进行了研究,结果发现严重的顽固型便秘患者的肠壁内神经丛 CGRP 免疫反应性明显高于正常者。

(三)女性激素水平变化

顽固型便秘绝大多数发生于育龄妇女,那么女性激素变化是否与顽固型便秘的发生有关呢?Kamm 将顽固型便秘女性患者月经周期中卵泡及黄体阶段性激素水平变化与健康妇女进行了比较,结果显示便秘患者卵泡阶段黄体酮、17-羟黄体酮、睾丸激素、雄激素等水平明显降低,黄体阶段雌激素、睾酮等水平显著降低。作者推测女性类固醇激素持续减少可能与顽固型便秘发生有关。

(四)一氧化氮(NO)的作用

NO 是胃肠道非肾上腺素能非胆碱能神经(NANC)所释放的重要抑制性递质,在胃肠运动及其病理变化中起着重要作用。含 NO 合成酶的 NANC 神经末梢释放 NO 到细胞外液中,作用于平滑肌细胞,激活细胞内的鸟苷酸环化酶,使 cGMP 浓度升高,再激活 cGMP 依赖性蛋白激酶,从而使平滑肌细胞舒张。在豚鼠结肠带纵行肌试验中,LNNA 可减弱电刺激 NANC 神经所引起的舒张反应。电刺激支配鼠肛内括约肌 NANC 神经所引起的舒张是由 NO 介导的。在人胃肠道平滑肌离体试验中,电刺激 NANC 神经后,结肠平滑肌和肛门内括约肌的舒张反应可因使用 NO 合成抑制药而减弱。

(五)产伤

分娩可引起支配盆底横纹肌的阴部神经损伤,胎儿过大、产程延长、应用产钳等因素均可造成阴部神经损伤,经产妇女引起阴部神经损伤的机会增多,大多数妇女损伤可很快恢复,少数人则因多次分娩反复损伤而不能恢复,造成排便困难而长期用力排便,导致会阴下降,进一步加重阴部神经损伤,形成恶性循环,最终发生顽固性便秘。

(六)炎症刺激

慢性炎症刺激可引起耻骨直肠肌及肛门外括约肌痉挛,排便时肌肉不能有效舒张,各肌肉间的舒缩活动不协调形成自相矛盾的收缩,致使直肠压力增高,排便困难。长期发展造成神经损害、肌肉肥厚,加重排便困难,发生便秘。

七、便秘的诊断

尽管便秘是临床常见的症状,但不同的个体之间存在较大的差异。正常人排便没有一个固定的模式,一般认为排便次数保持在 3 次/天到 1 次/3 天之间均属正常。

按照中华医学会制订的便秘诊断标准:①大便量太少、太硬、排出困难;②排便困难伴肛门坠胀或排便不净感等;③每周排便次数少于 2～3 次。

Sarnelli 统计了 42 例慢性便秘的症状分布情况,可见排便困难、不尽感、费时费力及下腹痛是较常见的症状,中华医学会的诊断标准仍然有待改进。

1980 年,便秘诊断的罗马标准终于发布并立即得到广泛的认可,第一次使便秘的临床诊断得以标准化。经过 10 余年的临床应用和讨论,1999 年,便秘诊断的罗马Ⅱ标准正式发表,使得便秘的分类诊断达成共识。目前临床应用的已经是罗马Ⅲ标准。

在罗马Ⅲ标准的基础上,还需要对功能性顽固性便秘进行进一步的分类诊断,以选择相应的治疗策略。这就需要一系列特殊的检查手段,如肠道传输功能检测、肛肠压力和肌电图检测等。电子结肠镜在临床的普遍应用,对排除器质性疾病起到了决定性的作用;排粪造影、盆腔造影技术、肠道传输试验对便秘的精确分类提供了可信的依据。

(一)排粪造影

1978 年,Mahieu 设计并于 1984 年系统地报道了排粪造影的方法和应用情况,为诊断出口梗阻型便秘提供了有效的手段。排粪造影是将糊状钡剂注入受检者直肠内,在 X 线电视系统下观察肛管、直肠在静息相和排便过程中的形态变化。通过测量肛直角、会阴下降、耻骨直肠肌压迹等参数变化,结合动态的形态变化,排粪造影能确诊直肠前突、直肠内脱垂、盆底痉挛综合征和耻骨直肠肌综合征。

(二)结肠传输试验

食物进入体内后,经胃、小肠消化吸收后以糊状食糜形式排入盲肠,在向结肠内推进的过程中,大部分水分和无机盐被吸收,残渣最终形成成形粪便排出体外。正常人此过程相对固定。对便秘患者而言,该过程必定大大延长。结肠传输试验就是客观地反映结肠内容物推进的速度,从而判断是否存在肠道传输减慢而引起的便秘。结肠传输功能测定的方法很多,包括应用染料、钡剂、放射性核素及不透 X 线标志物等。其中不透 X 线标志物法操作简单、价廉,临床应用较广泛。通常采用 20 粒标志物,大小 2.5mm×1mm 左右,高压蒸汽消毒后装入胶囊。口服胶囊后,每 24h 摄腹部平片一张,直至第 5 天,或 80% 的标志物排出为止。一般正常人的 80% 标志物排出时间在 72h 以内。检查前应注意:从检查前 3d 直到检查结束期间,禁止用任何影响胃肠道运动的药物,如泻药或止泻药,禁止灌肠或开塞露协助排便,以免出现假阳性或假阴性结果。

提倡采用 3 种不同形状标志物的传输试验检查。1992 年,Evans 报道了采用 3 种形状的标志物,即环状、柱状、立方体状,分别于第 1、2、3 天口服,第 5 天照腹部 X 线片,观察不同形状标志物在肠道传输的位置。如此可以了解每天的标志物滞留数量,从而判断是否存在结肠传输减慢。

(三)肛肠测压

肛管及直肠末段有众多括约肌和盆底肌肉围绕,直肠壁内也有平滑肌。因此,正常时,肛管和直肠内存在一定的压力梯度以维持和协助肛门的自制。肛管压力高于直肠远段,而直肠远段压力又高于直肠近侧。在排便时,机体借助一系列协调的神经肌肉活动将直肠肛管的压力梯度倒置,以完成排便。在便秘患者,由于疾病的原因,某些肌肉功能紊乱,必然导致肛肠压力的异常。通过测定肛肠压力的异常变化,可以了解某些肌肉的功能状况,有利于疾病的诊断。常用的方法是将气囊或灌注式测压导管置入肛管、直肠内,通过压力转换器,将信号传导到生理测压仪或电子计算机,测定静息压、收缩压、直肠顺应性及直肠肛门抑制反射等指标。

(四)盆底肌电图检查

盆底肌电图主要用来了解肛门内外括约肌、耻骨直肠肌功能,区分肌肉功能的异常是神经源性损害、肌源性损害还是混合性损害。检查前不需灌肠、禁食,但应排空直肠,清洗肛门。一般采用四道肌电图仪。患者取左侧卧位,显露臀沟,消毒铺巾。检查者左手示指插入肛门做引导,右手持同心针电极由臀沟尾骨尖下方刺入皮肤,向耻骨联合上缘方向前进,进针 1～1.5cm 可至肛门外括约肌浅层,1.5～2.5em 可达内括约肌,进针 3～3.5cm 可达耻骨直肠肌。同步记录三块肌肉在不同时相的动作电位时限、波幅、波形、频率及放电间隔时间。

(五)电子结肠镜

电子结肠镜虽然不能直接对便秘做出诊断,但其重要的价值在于排除大肠器质性疾病。因为便秘毕竟是一种良性的、多数属于功能性的疾病,在对便秘做出任何诊断和治疗之前,必须排除大肠肿瘤等器质性疾病。

八、便秘的治疗

(一)保守治疗

保守治疗不但是所有功能性便秘的首选治疗方法,也是这类患者无论手术与否都必须长期坚持的一种生活习惯。主要的内容包括如下。

1.饮食疗法

饮食疗法是治疗和预防各种便秘的基础方法,包括多饮水、多进食富含纤维素食品。一般要求每天的饮水量在 2000mL 以上。食物纤维素在各种植物性食物中的含量高低不同,以菌藻类、芝麻、豆类等含量最高。如按每 500g 食物中纤维素含量来计算,海带 46g,芝麻 31g,蚕豆 33.5g,黄豆 24g,葡萄 11.3g,韭菜 5.2g,苹果 4.9g,大米 3.5g,芹菜 2.2g,西红柿 1.4g。

2.养成良好的排便习惯

首先应放弃已有的不良习惯,如人为抑制便意,排便时看书导致排便时间过长,过度用力排便等。在此基础上,利用正常的排便条件反射排便,如在早晨起床后结肠产生集团运动,可将粪便推入直肠引起便意(称为起立反射),故每天晨起后排便 1 次最好。但每人的排便习惯不一,也有人在餐后排便(利用胃结肠反射)。

3.运动疗法

排便需提高腹内压,主要依靠膈肌、腹肌的力量,因此经常进行深呼吸运动,增强腹肌的力量,有利于粪便的排出,特别对于某些老年人,这一点非常关键。另外,体力活动可刺激结肠蠕动,加快肠内容物的推进,有利于排便。对于某些出口梗阻型便秘患者,长期坚持做胸膝位提肛锻炼有利于加强盆底肌肉的力量,增强其协调运动性,可以大大减轻症状,甚至治愈,特别是直肠内脱垂等。

4.药物治疗

对于较严重的便秘患者,可酌情应用泻药。但必须明确各类泻药的特点,切忌滥用,否则可对结肠壁内神经元产生持久的损害。常用的泻药包括以下几类。

(1)高渗性泻药:高渗性泻药又称容积性泻药,常见的有硫酸镁、硫酸钠、甘露醇等,其共同特点是日服后难以吸收,在肠内形成很高的渗透压,使水分滞留于肠腔内,使食糜容积增大,机械性刺激肠道蠕动而促进排便。该类泻药主要应用于急性便秘或手术前、肠镜检查前的肠道准备,服用后需多饮水以防脱水。严禁应用于肠道有器质性狭窄的患者,以防急性肠梗阻。

(2)刺激性泻药:有时称为接触性泻药。常见的有大黄、酚酞(果导片)、番泻叶、蓖麻油、双醋酚汀、波希鼠李皮等。主要机制是刺激肠壁内神经元导致肠蠕动增加,使肠内容物迅速向远段推进。这类泻药长期应用可降低肠壁的敏感性,造成肠壁内神经元的损害,因此不宜久用。

(3)润滑性泻药:常见的润滑性泻药包括液体石蜡、香油、甘油等。这类油剂口服或吸收后不被吸收,而且可以妨碍水分的吸收,对肠壁和粪便起单纯润滑作用,服用后可随大便排出体外。这类泻药对顽固性便秘、粪便干结、排出无力的老年体弱者最为适宜,可长期服用。如果每晚睡前服液体石蜡 20mL,第 2 天起床可排便,且有利于养成定时排便的条件反射。但长期应用可使脂溶性维生素如维生素 A、维生素 D、维生素 E、维生素 K 的吸收减少,造成脂溶性维生素缺乏。

(4)促肠动力药物:促肠动力药物种类繁多,但应用最广泛的是 $5-HT_4$ 受体激动药。从初期的西沙比利到目前临床应用更多的莫沙比利类药物都属于 $5-HT_4$ 受体激动药,对肠动力有较好的促进作用。由于西沙必利的心脏不良反应,自 2000 年 9 月 1 日起,全国各零售药店停止销售。莫沙比利是新一代胃肠动力药,为高选择性 $5-HT_4$ 受体激动药,通过激活胃肠道的胆碱能中间神经元及肌间神经丛的 $5-HT_4$ 受体,使之释放乙酰胆碱,产生消化道促动力作用。但这类药物对顽固型便秘的治疗效果仍然有限,临床上可根据情况试用。

5.灌肠及其他通便方法

灌肠是将一定量的溶液直接注入直肠、结肠,刺激结肠直肠蠕动引起排便的方法。主要应用于急性便秘和重症患者的对症处理。一般用生理盐水或 1% 肥皂水灌肠导泻,温度控制在 39～40℃为宜;对于大便嵌塞者可用"一二三"灌肠液,即 50%硫酸镁 30mL、甘油 60mL、水 90mL,有时也可用中药大承气汤灌肠。除灌肠外,开塞露法、肥皂条通便法也是简便易行的方法。

(二)手术治疗

通过非手术治疗,绝大多数便秘患者可以得到治愈或改善,但总有一小部分顽固型便秘患者最终需手术治疗。随着近年来对肛肠解剖的研究及对便秘发生的病理生理和组织学研究的不断深入,从理论上为部分顽固性便秘的手术治疗找到了理论基础。过去的观点认为慢传输型便秘是一种功能性疾病,但近年来的研究越来越表明慢传输型便秘实际上存在肠壁内神经丛的病理改变,如神经元变性、相关的肠神经递质含量减少等,因此全结肠切除术逐渐被认可为治疗顽固性慢传输型便秘的最终手段。

同样,对排便生理的更深入研究,导致对直肠内脱垂和直肠前突,甚至耻骨直肠肌综合征的手术治疗的不断改进。目前已经开展的便秘外科手术方式约有 10 余种,均取得了较满意的效果。但是我们必须清楚,便秘往往是两种甚至多种疾病或症状混杂在一起的综合征,必须严格把握手术指征,应以解除患者的症状为目的,而不是为了纠正某种解剖异常。

第十节 溃疡性结肠炎

一、发病机制

溃疡性肠炎(Ulcerative Colitis,UC)是人类 IBD 的一大类,其病因及发病机制至今仍未完全明确,目前认为 UC 的发病机制肯定比单一因果关系复杂得多,而且很有可能与易感基因,内源性或外源性的引发因素以及患者的自身调节有关。虽然我们不完全明确 UC 中宿主与环境作用的复杂机制,但是在遗传学、肠道微生态学、病因学、免疫学,以及实验动物模型等方面的研究可以增加我们对疾病发展过程的理解。

(一)遗传学基础

国外对 UC 的研究发现,UC 发病具有家族聚集性,家族聚集现象很常见,在有 UC 家族史的人群中 UC 的发病率增高。研究表明,有家族史的患者发病时间似乎比较早,82%的家族患者其病变类型一致。首诊患者的年轻化通常和 UC 的家族史有关,并且提示在某些发病机制的领域上具有复杂性。有趣的是,在连续一代代家族患病成员中,其发病年龄越来越年轻化。对于双胞胎的研究也给我们提供了基因参考,单卵双胞的 UC 的一致性比双卵双胞的高,这是因为单卵双胞拥有 100%相同的基因,可是双卵双胞却只拥有一半的相同基因。在单卵双胞中表现出来的患病高度一致性论证了基因在 UC 发病机制中具有重要作用这么一个结论。然而,单卵双胞的基因并不是真正的 100%相同的,非基因因素可能会使 UC 基因型的外显率下降。

UC 在种族中的发病率也存在差异,UC 的发病率在白种人最高,黑人稍低,亚洲人群最低。对于高加索人来说,犹太人的后代中越来越多人被发现有 UC,是非犹太人的发病率的3～4 倍。重要的是,这个数据是经过多个不同国家及不同时间段的观察研究得来的,这表明 UC 是一个真正的基因现象而不只是环境的因素导致的。虽然不同亚群的犹太人群其 UC 发病率不一致,然而从以色列的研究报道中表明在英国出生的德系犹太人中 UC 的发病率比北非及亚洲出生的西班牙系犹太人要高。

目前很多研究的焦点在于 UC 强烈基因背景这方面,并且明确了一系列与 UC 相关的基因综合征,其中最常见的 3 个基因综合征是 Turner 综合征、Hermansky－Pudlak 综合征及糖原缺乏症 Ib 型。除此以外,UC 被报道了与各种遗传性的免疫缺陷病有关系。虽然这些疾病与 UC 的临床表现不一致,但是 UC 和罕见的免疫缺陷病及先天性综合征的联系提示了共同免疫途径的基因学分析有可能帮助我们进一步理解 UC 的免疫发病机制。对人类白细胞抗原[HLA]相关基因的研究发现,虽然免疫系统在 UC 的发病机制中具有中心作用,但最受瞩目却是免疫系统的调节基因。很多研究验证了 IBD 和 HLA－I、HLA－II等位基因的关系。这些研究的结果具有不确定性,但是出现一些有趣的观点,比如说,HLA－I相关的研究显示了在日本 UC 患者体内 HLA－B_5、HLA－B_{52}出现频率持续增加。多个 HLA－I相关的研究统计了在日本人群中 UC 与 HLA－DR_2的关系。相比较而言,在非日本人的 UC 的患者中 HLA－II的相关性备受争议。有研究提示了在 UC 患者中 HLA－DR_2的显著增高,但是其他疾病患者却没有。然而,主导日本人群溃疡性结肠患者与 HLA－DR_2关系的 HLA－DRB1 * 1502 等位基因在美国的白种人中很罕见。美国一个最新的研究表明,这个等位基因只在美国很少部分 UC 患者中找到,而且在正常对照组没有一个人中发现这种基因。虽然以上数据备受争议,但是 $HLA-DR_2$ 与至少一部分的溃疡性结肠患者的真正关系确实是存在的。

(二)免疫因素

在显著的慢性肠道炎症等疾病中通常涉及免疫系统的变化。免疫系统的紊乱作为炎症及组织损伤的触发因素在 UC 的发病机制中尤为重要。人体的免疫包括体液免疫和细胞免疫、补体系统和细胞因子等多个系统组成,当前认为对 UC 有潜在致病作用的为体液免疫,细胞免疫及其他免疫系统,在此逐一阐述。

1.体液免疫

UC 患者的血清中抗结肠上皮细胞的抗体滴度增高提示 UC 可能是免疫介导炎症反应。后来的研究报道了这些抗体与大肠埃希菌存在交互作用,提示了对普通细菌的敏感性增高可能会导致肠道损伤的自身激活。更多的研究发现了在 UC 发病机制中起作用的多种不同的抗体,对大肠埃希菌的循环抗体及其他细菌抗原的抗体都在 UC 患者中发现。在 UC 患者身上还找到牛奶蛋白的抗体及淋巴细胞毒性抗体。然而,这些研究都不能明确解释不同类型及水平的抗体滴度与疾病的临床活动性的特殊相关性。因此,这些抗体的存在可能是炎症的预兆表现而不是发病的起始情况。

在 UC 中出现循环抗体的现象很奇怪,不过对于病因学来说对潜在致病的异常黏膜抗体的确定很重要。一些研究报道了黏膜浆细胞产生了异常抗体,有 IgA、IgG 及 IgM 的改变在 UC 患者中的报道,而且在 UC 患者中还发现了 IgG_1 的特异性增高。一个研究组已经成功地从 UC 的患者肠道黏膜中纯化了特异性的 IgG 抗体。这些抗体可以识别结肠细胞、胆管、皮肤、关节及眼睛共同拥有的 40kD 肽链。这些 40kD 肽链是原肌球蛋白家族的蛋白结构成员。大部分的 UC 患者都有抵抗这些位于上皮细胞的蛋白抗体,而且最近有报道说他们可以通过单核细胞自发的产生原肌球蛋白 IgG 和 IgG_1 抗体。因此,这一系列的研究可以确定 UC 的自身潜在抗原,明确对此的持续性抗体反应,而且对疾病中涉及的组织的抗原的抗原决定基进行定位。这些研究在 UC 的自身免疫发病机制中是备受争议的。然而,其他研究者没有能力检测 UC 患者中的自身抗体,在 UC 患者中真正的自身免疫是否存在也是无法检测的。

2.细胞免疫

虽然备受争议,但是几十年的研究都支持这样的观点:UC 患者细胞免疫是有异常的。没有一个研究提供直接的证据证明原发的 T 细胞免疫缺陷及所有免疫细胞的系统性免疫异常不是继发于现有的炎症过程。

与循环的免疫细胞相比,在 IBD 黏膜水平上有微小的,可再生的异常免疫细胞。正常的情况下,上皮内的 T 细胞是 $CD8^+$(抑制剂,细胞毒性剂),但是大部分固有层的 T 细胞都是 $CD4^+$(促进剂,诱导剂)。上皮层和固有层的 T 细胞都优先地表达 $αβT$ 细胞受体($TCRαβ$),但是细胞选择性地表达 $γδT$ 细胞受体($TCRγδ$)却不常见。而与外周血相比,黏膜免疫细胞是一个活化的免疫群体。在 IBD 固有层单核细胞显示了淋巴细胞活化抗原及免疫活化基因产物的表达增高。有报道 UC 患者的黏膜细胞当被相同剂量的 IL-2 诱发后显得毒性偏小。总之,当前学者认为 UC 中 T 细胞独立功能被抑制了。

3.非免疫细胞

越来越多的研究表明肠道中的非免疫细胞可以作为抗原提呈细胞,或效应细胞,可以对细胞因子做出反应,而且可以行使各种以前认为除了 T 细胞、B 细胞、单核细胞、巨噬细胞不能完成的功能。人类上皮细胞可以表达 HLA－DR 分子及具有抗原提呈细胞的功能,它可以对典型的 T 细胞因子做出反应及释放细胞因子。这些均提示 UC 患者的肠道免疫细胞可能出现异常。虽然正常黏膜的上皮细胞可以诱导 $CD8^+$ T 细胞,UC 黏膜上皮细胞优先的刺激 $CD4^+$ T 细胞。这提示了健康的肠道上皮细胞可能诱导或保持免疫耐受,但是在 UC 患者的黏膜中这些相同的细胞可能增生从而形成慢性炎症。而且,肠道上皮细胞的研究在控制炎症是很重要的,它在 IBD 中可能出现异常。

4.细胞因子

细胞因子可以分为免疫调节因子及促炎症因子。免疫调节因子是 T 细胞的原始产物,它可以调节免疫系统中其他免疫细胞的作用。主要的免疫调节因子有 IL－2、IL－4、IL－10、IFN－γ。虽然 UC 的全体免疫调节因子的状态还未明确,但是潜在的免疫介质的异常产物及反应在 UC 中已有报道。

IL－2 是 T 细胞功能的核心,在 UC 中其黏膜淋巴细胞对 IL－2 的反应又被减弱了,与对照细胞相比,克克罗恩病黏膜淋巴细胞对 IL－2 的反应增强了,血清及肠道 IL－2 水平提升的发现,这提供了附加的证据表明 IL－2 在 IBD 中扮演重要角色。其他如 IL－4、IL－10、IFN－γ 等均在黏膜免疫中发挥了不同的作用,在此不再赘述。

促炎症因子如 IL－1、IL－6、IL－8、TNF－α 是单核细胞及巨噬细胞的产物。他们是机体急性免疫反应的病理生理中心。在炎症过程中这些因子的测量水平是有所增高的。

除细胞因子外,脂质介质中的花生四烯酸、生长因子中的 TGF－α、TGF－β、IGF、FGF、黏附分子、活性氧及氮代谢产物和神经肽等也是 UC 发病过程中的炎症介质。对这些活性因子的更深入研究,可能成为日后治疗 UC 的重要手段之一。

(三)肠道微生物环境和微生态

肠道黏膜上皮层是一个由上皮细胞排列组成的单层结构,在此有大量的免疫反应细胞,并存在抗原抗体反应。通过对 IL－10 缺乏的大鼠模型中的肠道炎症改善的临床观察,我们承认环境在 UC 致病过程中有重要作用。但是关于肠道微生态的正确认识及它们如何导致疾病的发生及发展仍未明确。在此仅讨论在 UC 中微生物体及其产物,饮食及肠道防护因素在发病机制中的作用。与 UC 有关的致病源包括如下。

1.病毒

流行病学的证据表明肛周病毒感染是将来 IBD 发病的一个危险因素。在 UC 患者身上已经明确了增高的血清抗体滴度与巨细胞病毒有关,但这个只是作为黏膜炎症反应的一种继发现象。

2.细菌产物

目前普遍认为细菌菌落及其产物可能在 UC 的发病机制中起重要作用,这个理论最近被一些 IBD 的动物实验模型的结果验证了。炎症动物被养育在无菌及没有任何抗原的环境中,结果动物产生很少甚至没有免疫反应。细菌细胞的各种产物可以使完好无缺的微生物体产生组织以及免疫炎症,这些产物包括 PGPS、LPS、FMLP 等。这些细菌产物可以激活巨噬细胞,释放细胞因子,导致细胞黏附分子的过度表达,调节迟发型 T 细胞和 B 细胞的反应,触发激肽释放及补充性的瀑布反应。这些联合活动或许可以解释 UC 的病理生理过程。

3.黏液

肠道上皮细胞的黏液层是宿主抗细菌免疫反应的第一个保护线,作为这样一个重要的作用位置,我们设想黏液合成障碍可能会导致 UC 发病,这种想法在 UC 患者中已经被详细地研究了。早期的研究表明特异的黏液在 UC 患者中可能被耗竭,而后续的研究没有能够区分在 UC 及正常对照组人群中的黏膜成分的不同点。UC 患者的黏液成分可能没有缺陷,但是血凝素黏合剂的改变在 UC 患者中被发现,提示可能是细菌的黏附能力及上皮细胞的其他物质改变导致 UC。这可能导致黏液防线的崩溃从而导致 UC,或者也许是一个非特异的继发现象。

(四)饮食因素

既然 IBD 是整个肠道的慢性感染性炎症性反应,我们可以逻辑地认为饮食是发病的一个重要因素。食入的抗原是非自身的,非细菌性的肠道抗原。流行病学的数据表明精制糖、水果及蔬菜的摄入,咖啡和巧克力的食入,可能是 IBD 病因中的决定元素。现在没有证据表明某个特定的食物与 IBD 的发病有密切联系,然而临床证据表明饮食确实对肠道炎症反应有作用。饮食控制包括肠内营养支持、饮食代谢、元素饮食,以及聚合体饮食显示可以改善 UC 和 CD 患者的病情。然而,关于饮食控制可以缓解病情的途径还不清楚。研究者争论说这些饮食的低脂肪摄入可能减少花生四烯酸及类十二烷的获取与合成。另外,某些研究者相信饮食控制可以减少已经受损伤肠道的抗原负担。最后,可能这些饮食控制可以提供修复损伤肠道过程中必需的某些缺失元素。既然饮食控制可以缓解症状,而且我们成功地进一步精细调控饮食,如成功地在 CD 患者饮食中加入 $\omega-3$ 脂肪酸,这使我们可以把焦点放在 IBD 发病机制中的食物的作用研究。

最近的研究结果使学者们对 IBD 中饮食作用的研究充满兴趣,尤其在确定了谷氨酸是肠上皮细胞的原始能源及短链脂肪酸是结肠细胞的燃料后。某些研究证明 UC 患者缺乏短链脂肪酸,补充短链脂肪酸后病情有所缓解。而且,结肠袋炎及转移性肠炎可能是,至少部分原因是因为缺乏短链脂肪酸导致的,因为补充短链脂肪酸后以上的病情都有所缓解。肠上皮细胞在结肠袋炎中同样有帮助作用。不管这些研究代表的是原始的病因性的缺陷,还是继发于慢性炎症的表现,或是不能确定。但补充特异性的饮食元素的治疗方法在一定时期内会持续是研究热点。

(五)动物模型

建立 UC 的动物模型主要可分为外源性诱导和内源性诱导及通过分子生物学手段来获得。

1.外源性诱导

结肠炎可以在大鼠和小鼠身上注射三硝基苯磺酸(TNBS)和乙醇溶液诱导。当然在不同种类的大鼠身上其易感性和抵抗性不一致。TNBS 诱导的结肠炎是一种迟发性的过敏反应,这种免疫反应主要是 T 细胞介导的,由其他的免疫细胞调节。研究者可以观察局部迟发型过敏反应的控制及肠道炎症的不同治疗方法的作用。通过对 TNBS 的不同反应,我们可以研究不同的易感因素及炎症反应的防御基因。同样,这个模型是简单的、便宜的且可重复的。

另外,一种黏膜层的急性结肠炎症的模型可以在大鼠、小鼠及仓鼠中通过口服右旋糖苷硫酸酯钠(DSS)获得。DSS 制造的模型是一种革新,它可以出现慢性结肠炎,有着特征性的炎症细胞及裂隙溃疡。DSS 诱导的慢性结肠炎模型中还可以导致结肠腺癌。导致癌症发生及增生异常时这个模型与 CD 更相似,但是 UC 中却缺乏裂隙溃疡,淋巴细胞聚集,以及不连续的炎症反应。这个模型在研究基因易感性,口服耐药,药物筛查及增生和肿瘤与结肠炎的关系等方面很有帮助。

2.内源性诱导

绢毛猴是一种生活在哥伦比亚热带雨林的灵长类动物,当被捕获并饲养于温带气候的时候自发产生全结肠炎。这种南美洲猴子发生的肠炎与动物的年龄有关,可以自发产生,对抗感染药物治疗有反应,在年长动物中还跟结肠腺癌有关系。另外一个有趣的现象是,野生的时候猴子不产生肠炎,但是当被捕获的时候却自发产生,这是否提示神经内分泌在结肠炎发病中有作用。以上所说的是绢毛猴成为研究 UC 的很好的模型。然而,当小部分这些动物被捕获后我们很难接触它们,这限制了对这些模型的进一步研究。另外一个自发模型是 C₃H/HeJ 小鼠,这些动物更便宜,容易获得,而且容易处理,关于这些新的模型需要我们一步研究。

3.分子生物学手段

分子生物学大发展使基因复制动物成为可能,从而产生各种新的 IBD 动物模型。UC 的动物模型也可以通过控制特异的不同免疫细胞亚群产生。小鼠 TCRα、β、βχδ 链及组织相容性蛋白Ⅱ的突变可以导致慢性结肠炎,这强调了在肠道免疫调节中 T 细胞的中心作用。其他模型通过选择性地减少或灭活细胞因子基因而建立的。IL-2 缺乏的小鼠产生类似人类 UC 的结肠炎。其他最新的动物模型包括 Gα₁₂ 和角蛋白 8 缺乏的小鼠,以及钙黏蛋白缺陷的转导的小鼠。以上所有模型均产生肠道炎症,显示免疫及非免疫作用如何最终导致 IBD。

二、病理学特点

大肠溃疡性结肠炎是一种可能属于免疫病理机制和遗传有关的不明原因的非特异性直肠、结肠黏膜及黏膜下层的炎症。溃疡性结肠炎特点在于溃疡形成,但在慢性病程发展中,结肠黏膜只有炎症性改变,而不形成肉眼上可见的溃疡病变,或溃疡愈合只遗留下肉眼上的炎症性病变。不论其有无溃疡,主要病变均集中在黏膜层,少数达黏膜下层,更少的严重病例,炎症可累及肌层甚至浆膜层。病变分布主要在直乙状结肠,累及直乙状结肠的病例,据统计可达98%。溃疡性结肠炎病理漫长,常反复发作,见于任何年龄,但 20～30 岁患者最多见。主要有两种溃疡性结肠炎分类法,即按病情轻重分类和按病程经过分类。

按溃疡性结肠炎病情轻重可分为 3 级。

1.轻度

此型最常见,通常仅累及结肠的远端部分,病情轻,腹泻每日少于 4 次,腹痛、便血轻或少见,缺乏全身症状和体征。

2.中度

中度介于轻度与重度之间,起病突然,腹泻每日 4～5 次,为稀便和血便,腹痛较重,有低热、体重减轻、食欲缺乏,可有肠道外表现。

3.重度

重度起病急骤,有明显腹泻、便血,有持续的严重腹痛,可出现低血压,甚至休克。

按溃疡性结肠炎病程经过可分为以下 4 型。

1.初发型

初发型指无既往病史而为首次发作,病情轻重不等,可转为其他类型。

2.慢性复发型

慢性复发型临床最多见,病变范围小,症状较轻,往往有缓解期,但易复发,预后好,多数对水杨酸、柳氮磺胺吡啶治疗有效。

3.慢性持续性

慢性持续性病变范围广,首次发作后可持续有程度不等的腹泻、便血,常持续 6 个月以上,可有急性发作。

4.急性暴发型

急性暴发型少见,起病急骤,局部和全身症状严重,常有高热、水样泻、急性结肠扩张,易发生下消化道大出血及其他并发症和肠穿孔。暴发型病例急需用皮质激素、输血等治疗,预后差,有些溃疡性结肠炎病例如不及时治疗,往往可在 2 周内死亡。

(一)病理变化

1.病理特点

(1)受累结肠黏膜呈现多发性浅表溃疡,伴有充血、水肿;病变多由直肠起始,往往累及结肠,呈弥散性分布。

(2)肠黏膜外观粗糙不平,呈现细颗粒状,组织脆弱易于出血,或可覆盖有脓性分泌物,似一层白苔附着。

(3)结肠袋往往变平或变钝,以至消失,有时可见到多个大小不等的假息肉。

(4)结肠黏膜活检病理变化呈现炎性反应,同时常可见黏膜糜烂、隐窝脓肿,结肠腺体排列异常及上皮改变。

2.大体形态

溃疡性结肠炎是以黏膜为主的炎症,其并发症较克克罗恩病少,因此溃疡性结肠炎因并发症手术切除的标本没有克克罗恩病多,浆膜层一般完整,外观光滑、光泽、血管充血、肠管缩短,以远端结肠和直肠最明显,一般见不到纤维组织增生,肠管黏膜表面有颗粒感,质脆,广泛充血和出血,有多个浅表性溃疡,沿结肠带呈线状分布或呈斑块状分布,严重者可见黏膜大片剥脱,甚至暴露出肌层,黏膜病变呈连续性,从直肠或乙状结肠开始,常常远段重,近段轻;左半肠重,右半结肠轻,黏膜表面还可见许多大小不等、形态各异的炎性息肉,以结肠多见,直肠则较少见,有时可见炎性息肉相互粘连而形成的黏膜桥。

(1)炎症活动期:黏膜皱襞消失,呈剥脱状,黏膜充血、水肿,黏膜脆性增加易出血,黏膜炎性渗出物增多,血管走向不清,黏膜附有白色透明或黄色黏液,严重者呈脓性状黏液,黏膜腐烂或有大小不等的多形性浅溃疡形成。溃疡之间黏膜可因水肿、炎症形成假息肉。

(2)炎症缓解静止期:黏膜苍白、粗糙有颗粒感,肠壁增厚,肠腔狭窄或缩短,有的因炎性增生,腺体增生,而形成息肉改变。

3.组织病理

本病的病变主要在直肠和乙状结肠,也可延伸到降结肠和整个直肠。病变之初是肠腺基底部出现隐窝炎,隐窝部损伤,多形核白细胞侵入而形成隐窝脓肿,结肠黏膜水肿、充血、出血等病变,随着炎症与坏死的过程扩大而形成溃疡。溃疡先沿直肠纵轴发展,继而融合成为广泛不规则的大片溃疡,严重者几无完整的结肠黏膜,黏膜有炎性渗出物覆盖,炎症反应为非特异性,组织病理检查可见肠腺隐窝糜烂和溃疡边缘炎细胞浸润,以淋巴细胞和浆细胞为主,唯有在急性发作期和有继发感染时可见大量中性粒细胞,病变肠壁血管常有血栓形成。溃疡穿孔所引起的腹膜炎、结肠或直肠周围脓肿、瘘管形成、炎性息肉及癌变为主要并发症。溃疡愈合时大量瘢痕形成可导致结肠短缩及肠腔狭窄。由于病期不同,组织病理所见也不一样。

(1)活动期病理组织所见:在固有膜内弥散性淋巴细胞、浆细胞、单核细胞等细胞浸润的基础上,有大量中性粒细胞浸润于固有膜、隐窝上皮(隐窝炎)、隐窝内(隐窝脓肿)及表面上皮。隐窝脓肿融合溃破形成溃疡。同时还有大量淋巴细胞、浆细胞浸润,腺上皮间中性粒细胞浸润,杯状细胞减少。由于结肠病变一般限于黏膜与黏膜下层,很少深入肌层,因此并发结肠穿孔、瘘管或周围脓肿少见。少数暴发型或重症患者病变涉及结肠全层,可发生中毒性巨结肠,常并发急性穿孔。

(2)静止期病理组织观察:肠腺细胞排列不规则,隐窝数减少,既有瘢痕组织,又有基底膜增厚。杯状细胞增多。黏膜下层纤维化加重,可见淋巴管扩张。固有膜层白细胞浸润明显或大淋巴滤泡出现。此外,有学者认为腺体萎缩或变形,对静止期患者更具有诊断意义。

(二)内镜下的病理表现

1.急性期表现

(1)轻度:黏膜充血、水肿、分泌物增多,有密集分布的小出血点,并见散在渗血及出血。

(2)中度:黏膜充血,水肿明显。

(3)重度:黏膜出血,水肿更显著,病变部位几乎无正常黏膜,黏膜呈粗细不等的颗粒状及假性息肉。

2.慢性期表现

(1)活动期:可见正常黏膜结构消失,肠壁僵硬,肠腔狭窄呈管状,有炎性息肉或溃疡。

(2)静止期:黏膜炎症轻,苍白、出血少,正常结构消失,显得干燥粗糙。

(三)内镜分级标准

根据改进的 Baron 内镜下 UC 活动度分级标准来记录。

1.0 级为黏膜正常。

2.Ⅰ级为黏膜充血,血管模糊。

3.Ⅱ级为黏膜有接触性出血。

4.Ⅲ级为黏膜有自发性出血。

5.Ⅳ级为黏膜可见大小不等的溃疡。

(四)病理组织学分级标准

1.0 级

黏膜固有层无中性粒细胞浸润。

2.Ⅰ级

黏膜固有层有少量中性粒细胞(<10 个/高倍视野)浸润,累及少量隐窝。

3.Ⅱ级

黏膜固有层有多量中性粒细胞(10~50 个/高倍视野)浸润,累及 50%以上隐窝。

4.Ⅲ级

黏膜固有层有大量中性粒细胞(>50个/高倍视野)浸润,伴隐窝脓肿。

5.Ⅳ级

固有层明显急性炎症伴溃疡形成。

(五)乙状结肠炎

由于乙状结肠炎的治疗的时间周期比较长,容易反复,会令很多患者丧失信心而放弃治疗,因此,建议患者要坚持治疗。乙状结肠炎是溃疡性结肠炎的别称(通常用于黏膜无溃疡者),病因迄今未彻底阐明,病变可累及整个结肠和直肠,但以乙状结肠最多见。肠镜检查可见黏膜充血,水肿,呈颗粒状,有小出血点。多数有形态不整.大小不一、深浅不等的糜烂和溃疡(少数亦可只有糜烂而无溃疡)。乙状结肠炎可分慢性型(95%)和急性暴发型(5%)两种。

(六)溃疡性直肠炎

溃疡性直肠炎一般在临床上表现为直肠功能紊乱。如果病变轻,可只有间歇性的直肠小量出血,常被误认为痔出血。有些患者表现为便秘,是炎症的直肠痉挛所致。左下腹痛、便秘和排少量血便是溃疡性直肠炎的典型表现。有时溃疡性直肠炎并不便血,而只是排便次数增多,且多发生在早上,要排2~3次不成形软便,而在1天的其余时间则与正常人一样。本病并不发生大出血,亦可有结肠外的表现,但极少见,病程呈间歇发作,不易治愈,即使时间很长,也不发生恶变。直肠炎一般分为以下3度。

1.Ⅰ度

偶见便血,黏膜水肿,排便不规则,稀便或便秘。

2.Ⅱ度

常见便血,黏膜肥厚、直肠狭窄,排便困难,尚可用药物缓解。

3.Ⅲ度

全血便、溃疡或瘘管形成,直肠狭窄,排便严重困难,甚至梗阻。

三、诊断与鉴别诊断

UC病变特点为连续弥散性结肠黏膜与黏膜下层炎症。病变始于直肠,向近端蔓延,可累及整个结肠甚至末端回肠,主要临床表现为直肠出血、腹泻、腹痛、体重减轻与发热。少数患者有关节炎、脊柱炎、结节性红斑等肠外表现。病情轻重不一,可发生于任何年龄,多见于青壮年,男女发生率无显著差异。

UC诊断方法是基于临床、内镜、病理组织学、影像学改变及外科手术所见共同做出判断的,结合实验室指标可对疾病活动性进行评估。

(一)临床表现

1.消化系统表现

(1)黏液脓血便:是UC最常见的临床症状,急性期常常表现为血性腹泻,可带黏液或脓性分泌物。腹泻程度轻重不一,轻者每天排便3~4次,或腹泻便秘交替出现,重者排便频繁,可每1~2h1次,甚至出现大便失禁,部分患者可有夜间腹泻和(或)餐后腹泻。大肠黏膜的广泛损伤、血管充血、糜烂和黏膜剥脱是便血的病理基础。黏液便是由于黏膜炎性分泌增加所致。脓血便是病变黏膜坏死组织、炎性分泌物与血液和(或)粪便混合而成。

（2）腹痛：多位于左下腹或下腹部，性质常为阵发性痉挛性绞痛，伴肠鸣、便意，便后疼痛可暂缓解，有腹痛便意便后缓解的规律。病变间歇期可无腹痛或仅有腹部不适。出现持续性腹痛、腹胀及肠鸣减弱时，应警惕中毒性巨结肠的发生。

（3）里急后重：当活动性炎症累及肛门、直肠、乙状结肠时，可导致排便紧迫感和排便时痉挛样痛。

（4）腹部包块：在 UC 中较少见。当炎症累及乙状结肠时，偶在体形消瘦的患者中可触及左下腹包块。

2.全身表现

UC 患者可出现体重减轻、虚弱、乏力和某些特殊营养素缺乏的营养不良表现。急性期患者可有发热，重症患者可出现全身毒血症，水、电解质、酸碱平衡紊乱。

3.肠外表现

结节性红斑、坏疽性脓皮病、眼部病变（葡萄膜炎和虹膜炎）、关节病变（关节痛和关节炎）、骶髂关节炎、原发性硬化性胆管炎（PSC）、胆石症和（肉芽肿性）肝炎均可见于 UC 患者。总体来说，UC 肠外表现发生率要低于 CD。但 PSC 在 UC 患者中则比在 CD 患者中更常见，临床上常发生发热和黄疸，本病发生于 UC 的严重程度和病程无关。不同的诊断标准得到的发病率相差很大。有临床意义疾病的发病率占 2%～8%。

（二）内镜检查

1.结肠镜

结肠镜对 UC 的诊断具有重要价值。主要为累及大肠的连续性、弥散性病变，部分可累及回肠末端（倒灌性回肠炎）。25%～55% 的患者病变局限于直肠，50%～70% 的患者左半结肠受累（以脾曲为界）。典型 UC 肠镜下表现。

（1）活动期。结肠镜下弥散性充血、水肿，血管纹理紊乱、模糊，可见黏膜粗糙呈细颗粒状，呈"湿砂纸样"改变。随着病变的进展，在黏膜炎症基础上可形成小的溃疡、自发黏膜出血，病变黏膜表面可披覆脓性或血性分泌物，溃疡周围黏膜明显充血、水肿、糜烂。

（2）缓解期。以黏膜萎缩和炎症性假息肉为特征。病变反复发作可出现肠壁增厚、结肠袋变浅变钝或消失、肠腔狭窄、假息肉及黏膜桥形成，甚至可发生癌变。

（3）急性暴发型 UC。结肠镜所见为病变常累及全结肠，肠腔扩大，正常形态消失；黏膜明显充血、糜烂、出血、溃疡形成，并有大量黏膜剥离，形成假膜样结构，可引起中毒性巨结肠。中毒性巨结肠黏膜呈弥散性持续性糜烂和溃疡，因易引起肠穿孔或肠出血，一般不主张行结肠镜检查。

2.染色内镜

染色内镜对于初发的 UC 患者的诊断并无帮助，但对病程较长的患者在发现癌前病变和肿瘤病灶很有意义。常规肠镜检查中容易漏掉的浅表凹陷型癌或癌前病变则可通过染色黏膜的方法发现病灶。目前主要有两种技术：靶向染色及全大肠染色，两者在发现病灶上的价值孰优孰劣仍有争议。

（三）病理组织学检查

UC 患者的黏膜活检及手术切除标本的组织学改变均主要表现为炎性黏膜弥散的、局限于黏膜的慢性炎性细胞浸润，主要特点是隐窝的浸润，特别是中性粒细胞浸润；杯状细胞黏液分泌减少,隐窝炎/隐窝脓肿,以及隐窝结构破坏均是 UC 的典型病理表现。如为肠镜检查多点活检的炎症布局提示为连续性病变。但在活动期和缓解期黏膜的病理表现有所不同。

1.活动期表现

(1)固有膜内以淋巴细胞和浆细胞为主,伴多量嗜中性粒细胞和嗜酸粒细胞等炎性细胞浸润,以黏膜下层 2/3 处炎性细胞更为密集,但病变表浅,主要累及黏膜及黏膜下层。

(2)隐窝上皮间可见嗜中性粒细胞浸润,进而发生隐窝上皮局灶性坏死。严重时,隐窝内嗜中性粒细胞及坏死细胞碎片聚集形成小脓肿,称为隐窝脓肿。

(3)隐窝脓肿融合引起黏膜糜烂或溃疡形成。

(4)隐窝上皮增生、杯状细胞减少。

(5)黏膜及黏膜下层血管高度扩张瘀血,固有膜小血管壁内可见纤维素样坏死和中性粒细胞浸润。

2.缓解期表现

(1)结肠腺体数目减少,剩余肠腺腺体缩短,腺体底部与黏膜肌层之间出现空隙。

(2)腺体分支、出芽,常见潘氏细胞化生。

(3)黏膜结构变形,腺体排列紊乱,黏膜表面不规则。隐窝大小、形态不规则、排列紊乱。

(4)固有膜内慢性炎性细胞轻度增多,黏膜下层可发生纤维化。

(四)影像学检查

1.钡剂灌肠检查

早期可见结肠黏膜紊乱、肠壁痉挛或溃疡引致的肠管边缘呈锯齿状或毛刺状改变及肠壁多发小充盈缺损;晚期可见结肠袋囊消失、肠壁僵直、肠管缩短呈铅管样,如有息肉样增生则可致充盈缺损。

2.CT 检查

UC 在 CT 上有以下表现。

(1)肠病轻度增厚,常<10mm,外形大多光滑,少数可见不规则,肠腔少狭窄。

(2)在结肠轴位像上,有时可见黏膜下的低密度区位于增厚的结肠壁内、外层之间,形成环状密度改变、似花结或靶征。

(3)螺旋 CT 图像上病变肠管黏膜面的浅小溃疡和小炎性息肉表现为黏膜面凹凸不平的锯齿状改变。

(4)肠系膜和直肠周围间隙的脂肪浸润和纤维化,亦可显示肠瘘、肠周脓肿等并发症。

(5)CT 仿真式内镜成像(CTVE),可显示肠管形态变化及黏膜面改变。CT 能较好地估计肠壁增厚及其规律性,并且能对 UC 的并发症做出较客观的评价。但有时单凭 CT 图像难以与肠道其他疾病如克克罗恩病、肠结核、肠道肿瘤等相鉴别。

3.经腹超声检查

随着超声检查技术信号的加强及分辨率的快速提高,使其成为一种越来越重要的诊断 IBD 的工具。在欧洲该项技术是消化科医师培训计划中的必需部分。受训良好的医师加上高分辨率的仪器可以准确地发现小肠和结肠的炎症性病变,以及测定肠壁的直径和血流情况。而病变肠壁的直径及血流是帮助判断疾病处于静止、轻度、中度、还是重度的良好指标,并可通过半定量观察肠壁血流情况预测疾病的复发。但目前超声显像在诊断 UC 仍逊于内镜及钡剂灌肠检查,临床应用仍有待于设备及技术的进一步改进。

(五)实验室检查

迄今为止 UC 没有特异的实验室检查诊断标准,实验室检查的主要价值在于排除感染性肠炎,确定活动性炎症的存在和活动程度,便于指导治疗方案的制订、疗效评估和判断预后等。

1.血液检查

活动期 UC 患者常出现白细胞、血小板、急性反应性蛋白(如 C 反应蛋白,CRP/高敏 C 反应蛋白,HSCRP),以及红细胞沉降率(ESR)增加。贫血较常见,主要由于失血和缺铁引起。UC 患者由于血小板升高、血浆第 V、Ⅵ、Ⅷ凝血因子活性增加及纤维蛋白原增加而存在高凝状态,易出现血栓性栓塞现象。

2.粪便检查

肉眼即常可见血、脓和黏液。涂片可见红、白细胞。需行病原体,包括细菌、真菌、病毒、寄生虫及其虫卵检测,以排除感染性肠炎。而粪便中钙卫蛋白由于可稳定反映由中性粒细胞介导的肠道炎症程度,可用于区分 IBD 和 IBS,并反映疾病的活动性。

3.血清标志物检测

抗中性粒细胞胞质抗体(pANCA)对诊断 UC 有高特异性,有研究报道 pANCA 用于诊断 UC 的敏感性及特异性分别达 73％和 81％。抗酿酒酵母抗体(ASCA)、大肠埃希菌外膜孔蛋白 C 抗体(OmpC)、鞭毛蛋白抗体(CBir1)、I_2抗体及最近发现的一些新的抗微生物多糖抗体在 UC 中的阳性率极低,而在 CD 中呈现不同程度的阳性,可用于帮助 UC 与 CD 的鉴别。亦有报道认为这些新的血清标志物可能对预测 IBD 的疾病行为及预后有意义。

(六)诊断

1.我国炎症性肠病协作组提出了对我国炎症性肠病诊断治疗规范的共识意见可作为临床工作中采用规范程序对 CD 进行诊断的依据,诊断标准如下。

(1)临床表现:有持续或反复发作的腹泻、黏液脓血便伴腹痛、里急后重和不同程度的全身症状。病程多在 4～6 周或以上。可有关节、皮肤、眼、口或肝胆等肠外表现。

(2)结肠镜检查:病变多从直肠开始,呈连续性、弥散性分布。表现:①黏膜血管纹理模糊、紊乱或消失、充血、水肿、质脆、出血、脓性分泌物附着,亦常见黏膜粗糙,呈细颗粒状;②病变明显处可见弥散性、多发性糜烂或溃疡;③缓解期患者可见结肠袋囊变浅、变钝或消失,假息肉及桥形黏膜等。

(3)钡剂灌肠检查:主要改变:①黏膜粗乱和(或)颗粒样改变;②肠管边缘呈锯齿状或毛刺样,肠壁有多发性小充盈缺损;③肠管短缩,袋囊消失呈铅管样。

(4)黏膜组织学检查:活动期和缓解期有不同表现。

1)活动期:①固有膜内有弥散性慢性炎性细胞、中性粒细胞、嗜酸粒细胞浸润;②隐窝有急性炎性细胞浸润,尤其是上皮细胞间有中性粒细胞浸润及隐窝炎,甚至形成隐窝脓肿,脓肿可溃入固有膜;③隐窝上皮增生,杯状细胞减少;④可见黏膜表层糜烂、溃疡形成和肉芽组织增生。

2)缓解期:①中性粒细胞消失,慢性炎性细胞减少;②隐窝大小、形态不规则,排列紊乱;③腺上皮与黏膜肌层间隙增宽;④潘氏细胞化生。

(5)手术切除标本病理检查:肉眼及组织学上可见上述 UC 特点。

在排除细菌性痢疾、阿米巴痢疾、慢性血吸虫病、肠结核等感染性结肠炎及结肠 CD、缺血性结肠炎、放射性结肠炎等疾病基础上,可按下列标准诊断。①具有上述典型临床表现者为临床疑诊,安排进一步检查。②同时具备上述第 1、2、3 项中之任何 1 项,可拟诊为本病。③如再加上第 4 或第 5 项中病理检查的特征性表现,则可确诊。④初发病例、临床表现和结肠镜改变均不典型者,暂不诊断为 UC,但需随访 3～6 个月,观察发作情况。⑤结肠镜检查发现的轻度慢性直乙状结肠炎不能与 UC 等同,应观察病情变化,认真寻找病因。

2.UC 完整的诊断包括疾病的临床类型、严重程度、病变范围、病情分期、肠外表现及并发症。

(1)临床类型:按病程经过分为初发型、慢性复发型、慢性持续型和急性暴发型 4 个类型。

1)初发型:无既往病史,首次发作者。

2)慢性复发型:最多见,治疗后常有长短不等的缓解期。

3)慢性持续型:首次发作后常持续有轻重不等的临床症状,症状可持续 6 个月以上。

4)急性暴发型:最少见,起病急骤,症状严重,伴全身中毒症状,易发生大出血、肠穿孔、中毒性巨结肠等并发症。

以上各型除暴发型外可互相转化。

(2)严重程度:通常采用 Truelove 和 Witts 的分度方法,可分为轻度、中度和重度。

1)轻度:腹泻每日 4 次以下,便血轻或无,无发热、脉搏加快或贫血,红细胞沉降率正常。

2)中度:介于轻、重度之间。

3)重度:腹泻每日 6 次以上,明显黏液血便,体温＞37.5℃,脉搏＞90/min,血红蛋白＜75g/L。

4)临床缓解:大便 1～2 次/天,无血便,无发热及心动过速,血红蛋白及红细胞沉降率恢复正常。

(3)病变范围:可分为直肠、直乙状结肠、左半结肠(脾曲以远)、广泛结肠(脾曲以近)、全结肠。

(4)病情分期:可分为活动期和缓解期。采用 Southerland 疾病活动指数(Southerland DAI)可较为简便且客观地进行病情分期的判断。

(5)肠外表现:可有关节、皮肤、眼、肝胆系统受累。

(6)并发症:UC 可并发消化道大出血、肠穿孔、中毒性巨结肠和癌变等。

(七)鉴别诊断

UC 临床表现无特异性,需与 UC 鉴别的肠道疾病较多,归纳为三大类,即感染性肠炎、非感染性肠炎及非炎症性肠道疾病。

1.感染性肠炎

胃肠道感染性炎症的临床表现与 UC 相似,应加以鉴别。感染性肠炎的病原体包括细菌(如志贺菌、空肠弯曲菌、大肠埃希菌、耶尔森菌、沙门菌、结核分枝杆菌等)、病毒(如巨细胞病毒、人免疫缺陷病毒等)、寄生虫(如溶组织内阿米巴、血吸虫等)及真菌。

(1)急性感染性结肠炎:各种细菌感染,如痢疾杆菌、沙门菌、大肠埃希菌、耶尔森菌、空肠弯曲菌等。急性发作时发热、腹痛较明显,外周血血小板不增加,粪便检查可分离出致病菌,抗生素治疗有良好效果,通常在 4 周内消散。

（2）阿米巴肠炎：病变主要侵犯右侧结肠，也可累及左侧结肠，结肠溃疡较深，边缘潜行，溃疡间黏膜多属正常。粪便或结肠镜取溃疡渗出物检查可找到溶组织阿米巴滋养体或包囊。血清抗阿米巴抗体阳性。抗阿米巴治疗有效。

（3）血吸虫病：有疫水接触史，常有肝、脾大，粪便检查可发现血吸虫卵，孵化毛蚴阳性，直肠镜检查在急性期可见黏膜黄褐色颗粒，活检黏膜压片或组织病理检查发现血吸虫卵。免疫学检查亦有助鉴别。

2.非感染性肠炎

需与 UC 鉴别的非感染性肠炎包括特异性非感染性肠炎（包括继发于血管低灌注性肠炎、治疗性介入措施所致肠炎、动力障碍性肠炎等）和非特异性非感染性肠炎（包括克罗恩病、胶原性结肠炎、显微镜结肠炎、嗜酸性细胞性肠炎、"一过性"结肠炎、白塞病等）。

（1）缺血性肠炎：多见于老年患者，动脉粥样硬化是缺血性肠炎的主要病因，患者起病突然，以下腹痛、排鲜血便为主要症状，病情进展迅速，钡灌肠显示"指压征"，内镜检查见病变好发于结肠脾曲，很少累及直肠，镜下可见暗蓝色或紫色肠黏膜，病变界限清楚。血管造影可见多有阳性结果。病程较短。

（2）克克罗恩病：UC 和 CD 根据临床表现、内镜和组织学特征不难鉴别。临床上前者为结肠性腹泻，常呈血性，口炎与腹块少见；后者腹泻表现不定，常有腹痛和营养障碍，口炎、腹块与肛门病变常见。内镜与影像学上，前者为直肠受累、弥散性、浅表性结肠炎症；后者以回肠或右半结肠多见，病变呈节段性、穿壁性、非对称性，典型者可见鹅卵石样改变、纵形溃疡与裂沟等。组织学上，前者为弥散性黏膜或黏膜下炎症，伴浅层的糜烂溃疡；后者为黏膜下肉芽肿性炎症，呈节段性分布或灶性隐窝结构改变、近端段结肠偏重等特征。对于结肠炎症性肠病一时难以区分 UC 与 CD 者，临床可诊断为 IBD 类型待定（IBDU），观察病情变化。未定型结肠炎（IC）诊断常在病理检查未能确诊时使用。中性粒细胞胞质抗体（ANCA）与酿酒酵母菌抗体（ASCA）检测有助于二者鉴别。

3.非炎症性肠道疾病

需与 UC 鉴别的肠道肺炎症性疾病包括器质性疾病（如肠道良性肿瘤、恶性肿瘤、全身性疾病导致肠道功能性或器质性病变）和功能性疾病（如肠易激综合征、功能性腹泻、功能性便秘等）。

（1）结直肠癌：多见于中年以后，直肠癌经直肠指检常可触及肿物，结肠镜与 X 线钡灌肠检查对鉴别诊断有价值，需注意和溃疡性结肠炎引起的结肠癌变区别。

（2）肠易激综合征：粪便有黏液但无脓血，显微镜检查正常，结肠镜检查无器质性病变证据。

四、治疗

(一)溃疡性结肠炎处理的原则性意见

1.确定溃疡性结肠炎的诊断

从国情出发，强调认真排除各种"有因可查"的结肠炎；对疑诊病例，可按本病治疗，进一步随诊，但建议先不用糖皮质激素。

2.掌握好分级、分期、分段治疗的原则

如诊断标准所示，分级指疾病的严重度，采用不同药物和不同治疗方法；分期指疾病的活动期、缓解期,活动期以控制炎症及缓解症状为主要目标,而缓解期应继续维持缓解,预防复发;分段治疗指确定病变范围,以选择不同给药方法。远段结肠炎可用局部治疗,广泛性及全结肠炎或有肠外症状者则以系统性治疗为主。溃疡性直肠炎治疗原则和方法与远段结肠炎相同,局部治疗更为重要,优于口服用药。

3.参考病程和过去治疗情况

以确定治疗药物、方法及疗程,尽早控制发作,防止复发。

4.注意疾病并发症

以便估计预后,确定治疗终点和选择内、外科治疗方法。注意药物治疗过程中的不良反应,随时调整治疗。

5.判断全身情况

以便评估预后及生活质量。

6.综合性、个体化的处理原则

包括营养支持、心理和对症处理;内、外科医师共同会诊以确定内科治疗的限度与进一步处理的方法。

(二)内科治疗

活动期的目标是尽快控制炎症,缓解症状,缓解期应继续维持治疗,预防复发。

1.活动期的处理

(1)轻度溃疡性结肠炎:可选用柳氮磺胺吡啶(SASP)制剂,每日 3～4g,分次日服;或用相当剂量的 5－氨基水杨酸(5－ASA)制剂。其剂量基于 5－ASA 克分子含量计算,SASP 1g 相当于美沙拉嗪 0.4g,巴沙拉嗪 1g 相当于美沙拉嗪 0.36g,奥沙拉嗪 1g 相当于美沙拉嗪 1g。病变分布于远段结肠者可酌用 SASP 或 5－ASA 栓剂 0.5～1g,每日 2 次、5－ASA 灌肠液 1～2g 或氢化可的松琥珀酸钠盐灌肠液 100～200mg,每晚 1 次保留灌肠,有条件者可用布地奈德 2mg,保留灌肠,每晚 1 次,亦可用中药保留灌肠。

(2)中度溃疡性结肠炎:可用上述剂量水杨酸类制剂治疗,反应不佳者可酌情加量或改口服糖皮质激素,常用泼尼松(强的松)30～40mg/d,分次口服。

(3)重度溃疡性结肠炎:一般病变范围较广,病情发展较快,需及时处理,给药剂量要足,治疗方法如下。

1)如患者尚未口服糖皮质激素,可口服泼尼松或泼尼松龙 40～60mg/d,观察 7～10d,亦可直接静脉给药;已使用糖皮质激素者,应静脉滴注氢化可的松 300mg/d 或甲泼尼龙 48mg/d。

2)肠外应用广谱抗生素控制肠道继发感染,如硝基咪唑、喹诺酮类制剂、氨苄西林或头孢类抗生素等。

3)应使患者卧床休息,适当输液、补充电解质,以防水、电解质平衡紊乱。

4)便血量大、Hb<90g/L 和持续出血不止者应考虑输血。

5)营养不良、病情较重者可予以要素饮食,病情严重者应予以肠外营养。

6)静脉糖皮质激素使用 7～10d 无效者可考虑予环孢素 A 2～4mg/(kg·d)静脉滴注 7～10d;由于药物的免疫抑制作用、肾脏毒性作用及其他不良反应,应严格监测血药浓度。因此,从医院监测条件综合考虑,主张该方法在少数医学中心使用;顽固性溃疡性结肠炎亦可考虑其他免疫抑制药,如硫唑嘌呤(AZA)、6－巯基嘌呤(6－MP)等。剂量和用法:早期复发、激素治疗无效或激素依赖者需加用 AZA 1.5～2.5mg/(kg·d)或 6－MP 0.75～1.5mg/(kg·d)。不能耐受者可改为氨甲蝶呤(MTX)每周 15～25mg 肌内注射,或参考药典和教科书。这类药物起效缓慢,有发生骨髓抑制等严重不良反应的危险,使用时应密切监测。

7)上述治疗无效者在条件允许单位可采用白细胞洗脱疗法。

8)如上述药物疗效不佳时,应及时请内、外科会诊,确定结肠切除手术的时机和方式。

9)慎用解痉药和止泻药,以避免诱发中毒性巨结肠。

10)密切监测患者生命体征和腹部体征变化,尽早发现和处理并发症。

2.缓解期的治疗

除初发病例、轻症远段结肠炎患者症状完全缓解后,可停药观察外,所有患者完全缓解后均应继续维持治疗。维持治疗的时间尚无定论,可能是 3～5 年甚至终身用药,诱导缓解后 6 个月内复发者也应维持治疗。目前已公认糖皮质激素无维持治疗的效果,在症状缓解后应逐渐减量,过渡到用氨基水杨酸维持治疗。SASP 的维持治疗剂量一般为控制发作之半,多用 2～3/d,并同时予叶酸口服(英夫利者)。亦可用与诱导缓解相同剂量的 5ASA 类药物。6－MP 或 AZA 等用于上述药物不能维持或对糖皮质激素依赖者。

3.其他治疗

5－ASA 和免疫抑制药均无效者,应考虑应用新型生物治疗剂,如 TNFα 单罗恩抗体(英夫利昔)。亦可用益生菌维持治疗。中药方剂中不乏抗感染、止泻、黏膜保护、抑制免疫反应等多种药物,作为替换治疗的重要组成部分,可以辨证施治,适当选用,多种中药灌肠制剂也有一定的疗效,但需进一步按现代医学的原理进行科学总结。治疗中应注重对患者的教育,以便提高治疗的依从性、早期识别疾病发作的定期随访。

第十一节 原发性肝癌

一、概述

原发性肝癌(以下简称肝癌)历来被称为"癌中之王",主要是由于肝癌与其他癌症相比,有几个"最":最难发现,最难诊断,最难治疗,发展最快,预后最差。经过几代人半个多世纪的不懈努力,肝癌已由"无法早期发现"变为"较易早期发现";肝癌的诊断已由"较难"变为"较易";肝癌的预后也由"不治"变为"部分可治"。促使这些转化的是半个多世纪以来科学技术上一些重要发现与发展。

如 20 世纪 50 年代解剖学的进步,搞清了肝内各种管道的解剖,实现了大肝癌的规则性切除。60 年代乙型肝炎病毒和黄曲霉毒素的发现,更新了肝癌的病因学研究内容;移植免疫学的进步导致 1963 年肝移植的问世。70 年代甲胎蛋白(AFP)检测手段用于普查,开辟了肝癌临床研究的一个新领域—小肝癌的研究,使肝癌的疗效有了较大幅度的提高。80 年代,由于电子计算机与各种新技术的结合,促使医学影像学的飞跃发展,使 1cm 直径的小肝癌已不难检出;以放射介入与超声介入为代表的局部治疗以及综合治疗的兴起,使不能切除的肝癌的疗效进一步提高,并出现"不能切除肝癌的缩小后再切除"这一崭新途径。90 年代,分子生物学的进步、导向治疗的深入、复发与转移研究等的兴起,为肝癌的诊断与治疗提供了有潜在重要意义的前景。21 世纪初,索拉非尼的问世,给晚期肝癌患者带来了希望,同时改变了人们对肝癌治疗疗效判定指标的认识。

(一)病因学

就全球而言,不同地区肝癌的致病因素不尽相同,而在我国,不同地区肝癌的危险因素也不完全相同,如北方部分地区肝癌的危险因素应该增加饮酒一项。总体而言,我国肝癌的主要致病因素有病毒性肝炎(主要是乙型和丙型)、食物黄曲霉毒素污染以及农村饮水污染。另外,近年来发现肥胖、糖尿病在肝癌的病因学研究中占有一席之地。其他还包括吸烟、饮酒、遗传等因素。

1.肝炎病毒

据文献报道,在已知的肝炎病毒中,除甲型、戊型肝炎病毒外,均与肝癌有关,但研究较多且意见较一致的是乙型肝炎病毒(HBV)及丙型肝炎病毒(HCV)。HBV 感染多见于我国、东南亚及非洲地区,而 HCV 感染多见于发达国家,如美国、日本、意大利、西班牙和法国等。

(1)HBV 感染:HBV 感染与肝癌发生的密切关系已被许多研究证实。国际癌症研究总局已经将 HBV 归类于人类致癌物。慢性 HBV 感染与人类(尤其是 HBV 流行地区)80％的肝癌有关,同时也是引起肝硬化的一大原因。肝癌的发生与 HBV 在染色体上的整合及整合后的染色体重排有关。HBV 在染色体上的整合是随机的,整合于染色体上的 HBV DNA 不完整,病毒基因组多有一定程度的缺失,可能导致癌细胞核内 HBV DNA 杂交信号减弱。病毒基因的整合多发生在癌变前期,在慢性肝病漫长的病程中不断有病毒基因的整合发生,其中 HBV DNA 的 4 个开放编码阅读框中的 HBx 片断是诱发肝癌的重要因子。HBx 片断通过抑制受损 DNA 的修复、反式激活多种癌基因和原癌基因、抑制细胞的凋亡等多种机制,促进肝癌的发生。同时,它对 p53 的转录激活有重要影响,能抑制 p53 与特异 DNA 序列的结合及其转录活性。

此外,慢性乙型肝炎可引起肝纤维化,引起肝细胞生长的失控;且在炎性肝组织中存在的单核细胞可在局部产生活性氧,这种活性氧可以促进肝癌的发生。标志 HBV 持续活跃感染的 HBsAg,HBcAb,HBeAg 持续阳性的肝炎患者,发生肝癌的概率更高,尤其是有肝炎家族史的患肝癌的概率是无肝炎家族史的 4 倍,提示肝癌发生有一定的肝炎家族聚集性。普遍接种乙型肝炎疫苗后肝癌发病率下降的事实从反面表明乙型肝炎病毒感染是重要的肝癌致病因素之一。

(2)HCV 感染:HCV 属于黄病毒科,是一单链 RNA 病毒,可引起急、慢性病毒性肝炎,可发展成肝纤维化、肝硬化,甚至是肝癌。在发达国家肝癌患者血清中 HCV 流行率多数超过50％。我国进行的全国 HCV 血清流行病学调查显示,普通人群抗 HCV 阳性率为 3.2％,全国约有 4000 万人感染 HCV。静脉注射和血液制品的应用是 HCV 主要传播途径,血液透析也是 HCV 的传播途径。对于高病毒血症或合并人免疫缺陷病毒(HIV)感染的妇女,母婴垂直传播的比例增大。虽然 HCV 致癌的机制模式目前仍不十分清楚,但肝硬化是发生肝癌的最主要危险因素。在 HCV RNA 阳性的肝癌的癌组织中检测到 HCV RNA 的表达。经过对 HCVRNA 的基因型分析,认为Ⅰb 型可引起相对严重的肝病,是慢性丙型肝炎患者发展为肝癌的高危因素。这可能有两方面因素:Ⅰb 型 HCV 可能具有特殊的致肝细胞病变因素,其次是Ⅰb 型比非Ⅰb 型病毒在体内存在时间长,因长期感染而导致肝硬化和肝癌。

另有研究表明,HCV 致癌机制可能与 HCV 直接细胞毒作用和宿主介导的免疫损伤有关,反复再生的肝细胞则可能不断积累细胞基因的突变,最终发生恶性转化。HCV 的 C 蛋白、NS3 结构区通过调控相关基因的表达和参与信号传导调控,破坏细胞增生的动态平衡,导致细胞癌变;NS5B 蛋白质可通过破坏抑制肿瘤发展控制细胞增生的细胞蛋白质(视网膜母细胞瘤),促进肝细胞增生,最终可导致癌症。有效的抗丙型肝炎病毒治疗能够降低肝细胞癌的发生率,一项系统综述表明,对于以利巴韦林为基础治疗的丙型肝炎患者,持续血清病毒学反应的患者肝细胞癌的发生风险下降(风险比为 0.25)。对于 HBV 与 HCV 合并感染者,发生肝癌的危险性进一步增加,因为二者在发生过程中具有协同作用,患者将更易发展为慢性肝炎及肝硬化。做好乙型肝炎及丙型肝炎的防治工作,对控制肝癌的发生有重要意义。

2.黄曲霉毒素

黄曲霉毒素有 10 多种,与肝癌有关的黄曲霉毒素 B1(AFB1)是最常见的一种。AFB1 是导致人类食品污染的最常见原因。AFB1 是剧毒物质,其致癌强度比二甲基亚硝胺高 75 倍,可诱发所有动物发生肝癌。大量流行病学调查及实验室研究均证明,肝癌发病与摄入黄曲霉毒素量呈等级相关,HBV 与黄曲霉毒素具有协同致癌作用。目前黄曲霉毒素被认为与抑癌基因 p53 的突变密切相关。在黄曲霉毒素高暴露区的肝癌患者体内均能检测到 p53 基因突变,并主要发生在 249~254 位密码子上。cDNA 微阵列技术研究 AFB1 诱发鼠肝癌形成过程中的基因变化,进一步证实了 AFB1 的致癌性涉及基因水平的变化。

另外研究表明,黄曲霉毒素在体内第一阶段的代谢酶产物与其致癌作用密切相关。这些亲电子的代谢产物可以与 DNA,RNA 及蛋白质结合并造成其损害。第一阶段的代谢产物在经过第二阶段代谢酶,特别是谷胱甘肽转移酶(GSTs)的解毒代谢后,形成不同的终末代谢产物排出体外。一组资料显示,实验对象所有 4 个 GSTs 基因都表现为野生型时,其体内 GSTs 代谢酶的活性较高,可降低实验对象的黄曲霉毒素暴露水平。而当实验对象的 GSTs 基因型为杂合子或突变纯合子时,GSTs 代谢酶活性相对较低,从而导致该实验对象的黄曲霉毒素暴露较高水平。

3.饮用水污染

近年来,由于生活及工业性污染日趋严重,水体富营养化的程度加重,水体的生态结构与功能发生变化,导致藻类的异常繁殖,特别是沟塘水中富含蓝绿藻。苏德隆教授用高效液相色谱法和液相色谱-质谱法证实了蓝绿藻中微囊藻毒素的存在,并证明微囊藻毒素是一种强烈的促肝癌物质。微囊藻毒素具体促癌机制。

(1)抑制蛋白磷酸酯酶,调节与细胞凋亡相关的癌基因和抑癌基因表达,使细胞失控性增长,DNA 复制错误及诱发或自发的突变频率增加。

(2)增强致癌物的遗传损伤效应,可使细胞发生永久性,不可逆性改变,形成恶性转化细胞。

(3)诱使相关细胞因子生成和活性氧类水平升高,致 DNA 氧化损伤、突变。

4.饮酒和吸烟

饮酒在肝癌的发生中主要起辅助作用。饮酒通过以下 3 种途径诱发肝癌。

(1)乙醇引起肝硬化,然后引起肝癌。

(2)乙醇本身作为一种促癌因素与其他因素一起共同引起肝癌。

(3)酒精性肝病的进展与其他肝癌危险因素有关,如 HBV 及 HCV 等。

吸烟导致肝癌的风险随吸烟量的增加而增加。烟草中除含有多环芳烃外,还含有亚硝胺、尼古丁和可卡因等致癌物质,它们均可由 CYP_2E_1 代谢而活化。

乙醇能够诱导 CYP_2E_1,从而增强烟草的致癌作用。因而在肝癌的发生与发展中,吸烟与饮酒可能具有协同作用。

5.性激素

性激素与肝癌的关系极为密切。一方面,肝是性激素的主要代谢器官;另一方面,性激素能影响或改变肝许多功能。自从 1960 年口服避孕药推广应用以来,肝良性肿瘤发生率有明显上升的趋势。随后,Edward 等发现雌激素和孕激素类口服避孕药能引起肝肿瘤。人类长期服用含雄激素的口服避孕药可诱发肝肿瘤,长期使用雄激素制剂作替代疗法的患者发生肝癌的危险性增加,雄激素在治疗性功能紊乱、血液系统疾病时可诱发肝良、恶性肿瘤。提示雌激素及雄激素与肝肿瘤的发生、发展有某种内在联系。在大鼠肝肿瘤模型中,切除睾丸可抑制肿瘤生长,补充睾酮则促进肿瘤生长。性激素对靶细胞的作用必须通过受体介导。对正常肝组织及肝良、恶性肿瘤雌激素受体(ER)及雄激素受体(AR)的研究表明,哺乳动物肝内存在 ER 和 AR,其含量比性激素靶器官(如乳腺、前列腺)低,而且受垂体、性腺和年龄的影响。各研究机构报道的人类肝癌 AR 水平存在一定差异,但 AR 在肝癌的分布与动物诱癌过程中 AR 的变化趋势相一致,即通常慢性肝病时肝细胞 AR 含量升高,肝癌的 AR 表达较周围肝硬化、非肝硬化组织及正常肝组织明显增高。而且,体外研究表明,肝癌对雄激素的摄入量与 AR 浓度呈正相关,提示 AR 浓度高的肝癌对雄激素的敏感性增加。此外,雌激素受体 α 基因多态性与肝癌有关,X 等位基因、TA_{13} 等位基因可能是其危险因素,而 P 等位基因、TA_{15} 等位基因可能是其保护因素。

6.遗传因素

国内多项恶性肿瘤发病和死亡登记资料及临床流行病学调查结果表明,包括肝癌在内,多种恶性肿瘤都表现有癌家族聚集现象,表现在一个家族中有多个成员患一种或几种解剖部位类似的癌;且家属关系愈密切,患病率愈高,其本质就是遗传因素与肝癌之间存在密切的相关性。目前研究的遗传易感指标如下。

(1)GST 基因多态性,可影响机体代谢环境致癌物的功能。

(2)细胞色素 P4501A 基因多态性,它可造成致癌物在体内大量聚积,使得致癌物结合到 p53 基因上的机会大大增加,从而造成 p53 基因的突变。

(3)乙醛脱氢酶 2 基因多态性,它可影响乙醇的代谢,体内乙醛浓度升高可导致肝细胞癌变危险性的增加。

(4)单核苷酸多态性(SNP),作为第 3 代遗传标记,充分反映了个体间的遗传差异。但是原癌基因、抑癌基因、毒物代谢酶基因、DNA 修复基因和其他肝癌相关基因等各类基因之间存在协同效应,并且肝癌的发生是几种基因同时改变的结果,某种基因型频率的改变只能代表该单倍型个体的肝癌易感程度,同时遗传因素在肝细胞癌发生中作用会受到慢性肝炎病毒感染的家族聚集性的影响。

7.寄生虫、幽门螺杆菌感染

1956 年,侯宝璋报道中国香港 7 年间 200 例肝癌病理资料中发现 46 例有肝吸虫感染。人感染肝吸虫主要是通过吞食带囊蚴的鱼虾所致。

一方面,肝吸虫对肝内胆管的刺激及其分泌物的毒性作用,导致肝内胆管上皮细胞增生,而长期慢性炎症的刺激会导致上皮发生癌变;另一方面,肝内虫卵形成的肉芽肿导致纤维化,如未经有效治疗可最终发展为肝硬化,继而发展为肝癌。

另外,有学者对江苏昆山 15 周岁以上有或无日本血吸虫病史人群中肝癌死亡病例的资料进行了回顾性定群研究,结果发现,无论男女,有日本血吸虫病史人群的肝癌病死率显著高于无日本血吸虫病史人群,有晚期日本血吸虫病史人群的肝癌病死率更高,提示日本血吸虫病可能也是肝癌发生的危险因素之一。幽门螺杆菌是寄生于胃内致胃癌的重要病因之一,在原发性肝癌的组织标本中也检测到其 16S RNA 的存在,Xu 等研究表明,幽门螺杆菌在肝硬化及肝癌的血清 IgG 中逐渐升高,且血清 AFP 阳性的患者比阴性患者检出率高,Xuan 等的研究亦表明,幽门螺杆菌感染对原发性肝癌的发生有明显的促进作用。但是幽门螺杆菌致感染与肝癌的发病机制目前还未明确。

8.非酒精性脂肪变性肝炎(NASH)

近年的研究表明,肥胖、2 型糖尿病和非酒精性脂肪变性肝炎与肝癌的发生发展有关。由于肥胖、2 型糖尿病会导致肝脏脂肪浸润,进而导致 NASH,人们已经开始深入研究 NASH 的致癌潜能。美国学者报道,NASH 肝硬化患者的肝细胞癌发生危险较高,多因素回归分析显示,年龄大和酒精饮用量是 NASH 相关肝硬化患者发生肝细胞癌的独立影响因素,与非饮酒者相比,规律饮酒者的肝细胞癌发生危险更高(风险比为 3.6)。

总之,单一因素导致肝细胞癌发生的可能性不大,肝细胞癌的发生可能是多个致病因素参与、多阶段、多步骤的过程,而且各因素之间可能存在复杂的相互作用。遗传因素可能不是主要的病因,而环境因素和肝细胞癌的发生更为密切,尤其是慢性肝炎病毒的感染。

(二)病理学

原发性肝癌的科学基础主要是基于病理学的研究。肝癌的病理学研究已有百余年历史,发展令人瞩目。

1.大体分型

1901 年,Egge 1 将肝癌分为巨块型、结节型和弥散型的分类沿用至今。巨块型指单个肿瘤几乎占据整个肝叶;结节型指单个结节的肿瘤或多个大小不一的结节性肿瘤;弥散型指弥散分布于全肝的无数小的癌结节。

20 世纪 70 年代,由于 AFP 用于普查,发现了亚临床肝癌或小肝癌。对此,1982 年我国肝癌病理协作组在 Egge 1 分类的基础上分为:块状型—肿瘤直径>5em,其中>10cm 者为巨块型;结节型——癌结节通常＜5cm,又可分为单结节型、融合结节型和多结节型3个亚型;小癌型——单个癌结节≤3cm,或相邻两个癌结节直径之和≤3cm;弥散型——癌结节小,呈弥散性分布,与肝硬化结节易混淆。

最新肝癌诊治专家共识,肝癌的大体分型:①弥散型,小癌结节弥散分布全肝;②巨块型,瘤体直径＞10cm;③块状型,瘤体直径在5～10cm,根据肿块数量和形态,又分为单块型、融合块状型、多块状型;④结节型,瘤体直径在3～5cm,根据结节数量和形态,又可分为单结节型、融合结节型、多结节型;⑤小癌型:瘤体直径＜3cm。

日本Okuda则按肝癌生长方式与癌周肝病背景分为:①膨胀型——肿瘤边界清楚,有纤维包膜,常伴有肝硬化,并再分为单结节与多结节型;②浸润型——肿瘤边界不清,多不伴有肝硬化;③混合型——再分为单结节型与多结节型;④弥散型;⑤特殊型——如带蒂外生型,仅见门静脉癌栓而未见癌块者等。

2.组织学分型

通常原发性肝癌主要包括肝细胞性肝癌(HCC)、肝内胆管细胞性肝癌(ICC)以及混合细胞性肝癌。肝细胞癌的定义是:"由类似肝细胞样细胞组成的一种恶性肿瘤,常发生于肝硬化基础上,可有局部血管及淋巴道转移"。肝内胆管细胞癌的定义是:"由胆管上皮样细胞组成的肝内恶性肿瘤"。混合细胞性癌的定义是:"具有肝细胞性肝癌及胆管细胞性肝癌共同特征的肿瘤"。在肝细胞性癌中,包括小梁板样型(窦状)、假腺体型(腺泡或腺样)、致密型、硬癌型,还有一特殊的亚型——纤维板层型肝癌,其病理特征为癌细胞较大呈多角形,有强嗜酸性颗粒状的癌细胞质,癌细胞巢间有大量平行排列的板层状纤维基质。

病理诊断报告的内容应包括肿瘤的部位、大小、数目、细胞和组织学类型、分化程度、血管和包膜侵犯、卫星灶和转移灶,以及癌旁肝组织病变情况等。报告还可附有与肝癌药物靶向分子、生物学行为以及判断预后相关的免疫组化和分子标志物的检测结果,以供临床参考。

3.肝癌细胞组织学分级

1954年Edmondson和Steiner根据分化程度将肝细胞癌分为Ⅰ～Ⅳ级。分级的主要依据是癌细胞胞质酸性着色程度、胞核大小及其深染程度、胞核/胞质比例以及细胞黏合性状等。在一个肝癌结节内可以看到不同分级的细胞并存。Ⅰ级:癌细胞呈高分化状态,核/质比接近正常;Ⅱ级:癌细胞中度分化,但核/质比增加,核染色更深;Ⅲ级:癌细胞分化较差,核—质比更高,核异质明显,核分裂多见;Ⅳ级:癌细胞分化最差,胞质少,核染色质浓染,细胞形状极不规则,排列松散。该分级系统存在两端难识别的不足,即Ⅰ级难以与肝细胞腺瘤区分,Ⅳ级则很难与转移癌鉴别,这使得精确分级成为难题。近年来,WHO分级系统采用了一套与Edmond-son-Steiner分类系统相类似的分级方法,分为高、中、低与未分化型。

4.肝病背景

我国肝细胞性肝癌患者绝大多数有病毒性肝炎背景,合并肝硬化者占85%～90%,其中绝大多数为病毒性肝炎(乙型和丙型)后肝硬化。肝硬化通常分为大结节性、小结节性和混合性肝硬化。小结节性肝硬化:硬化结节直径＜3mm,结节均匀,极少含汇管区和中央静脉,纤维间隔细而均匀,肝大小形态正常或略小。大结节性肝硬化:硬化结节＞3mm,肝硬化结节大小不一,其中部分含有异常的汇管区和中央静脉,纤维间隔宽窄不一,肝常缩小。混合型:上述两者之混合,大小结节数量相似。肝癌合并肝硬化者,约 1/3 为小结节性肝硬化,2/3 为大结节性肝硬化。

5.肝癌的分子分型

传统的肝癌病理诊断、分类、分型方法(TNM 分期、Edmondson 分级等)主要是依据肿瘤大小、数目、分布、血管侵犯、淋巴结和远处转移情况以及显微镜下肿瘤组织细胞类型、分化程度等组织细胞学特征而得出的,并以此为依据来推断肿瘤的生物学行为如肿瘤的进展情况、转移潜能、预后等。在过去的几十年里,这种病理诊断分类方法确实对制订相应临床治疗方案起了较大的指导作用。

但临床上我们经常发现同一病理类型、同一分期、采用同一治疗方案的肝癌患者却有完全不同的疾病过程和预后,这就说明肝癌中存在不同的分子亚型,其分子特征在影响肝癌生物学行为过程中起了非常重要的作用,仅从组织细胞水平无法解决肝癌的异质性(特殊性)问题,应该从分子水平研究肝癌的本质特征。

随着人类基因组计划(HGP)的实施,基因芯片和蛋白质芯片等高通量检测技术的应用,使从分子水平对肿瘤进行更精确地分类分型成为可能。复旦大学肝癌研究所与美国国家癌症研究所(NCD 合作进行的研究表明,肝癌转移灶与原发瘤之间基因表达总是惊人的相似,它们之间有差异的基因数目非常少且没有显著性;而伴有转移的肝癌与不伴有转移的肝癌之间基因表达谱却有非常明显的差异,在 9180 个基因中发现 153 个基因表达差异有统计学意义;而且这些差异与肿瘤大小,有无包膜、肝硬化程度等临床病理因素无关,仅与是否伴有转移有关,其结果高度提示促进肝癌转移的基因改变可能在原发肿瘤阶段就已经发生。

lizuka 等也用基因芯片回顾性分析了 33 例根治性切除肝癌组织标本的基因表达谱,建立了一个由 12 个差异基因组成的预测系统,此预测系统准确预测了 27 例待测肝癌组织标本中的 25 例,预测准确率达 93%,可能用于预测肝癌术后早期复发转移倾向。但是,Kurokawa 等通过 60 例肝癌患者的分析,从 92 个候选基因中筛出 20 个基因组成的预测早期复发的分子模型,对 40 例待测肝癌的预测准确率却仅有 73%,而且与前述研究之间也不存在相同的基因。

Katoh 等利用比较基因组杂交芯片分析了 87 例肝癌患者,发现染色体 1q,6p,8q 的扩增以及 8p 的缺失的患者预后明显不佳。Laurent-Puig 等利用系统生物学技术,联合分析了 335 个微卫星标志物等位基因的缺失与 p53 及 Axin 1 和 β-catenin 的基因突变,发现高等位基因失衡指数与 p53 及 Axin 1 突变与 HBV 的感染、肿瘤分化不良及预后不佳密切相关。用蛋白质技术比较不同手术标本,发现热休克蛋白 27 也是人肝癌转移的重要蛋白,CK19 表达者,门静脉癌栓发生率高。国内相关肝癌研究所与美国(NCI)合作在癌周肝组织中发现 17 个免疫相关的基因也能预测肝癌的转移。基于基因芯片/蛋白质芯片技术建立的肝癌分子分型具有更高的准确性,并能预测肿瘤对治疗的反应、预后、转移复发倾向等,具有非常广泛的应用前景。

二、肝癌的诊断

(一)临床表现

1.症状

肝癌在生长早期往往呈现隐匿性,在进展期由于某些原因才会出现症状,而在侵犯邻近器官或组织前,肿瘤通常已经长到一定体积。肝的储备功能使得肝实质能够在被大量癌细胞代替前不出现肝功能失代偿的表现,从而掩盖了某些与肝功能异常相关的症状。并且出现的临床症状通常也不具有肝癌的特异性。特别是亚临床期肝癌,由于无任何肝癌的症状,有些患者会怀疑肝癌的诊断,从而错失了根治性治疗的机会。肝癌的临床症状可由肝癌与合并的肝炎、肝硬化所引起。常见的症状如下。

(1)肝区疼痛:表现为间歇性或持续性钝痛或刺痛、呼吸时加重的肝痛和急腹痛。多数位于剑突下或右季肋部。如肿瘤位于右肝上部,由于刺激横膈,也可以出现右肩部或右肩背部疼痛。如突发上腹部剧烈疼痛,有发生肝癌破裂出血的可能。

(2)消化道症状:包括食欲缺乏、食欲缺乏、腹胀、腹泻、恶心等。

(3)出血倾向:表现为牙龈出血或鼻出血,也可因严重的肝硬化并发门脉高压性上消化道出血等。

(4)发热:不明原因的间歇性发热(伴白细胞增多)也是肝癌的一个临床表现,6%～54%的患者出现过这种症状。虽然认为肿瘤坏死是引起发热的一种可能解释,但引起发热的真正原因目前尚不清楚。

(5)其他:乏力、消瘦;患者主诉上腹部肿块;黄疸;远处转移时的相关症状,如骨转移时疼痛、麻木感,肌力下降等;肺转移偶可出现咳嗽或咯血等;此外部分患者可表现为不同类型的副癌综合征,如自发性低血糖等。

2.体征

亚临床肝癌应无特征性体征。临床肝癌的体征同样可由肝癌与合并的肝炎、肝硬化所引起。常见体征如肝大、伴或不伴结节,上腹部肿块、黄疸、腹腔积液、脾大、下肢水肿、右侧胸腔积液等;如肝硬化明显,可有肝掌、蜘蛛痣或前胸、腹部的血管痣,腹壁静脉曲张等。

(1)肝大:进行性肝大为最常见的特征性体征之一。肝质地坚硬,表面及边缘不规则,常呈结节状,少数肿瘤深埋于肝实质内者则肝表面光滑,伴或不伴明显压痛。肝右叶膈面癌肿可使右侧膈肌明显抬高。

(2)脾大:多见于合并肝硬化与门静脉高压病例。门静脉或脾静脉内癌栓或肝癌压迫门静脉或脾静脉也能引起充血性脾大。

(3)腹腔积液:草黄色或血性,多因合并肝硬化、门静脉高压、门静脉或肝静脉癌栓所致。向肝表面浸润的癌肿局部破溃糜烂或肝凝血功能障碍可致血性腹腔积液。

(4)黄疸:癌肿广泛浸润可引起肝细胞性黄疸;当侵犯肝内胆管或肝门淋巴结肿大压迫胆道时,可出现阻塞黄疸。有时肿瘤坏死组织和血块脱落入胆道引起胆道阻塞可出现梗阻性黄疸。

(5)肝区血管杂音:由于肿瘤压迫肝内大血管或肿瘤本身血管丰富所产生。

(6)肝区摩擦音:于肝区表面偶可闻及,提示肝包膜为肿瘤所侵犯。

(7)转移灶相应体征:可有锁骨上淋巴结肿大,可出现胸腔积液或血胸。骨转移可见骨骼表面向外突出,有时可出现病理性骨折。脊髓转移压迫脊髓神经可表现截瘫,颅内转移可出现偏瘫等神经病理性体征。

(二)实验室及医学影像学检查

1.实验室检查

为了获得正确的临床诊断,除依据临床表现外,实验室检查是重要一环。肝癌的标志物在实验室检查中占有最重要地位。甲胎蛋白(AFP)作为肝癌特异性标志物,至今仍未发现诊断价值超过其的新肿瘤标志物,但是 AFP 的阳性率仅为 $60\%\sim70\%$。随着肝癌高危人群的定期筛查工作的开展,部分患者 AFP 的绝对值处于轻度升高阶段,动态观察其变化显得尤为重要。另外,具有鉴别诊断价值的癌胚抗原(CEA)与糖类抗原 $19-9$(CA_{19-9})也是实验室检查中的必须检查的项目。CEA 阳性多有可能是胃肠道癌肿肝转移,而 CA_{19-9} 阳性往往与肝内胆管细胞癌、胆囊癌、胰腺癌有关。另据报道 AFP 的亚型 $AFP-L_3$ 是肝癌患者血清中的主要类型,$\alpha-L-$岩藻糖苷酶(AFU)以及脱 γ 羧基凝血酶原(异常凝血酶原,DCP)可以作为 AFP 的很有价值的补充指标。由于我国肝癌绝大多数合并肝硬化,无论从诊断还是治疗的角度,肝功能检查都不可缺少。常规的肝功能检查包括血清总胆红素/直接胆红素、白/球蛋白,谷丙转氨酶(ALT),谷草转氨酶(AST),碱性磷酸酶(ALP)、谷氨酰转移酶($\gamma-GT$)及前清蛋白、凝血酶原时间等。吲哚氰绿(ICG_{15})排泄试验可以在一定程度上反映肝的储备功能。肝炎病毒感染是我国肝癌最主要的致病因素,因此 HBV 与 HCV 相关标记的检查有助于肝癌的诊断。对 HBV 而言,应全面检测 HBsAg、HBsAb、HBeAg、HBeAb、HBcAb 与 HBV-DNA。其他脏器与疾病的检查也不容忽视,血糖水平、血细胞计数、肾功能及心、肺功能的检查都应在常规检查之列。

2.医学影像学检查

(1)超声显像(US)

US 具有敏感性高、非侵入性、易于重复及相对低廉价格的优点,是目前最常用的肝癌筛查的手段,也是最常用的定位诊断方法。

1)彩色多普勒超声:肝癌典型的彩色多普勒超声的影像为在肝实质光点增粗、增强、分布不均的背景下,可见圆形或类圆形高回声、低回声或等回声团块,周围往往可见 $2\sim5mm$ 的晕圈。肿瘤内部探及线条状、分支状或簇状彩色血流,平均流速呈现高速型,阻力指数多在 0.6 以上。另外,还可检出卫星灶、门静脉、肝静脉、下腔静脉及胆管内癌栓。

2)超声造影:一项研究表明,超声造影在肝恶性肿瘤的鉴别诊断中,敏感性为 90%,特异性为 99%,准确度为 89%。经静脉注射声诺维后,95%肝细胞癌动脉期增强成强回声,85%门脉期或实质期退出,11%延迟期退出。

(2)动态增强 CT

1)CT 的优势:CT 增强扫描可清楚地显示肝癌的大小、数目、形态、部位、边界、肿瘤血供丰富程度以及与肝内管道的关系;对门静脉、肝静脉和下腔静脉是否有癌栓,肝门和腹腔淋巴结是否有转移,肝癌是否侵犯邻近组织器官都有重要的诊断价值;还可通过显示肝的外形、脾的大小以及有无腹腔积液来判断肝硬化的轻重,因此 CT 已经成为肝癌诊断的重要常规手段。特别是 CT 动态增强扫描可以显著提高小肝癌的检出率;肝动脉碘油栓塞 $3\sim4$ 周后进行 CT 扫描也能有效发现小肝癌病灶。

2)动态增强 CT 的典型表现:平扫多为圆形或椭圆形低密度灶,也有等密度和高密度病灶;增强扫描动脉期肝癌病灶绝大多数可见到明显强化;增强扫描门静脉期大多数病灶呈低密度,也有呈等密度,个别可表现为高密度;增强扫描平衡期大多数病灶仍呈低密度。肝癌典型的 CT 强化方式为"早出早归"或"快进快出"型。此外,门静脉期对肝内血管结构显示较佳,对于血管侵犯和癌栓形成的判断最佳。

3)门静脉癌栓的 CT 表现:门脉血管内充盈缺损,可为结节状、条状、分支状或呈现 Y 形或新月形;受累静脉因滋养血管扩张,可见管壁强化;主干及大分支血管旁形成侧支血管;胆囊周围侧支血管建立;门静脉血管扩张,癌栓部分分支血管直径大于主干或主干和分支粗细不成比例;门静脉癌栓形成时,可加重原有门静脉高压程度,故常伴有腹腔积液,且难以控制。

(3)磁共振成像(MRI):MRI 具有很高的组织分辨率和多参数、多方位成像等特点,而且无辐射影响,因此 MRI 是继 CT 之后的又一高效而无创伤性的肝癌检查诊断方法。MRI 扫描一般包括 T_1WI、T_2WI、弥散加权(DWI)、动态增强扫描。T_1WI 扫描多为低信号;T_2WI 上肝癌多为高信号;DWI 扫描为高信号。"镶嵌征"为肝细胞癌的特征性表现;包膜征、肿瘤侵犯血管也是肝细胞癌的重要特征之一。

动态增强扫描表现:

1)动脉期:肝癌病灶明显强化,大的病灶,因中心坏死液化多见,因而病灶强化不均匀,往往表现为周边强化。

2)门静脉期:大部分病灶呈低信号。

3)延迟期:病灶多为低信号或等信号。此期对病灶的检出意义不大,一般用于同血管瘤和局灶性结节性增生等进行鉴别诊断。

肿瘤包膜强化见于各个时期,相对而言,以门静脉期和延迟期包膜强化较清晰。应用肝特异性 MRI 造影剂能够提高小肝癌检出率,对肝癌与肝局灶性增生结节、肝腺瘤等的鉴别亦有较大帮助;另外,对于肝癌患者肝动脉化疗栓塞(TACE)疗效的跟踪观察,MRI 较 CT 有更高的临床价值,对肝内小病灶的检出、血管的情况以及肿瘤内结构及其坏死状况等的显示有独到之处,可以作为 CT 检查的重要补充。

(4)正电子发射计算机断层扫描(PET-CT):PET 的产生是核医学发展的一个新的里程碑,是一种无创性探测生命元素的生理、生化代谢的显像方法。[18]氟脱氧葡萄糖(^{18}F-FDG)PET 除用于诊断肝癌外,亦用来估计肝癌患者的肿瘤存活情况和寻找肝外转移灶。FDG 是一种类似糖类的物质,可浓聚于代谢旺盛的肝肿瘤组织内。存活的肿瘤组织可主动摄取这一标记的参与代谢物质,而坏死组织则不能。PET-CT 是将 PET 与 CT 融为一体而成的功能分子影像成像系统,既可由 PET 功能显像反映肝占位的生化代谢信息,又可通过 CT 形态显像进行病灶的精确解剖定位,并且同时全身扫描可以了解整体状况和评估转移情况,达到早期发现病灶的目的,同时可了解肿瘤治疗前后的大小和代谢变化。FDGPET 在检查肝癌的敏感性为 $30\%\sim40\%$,而利用[11]C-醋酸盐作为示踪剂的 PET-CT 检测肝细胞癌的敏感性超过 80%,将[11]C-醋酸盐与 FDG 结合已经展现出将肝癌探测的敏感性增加到 100%。

(5)数字减影血管造影(DSA):由于其属于侵入性操作,DSA 不作为首选的诊断手段。

1)DSA 的指征:临床怀疑肝癌或 AFP 阳性,而其他影像学检查阴性者;多种显像方法结果不一;疑有卫星灶需做 CTA 者;需做经导管肝动脉化疗栓塞(TACE)者;肝癌手术切除后疑有残癌者。

2)肝癌 DSA 检查的特征:肿瘤血管(肝癌最富特征的表现,常见肿瘤血管的增粗、扩张、移位和扭曲);肿瘤染色(肿瘤密度较周围肝实质浓密,常勾画出肿瘤的大小和形态);肝内动脉移位、扭曲、拉直或扩张;肿瘤包绕动脉;动静脉瘘;肝内血管癌栓。DSA 对多血管型肝癌可检出

1cm 左右的小肝癌。小肝癌通常以肿瘤血管和肿瘤染色为主要表现。

(三)诊断及鉴别诊断

1.我国的临床诊断标准

(1)病理诊断:肝内或肝外病理学检查证实为原发性肝癌。

(2)临床诊断

1)AFP>400μg/L,能排除活动性肝病、妊娠、生殖系统胚胎源性肿瘤及转移性肝病,并能触及有坚硬肿块的肝或影像学检查有明确肝癌特征的占位性病变者。

2)AFP≤400μg/L,能排除活动性肝病、妊娠、生殖系统胚胎源性肿瘤及转移性肝病,并有两种影像学检查具有肝癌特征性占位性病变或有两种肝癌标志物(AFP 异质体、异常凝血酶原、γ-谷氨酰转肽酶,α-L-岩藻糖苷酶等)阳性及一种影像学检查具有肝癌特征性占位性病变者。

3)有肝癌的临床表现并有肯定的肝外转移灶(包括肉眼可见的血性腹腔积液或在其中发现癌细胞),并能排除转移性肝癌者。

2.亚临床肝癌的诊断标准

可采用的影像学检查方法:超声造影、动态增强 CT 及动态增强 MRI。

(1)局灶性病灶≤2cm,合并肝硬化,两项影像学检查均表现为动脉期富血供和静脉期清除。

(2)局灶性病变>2cm,合并肝硬化,一项影像学检查表现为动脉期富血供和静脉期清除。

3.鉴别诊断

(1)AFP 阳性鉴别诊断:甲胎蛋白(AFP)是胎儿肝细胞产生的一种特殊蛋白—糖蛋白,它是胎儿血清的正常成分,主要由人的肝和卵黄囊(胎儿具有的)产生的一种胚胎性蛋白,只有胎儿才有,当胎儿出生后不久血中就检查不出或者含量很低。AFP>400μg/L 除原发性肝癌外,尚可见于妊娠、新生儿、生殖腺胚胎性肿瘤、急慢性肝炎、肝硬化、肝内胆管结石、胃癌及胰腺癌肝转移、前列腺癌等,因此,在鉴别诊断中应该注意性别、年龄、地区、病史、体征及相应检查资料综合分析。

1)妊娠:妊娠期可以有 AFP 增高,但一般不超过 400μg/L,妊娠 16 周以后浓度逐渐降低,分娩后 1 个月即恢复正常。如分娩后 AFP 仍持续保持高水平,应结合酶学、影像学等进一步检查确定。

2)生殖腺胚胎瘤:因其为胚胎源性肿瘤,多含卵黄囊成分,故 AFP 增高,结合妇科或男科体检和影像学检查,基本上可以肯定或排除来源于睾丸或卵巢的肿瘤。

3)胃癌、胰腺癌伴肝转移:有肝转移的胃癌常见 AFP 升高,个别可>400pμg/L,如肝内未发现占位性病变,应注意胃肠道检查。如肝内存在大小相似多个占位性病变则提示转移性肝癌,可以通过检测 AFP 异质体,CEA 及影像学检查加以判别,内镜结合病理学诊断,可以确定肿瘤的原发灶来源。另外,肝病背景资料也是辅助诊断的重要参考依据。

4)良性肝病:慢性活动性肝炎、肝硬化伴活动性肝炎常见 AFP 升高,多在 400μg/L 以下。鉴别多不困难,即有明显肝功能障碍而无肝内占位病灶。对鉴别有困难者可结合超声与 CT 等影像学检查以进一步确诊。如动态观察 AFP 与 ALT,曲线相随者为肝病,分离者为肝癌。

AFP 异质体有助鉴别。有些患者需要长达数月甚或更长才能弄清，需要耐心随访。

5）前列腺癌：多见于老年男性，常无肝病病史，体检和影像学检查可以发现前列腺肿大，酸性磷酸酶和 CEA 水平常增高，前列腺液及前列腺穿刺细胞学检查可以确诊。

（2）AFP 阴性鉴别诊断：AFP 阴性肝癌占总数的 $30\%\sim40\%$。近年随着影像诊断的发展，该比例有增高的趋势。需与 AFP 阴性肝癌鉴别的疾病甚多，现选择主要的概述。

1）继发性肝癌：①常可以发现原发病灶。常有原发癌史，常见原发癌为结直肠癌、胃癌、胰腺癌亦多见，再次为肺癌和乳腺癌，鼻咽癌、甲状腺癌等也可见肝转移。②多数无肝硬化背景，癌结节多较硬而肝较软。③多数 HBV 标志物为阴性。多无肝病背景，如 HBV 及 HCV 均阴性，应多考虑继发性肝癌。④部分来源于消化系统的肿瘤 CEA 及 CA_{19-9} 等肿瘤学指标可升高。⑤影像学各种显像常示肝内有大小相仿、散在的多发占位。且多无肝硬化表现。彩超示肿瘤动脉血供常不如原发性肝癌多。动态增强 CT 典型表现为"牛眼征"即病灶中心为低密度，边缘强化，最外层密度又低于肝实质，而延迟扫描病灶一般都是低密度。⑥$^{99m}Tc-PMT$ 扫描为阴性。PET-CT 检查对肝转移肿瘤有很高的诊断价值，多表现为高摄取值，尤其是大肠癌肝转移瘤阳性发现率更高。肝表面的转移灶大体上表现为"有脐凹的结节"，组织学表现取决于原发肿瘤。

2）肝脓肿：多有发热，肝区叩痛。如超声显像为液平，不难鉴别；尚未液化者颇难鉴别，HBV 或 HCV 多阴性，超声显像示边界不清，无声晕；必要时可行穿刺。①近期有感染病史；②无慢性肝病史；③有畏寒高热、肝区疼痛或叩击痛临床表现；④影像学检查可见病灶内液平，典型 CT 平扫呈低密度占位，周围出现不同密度的环形带，增强后液化区 CT 值不变周围环均有不同程度的强化，环征比平扫更清晰，多房脓肿显示房内单个或多个分隔，常有强化；⑤肝动脉造影无肿瘤血管及染色。

3）肝囊肿：一般无症状及肝病背景。超声检查呈液性暗区，已能诊断，必要时可加做 CT 增强扫描，造影剂始终不进入病灶是其特点。①病程长，病情进展缓慢；②常无肝病背景；③一般情况良好；④超声检查可见囊性结构和液平。

4）肝血管瘤：肝海绵状血管瘤是最常见需与 AFP 阴性肝癌鉴别的疾病。肝海绵状血管瘤一般无症状，肝脏质软，无肝病背景。直径＜2cm 的血管瘤在超声检查时呈高回声，而小肝癌多呈低回声。直径＞2cm 的血管瘤应做 CT 增强扫描。如见造影剂从病灶周边向中心填充并滞留者，可诊断为血管瘤。MRI 对血管瘤灵敏度很高，有其特征性表现。在 T_1 加权图像中表现为低或等信号，T_2 加权则为均匀的高亮信号，即所谓的"亮灯征"。病理特征：肉眼可见紫红色结节，多可压缩，切面呈海绵状，富含血液。稍大者中央可见纤维瘢痕。镜下可见大小不等的血管腔，腔内有血栓。血管缺乏结缔组织支持。极少伴有肝硬化。肝血管瘤表现特点：①病程长，进展缓慢；②常无慢性肝病史；③一般情况良好；④女性较多见；⑤$^{99m}Tc-RBC$ 核素扫描呈"热"区；⑥影像学检查无包膜，注入造影剂后自周边开始增强；⑦肝功能及酶谱学检查正常。

5）局灶结节性增生（FNH）：为增生的肝实质构成的良性病变，其中纤维瘢痕含血管和放射状间隔。多无肝病背景，但彩超常可见动脉血流螺旋 CT 增强后动脉相可见明显填充，延迟期病灶中心区不规则强化，甚至呈放射状。MRI 检查病灶呈等或略高信号。中心瘢痕高信号是其特征，多无类圆形包膜征象。FNH 颇难与小肝癌鉴别，如无法确诊，仍宜手术。

6)肝腺瘤:女性多,常无肝病背景,有口服避孕药史。各种定位诊断方法均难与肝癌区别,但如^{99m}Tc-PMT延迟扫描呈强阳性显像,则有较特异的诊断价值。因肝腺瘤细胞较接近正常肝细胞,能摄取 PMT,但无正常排出道,故延迟相时呈强阳性显像,其程度大于分化好的肝癌。肝腺瘤属于良性肝肿瘤,但可反复发生,肿瘤由 2～3 个细胞厚度的肝小梁组成,与正常肝细胞大小形态一致,但瘤细胞内糖原明显增加,有丝分裂少。

7)肝肉瘤:多无肝病背景。各种显像多呈较均匀的实质占位,但仍颇难与肝癌鉴别。

8)肝脂肪瘤:少见,多无肝病背景。超声显像酷似囊肿,但后方无增强。

9)肝硬化结节:大的肝硬化结节与小肝癌鉴别最困难。整个肝质地对判断有一定帮助。MRI 检查能显示肝癌的假包膜及纤维间隔,对鉴别有较大价值。腹腔镜检查能判断位于肝表面的良恶性结节。近年来注意到在肝硬化的腺瘤样增生结节中常已隐匿有小肝癌结节,故最好争取做病理检查以资鉴别。

10)炎性假瘤:为类似肿瘤的单发或多发的炎性病变,多无肝病背景,多无症状与体征。超声显像有时呈分叶状、无声晕,彩超多无动脉血流。增强扫描动脉期无强化,部分病灶在静脉期及延迟期可见边缘轻度强化及附壁小结节样强化。由于临床难以确诊,故仍主张手术。炎性假瘤的病灶内含有纤维组织和大量的炎性细胞,主要是浆细胞和散在的巨噬细胞,常见血管炎,不伴有肝硬化。

11)肝棘球蚴病:又称肝包虫病,属自然疫源性疾病,人作为中间宿主而受害。流行于牧区,发病与密切接触犬类有关。一般无症状及肝病背景。触诊时包块硬韧,叩有震颤即"包虫囊震颤"是特征性表现。超声检查呈现多囊性液性暗区,仔细观察可见有子囊孕于母囊中的现象。CT 检查囊肿壁可见钙化,呈壳状或环状,厚薄可以不规则。棘球蚴抗原(Casoni 试验)皮试阳性。

三、肝癌的治疗

(一)治疗总原则

治疗有 3 个目标:根治、延长生存期、减轻痛苦。为达此目的,治疗原则也有三,即早期治疗、综合治疗、积极治疗。其中早发现、早诊断、早治疗是提高肝癌治疗疗效的关键。

1.早期治疗

早期治疗是肝癌治疗最主要的方面。必须抓住两个时机:癌结节增大到直径 5cm 以前,以及门静脉主干癌栓出现前。前者经正确治疗有根治希望,后者经积极治疗多可能延长生存期,少数有根治可能。

2.综合治疗

原发性肝癌属多因素、多阶段发展的癌症,故理论上难以找到特效药物。为此,综合治疗乃为必由之路。它包括不同治疗方法的联合与序贯应用和一类治疗方法的不同治疗剂量的联合与序贯应用。近年来肿瘤局部治疗的兴起,具有战略意义。

3.积极治疗

积极治疗有两重含义,一是积极的治疗态度;二是反复多次治疗。例如手术,包括复发病灶的再切除,以及不能切除肝癌的缩小后再切除;又如放射介入治疗,一次治疗多难获得好的疗效,而反复多次则可能获得较好的效果;小肝癌的瘤内无水乙醇治疗也一样,一次注射难以彻底,多次注射则有治愈的可能。

(二)整体治疗方案

1.肝癌治疗方法选择的依据

在选择肝癌的治疗方法前,需弄清以下情况。

(1)肿瘤情况:TNM 分期是国际公认的确定治疗方法的依据之一,包括肿瘤的大小、数目、范围,肝内血管(尤其是门静脉和肝静脉)是否有癌栓,淋巴结和远处是否有转移等。通常 T_1 及 T_2 和部分 T_3 期可考虑手术,部分 T_3 和 T_4 期可做肝动脉栓塞化疗(TACE)。就 BCLC 分期而言,极早期与早期肿瘤可行肝切除、肝移植或射频消融(RFA)或无水乙醇注射(PEI)等根治性治疗,中期肿瘤可行 TACE,晚期肿瘤予以索拉菲尼或新药治疗,终末期肿瘤除部分可行肝移植外,多数仅能行对症支持治疗。目前,肝癌侵犯邻近脏器、门静脉主干癌栓以及下腔静脉癌栓均不再是肝切除手术的绝对禁忌证。

(2)肝功能情况:由于我国肝癌患者中约 85% 合并肝炎后肝硬化,其中 2/3 为大结节性肝硬化,所以首先要了解肝功能是否代偿。Child-Pugh 的肝硬化分期为国际常用,通常 Child A 肝硬化伴局限性肝癌适于手术,Child A 和部分 Child B 肝硬化伴多结节性肝癌可考虑 TACE,而对合并 Child C 肝硬化的肝癌,通常只宜采用非手术治疗,如肿瘤条件许可,可考虑行肝移植治疗。吲哚氰绿(ICG)试验也是临床上最常用的肝功能定量试验。ICG_{15},即 ICG 注射 15min 后的潴留率在预测肝硬化患者术后肝衰竭和死亡风险方面具有重要意义,正常值范围 0~10%,超过 14% 死亡风险增加 3 倍。

(3)全身情况:包括年龄、糖尿病、其他脏器严重病变。术前检查包括胸部 X 线、全血细胞计数、肝肾功能和凝血功能检查,60 岁以上的患者术前应常规进行心肺功能评估。

2.肝癌治疗方法的选择

(1)小肝癌的治疗选择:如肝功能代偿,应力争切除;合并 Child A 期肝硬化者可做局部切除;不能切除者可做局部消融治疗,如术中液氮冷冻治疗、射频消融(RFA)、经皮瘤内无水乙醇注射(PEI)、微波治疗等;肝功能失代偿而无腹腔积液者,或合并 Child B 期肝硬化、结节数较少的小肝癌,可行 RFA 或 PEI 治疗;结节数目较多的肝癌,部分可试行经导管肝动脉栓塞(TAE)或经导管肝动脉化疗栓塞(TACE),最好选择肝段栓塞;Child C 期肝硬化者通常只宜非手术治疗或者接受肝移植治疗。

(2)大肝癌的治疗选择:肝功能代偿者或合并 Child A 期肝硬化者,单侧肝癌可力争做根治性切除;不能做根治性切除者则争取做缩小后切除,术中可行肝动脉结扎(HAL)、肝动脉插管(HAI)、冷冻治疗等。对肿瘤巨大而肝硬化程度较重的患者,盲目追求姑息性切除,除了术后可能出现肝衰竭等并发症外,术后肿瘤复发、转移概率也较高,因此,疗效上未必优于采用非手术治疗者。如术前估计无手术切除可能,则做 TACE 或联合局部放疗、生物治疗、中药治疗等,待肿瘤缩小后再手术切除。此外,对于大肝癌需行右半肝切除或扩大的右半肝切除,但根据患者的全身情况及肝功能预计的残余肝体积不足以维持患者的代谢需要时,可考虑行术前门静脉栓塞,待保留侧的肝叶代偿性肥大增生后再行肝肿瘤的切除。

(3)肿瘤累及两侧肝叶者的治疗选择:肝功能代偿者,可做 HAL、HAI、TACE、口服索拉非尼等。肝功能失代偿者或 ChildC 期肝硬化,少数可试做 TACE,多数只宜中药治疗或合并生物治疗。

(4)肝门区肝癌的治疗选择:所谓肝门区肝癌是指距离下腔静脉主干、左右肝管汇合部、左右门静脉分叉部及左中右肝静脉与下腔静脉汇合部 1cm 以内的肝癌。随着肝外科手术技术的提高,肝门区不再成为肝癌切除的"禁区",肝门区肝癌的切除例数在不断增加。当然,实施此类手术,要求术者熟悉肝门部解剖及积累丰富的手术操作的经验,既要注意肿瘤切除的完整性及彻底性,又要注意保护一些重要的管道结构。

(5)难切性肝癌的切除:难切性肝癌主要包括:①癌肿巨大尤其与膈肌或邻近脏器紧密粘连甚至侵犯者;②肝癌累及下腔静脉、门静脉主要分支或主干者;③特殊部位的肝癌,如Ⅰ段、Ⅳa 段、Ⅷ段、Ⅸ段等,累及肝主要血管的同时又有明显肝硬化者;④肝癌切除术后复发再切除或经反复介入、放疗、局部治疗而致广泛粘连者。

精细的肝解剖(尤其是肝门部的解剖)、良好的血流控制(如全肝血液隔离、肝蒂阻断、选择性入肝血流阻断等血流阻断方法的应用)、手术器械及技术的改良(如超声刀、使用多功能手术解剖器的刮吸法断肝术、前入路肝切除术、逆行切肝术、血管外科技术等在肝外科的应用)有效地提高了难切性肝癌的手术切除率,实践证明是安全、可靠的。

(6)合并门静脉癌栓者的治疗选择:门静脉侵犯是肝癌重要的生物学特性。临床报道肝癌门静脉癌栓(PVTT)发生率为 44.0%~62.2%。PVTT 是肝癌肝内播散及根治性切除术后早期复发的根源。此外,癌栓阻塞门静脉,门静脉高压加剧,继而引发食管胃底静脉破裂出血,甚至肝衰竭。因此,肝癌合并 PVTT 患者总体预后差,中位生存期仅 3~6 个月。

(7)合并胆管癌栓者的治疗选择:肝细胞癌常侵犯门静脉、肝静脉、甚至下腔静脉形成癌栓,但肝细胞癌伴有肉眼可见胆管癌栓较罕见,文献报道其发生率占肝细胞癌患者的 1.6%~9.0%。

其临床表现除具有肝癌的一般特征外,还具有以下共同特征:①血清 AFP 水平高,有时伴有 CA19-9 的升高;②梗阻性黄疸是其最常见,也可能是最早的表现;③最典型的影像学表现为周围型肝癌伴有肝内胆管扩张,胆管内存在实质性占位。由于肝细胞癌合并胆管癌栓的发病率低,再加上胆管癌栓本身术前影像学难以发现,常给诊断带来困难。提高正确诊断的关键在于提高对其的认识。

原发性肝癌发生胆管转移的主要途径:①肝癌细胞直接侵犯胆管并在其内形成癌栓,胆管癌栓与原发灶呈"哑铃状";②胆管内癌栓与原发瘤脱离,下行至肝外胆管造成阻塞;③肿瘤侵犯胆管致出血,合并癌细胞的血栓阻塞胆管。

Ueda 等将肝细胞癌合并胆管癌栓分为 4 型。Ⅰ型:癌栓位于胆管第 2 级分支,肿瘤周围末梢胆管扩张,无黄疸;Ⅱ型:癌栓延伸至胆管第一级分支,癌栓阻塞叶胆管,导致该叶内肝内胆管扩张;Ⅲa:癌栓延伸至肝总管;Ⅲb:癌栓游离于原发瘤,在肝总管内生长;Ⅳ型:破裂肿瘤的碎片漂浮于胆总管内,与胆管结石有时很难鉴别,癌栓破裂甚至会导致便血或休克等。

治疗该病的关键是去除原发灶,解除胆管梗阻。常见治疗方式有以下几种:①肝叶切除加胆管探查取栓引流术;②二期肝癌切除加胆管探查取栓术;③胆管探查取栓术;④肝动脉栓塞化疗(TACE)加胆管引流术;⑤内镜下胆管取栓置管引流术;⑥结合射频、冷冻治疗加用胆管引流术;⑦癌栓取出加胆肠内引流术;⑧经皮肝穿刺胆管癌栓直接乙醇注射同时放内支架引流治疗。其中,肝叶切除、癌栓取出加胆管引流为理想的手术方式,可望获得长期生存。本所16例合并胆管癌栓的患者中,1例行肝左外叶切除＋肝动脉结扎插管＋胆总管癌栓取出术,其余15例均行肝切除术及胆管癌栓取出术,1年生存率为71.4%,其中3例女性生存分别为4年、6年和12年;8例术后1年内出现肿瘤复发,1年复发率57.1%。

(8)合并肝静脉及下腔静脉癌栓者的治疗选择:肝癌合并肝静脉、下腔静脉、甚至右心房癌栓并不少见。文献报道肝静脉、下腔静脉(IVC)及右心房内癌栓发生率分别为13.3%～53.3%,10.8%～13.3%,0.5%～7%。

随着癌组织生长,逐渐包埋、侵入肝静脉,沿血管壁扩展,形成肝静脉癌栓。在肝静脉内癌栓继续沿长轴生长进入下腔静脉形成下腔静脉癌栓;在下腔静脉内癌栓可向上、下方向延展,向上进入心脏形成右心房癌栓。出现肝静脉系统癌栓,提示病情已属晚期,是预后不良的标志。不论采用何种治疗方法都很难获得长期生存的机会。从肿瘤根治角度,患者短期内发生远处转移的可能性极大,不宜手术治疗。肝动脉造影显示下腔静脉癌栓者常存在动脉血供,经肝动脉化疗栓塞可能有一定的疗效,也可先行下腔静脉支架置入解决阻塞,为肝内病灶的治疗创造更有利的条件。有学者报道,20例肝癌合并下腔静脉癌栓经主瘤TACE后对癌栓进行外放射治疗,14例癌栓达到完全缓解,3例部分缓解,有效率高达85%,结果令人振奋。

伽马刀联合内支架置入术也是安全有效的治疗方法之一。因为下腔静脉癌栓患者随时面临癌栓脱落造成栓塞和猝死的危险,从解除危急情况,避免猝死的角度出发,手术治疗仍具有积极意义。单纯癌栓清除可防止肺栓塞或减轻腹腔积液等症状,但效果短暂且有限,除非原发肿瘤能得到有效控制并能阻止癌栓进一步生长。手术技巧上,为控制出血、防止气栓形成以及癌栓脱落,往往需行入肝或全肝血流阻断。根据癌栓上极的位置,阻断血流的方式包括:静脉转流,心脏停搏;静脉转流,心脏不停搏,心内高位阻断IVC;经腹切开膈肌,心包内高位阻断IVC;经腹切开膈肌,心包外高位阻断IVC;经腹肝上阻断IVC等方式。有学者对此进行改进,经充分游离肝后,不阻断入肝或全肝血流,用手指控制肝上下腔静脉血流,经肝静脉断端或下腔静脉切开取栓。术式简单,对肝功能影响小,效果较好。

(9)合并门静脉高压者的治疗选择:肝癌合并门静脉高压症在临床上比较常见,其病情复杂,外科治疗困难,术后易发上消化道出血及肝衰竭等并发症,临床处理十分棘手。合理的治疗选择应根据引起门静脉高压的因素而采用个体化治疗。

对于肝癌门静脉癌栓所致的门静脉高压,应积极争取在切除肝癌的同时行门静脉取栓,再辅以术后门静脉持续化疗联合肝动脉TACE,可望获得长期生存,对于因肝储备功能不佳或肝肿瘤无法切除,TACE联合三维适形放疗可作为首选治疗方法,严重的门静脉癌栓可用经皮穿刺门静脉支架置入术来降低门静脉压力,恢复门脉血流,改善肝功能。而对于单纯因肝硬化所致的门静脉高压,要视患者的具体情况及术者的技术经验做相应的处理。对于符合Milan标准,合并严重的肝硬化,肝功能失代偿或出现肝硬化的并发症,如消化道出血、顽固性腹腔积液、肝性脑病等,可行肝移植手术。

(10)晚期患者的治疗选择:有黄疸、腹腔积液者只宜中药治疗生物治疗、对症治疗、支持治疗等。个别肝门区肝癌压迫导致的梗阻性黄疸,但肝功能较好、全身情况允许者也可试做肝动脉结扎(HAL),肝动脉插管(HAI),肝动脉栓塞化疗(TACE)等,有极少数患者因肿瘤缩小后而获切除。

(三)常规治疗方法

1.射频消融

射频消融治疗(RFA)是肿瘤局部透热治疗的一种,以影像引导或直接将电极针导入肿瘤组织,通过射频在电极针周围产生极性分子震荡导致发热,使治疗区域温度达 50℃以上,中央区域可达 100℃以上,使局部细胞坏死。目前的射频消融治疗系统,一次凝固坏死区的直径可达 3~5cm。肝癌的射频消融治疗可通过开腹术中、腹腔镜和经皮穿刺 3 种途径,目前应用最多的是经皮穿刺局部射频消融治疗(RFA)。

(1)RFA 的适应证:①单个肿瘤病灶低于 5cm,尤其是小于 3cm;肝内病灶少于 3 个,每个病灶不超过 3cm,无手术指征或有手术指征但因肿瘤部位手术切除困难;②复发性小肝癌手术困难的;③合并肝硬化,肝功能为 Child A 或 B 级,且无大量腹腔积液;④无手术指征的大肝癌或多发肝癌 TACE 后。

(2)RFA 的禁忌证:①黄疸较重,腹腔积液较多,一般情况较差者;②已有远处转移或门静脉癌栓已形成者;③严重心、肺、肾功能损害者;④糖尿病、高血压控制不佳者;⑤肝内或膈下有急性炎症或脓肿者。

(3)RFA 的基本要求:消融范围应力求包括 0.5cm 的癌旁组织,以获得"安全边缘"。对边界不清,形状不规则浸润型癌,在邻近组织及结构许可的条件下建议扩大瘤周安全范围达 1cm或以上。评估疗效的方法是消融术后 1 个月左右,采用对比增强 CT 及 MRI 或超声造影判定肿瘤是否被完全消融。若经 3 次消融仍不能获得完全消融,应放弃消融疗法,改用其他治疗。

(4)RFA 的主要并发症:有皮肤灼伤、迷走神经反射、气胸、胸腔积液、肝胆管损伤、肝脓肿、内出血等。

1)出血:主要原因是肝穿刺、肝硬化本身及肿瘤消融不完全。术中 B 超探查可最大限度避免穿刺引起的血管损伤,拔针前行针道消融可减少针道出血。术前尽可能改善患者的凝血功能,术后给予止血药物,将减少肝硬化本身所致的出血。腹带加压包扎将减少肝表面穿刺点的出血。

2)邻近组织脏器损伤:主要包括邻近的消化道、肾及血管、胆管系统及胸膜等,最常见的为胃肠穿孔。预防方法:严格选择 RFA 的患者,必要时进行开腹的 RFA 将最大限度地减少邻近组织脏器的损伤。

3)电极板皮肤烫伤:因射频治疗输出能量较高,治疗时间较长,或使用电极板面积较小,发生皮肤烫伤的可能性较高,尤其是开腹全麻的情况下更不易发现。严格、规范的放置和使用电极板将减少电极板皮肤烫伤的发生率。

4)感染:主要包括肝脓肿和腹膜炎,胸腔感染较少见。常见的致病菌为大肠埃希菌、粪链球菌及肠球菌等。可行腹部影像学检查结合穿刺液培养明确诊断。治疗上可经皮穿刺置管引流和静脉使用抗生素,在药敏结果出来前可经验应用,如三代头孢菌素等。

5)迷走神经反射:射频产生的高温对肝包膜及肝内迷走神经刺激所产生的迷走神经反射,可引起心率减慢、心律失常、血压下降,严重者可导致死亡。术前可给予阿托品或山莨菪碱预防迷走神经反射。对于术前已有窦性心动过缓且阿托品试验阴性者,可给予安装临时起搏器,以防发生心搏骤停。

6)针道种植性转移:发生率为 0.2%～2.8%,多因术中未进行针道消融或消融不彻底所致,另外与肿瘤病理分级、术中活检及肿瘤位置有一定关系。通过对针道的充分毁损可降低针道种植的发生。

7)术后发热、疼痛:发热的主要原因为术后肿瘤凝固性坏死炎症吸收,一般低于 38.5℃。有报道指出,体温与消融时间呈正相关,消融时间在 25min 以内患者体温可维持在正常范围,消融时间控制在 60min 以内,体温不会超过 38℃。疼痛多因肿瘤邻近肝包膜,术中、术后肝包膜张力增加引起。对于发热及肝区疼痛持续时间较长和温度较高的应警惕感染的发生。对于疼痛剧烈的应严密监测生命体征,排除腹腔内出血及邻近脏器组织的损伤。

8)肾功能损害:射频消融术治疗因高温使癌细胞坏死,大量蛋白分解,其产物血红蛋白被吸收入血液可产生血红蛋白尿。术后嘱患者多饮水,静脉输液治疗,密切观察尿量、颜色及性质。

9)凝血功能障碍:肝癌患者肝功能已有一定程度的损害,加上射频消融术导致肝功能进一步损害,加重凝血功能障碍。应加强病情的观察,了解患者有无鼻出血、牙龈出血及皮肤、黏膜出现散在的瘀点、瘀斑。行创伤性治疗时是否有出血不止的现象,监测出凝血时间的变化。

RFA 已成为肝癌综合治疗的一个重要方法,尤其对无手术指征或肿瘤生长部位不利于手术切除的小肝癌的临床疗效显著。

2.局部药物注射

(1)适应证:B 超引导下经皮无水乙醇注射治疗(PEI)已广泛应用于治疗肿瘤≤5cm,肿瘤个数≤3 个,尤其以单个肿瘤≤3cm 因严重肝硬化不能切除肝癌的治疗。

(2)禁忌证:有严重出血倾向、重度黄疸、中等量以上腹腔积液、肿瘤巨大、肿瘤边界不清以及全身情况不能耐受治疗者属禁忌。

(3)作用机制可能有:①高渗脱水作用;②对肿瘤细胞直接毒性作用,导致蛋白质的变性坏死;③肿瘤血管坏死闭塞;④局部的无菌性炎症;⑤局部纤维组织增生,分割和限制肿瘤生长,同时机化坏死组织,起到化学切除肿瘤的效应。

(4)操作方法:无水乙醇对肿瘤局部的凝固坏死作用能使直径 3cm 以下肿瘤的坏死程度达 90% 以上。无水乙醇注射除了少数患者发热,局部疼痛外,对肝功能和全身影响不大,且可短期内反复多次注射。无水乙醇注射量:肿瘤直径 3cm 以下每次 2～5mL,肿瘤直径 3cm 以上每次 10～20mL,每周 1 次,体质好能耐受的可每周 2 次,4～6 次 1 个疗程。有报道对单个直径 3cm 以下肿瘤,无水乙醇注射疗效甚至优于手术切除。局部药物注射目前还有碘油、醋酸、化疗药物、高温盐水、p53 基因、放射性核素(^{90}钇玻璃微球和胶体^{32}磷等)等。

(5)并发症常见的有:①腹痛:乙醇沿针道外溢至腹腔,多为一过性,无须特殊处理;乙醇沿门静脉反流也可引起腹痛,停止注射后即可缓解。②发热:为乙醇性发热及肿瘤坏死性发热,常在 38℃ 左右,一般无须特殊处理,体温超过 39℃ 少见,可对症处理。③颈部灼热及酒醉:无须特殊处理。④一过性谷丙转氨酶升高。严重的并发症发生率为 4% 左右,有出血、肝功能损害、肾衰竭、肿瘤种植性转移等。

3.微波固化治疗

微波的交变电场的作用使肿瘤组织在短时间内产生大量热量,局部温度骤然升到55℃以上,从而引起肿瘤组织的凝固性坏死而周围组织无坏死。另外,微波固化(MCT)可引起机体局部组织理化性质的变化,可提高机体免疫功能。

(1)适应证主要有:①不愿接受手术的小肝癌;②肝癌合并肝硬化(Child 分级一般为 A 或 B 级),肿瘤体积小、病灶局限;③不能手术切除的原发性肝癌,肿瘤直径≤5.0～6.0cm 的单发结节,或是多发结节≤3 枚;④手术未能切除或术后残留、复发性肝癌;⑤术中与手术并用可提高手术切除率。

(2)禁忌证:①弥散性肝癌、巨块性肝癌;②严重黄疸、腹腔积液、肝功能不全;③严重器质性疾病,心肾功能不全;④微波不能到达全部肿瘤位置者。

微波固化治疗也可通过开腹术中、腹腔镜和经皮穿刺(PMCT)3 种途径,PMCT 是 MCT 发展的热点,操作简单、安全、微创、疗效可靠、适应证广。研究认为,PMCT 对直径<3cm 以下肝癌结节效果满意;比较超声引导下微波和射频两种消融技术的临床应用价值,认为微波和射频(RFA)都是目前比较理想的介入超声治疗肝癌的手段,但是 PMCT 费用相对低廉,易被接受,符合我国国情。

4.冷冻疗法

冷冻治疗肝癌是一种安全可行的局部治疗方法。一般认为,快速冷冻,缓慢复融以及反复冻融,能使冷冻区产生最大限度的凝固性坏死。冷冻治疗的特点为可产生一个境界清楚、范围可预测的冷冻坏死区,不仅能消灭瘤体,且能最大限度地保存正常肝组织。冷冻治疗小肝癌,可望根治;对较大肝癌冷冻可作为综合治疗的一种手段。

冷冻疗法的适应证:①合并严重肝硬化,无法耐受手术切除者;②病变须做广泛切除,估计切除后肝功能不能代偿者;③主瘤虽经切除,但余肝尚有残留结节者;④癌肿虽不大,但位置紧靠肝门或下腔静脉,致手术不能切除者。

目前应用的冷冻方法主要是液氮冷冻。一般用直径 3～5cm 的冷头做接触冷冻,或用直径 3～5mm 的冷头做插入冷冻,也可以用液氮做直接喷射冷冻,能产生极度低温而导致肝癌细胞不可逆性的凝固坏死,但由于受冷冻深度和广度的限制,对范围较大的癌肿还不能使之彻底治愈。术中应注意避免冷冻损伤较大的胆管。

目前已有 B 超引导下经皮穿刺和经腹腔镜进行冷冻治疗,在获得相应治疗效果的同时,减少了因操作引起的损伤,有利于患者更快恢复和缩短住院时间。氩氦刀是一种只在刀尖冷冻,刀柄保持常温,唯一可用氦气解冻的微创靶向冷冻仪器。该系统有 4～8 个能单独控制的热绝缘超导刀,超导刀中空,可输出高压常温氩气(冷媒)或高压常温氦气(热媒)。温差电偶直接安装在刀尖,可监测刀尖的温度。氩气在刀尖急速膨胀,60s 内使靶组织内温度降至－160～－140℃,使肿瘤组织形成冰球;氦气在刀尖急速膨胀,可使温度急速升至20～45℃,从而使冰球解冻,一般进行反复冷冻解冻 2～3 次循环,这种冷热逆转疗法对肿瘤摧毁更为彻底,并可调控肿瘤抗原,激活机体抗肿瘤免疫反应。氩氦刀冷冻治疗肝癌的适应证同微波和射频,术中冷冻对直径>5cm 者也有效。

冷冻治疗的主要并发症包括皮肤冻伤、腹腔内出血、肝内低温、心律失常、肿瘤破裂、发热、胸腔积液、膈下或肝脓肿形成以及胆汁瘤或胆瘘等。

5.肝癌的放疗

原发性肝癌对放疗敏感,不能行根治性治疗的原发性肝癌需要包括放疗在内的多模式综合治疗。对于局限于肝内的肝癌患者,三维适形放疗(3DCRT)和调强适形放疗(IMRT)结合介入治疗的 3 年生存率可达 25%~30%。

(1)肝癌放疗的指征:肿瘤局限,因肝功能不佳不能进行手术切除,或肿瘤位于重要解剖结构,在技术上无法切除,或拒绝手术。要求一般情况好,Karnofsky 评分≥70 分;手术后有残留癌灶者;需处理肝局部肿瘤,否则会产生一些并发症,如胆管梗阻、门静脉、肝静脉以及下腔静脉癌栓,对胆管梗阻的患者可先进行引流,缓解黄疸,再进行放疗;远处转移灶的治疗,如淋巴结转移、肾上腺转移以及骨转移,放疗可缩小转移灶,减轻患者的症状,改善生活质量,肺或脑转移的放疗也有效果。肝癌放疗的禁忌证,即为肝功能为 Child-Pugh C 的患者,不宜接受放疗。只要不是禁忌证,对于不能行根治性治疗的肝癌患者都应考虑包括放疗在内的综合治疗。

(2)放疗的并发症:主要表现为早反应与晚反应两种。早反应一般发生在放疗中及结束后6 个月内,晚反应一般发生在放疗结束 6 个月后。早反应最常见的是胃肠道不适,如厌食、恶心、呕吐、腹泻和胃、十二指肠溃疡;恶心、呕吐、腹泻常出现在放疗期间的后期,轻者口服甲氧氯普胺(胃复安),较重者可以应用昂丹司琼类药物,很少出现腹泻,但均不中断放疗。放射性溃疡可用 H_2-受体阻滞药或质子泵抑制药以缓解症状。放疗对肝的毒性表现为部分患者出现转氨酶升高,通常发生在放疗结束后,一般不高于正常值高限的 2 倍。放疗后白细胞下降,尤其是放疗前白细胞、血小板在正常值以下,放疗后下降可能更加明显。对于肿瘤位于膈下的肝癌,放疗后常会出现放射性肺炎或胸腔积液,这些患者常无症状,无须特殊处理。晚发反应主要有放射野内的肝萎缩、纤维化以及大血管受到放疗后出现的静脉狭窄。胆管系统并发症少见。

放疗严重的并发症为放射性肝炎,是放射性肝病(RILD)最为严重的时期,也就是肝功能失代偿期。放射性肝炎的表现:发生时间通常为放疗后 4~8 周;临床症状为疲乏、体重增加、腹围增大(腹腔积液)、有时出现右上腹不适。体征多为腹腔积液、肝大。实验室检查显示,谷草转氨酶(AST),谷丙转氨酶(ALT)升高,胆红素不升,碱性磷酸酶上升 3~10 倍。

放射性肝炎必须与药物性肝炎、介入引起的肝损伤、病毒性肝炎发作、梗阻性黄疸和肝内肿瘤进展等鉴别。放射性肝炎的治疗,目前还没有一种共同的方案,一部分医师建议给予抗凝药和激素治疗,但大部分医生还是倾向于保守治疗,施以利尿药。如果病情不重,大部分患者接受治疗后 1~2 个月,症状缓解。少部分患者发展为黄疸,腹腔积液进行性增多,需要腹腔穿刺放腹腔积液、利尿及抗凝治疗,此时患者病死率相当高。放射性肝炎是否需要保肝药物治疗,目前还没有这方面的临床资料,从理论上说,保肝治疗对患者有益。

(3)立体定向适形放疗:立体定向适形放疗又称光子刀,由三维治疗计划系统、立体定向体架、体位固定装置,电脑驱动多叶光栅、螺旋 CT 及直线加速器等成套设备组成。主要特点是利用三维技术使放射剂量与肿瘤靶区高度一致,周围正常组织得以保护,大大减少了正常组织的放射损伤,因而能够增加靶区的照射剂量以提高对肿瘤的控制率,并为加大分次剂量以缩短疗程奠定了基础。治疗的不良反应很少,绝大部分患者均能耐受。

6.肝癌的分子靶向治疗

(1)表皮生长因子受体抑制药:作用于表皮生长因子受体(EGFR)的靶向药物目前主要包括大分子的单罗恩抗体(如西妥昔单抗、尼妥珠单抗)和小分子的化合物(如吉非替尼、厄罗替尼)。临床上试用吉非替尼治疗肝癌的初步结果不佳,还需再观察。在美国东部肿瘤协作组(ECOG)E 1203研究中,31例无法手术的晚期肝癌患者接受了吉非替尼治疗。在中位随访了13.2个月后,患者的中位无进展生存(PFS)期和中位生存期分别为2.8个月和6.5个月,无完全缓解(CR),1例部分缓解(PR),7例疾病稳定(SD)。

该研究因未达到预期目标(4.5个月PFS率达63%)而停止了进一步研究。厄罗替尼对肝癌有一定的治疗作用,其单药或联合其他药物治疗肝癌均值得进一步研究。一项厄罗替尼治疗晚期肝癌的Ⅱ期临床研究显示,38例无法手术的晚期肝癌患者在接受厄罗替尼治疗后,12例(32%)在6个月时仍没有出现肿瘤进展,其中3例(8%)达到PR并分别维持了2、10、11个月,19例(50%)病情稳定(SD),中位疾病进展时间(TTP)为3.2个月,中位生存期为13个月。

(2)基因靶向治疗药物:基因靶向治疗的探索目前主要处于实验研究阶段并已取得显著进展。有研究表明,针对表皮生长因子受体(EGFR)的非病毒型基因导入系统可靶向性地与EGFR结合从而将目的基因转导入肿瘤细胞,在高转移入HCC裸鼠模型中显著抑制肝癌的生长,而肿瘤肝内播散及腹壁、腹腔淋巴结、肺转移均明显减少,表明EGFR介导的基因治疗有望在预防复发转移方面发挥作用。应用$2'$MOE修饰的反义stat3寡核苷酸能特异性抑制人HCC细胞stat3的表达,显著抑制高转移入肝癌细胞的生长、侵袭转移和血管生成,并明显延长荷瘤宿主的生存期。肿瘤基因病毒治疗利用肿瘤增生病毒在肿瘤细胞中的特异性增生,高效表达抗肿瘤基因,其疗效明显优于单一的肿瘤增生病毒治疗或传统的肿瘤基因治疗。利用甲胎蛋白(AFP)启动子结合隔离子等基因转录调控元件,构建特异性针对表达AFP原发性肝癌细胞的溶瘤腺病毒载体,在体外细胞及动物体内肿瘤模型中均可特异性靶向杀伤肝癌细胞。利用基因重组技术构建人端粒酶反转录酶启动子控制腺病毒EIA基因表达并携带内皮抑素基因的基因-病毒系统,能在端粒酶阳性的肝癌细胞中特异性增生并高效表达内皮抑素基因,对肝癌生长具有很强的抑制作用。

(3)索拉非尼引领肝细胞癌分子靶向治疗:近年来,尤为瞩目的进展是索拉非尼(多吉美)对肝细胞癌(HCC)的靶向治疗。索拉非尼是一种多激酶抑制药,一方面通过抑制RAF-1激酶和B-RAF激酶,从而抑制胞外信号调节激酶(ERK)的磷酸化进而抑制整个MAPK通路信号的传导,可达到抑制肿瘤细胞增生作用的目的;另一方面还可抑制细胞表面VEGFR-2、VEGFR-3、PDGFR-β、FLT-3和c-KIT受体的自身磷酸化因而影响下游酪氨酸激酶活性,从而抑制肿瘤新生血管生成,所以,索拉非尼具有双重抑制MAPK信号传导通路的作用。

7.原发性肝癌的系统化疗

早在20世纪50年代,系统性化疗就用于治疗原发性肝癌。多数传统的化疗药物,包括多柔比星(ADM)、氟尿嘧啶(5-FU)、顺铂(PDD)和丝裂霉素(MMC)等,都曾试用于治疗肝癌,但单药有效率都比较低(一般<10%),可重复性差,不良反应明显,且没有改善生存期,因此多年来停滞不前,迄今尚无标准的化疗药物或方案。近年,新一代的细胞毒性药物(如奥沙利铂、卡培他滨、吉西他滨及伊立替康等)相继问世,使得胃肠癌的化疗有了长足的进步,预后显著改

善,也推动了对肝癌系统性化疗的研究。

目前认为,对于没有禁忌证的原发性肝癌患者,系统化疗优于一般性支持治疗(BSC),仍不失为一种可选择的治疗方法,其主要适应证:①合并有肝外转移的晚期患者;②虽为局部病变,但不适合手术治疗和肝动脉介入栓塞化疗者;③合并门静脉主干癌栓者。上述新一代细胞毒性药物的临床研究和探索应用,使原发性肝癌不适合系统化疗的传统观念受到挑战和质疑。

一些小样本研究和临床观察提示客观有效率有所提高,可以控制病情发展,减轻症状,可能延长生存,受到重视。

Ⅱ期临床研究表明,联合奥沙利铂与多柔比星治疗不能手术切除的肝癌,客观缓解率为15.6%,中位生存时间31周,中位疾病无进展生存时间12周,而且联合应用的不良作用是可以耐受的。奥沙利铂与吉西他滨联合治疗晚期肝癌,客观缓解率为18%,疾病控制率为76%,中位疾病无进展生存时间与总生存时间分别为6.3个月和11.5个月。卡培他滨联合顺铂治疗转移性肝细胞癌,客观缓解率为6.3%,疾病控制率为34.4%,中位疾病无进展生存时间及总生存时间分别为2.0个月和12.0个月。卡培他滨联合顺铂治疗不能切除肝细胞癌,客观缓解率为19.7%,疾病控制率为45.0%,中位疾病无进展生存时间及总生存时间分别为2.8个月和10.5个月。

一项纳入371例局部晚期或转移性肝癌患者,随机接受FOLFOX4(奥沙利铂+氟尿嘧啶+亚叶酸钙)方案(184例)或多柔比星治疗(187例)的国际多中心Ⅱ期临床研究表明,FOLFOX组与多柔比星组的总生存时间分别为6.4个月和4.9个月,疾病无进展生存时间分别为2.9个月和1.8个月,客观缓解率分别为8.2%和2.7%,疾病控制率分别为52.2%和31.6%。而且FOLFOX组除发生轻微的手足麻木外,其他不良反应与多柔比星组无太大差异。由于我国大多数原发性肝癌患者具有乙型肝炎和肝硬化背景,起病隐袭、进展迅速,确诊时往往已为晚期,不能手术切除或TACE治疗的患者较多,生存期较短和预后极差,有必要去积极探寻高效低毒的新的系统化疗及其与分子靶向药物合理的联合应用。

8.中医药在肝癌治疗中的作用

原发性肝癌虽经半个多世纪的努力,治疗方法有了显著的进展,除传统的四大疗法(手术、放疗、化疗、生物治疗)外,又出现了局部治疗、肝移植、分子靶向治疗等新的方法,然而,总体的相对5年生存率仍然较低,制约所有疗法疗效进一步提高的瓶颈问题是肝癌的转移与复发。近30年来,中医药已成为我国肝癌的主要治疗手段之一。人们对中医药防治肝癌作用机制的研究已经上升到基因、细胞信号转导等微观水平,具体机制包括抑制肝癌细胞增生、诱导肝癌细胞凋亡、诱导肝癌细胞分化、抑制端粒酶的活性、抗肿瘤侵袭与转移、调解机体的免疫功能、逆转肿瘤细胞耐药性等多种途径。根据文献及临床流行病学调查结果,将肝癌分成肝瘀脾虚证、脾虚湿困证、湿热结毒证及肝肾阴虚证等4种证型进行规范的诊断与治疗。

随着现代医学对肿瘤治疗理念的深入与改变,中医药防治肝癌复发转移的作用及其机制研究越来越受到重视。据不完全统计,临床80%以上的肝癌患者都在不同的时间段、不同程度地接受中医药治疗,尤其是根治性切除术后的抗复发转移的临床研究。一些学者综述了我国中医药防治肿瘤复发转移的作用,认为主要包括抑制细胞增生,诱导细胞分化、诱导细胞凋亡,增强免疫、抗多药耐药性等方面。

有学者则探讨了健脾化瘀法抗肝癌术后复发转移的临床疗效,对比治疗组与单纯手术组

(对照组)1 年、2 年、3 年、5 年生存率、复发率、肝功能 Child 分级及肿瘤相关质变的变化,结果表明,健脾化瘀法能提高肝癌患者的生存率、降低复发率。另有学者研究表明,金龙胶囊能够明显降低肝癌手术后 1 年、3 年的转移与复发率。另外,有人探讨了中医药分阶段防治恶性肿瘤术后复发转移优化方案,第一阶段为术后 1 周至西医放化疗前,主要进行中医药扶正治疗,以提高机体免疫力;第二阶段为西医放化疗期间,实用扶正或调理的中药,以减轻西医治疗带来的不良作用;第三阶段中医药抗复发转移的主要阶段,强调扶正祛邪并重,并坚持长期用药;槐耳颗粒作为国家一类新药的典型代表,系槐耳菌提取的上清液,含有多种有机成分,主要活性成分是多糖蛋白(PST),具有抑瘤、增强免疫的双重作用。

其免疫调节的机制包括:①激活巨噬细胞或中性粒细胞活性;②激活自然杀伤细胞活性;③促使淋巴细胞分裂、增生、成熟和分化;④提高体液免疫能力;⑤诱导和产生干扰素-α 与 γ。该药不但对中、晚期肝癌具有显著的抑制肿瘤生长的作用,而且通过改善肝癌患者的免疫功能状态和下调患者血清 VEGF 的表达,降低肝癌患者术后复发转移,提高患者的生存,改善患者的预后。

实验研究表明,应用槐耳清膏可抑制高转移人肝癌裸鼠模型(LC-D20)肿瘤的生长和肺转移,并与剂量相关,与传统化疗药物氟尿嘧啶联合应用,效果更为明显。临床研究表明,槐耳颗粒联合介入治疗原发性肝癌总缓解率 73.7%,较单纯介入治疗的效果(47.7%)显著,同时未发现明显的不良反应。肝癌肝移植患者口服槐耳颗粒对提高 HCC 患者术后的无瘤生存率、抑制肿瘤复发转移有一定的作用,而且不增加免疫排异反应。槐耳颗粒已经成为治疗中、晚期肝癌以及预防肝癌术后复发转移的重要辅助用药之一。中药"松友饮"主要由黄芪、丹参、枸杞子等 5 味中药提取物组成,属于扶正类药物。实验研究表明,通过下调肝癌细胞 MHCC97H 基质金属蛋白酶(MMP-2)的活性,降低细胞的侵袭性;减少肿瘤组织内微血管密度、VEGF 富集以及促进凋亡而抑制肿瘤的生长;连续 7d 口服"松友饮"通过激活 C57BL/6 小鼠的 NK 细胞活性,促进昆明小鼠腹腔内巨噬细胞的吞噬作用而提高小鼠的免疫功能。结果提示"松友饮"可能在肝癌的临床治疗中具有辅助治疗的价值。

第三章　心内科疾病

第一节　原发性高血压

一、概述

原发性高血压(EH)是一种以体循环动脉压升高为主要临床表现而病因未明的独立性疾病,占所有高血压90%以上。2005年美国高血压协会(ASH)将高血压定义为:高血压是由多种复杂和相关因素引起的处于不断进展状态的心血管综合征,在血压持续升高以前即有早期标志物出现,其发展过程与心血管功能和结构的异常密切相关,最终导致心脏、肾脏、大脑、血管和其他器官的损害。近年来有关高血压临床研究为高血压的治疗积累了大量循证医学证据。因此,用循证医学结果指导临床科学控制血压,早期干预各种危险因素,改善糖、脂代谢紊乱,预防和逆转靶器官的不良重塑已成为防治高血压的重要途径。

二、流行病学

高血压是心血管疾病中最常见的疾病之一。根据调查资料显示,我国18岁及以上居民高血压患病率为18.8%,相比1991年上升了31%,全国约有高血压患者2.0亿人。中国南北方共14省市的自然人群调查显示,高血压总患病率为27.86%,且北方多于南方。国外资料显示,美国现有高血压患者约5000万,而全球约有10亿。预计2025年全球高血压的患病率将增长60%,达15.6亿。2002年,我国高血压的知晓率、治疗率及控制率分别为30.2%、24.7%、6.1%,远远低于美国(2000年)的70%、59%和34%。血压升高使脑卒中、冠心病事件、终末期肾病的风险显著增加。高血压是脑卒中的最重要危险因素。资料显示,高血压患者的病死率比无高血压者高48%。根据WHO调查,每年大约有1700万人死于高血压。目前我国每年用于治疗高血压及其导致的相关心脑血管疾病费用高达3000亿元。高血压已经成为危害人类健康的主要疾病之一。

三、病因和发病机制

(一)病因

高血压是一种多因素多基因联合作用而导致的疾病,其具体发病原因并不十分清楚。研究发现,父母均患高血压,其子女的高血压发生率可达46%,父母中一人患高血压,子女高血压发生率为28%,显示高血压与遗传因素有关。不良生活方式如膳食过多的钠盐、脂肪,以及缺少体力活动、长期精神紧张、吸烟、过量饮酒均可引发高血压。资料表明,每天摄入食盐增加2g,则收缩压和舒张压分别升高2.0mmHg及1.2mmHg。男性持续饮酒者比不饮酒者4年内高血压发生危险增加40%。年龄、性别及肥胖也与高血压密切相关。另外,糖尿病和胰岛素抵抗也是高血压的重要危险因素,据WHO资料,糖尿病患者中高血压的患病率为20%~40%。近来研究发现,炎症及细胞因子、氧化应激、睡眠呼吸暂停等均是高血压发病的重要原因。

(二)发病机制

高血压的发病机制较为复杂。心排出量升高、交感神经过度兴奋、肾素分泌过多、血管内皮细胞分泌过多内皮素等是高血压的传统发病机制,其中 RAS 的过度激活起着至关重要的作用。这些因素通过中枢神经和交感神经系统功能亢进、肾脏水钠潴留、离子转运异常、血管内皮细胞功能异常、胰岛素抵抗等环节促使动脉内皮反复痉挛缺氧,不能承受血管内压力而被分开,血浆蛋白渗入,中膜平滑肌细胞肥大和增生,中膜内胶原、弹性纤维及蛋白多糖增加,最后导致血管的结构和功能发生改变,即血管重塑。因此,外周血管重塑、顺应性下降、血管阻力增加是高血压的主要病理生理表现。随着病情的进一步发展,血压不断升高,最终导致心脏、大脑、肾脏及眼底等靶器官循环障碍、功能受损。

四、诊断

(一)血压水平

我国高血压防治指南(2010 修订版)(以下简称我国指南)将血压分为正常、正常高值及高血压三类。高血压诊断标准采用国际公认标准,即在未用抗高血压药情况下,收缩压≥140mmHg 和(或)舒张压≥90mmHg。由于血压水平与心血管发病危险之间的关系呈连续性特点,各国在血压水平定义上也不完全一样。我国指南将血压 120～139/80～89mmHg 定为正常高值,该人群 10 年中心血管发病危险较＜110/75mmHg 水平者增加 1 倍以上。而美国高血压预防、检测、评估和治疗联合委员会第七份报告(简称 JNC－7)则将血压 120～139/80～89mmHg 定为高血压前期,目的是为了对高血压进行提前干预,而将收缩压≥160mmHg 或舒张压≥100mmHg 定为 2 级高血压,不设 3 级高血压,认为 2 级以上高血压其临床处理相似,操作更为简便。收缩压≥140mmHg 和舒张压＜90mmHg 单列为单纯性收缩期高血压。

(二)危险分层

根据高血压危险因素、靶器官的损害程度及血压水平对患者进行危险分层及风险评估。2007ESC/ESH 欧洲高血压指南(以下简称 2007 欧洲指南)强调"高血压诊断分类中要综合考虑总体心血管危险的重要性"。认为高血压的治疗与预后不单纯取决于血压升高水平,同时也取决于总体心血管危险,并提出临床上应更加关注亚临床靶器官损害。包括颈动脉增厚(IMT＞0.9mm)或斑块形成、颈股动脉脉搏波速率＞12m/s、踝臂血压指数＜0.9、轻度血肌酐升高(男 1.3～1.5mg/d,女 1.2～1.4mg/d)、肾小球滤过率或肌酐清除率降低、微量清蛋白尿(30～300mg/24h)等。虽然亚临床靶器官损害常常无明显临床表现,但与预后密切相关,研究表明纠正,上述亚临床损害可降低患者的心血管病发病率与病死率。

五、治疗

治疗原则

降压治疗的最终目的是降低患者心血管总体危险水平,减少靶器官的损害,进而最大程度改善患者的预后。

降压目标:我国指南建议,普通高血压患者血压降至＜140/90mmHg;老年人收缩压降至＜150mmHg,如能耐受,还可进一步降低;年轻人或糖尿病及肾病患者降至＜130/80mmHg;糖尿病患者尿蛋白排泄量如达到 1g/24h,血压控制则应低于 125/75mmHg。将血压降低到目标水平可以显著降低心脑血管并发症的风险。但在达到上述治疗目标后,进一步降低血压是否仍能获益,尚不确定。有研究显示,将老年糖尿病患者或冠心病患者的舒张压降低到60mmHg 以下时,可能会增加心血管事件的风险。

1.非药物治疗

主要是进行生活方式的干预。资料显示,进行生活方式干预可有效预防和控制高血压,降低心血管风险,并且可提高降压药的效果。我国指南认为血压在正常高值时,就应进行早期干预;JNC7 设定"高血压前期",也是强调早期血压控制及进行健康生活方式干预的重要性;2007 欧洲指南更是强调高血压的防治要考虑"总的心血管危险因素",说明非药物治疗的重要性及必要性。非药物治疗措施包括减轻体重,减少钠盐及脂肪摄入,多吃水果和蔬菜,限制饮酒、戒烟、减轻精神压力,适当有氧运动等。低脂饮食不仅可使血脂水平降低,还可以延缓动脉粥样硬化的进程。WHO 建议每人每日食盐量不超过 6g,建议高血压患者饮酒越少越好。目前非药物治疗已成为高血压防治必不可少的有效手段。

2.药物治疗

大量的临床试验研究证实,降压治疗的主要收益来自于降压本身,且血压降低的幅度与心血管事件的发生率直接相关。因此,进行非药物治疗的同时,还要进行药物降压治疗。其用药原则:早期、长期、联合、用药个体化。目前常用于降压的药物主要有以下 5 类,即利尿剂、β受体阻滞剂、血管紧张素转换酶抑制剂(ACEI)、血管紧张素Ⅱ受体阻滞剂(ARB)、钙拮抗剂。

(1)利尿剂:利尿剂用于高血压的治疗已有半个世纪了。多年来的临床经验证明,无论单用或联合使用都能有效降压并减少心血管事件危险,是抗高血压的常用一线药物之一。传统复方降压制剂如复方降压片、北京降压 0 号以及海捷亚等均含有利尿剂。但随着 ACEI、ARB 以及长效 CCB 等新药的开发,加之长期使用利尿剂所带来的糖脂代谢异常不良反应,使利尿剂在高血压中的地位也经受过考验。迄今为止规模最大的降压试验 ALLHAT 显示,利尿剂氯噻酮在减少主要终点事件(致死性冠心病和非致死性心肌梗死发生率)上与 CCB 氨氯地平或 ACEI 赖诺普利无差别,但在减少两个次要终点(脑卒中和联合的心血管事件)上利尿剂优于赖诺普利,而且氯噻酮组心力衰竭发生率较氨氯地平组低 38%,较 ACEI 组低 19%,中风发生率减少 15%。利尿剂减少心力衰竭及卒中发生率的作用在 CONVINCE 及 HYVET 试验中也得到证实。HYVET 研究显示,在收缩压 160mmHg 以上的高龄老年(80 岁)高血压患者中进行降压治疗,采用缓释吲达帕胺 1.5mg/d 可减少脑卒中及死亡危险。但 ALLHAT 试验发现氯噻酮组的新发糖尿病的发生率为 11.6%,明显高于赖诺普利组或氨氯地平组。后来的 ASCOT-BPLA 的研究也证实,利尿剂与β受体阻滞剂搭配使用全因病死率比 CCB 和 ACEI 高 11%,新发生的糖尿病的比率大于 30%,提示利尿剂与β受体阻滞剂合用时有更大的不良反应。

但是另外一些大规模临床试验(SHEP、STOP 和 MRC)证实,利尿剂与其他降压药一样不仅具有良好的降压效果,而且小剂量对糖、脂肪、电解质代谢无不良影响,其相关不良反应呈剂量依赖性。美国的一项近 24 万人的 42 个临床试验分析表明,小剂量利尿剂在预防心血管病方面比其他抗高血压药更为有效。基于大量的临床试验证据,JNC7 将噻嗪类利尿剂作为降压的首选药物,并提出大多数患者需首选利尿剂或以其作为联合用药的基础。适用于轻中度高血压患者、老年人单纯收缩期高血压、肥胖及高血压合并心力衰竭的患者。慎用于有糖耐量降低或糖尿病、高血脂、高尿酸、痛风以及代谢综合征的患者,特别注意不要与β受体阻滞剂联合使用。常用量:氢氯噻嗪片 12.5～25mg/d。

(2)ACEI:ACEI 用于治疗高血压始于 20 世纪 80 年代。通过抑制 RAS、减少 AngⅡ 的生成及醛固酮分泌、增加缓激肽及前列腺素释放等机制降低血压。ACEI 在高血压的治疗中疗效明确,作用肯定。CAPPP 和 ALLHAT 试验发现,ACEI、利尿剂或 CCB 长期治疗能同等程度地降低主要终点事件和病死率。BPLTTC 的汇总分析表明,使用 ACEI 治疗使高血压患者的脑卒中发生率降低 28%、冠心病事件减少 20%、心力衰竭减少 18%、主要心血管病事件减少 22%、心血管病病死率降低 20%、总病死率降低 18%。

大量循证医学证据也证实,ACEI 具有很好的靶器官保护作用,如 SOLVD、CONSENSUS 及 V−HeFTⅡ 试验证实 ACEI 能显著降低心力衰竭的总病死率。SAVE、AIRE 及 TRACE 均证实,ACEI 不仅使心肌梗死患者的病死率显著降低且能防止心肌梗死复发。HOPE、ANBP2 发现,ACEI 对冠心病高危人群预防干预中有重要作用。ALLHAT 试验中 ACEI 显著减少新发糖尿病风险。PROGRESS 证实,脑卒中后无论患者血压是否升高,ACEI 与利尿剂合用有益于预防脑卒中复发。BENEDICT 研究结果显示,ACEI 单独应用也能够预防和减少 2 型糖尿病时微量清蛋白尿的发生。AIPRI 及新近 ESBARI 研究均证明贝那普利对肾功能作用的很好保护作用。基于大量的循证医学证据,在 JNC7 中,ACEI 拥有心力衰竭、心肌梗死后、冠心病高危因素、糖尿病、慢性肾病、预防中风复发 6 个强适应证。研究发现,ACEI 可以与多种降压药组合使用,与利尿剂搭配可增加降压疗效,降低不良反应。ADVANCE 研究结果显示,在糖尿病患者中采用低剂量培哚普利(2～4mg)/吲达帕胺(0.625～1.25mg)复方制剂进行降压治疗,可降低大血管和微血管联合终点事件 9%。ASCOT−BPLA、INVEST 显示,ACEI 和钙拮抗剂组合使总病死率、心血管病病死率、脑卒中及新发生糖尿病均显著降低,被誉为最合理组合。我国指南也将其作为一线和基础降压用药。其用法注意从小剂量开始,逐渐加量以防首剂低血压。

(3)ARB:近十多年来,ARB 在心血管药物治疗领域得到迅速发展。它能阻断 RAS 的 AT_1 受体,降低外周血管阻力,抑制反射性交感激活及增强水钠排泄,改善胰岛素抵抗和减少尿蛋白,其降压平稳而持久,长期应用耐受性好。在 LIFE 研究中,ARB 氯沙坦与β受体阻滞剂阿替洛尔降压效果相似,但前者可使高血压伴左室肥厚的患者心血管事件发生率显著降低 13%,卒中发生率降低 25%,新发糖尿病的危险进一步下降 25%。SCOPE 研究发现,老年高血压患者使用 ARB 坎地沙坦的降压效果优于对照组,同时该药显著减少非致死性卒中的发生。MOSES 证实高血压合并脑血管病史的患者,ARB 依普沙坦较尼群地平更能显著减少心血管事件和再发卒中的发生。

虽然 VALUE 试验未显示出缬沙坦用于高危高血压治疗的总体心脏预后优于氨氯地平,但发现前者比后者心力衰竭发生率显著降低 19%,新发糖尿病显著减少 23%。IRMA2 及 IDNT 提示 ARB 能降低 2 型糖尿病患者患肾病的风险,其效应与降压无关。最近的 JIKEI-HEART 研究认为,高血压合并冠心病、心力衰竭、糖尿病等高危因素的患者加用 ARB 缬沙坦,不但增强降压效果,而且卒中发生率较对照组显著降低 40%,充分说明 ARB 在抗高血压的同时具有超越降压以外的心脑血管保护作用。鉴于 ARB 的突出表现,2007 欧洲指南指出

ARB 可广泛用于心血管病:心力衰竭、心肌梗死后、糖尿病肾病、蛋白尿/微量蛋白尿、左室肥厚、心房颤动、代谢综合征以及 ACEI 所致咳嗽。但是否 ARB 可以完全代替 ACEI 呢?有关 ARB 与 ACEI 的对照研究(ELLITE2、OPTIMAL、VALIANT 等)均未能证实 ARB 在高危高血压患者或合并心力衰竭的患者中降低终点事件方面优于 ACEI。但根据 HIJ-CREATE 结果显示,合并高血压的冠心病患者应用 ARB 与应用 ACEI 相比,两者对心血管事件的复合终点的影响相似,但前者在预防新发糖尿病及保护肾功能方面具有更多优势,推测合并高血压的冠心病患者可能更适于应用 ARB 类药物治疗。但这方面的证据目前尚不多。建议不能耐受 ACEI 者可选用 ARB。ONTARCET 试验提示,ARB 或 ACEI 等治疗心血管高危人群(冠心病、脑卒中、周围血管病、伴靶器官损害的糖尿病),可预防心血管事件的发生。

(4)CCB:CCB 用于治疗高血压已有二十多年的历史。常用的抗高血压药代表药为硝苯地平,现已发展到第三代氨氯地平。大量研究证实,CCB 的降压幅度与利尿剂、ACEI、β 受体阻滞剂及 ARB 相似。ALLHAT 试验发现,与赖诺普利组相比,氨氯地平组致死性与非致死性脑卒中发生率显著下降 23%,我国 FEVER 研究证实,CCB 与利尿剂联用可进一步降低脑卒中事件。PREVENT、CAMELOT 以及 IDNT 的结果表明,氨氯地平在平均降低收缩压 5mmHg 的情况下,可使心肌梗死危险下降 31%。VALUE 与 IDNT 的研究提示氨氯地平在预防卒中及冠心病、心肌梗死方面均显著优于 ARB。虽然在预防新发糖尿病风险方面,VALUE、IDNT 及 ALLHAT 证实 CCB 不及 ARB;但在 HOT 和 ALLHAT 研究中证实,长效 CCB 在糖尿病高血压患者中应用具有很好的安全性和有效性,降压的同时能延缓或阻止肾功能损害进展。CHIEF 研究阶段报告表明,初始用小剂量氨氯地平与替米沙坦或复方阿米洛利联合治疗,可明显降低高血压患者的血压水平,高血压的控制率可达 80% 左右,提示以钙通道阻断剂为基础的联合治疗方案是我国高血压患者的优化降压方案之一。

另外,PREVENT、INSIGHT、BPLT、Syst-Eur 及中国几组研究也证明,CCB 对老年人、SBP、ISH、颈动脉粥样硬化、糖尿病及外周血管病均有良好效果。研究发现,在 ALLHAT 中单用 CCB 苯磺酸氨氯地平或 ACEI 赖诺普利其疗效并未优于传统药物噻嗪类利尿剂,但在 ASCOT 试验中两药联合使用时疗效却明显优于传统组合,不但显著减少了总的冠心病事件,而且大幅度减少了新发糖尿病的发生率,充分显示新药组合带来的良好收益。目前我国指南、2007 欧洲指南 JNC7 及 2006 英国成人高血压指南都将 CCB 作为一线降压药。JNC7 中 CCB 的强适应证为高血压合并冠心病的高危因素及糖尿病者。我国指南及 2007 欧洲指南中其适应证为老年高血压、单纯收缩期高血压、高血压合并心绞痛、外周血管病、颈动脉粥样硬化及妊娠等。

(5)β 受体阻滞剂:β 受体阻滞剂通过对抗交感神经系统的过度激活、减轻儿茶酚胺的心脏毒性、减慢心率、抑制 RAS 的激活等发挥降压、抗心肌重构、预防猝死的作用。多年来一直作为一线降压药物使用。随着有关 β 受体阻滞剂临床试验的开展,其临床地位也备受争议。

LIFE 研究发现,氯沙坦组比阿替洛尔组新发生的糖尿病减少 25%。在高危的糖尿病亚组中结果更为显著,氯沙坦组的主要终点比阿替洛尔组减少 24.5%,总病死率减少 39%。在 ASCOT 试验中也证实,β 受体阻滞剂/利尿剂组合效果不及 CCB/ACEI 组合,并证明使用 β 受体阻滞剂可以显著增加新发糖尿病的风险。学术界对此也展开了一场大讨论。2006 年英国高血压协会(BHS)指南不再将 β 受体阻滞剂作为高血压患者的首选药物,将其地位从第一线降至第四线。但后来分析发现以上有关β受体阻滞剂研究中多选用传统药物阿替洛尔,并不能代表所有的β受体阻滞剂,而且不同的研究对象也会产生不同的结果。在 INVEST 中,发现患有高血压和冠心病的患者,使用β受体阻滞剂阿替洛尔和使用 CCB 维拉帕米其在降低病死率,减少心肌梗死发生以及预防中风上的效果一样,这说明,对于高血压伴有冠心病的患者,β受体阻滞剂仍然大有作为。BPLTTC 荟萃分析显示,β受体阻滞剂在降低血压和降低心血管危险方面与 CCB 或 ACEI 无显著差别。MAPHY 研究中,美托洛尔与利尿剂具有相同的降压疗效,且总病死率、心源性死亡、猝死发生率美托洛尔组显著低于利尿剂组。一些大型临床研究(STOP-H、UKPDS、CAPP、STOP-2)均证实β受体阻滞剂治疗高血压能显著改善患者的预后。基于这些大量的荟萃分析和临床试验,2007 欧洲新指南认为β受体阻滞剂在高血压降压治疗中仍占有重要地位,并将β受体阻滞剂仍放在一线降压药物之列。我国指南也指出,β受体阻滞剂与其他几类降压药物一样可以作为降压治疗的起始用药和维持用药。特别适用于伴有冠心病心绞痛、心肌梗死、快速心律失常、心功能不全、β受体功能亢进等患者,但因其对脂类和糖类代谢的不良影响,不主张与利尿剂联合使用。β受体阻滞剂使用也应从小剂量开始,逐渐加大至最大耐受量。

3.调脂治疗

我国高血压患者有 30%～50% 的患者伴有高脂血症。血清总胆固醇水平升高,对高血压病患者的冠心病危险起协同增加作用。虽然在 ALLHAT 中加用普伐他汀治疗没有显现出较大优势,但 ASCOT 研究表明,CCB(氨氯地平)组加用阿托伐他汀使冠心病事件降低了 53%,而在β受体阻滞剂(阿替洛尔)治疗组中,则只减少了 16%。表明氨氯地平与阿托伐他汀联用在预防冠心病事件上存在明显的协同作用,提示对伴有高血脂的高血压患者,配合调脂治疗获益更大。有人认为以 CCB 为基础加上他汀的治疗方案是最好的联合治疗方案,称其为"ASCOT 方案"。REVERSAL、IDEAL 和 ASTEROID 均证明,强化降脂可以实现动脉粥样斑块的逆转。他汀类药物除降脂外,还与其降脂外作用如抗感染、抗氧化、内皮修复等有关,它能直接抑制血管壁和肝脏中的胆固醇生成,稳定或逆转动脉粥样硬化斑块,并最终降低临床心血管事件的发生率。最近的研究试图从升高 HDL-C 角度上寻找依据,如最新发布的 ILLU-MINATE 试验结果,发现胆固醇酯转移蛋白(CETP)抑制剂 Torcetrapib 虽可显著升高 HDL-C 水平,但增加总病死率和主要心血管事件,这方面证据不多,尚需进一步积累。目前普遍认为,降压的同时给予调脂治疗是降压治疗的新策略。

4.抗血小板治疗

阿司匹林抑制血小板聚集抗血栓的特性使其在心血管疾病预防中具有重要地位。目前已常规用于冠心病二级预防。以前由于抑制血小板聚集导致脑出血的危险性增加,多年来人们一直谨慎用于高血压患者。近年来的大量临床试验证实,对于既往有心脏事件史或心血管高危患者,抗血小板治疗可降低脑卒中和心肌梗死的危险。在 HOT 试验中,小剂量阿司匹林的应用使主要的心血管事件减少 15%,心肌梗死发生危险降低 36%,且对脑卒中和致死性出血的发生率无影响。CHARISMA 结果显示:对于心血管事件高危患者(一级预防)和心血管疾病患者(二级预防),单纯阿司匹林组疗效和氯吡格雷加阿司匹林组相比主要疗效终点(心肌梗死、卒中和心血管性死亡)无显著性差异,但氯吡格雷组出血并发症发生率显著高于阿司匹林组,进一步确定阿司匹林在心血管事件一级、二级预防中长期应用的基石地位。JNC7 推荐:血压控制良好的高血压患者应该考虑使用阿司匹林。我国指南指出,小剂量阿司匹林对 50 岁以上、血清肌酐中度升高或 10 年总心血管危险≥20%的高血压患者有益,建议对高血压伴缺血性血管病或心血管高危因素者血压控制后可给予小剂量阿司匹林。推荐 100mg/d(75~150mg)阿司匹林为长期使用的最佳剂量。

5.高血压疫苗

高血压疫苗 CYT006-AngQb,主要作用于血管紧张素 Ⅱ。目前已进入 Ⅱa 期试验。研究发现注射疫苗 14 周后,日间收缩压和舒张压下降幅度分别为 5.6mmHg 和 2.8mmHg,明显低于基线水平。收缩压整体下降幅度也显著优于安慰剂组。特别令人感兴趣的发现是高血压疫苗可有效控制晨峰血压。研究显示,高浓度组可将凌晨收缩压稳定控制在 130~140mmHg之间,而安慰剂组该时间段收缩压则在 130~160mmHg 间变化。与降压药物相比,高血压疫苗比普通降压药更具有优势:半衰期长(123d),可有效控制晨峰血压;每 4 月注射一次,依从性好;可有效控制血压,而降压药物只能使 1/4 的患者血压得到控制。主要不良反应表现为注射部位疼痛、皮疹或红肿等。目前研究仍在继续中。如果试验成功并最终用于临床,那么患者每年注射 2~3 次即有望控制血压,这将是高血压治疗史上具有里程碑意义的进展。

6.基因治疗

高血压是一种多基因遗传性疾病,是某些基因结构及表达异常的结果,具有家族聚集倾向且药物控制并不十分满意,所以研究者们试图从基因水平探索新的防治方法。与降压药物相比,基因治疗特异性强、降压效果稳定、持续时间长、毒副作用小,有望从根本上控制具有家族遗传倾向的高血压。高血压基因治疗包括正义(基因转移)和反义(基因抑制)两种方式。正义基因治疗高血压是指以脂质体、腺病毒或逆转录病毒为载体,通过静脉注射或靶组织局部注射将目的基因转染到体内,使之表达相应蛋白以达到治疗高血压的目的。常用的有肾上腺髓质素基因、心房利尿肽基因、一氧化氮合酶基因、血红素加氧酶基因等。反义基因治疗是根据靶基因结构特点设计反义寡核苷酸(ASODN)分子,导入靶细胞或机体后与双链 DNA 结合形成三聚体(triplex)或与 mRNA 分子结合形成 DNA RNA 和 RNA RNA 杂合体,从而封闭或抑制特定基因的复制或表达。目前 ASODN 在恶性肿瘤、病毒感染性疾病(肝炎、流感等)、某些遗传性疾病等试验治疗中已取得一定效果。反义基因主要有:Ⅰ 型 AngⅡ受体基因、酪氨酸羟基酶基因、血管紧张素原基因。随着心血管分子生物学的快速发展,基因技术也将不断克服困难,最终造福于广大高血压患者。

第二节　继发性高血压

一、概述

(一)继发性高血压的病因和特点

高血压按发病机制不同分为原发性与继发性两种。继发性高血压亦称症状性高血压,是指由于某些确定的疾病或原因引起的血压升高,此种高血压存在明确的病因。因为易误诊、漏诊等原因,继发性高血压的发病率尚无很准确的统计。以前认为此种高血压占所有高血压患者的 5%～10%,国内学者在 2274 例高血压患者中发现继发性高血压占 14%。在继发性高血压中,肾血管性高血压占 24.8%;肾性高血压占 22.3%;原发性醛固酮增多症比例最高,占 40.2%。新疆维吾尔自治区高血压诊断治疗研究中心自 1997 年成立至 2005 年收住院的 4514 例高血压患者中继发性高血压占 17.9%,其中肾血管性高血压占 10.5%,原发性醛固酮增多症占 9.9%,嗜铬细胞瘤占 6.3%。继发性高血压常是临床综合征的表现之一,与原发性高血压相似,当原发病的其他症状不多或不典型时,非常容易被误诊为原发性高血压。由于许多继发性高血压可以通过去除诱因或手术治疗而阻止病情的发展,避免对靶器官造成更加严重的损害。因此,在临床工作中对继发性高血压早期正确的诊断十分重要。

继发性高血压常具有以下共同特点:①年轻患者血压中、重度升高。②老年患者原来血压正常,突然出现了高血压。③症状、体征或实验室检查具有继发性高血压的线索,如肌无力、周期性四肢麻痹;明显怕热、多汗、消瘦;阵发性高血压伴头痛、心悸、多汗;肢体脉搏不对称或腹部闻及粗糙的血管杂音;血尿、蛋白尿;严重低血钾等。④规律地联合应用常规降压药物疗效较差。⑤急进性和恶性高血压,病程进展迅速,靶器官损害严重。

继发性高血压的原因很多,主要有以下几类:①肾脏的实质性病变,如各类型肾炎、慢性萎缩性肾盂肾炎、多囊肾、巨大肾积水、肾脏肿瘤、肾结石、肾结核等。②肾血管性疾病,如大动脉炎、肾动脉纤维性结构不良、肾动脉粥样硬化外伤导致的肾动脉血栓等。③全身性疾病,如系统性红斑狼疮、硬皮病等风湿病;糖尿病、痛风等代谢性疾病。④内分泌疾病,如肾上腺疾病,常见为库欣综合征、嗜铬细胞瘤及原发性醛固酮增多症;甲亢、肾素分泌瘤等。⑤心血管疾病如主动脉瓣关闭不全、主动脉缩窄。⑥神经系统疾病,如颅压增高、间脑综合征等。

(二)继发性高血压的筛查思路

继发性高血压的病因和机制非常复杂,涉及多个器官、多个系统甚至多个学科,要求专业技术人员具有非常广泛和深入的医学知识。同时高血压患者又是一个庞大的患病群体,如果盲目地对所有高血压患者进行全方位的继发性高血压的排查,势必对患者个人和社会带来沉重的医疗负担。为此,对继发性高血压的排查,建议由浅入深,分初步筛查和专科精细检查两步进行。

继发性高血压的初步筛查思路:对所有就诊的高血压患者都应想到继发性高血压的可能性,首先详细询问病史和仔细进行体格检查,并有选择性地通过血、尿常规、血糖、血脂、血浆离子、肾功、心电图、双肾 B 超、颈动脉 B 超、眼底甚至血醛固酮/肾素比值(ARR)等检查,在进行心血管危险因素评估的同时,对常见继发性高血压进行初步的排查。例如:若出现血尿、蛋白尿、肾功异常和(或)双肾结构异常,初步诊断为肾实质性高血压;若以舒张压升高为主(大于110mmHg),腹部有血管杂音,双肾不等大伴有高血浆醛固酮、高肾素,可初步诊断为肾血管性高血压;若有向心性肥胖、皮肤紫纹、低血钾、高尿钾、高 ARR 或阵发性血压升高伴头痛、心悸、多汗,可初步诊断为内分泌性疾病所致的继发性高血压;若四肢脉搏不对称,下肢血压低于上肢,主动脉闻及血管杂音,可初步诊断为主动脉缩窄等等,从而更进一步地进行专科深入检查,以明确诊断。若专科精细检查不能证实初步诊断时,应重新考虑和审视自己的诊断思路。

二、肾实质性高血压

(一)病因

引起高血压的常见肾实质性病因为急性和慢性肾小球肾炎、慢性肾盂肾炎、妊娠高血压综合征、先天性肾脏病变(多囊肾、马蹄肾、肾发育不全)、肾结核、肾结石、肾肿瘤、继发性肾脏病变(各种结缔组织疾病、糖尿病性肾脏病变、肾淀粉样变、放射性肾炎、创伤和泌尿道阻塞所致的肾脏病变)等。

肾实质性高血压的发生主要是由于肾小球玻璃样变性、间质组织和结缔组织增生、肾小管萎缩、肾细小动脉狭窄等导致肾单位大量丢失。肾脏既有实质性损害也有血液供应不足,后者为肾内血管病变所引起。造成肾缺血缺氧的情况下,肾脏可以分泌多种升高血压的因子,主要是肾小球旁细胞分泌大量肾素。过多的血管紧张素Ⅱ通过直接缩血管作用、刺激醛固酮分泌导致水钠潴留和兴奋交感神经系统使血压升高。高血压反过来又可引起肾细小动脉病变,进一步升高肾小球内囊压力加重肾脏缺血。这样互相影响,遂使血压持续增高,形成恶性循环,加重肾脏病变。近年研究结果提示,一些抗高血压因子的缺乏可能也参与肾性高血压的发病。与同等水平的原发性高血压比较,肾实质性高血压的药物疗效较差,眼底病变更重,心血管并发症多而严重,更易进展成恶性高血压。值得强调的是:肾实质性高血压又将反过来危害肾脏,明显加速肾实质损害的进程,形成恶性循环。

(二)诊断

首先详细地询问病史可以获得许多重要资料,有利于病因诊断。发病前有链球菌等细菌或病毒的感染史,伴有发热、水肿、血尿,有助于急性肾小球肾炎的诊断;如患者过去有肾小球肾炎的病史,或有反复水肿史,有利于慢性肾小球肾炎的诊断;有反复尿路感染的病史,有发热、腰酸痛、尿频、尿痛、血尿等,则提示慢性肾盂肾炎的可能。

其次尿常规、肾功能对肾实质性高血压诊断有重要价值。急性肾小球肾炎患者可有蛋白尿、红细胞和管型尿;血中尿素氮、肌酐水平可略增高。若再有较明显贫血、血浆清蛋白降低和氮质血症而视网膜病变不明显、蛋白尿出现在高血压之前、蛋白尿持续而血压增高不显著,都提示为慢性肾小球肾炎。慢性肾盂肾炎患者急性期和慢性活动期尿中白细胞增多,也可同时有蛋白、红细胞和颗粒管型,尿细菌培养多为阳性(菌落数＞1000/mL)。后期尿浓缩功能差,为低比重尿(可在1.012以下)。单侧慢性肾盂肾炎患侧肾萎缩或排尿功能明显受损,膀胱中的尿主要为健侧肾所排时,则常规尿检查时可能阴性。

特殊检查项目如静脉肾盂造影有助于鉴别诊断。急性肾小球肾炎患者静脉肾盂造影常因肾小球滤过率明显降低而不显影。静脉肾盂造影如显示造影剂排泄延迟,双侧肾影缩小等情况,有利于慢性肾小球肾炎的诊断。慢性肾盂肾炎患者静脉肾盂造影可显示肾盂与肾脏的瘢痕和萎缩性变化。需要注意的是慢性肾小球肾炎的症状可能比较隐蔽,与高血压病肾损害的鉴别有时不易,当晚期发生肾衰竭及双侧肾影缩小时,就更不易与高血压病相鉴别。

高血压病肾损害系原发性高血压引起的良性小动脉肾硬化(又称高血压肾小动脉硬化)和恶性小动脉肾硬化,并伴有相应临床表现的疾病。发病年龄多在40~50岁以上,高血压病史在5~10年以上。早期仅有夜尿增多,继之出现蛋白尿,个别病例可因毛细血管破裂而发生短暂性肉眼血尿,但不伴明显腰痛。常合并动脉硬化性视网膜病变、左心室肥厚、冠心病、心力衰竭、脑动脉硬化和(或)脑血管意外史。病程进展缓慢,少部分渐发展成肾衰竭,多数肾功能轻度损害和尿常规异常。鉴别诊断困难者在早期应作肾活检。

三、肾血管性高血压

20 世纪 70 年代,Mexwell 等就肾血管性高血压进行了多中心的合作研究,他们对 339 例原发性高血压和 91 例动脉粥样硬化性肾血管性高血压患者的年龄、病程及临床表现进行对照,得出以下结果:后者起病年龄常＞45 岁,病程短,不到 2 年,临床表现常为进展性高血压,眼底改变的发生率高,特别是腹、胁部的血管杂音发生率高达 41%,而原发性高血压患者腹、胁部的血管杂音发生率仅为 7%。

(一)病因

RVH 是由于各种病因导致单侧或双侧肾动脉主干或分支狭窄引起血流动力学严重障碍而出现的动脉血压升高。在轻、中度高血压人群中 RVH 的发生率虽＜1%,但随着高血压的程度及人群年龄而增加。西方国家 70%～90% 的肾动脉狭窄是由动脉粥样硬化引起的。以往的研究表明,大动脉炎为我国肾动脉狭窄的首位病因,占 61.9%。但国内相关医院经肾动脉造影证实为肾动脉狭窄的 144 例患者中,动脉粥样硬化性肾动脉狭窄 87 例,占 60.4%,居首位;大动脉炎 43 例,占 29.9%;纤维肌性发育不良(FMD)9 例,占 6.3%。动脉粥样硬化性肾动脉狭窄无论病例数还是在肾动脉狭窄中所占的比例在 10 余年来均明显上升。动脉粥样硬化已取代大动脉炎成为我国肾动脉狭窄的首要病因,这与近年来我国动脉粥样硬化性疾病发病率升高的趋势相符。

由于肾动脉狭窄引起肾脏血流灌注的固定性减少,肾脏缺血,激活肾素－血管紧张素醛固酮系统(RAAS)引起血压升高。

(二)诊断

1.高血压

高血压是 RVH 最突出的临床表现,病史中有突然发生的高血压,尤其青年或老年人,高血压呈恶性,或良性高血压突然加重,舒张压呈中,重度升高以及对药物治疗无反应的高血压患者,都应怀疑 RVH。动脉粥样硬化性肾动脉狭窄患者高血压的发生率可达 92%～93%,患顽固性高血压和恶性高血压的比例也高于原发性高血压患者中的比例。

2.血管杂音

约 50% 的 RVH 患者腹部听诊有血管杂音,肾动脉狭窄杂音多位于脐上 3～7cm 处及两侧,有时在脊肋角处可闻及高音调的收缩舒张期或连续性血管杂音。Davis 等报道腹部或胁部杂音的出现在筛选试验中对肾血管性高血压具有较好的预测价值。Svetkey 等发现与肾动脉狭窄相关最好的是腹部或胁部杂音,也是唯一有统计学意义的体征。腹部听诊有血管杂音的高血压患者如为年轻女性要首先考虑大动脉炎,其次为 FMD,前者在活动期尚有发热、血沉快、C 反应蛋白阳性,血 α_1、α_2 及 γ 球蛋白增多。

3.上下肢收缩压差

正常人经动脉内直接测压时,上肢与下肢血压相等。当采用固定宽度袖带(成人为 12cm)血压计测压时,则下肢动脉收缩压水平较上肢高 20～40mmHg,乃因收缩压与肢体粗细呈正比,与袖带宽度呈反比所致。大动脉炎患者若下肢较上肢收缩压小于 20mmHg,则反映主动脉系统有狭窄存在。

4.RVH 的筛选检查

对怀疑本病者,可做以下检查。

(1)腹部超声波检查:如见一侧肾脏纵轴显著小于对侧,直径差 1.5cm 以上则高度怀疑本症。

(2)卡托普利试验和周围静脉血浆肾素活性(PRA)测定:卡托普利试验:试验前不限盐饮食,停用利尿剂及 ACEⅠ类药物 2 周,检查肾功能。试验当天不用任何降压药,口服卡托普利 25mg 后 1 小时测定血浆肾素活性。

试验阳性诊断标准为:刺激后的血浆肾素活性(PRA)$\geqslant 12\mu g/(L\cdot h)$,PRA 增加值$\geqslant 10\mu g/(L\cdot h)$,并且 PRA 较刺激前增加 50% 以上,其诊断的敏感性和特异性均$\geqslant 95\%$。缺点是对 ACEⅠ类药物过敏、中至重度肾功能损害的患者($Cr>221\mu mol/L$)等不适于做此试验。

采用口服卡托普利的试验可使血管紧张素Ⅱ(AngⅡ)生成减少,因此醛固酮减少,血容量下降而降低了醛固酮对肾素分泌的负反馈抑制作用,使 RVH 的高肾素状态得以表现出来。

(3)静脉肾盂造影:如见一侧肾排泄造影剂迟于对侧、肾轮廓不规则或显著小于对侧(直径差 1.5cm 以上)、造影剂密度深于对侧或输尿管上段和肾盂有压迹(可能为扩大的输尿管动脉的压迹)、提示有肾血管病变的可能。

(4)放射性核素肾图测定:通过分析曲线血管相、实质相和排泄相,有助于判断两侧肾脏的血液供应、肾小管功能和排尿情况,从而估计有无肾缺血的存在。

(5)选择性肾动脉造影和分侧肾静脉 PRA 测定:选择性肾动脉造影仍是目前确诊 RVH 的金标准。对有阳性发现者,可进一步做选择性肾动脉造影和分侧肾静脉 PRA 测定。前者用以确定狭窄部位,后者通过证实患侧肾脏肾素产生增多而评定肾动脉狭窄的功能意义。分侧 PRA 测定如显示病侧的 PRA 为健侧 1.5 倍或以上,且健侧不高于下腔静脉血,可诊断本病且预测手术治愈率可达 80%~90%。也有人认为由于患侧 PRA 明显增高,通过反馈机制抑制健侧肾脏分泌肾素,故与远端下腔静脉的 PRA 相近。健侧肾静脉与远端下腔静脉 PRA 比值 <1.3,就说明无血管病变或无有意义的病变。但必须注意如病侧的 PRA 与健侧的比值<1.5 者,不能排除 RVH,特别是双侧肾动脉均有狭窄者。

测定前给予一定的激发措施,包括倾斜体位、低盐饮食或给予血管扩张剂、利尿剂或转换酶抑制剂(如测定前 24 小时口服卡托普利 25mg)可刺激患侧肾脏释放肾素。如不做激发,或测定前未停用抑制肾素分泌的降压药(β受体阻滞剂,交感神经抑制剂和神经节阻滞剂),可导致假阴性结果。

总之,当临床上怀疑 RVH 时,可先采用非介入检查,如:多普勒超声、磁共振及螺旋 CT 血管造影。当临床上高度怀疑 RVH 时,可直接应用肾动脉造影来证实病变,评价血流动力学和压力阶差,从而指导治疗。

四、原发性醛固酮增多症

(一)病因

原发性醛固酮增多症(PA)是 1954 年由 ConnJW 首次报道的,以血压升高、低血钾、高血浆醛固酮(Ald)、低血浆肾素活性(PRA)为特征的继发性高血压的常见病因之一,又称 Conn

综合征。PA 是由于肾上腺皮质肿瘤或增生,分泌过多的醛固酮所致,但以腺瘤为多见,故经手术切除肾上腺腺瘤后,PA 可得到治愈,但是如不能早期诊断和及时治疗,则长期高血压可导致严重的心、脑、肾及血管损害。

PA 患者因其肾素分泌被抑制,与正常及高血浆肾素活性的高血压患者相比,曾被认为是伴有较低的血管并发症发生率的一种相对良性的高血压。近年来研究报道在 PA 患者中,心血管并发症的发生率可高达 14%～35%,认为高醛固酮血症是心脏损害的危险因素之一。DuCailar 的研究也发现血浆醛固酮浓度与心肌肥厚程度正相关。醛固酮分泌的自主性增多可导致体内钠和水潴留,进而导致有效血容量增加和肾素释放受抑。高血压的产生部分与血容量增加有关,外周血管阻力的增高在高血压的维持中也起重要作用。低血钾是醛固酮对肾小管作用的直接结果。

(二)诊断

既往的研究资料中均认为 PA 仅占高血压患者的 0.5%～2.0%。但是,已有研究报道提示 PA 的实际患病率可能被远远低估了,应用 ARR,可提高 PA 的诊断率。国内学者对 549 例门诊及住院的高血压患者进行 ARR 筛查发现 14%(77/549)的高血压患者诊断为 PA。对高血压伴肌无力,怀疑 PA 的患者需要进行一系列的实验室检测,通常我们用以筛选和确诊的检查有血钾、24 小时尿钾、基础血 Ald、24 小时尿 Ald 及 ARR。

1.低血钾

近年研究认为 PA 已成为继发性高血压中最常见的形式。本症多见于成年女性,其发病年龄高峰为 30～50 岁,临床上以长期的血压增高和顽固的低血钾为特征。表现为肌无力、周期性四肢麻痹或抽搐、烦渴、多尿等。实验室检查有低血钾、高血钠、代谢性碱中毒、尿比重低而呈中性或碱性、尿中醛固酮排泄增多、血浆肾素活性低且对缺钠的反应迟钝、尿 17－酮皮质类固醇和 17－羟皮质类固醇正常等发现。高血压患者伴有低血钾时要考虑到本病的可能。PA 的诊断线索主要依据:①自发性低血钾(血清 K^+<3.5mmol/L)。②中度或严重低血钾(血清 K^+<3.0mmol/L)。③服用常规剂量的噻嗪类利尿剂而诱发严重低血钾,并且补充大量钾盐仍难以纠正。④停用利尿剂 4 周内血清钾仍不能恢复正常。⑤除外由其他继发性原因所致的难治性高血压。但也要注意排除失钾性肾炎、长时间应用利尿剂引起尿排钾过多和各种原因所致的继发性醛固酮增多症。

传统观点认为,只有在高血压患者出现自发性低钾血症和与之不相称的尿钾增多时才考虑 PA 的诊断。新近多项研究显示,大部分 PA 患者,特别是早期患者并无低钾血症。有文献报告有 7%～38%的 PA 患者其血清钾离子浓度正常,甚至 Mosso 等发现的 37 例患者中只有 1 例患者发生低血钾。因此,血钾正常并不能排除 PA,特别是在患者饮食中限制钠盐摄入或摄钾增多的情况下。在不控制饮食的情况下所测的 PRA 和血浆或尿中醛固酮水平对 PA 的诊断没有帮助。仅以低血钾作为筛查线索常常导致漏诊,这也可能为既往 PA 发病率低的原因之一。因此有学者建议将 PA 的筛查范围扩大到整个高血压人群。

2.醛固酮/血浆肾素活性比值(ARR)

1994 年 Jordon 等采用醛固酮/血浆肾素活性比值{ARR,ARR＝Ald(ng/dL)/PRA[ng/(mL·h)]}法作为初步筛选方法,调查 199 例血清钾均正常的原发性高血压的患者,发现至少有 8.5％患者为 PA。有学者指出，PA 的实际患病率可能被远远低估了。目前，国外越来越多的研究提示 PA 的患病率至少在 5％以上，可能达到 6.1％～9.5％。Gordon 等采用这一方法对包括正常血钾在内的高血压人群检测，发现 ARR 以 30 为临界值时阳性率高达 10％，可使 PA 的检出率增加 10 倍，而且这一方法可以在血浆 Ald 水平还未升高的时期对 PA 做出早期诊断。Loh 对新加坡高血压人群进行研究发现，其 ARR 升高者高达 18％，而其中仅有 21％伴有低钾血症。由此可见，自发性低钾血症仅仅是 PA 晚期的一个临床表现，如果以其作为 PA 的筛查的必要条件将会使大部分的患者漏诊。国外 ARR 标准是以 30 为临界值，国内也多以此为标准。王执兵等应用 ARR 比值法，以两次 ARR 大于 30 者作为筛查标准，随后给以高钠试验，血浆 Ald 水平不被抑制者（即 Ald＞10ng/24h），诊断为 PA。从 308 例高血压患者中筛选出 11 例 PA，占调查人群的 3.6％。总之，ARR 比值法可作为疑诊患者的初筛试验之一，可提高 PA 的诊断率，尤其是在血钾正常者。此外，目前已发现有血压正常的 PA，或临床前 PA。以往的研究对象多为高血压者，对血压正常的 PA 或临床前 PA 的发病情况，有待进一步研究。

3.醛固酮抑制试验

醛固酮抑制试验是给予患者高盐饮食 3 天，收集其 24 小时尿，检测其醛固酮、钠离子、钾离子和皮质醇水平，24 小时尿钠分泌超过 200mEq 显示钠负荷充分，PA 患者尿醛固酮水平不被高钠负荷所抑制，24 小时尿醛固酮超过 12μg，尿钾离子分泌超过 40mEq。对于 ARR 检测筛查阳性者，醛固酮抑制试验具有明确诊断的价值。

4.螺内酯（安体舒通）试验

螺内酯拮抗醛固酮受体从而对抗醛固酮在远端肾小管的潴钠排钾，可以有效控制 PA 患者的钾丢失。平衡饮食 7 天条件下测定血尿钠、钾，血 CO_2-CP 及尿 pH。之后仍在平衡饮食下每日服用螺内酯 320～400mg 分 4 次，总共 5～7 天，最后 2 日再次测定上述指标做比较。PA 患者尿钾减少，血钾升高，血钠降低，碱中毒可纠正，部分患者血压下降。

5.定位和分型诊断

PA 常见的亚型为醛固酮瘤（APA）和特发性醛固酮增多症（IHA），少见亚型主要为一侧肾上腺球状带增生所致单侧增生。目前所知的家族性 PA 主要有两种类型：Ⅰ型，即糖皮质激素可治性醛固酮增多症（GRA），为常染色体显性遗传，而家族性 APA 和 IHA 则归为Ⅱ型。引起 PA 的肾上腺的原发性疾病不同，其治疗方法各异，如 APA 可通过手术治疗，IHA 除手术治疗外，另需配合其他方法治疗。因此，对 APA 与 IHA 的鉴别诊断很重要。Blumenfeld 等报道，PA 者中 APA 占 60％～70％，IHA 占 25％～35％。Sawka 等对 97 名行一侧肾上腺切除术的 APA 和肾上腺皮质增生患者随访 29 个月，结果显示 98％的患者高血压得到改善，并且 33％的患者得到根治。国内学者报道 APA 手术后患者血、尿醛固酮及血钾、血压完全恢复正常者为 65％。

(1)体位激发试验（PST）：患者于清晨 8 时卧位抽血测血 Ald 及 PRA，然后肌内注射呋塞米 0.17mg/kg（通常 40mg）并站立 2 小时再次抽血测定血 Ald 及 PRA。

体位激发试验是目前较常使用的 PA 患者分型诊断的方法之一。一般认为 APA 患者醛固酮分泌有一定的自主性，不受肾素－血管紧张素的影响，取站立位后血醛固酮不上升；而

IHA 患者醛固酮分泌呈非自主性，且对肾素－血管紧张素的反应增强，在站立位时，血肾素的轻微升高即可使血醛固酮增多。相关研究显示 192 例 APA 患者中 86 例体位试验血浆醛固酮水平无显著性变化，而 39 例 IHA 患者中 15 例血浆醛固酮明显升高。因此，体位激发试验结合 B 超、CT 和 MRI 等影像学检查，可以对 APA 与 IHA 进行鉴别诊断。

(2)赛庚啶试验：当临床与生化检查支持原醛诊断，而肾上腺 CT 定位不典型时需进行增生与腺瘤的鉴别，可做赛庚啶试验。

正常饮食下晨 8 时取卧位测定血浆 Ald 作为对照，再口服赛庚啶 8mg，于服药后 2 小时内每 30 分钟抽血，测定血浆 Ald。腺瘤患者血 Ald 较基础值下降<30％或下降<4ng/dL；而增生型则血清素被赛庚啶所抑制，使血清素兴奋 Ald 分泌的作用减少，因此血 Ald 明显下降。

(3)影像学检查：超声检查对于直径大于 1.3cm 以上的醛固酮瘤可以显示出来，然而难以将直径较小的腺瘤和特发性肾上腺增生鉴别。肾上腺 CT 和磁共振可检出直径小至 5mm 的肿瘤，当其显示一侧肾上腺单个小肿块对于诊断 APA 有重要的价值，然而双侧肾上腺增生可以表现为非对称性多个结节，肾上腺 CT 和磁共振显像难以鉴别出 APA 或 IHA。Lingam 等发现 IHA 患者的肾上腺较 APA 患者显著增大，如果将肾上腺脚的宽度大于 3mm 作为 IHA 的诊断标准，则其敏感性为 100％，而如果将大于 5mm 作为诊断标准，则其特异性为 100％。

(4)肾上腺静脉抽血(AVS)：肾上腺插管抽血检查，肾上腺的影像学检查在 PA 的诊断及分型诊断中有着非常重要的价值，是目前 PA 患者术前鉴别诊断的主要手段。但对于直径小于 1cm 的肿瘤，与增生难以区别。AVS 是 PA 分型诊断的重要方法之一，被认为是确定 PA 病因的金标准，由于操作难度大，在国内尚未广泛开展，新疆高血压诊断治疗研究中心和上海交通大学医学院附属瑞金医院开展了此项工作。该技术在 DSA 引导下，将导管直接插入两侧肾上腺静脉取血，测醛固酮及皮质醇。能较精确地反映患者两侧肾上腺分泌醛固酮的量。患侧醛固酮增高不到健侧 2 倍则提示为双侧增生，超过 3 倍者提示为腺瘤，可判断肾上腺的功能状态，作为影像学检查的补充。

总之，应在高血压人群中采用 ARR 来更加广泛地筛查 PA 患者，确定为 PA 者需行体位试验或影像学检查，必要时作 AVS 激素检测以明确其类型，指导治疗。对于影像学检查未能发现明显占位性病变或病灶小于 1cm 的患者，AVS 是首选的检查。

五、皮质醇增多症

(一)病因

皮质醇增多症(Cushing 综合征)是下丘脑－垂体分泌 ACTH 样物质刺激肾上腺皮质增生或肾上腺皮质自身发生肿瘤，使调节糖类和盐类的肾上腺皮质激素分泌增多，导致水钠潴留和高血压。

Cushing 综合征分为 ACTH 依赖型，包括：库欣病(Cushing 病)、异位 ACTH 综合征；ACTH 非依赖型，包括：肾上腺皮质腺瘤、肾上腺皮质腺癌和原发性肾上腺结节性增生。

1.ACTH 依赖型

(1)垂体分泌 ACTH 过多(也称 Cushing 病)：最常见，有研究显示 Cushing 病占 Cushing 综合征的 59.4％。

(2)异位 ACTH 综合征：是垂体以外肿瘤产生了 ACTH，有报道可达全部皮质醇增多症的 20%，最常见的是肺燕麦细胞癌，其次为胸腺癌和胰腺癌。

2.ACTH 非依赖型

肾上腺性皮质醇增多症，也称 Cushing 综合征。

(二)诊断

1.临床特征

本病除高血压外，还有向心性肥胖、面色红润、皮肤紫纹、毛发增多以及血糖增高等临床特征。依发生率可排序为向心性肥胖、高血压、多血质、月经紊乱、糖代谢异常、紫纹、痤疮、多毛、水肿、精神症状、色素沉着等；有以上症状常可作为临床诊断线索。异位 ACTH 综合征多数无典型的外貌，高血钠、碱中毒和低血钾明显。色素沉着发生率以异位 ACTH 综合征最高，其次为 Cushing 病，与 ACTH 水平较高有关。

由于此症有典型的向心性肥胖及其他高皮质醇血症的体征，且血、尿皮质醇水平增高，诊断一般并不困难。但病因诊断非常重要，它对手术时部位的确定有决定性作用，常常需要借助于实验室检查进行病因诊断。

2.实验室指标

(1)血皮质醇昼夜规律测定：测上午 8:00 血皮质醇为对照值，当日下午 4:00 及午夜 0:00 测血皮质醇，0:00 血皮质醇低于对照值的 50% 时判断为昼夜节律正常。Cushing 综合征患者昼夜节律消失，上午 8:00 高于正常，而下午 4:00、午夜 0:00 点不明显低于上午 8:00 值。

(2)午夜 0:00 1mg 地塞米松抑制试验：第 1 日测上午 8:00 血皮质醇为对照值，当晚午夜 0:00 服地塞米松 1mg，第 2 天测上午 8:00 血皮质醇，次日皮质醇水平高于对照值的 50% 判断为不抑制。

(3)2 日小剂量地塞米松抑制试验：口服地塞米松 0.75mg，每 6 小时 1 次，共用 8 次，试验后观察上午 8:00 血皮质醇。判断方法有两种：①不能抑制到正常范围以下判断为不抑制。②不能被抑制到对照值的 50% 以下判断为不抑制。

地塞米松能抑制垂体 ACTH 分泌，使血浆及尿皮质类固醇减少。而 Cushing 综合征患者这种反馈抑制作用不正常，血浆皮质类固醇不减少。1mg 地塞米松抑制试验及 2 日小剂量地塞米松抑制试验用于鉴别 Cushing 综合征与单纯性肥胖，正常人或单纯性肥胖者，血浆皮质醇均比对照值下降 50% 以上（包括 1mg 和 2mg 法）。Cushing 综合征患者服药后血浆皮质醇较对照抑制不足 50%。

(4)大剂量地塞米松抑制试验：口服地塞米松 2mg，每 6 小时 1 次，共 8 次，观察项目同小剂量地塞米松抑制试验。判断标准：试验后可被抑制到对照值的 50% 以下为可被抑制，不能被抑制到对照值的 50% 以下为不被抑制。大剂量地塞米松抑制试验用以鉴别 Cushing 病、异位 ACTH 综合征及肾上腺肿瘤。在 Cushing 病，下丘脑－垂体－肾上腺皮质轴可被超生理剂量的糖皮质激素所抑制，而肾上腺皮质肿瘤及异位 ACTH 综合征患者皮质醇分泌是自主性的，不被糖皮质激素抑制。

3.影像学检查

用 CT、MRI、B 超、X 线等，CT、MRI 提示肾上腺有肿瘤、增生或垂体肿瘤，B 超提示肾上腺有肿瘤、增生，X 线提示蝶鞍区扩大为阳性。

六、嗜铬细胞瘤

(一)病因

嗜铬细胞瘤为起源于神经节的肿瘤,通过释放大量儿茶酚胺(肾上腺素和去甲肾上腺素)引起患者血压阵发性或持续性增高。嗜铬细胞瘤较少见,发生率仅为 1/20 万,又有"10%肿瘤"之称,即肿瘤中 10%双侧性、10%多发性、10%复发性、10%家族性、10%恶性、10%异位。随着诊断技术的提高,Manger 等发现约 15%恶性、18%异位、20%的是家族性的,家族性嗜铬细胞瘤是嗜铬细胞瘤的一种特殊类型。

(二)诊断

1.临床特征

(1)高血压:嗜铬细胞瘤患者最常见的临床症状即是血压增高,由于肿瘤分泌肾上腺素及去甲肾上腺素的方式不同,高血压可表现为阵发性、持续性或在持续性高血压的基础上阵发性加重。50%~60%的患者为持续性高血压,其中有半数患者呈阵发性加重;40%~50%的患者为阵发性高血压,发作持续的时间可为几分钟、几小时、1 天或数天不等;开始时发作次数较少,以后逐渐发作频繁,可由数周或数月发作一次逐渐缩短为每天发作数次或十余次;其血压明显升高,收缩压可达 200~300mmHg,舒张压可达 150~180mmHg 以上。阵发性高血压发作是嗜铬细胞瘤患者的特征性表现,平时血压正常,而当体位变换、压迫腹部、活动、情绪变化或排人、小便等时可诱发发作。有的患者病情进展迅速,严重高血压发作时可出现眼底视网膜血管出血、渗出、视盘水肿、视神经萎缩以致失明,甚至发生高血压脑病或心、肾严重并发症而危及生命。嗜铬细胞瘤患者高血压发作时,一般降压药治疗常无明显效果。

(2)嗜铬细胞瘤三联征:嗜铬细胞瘤高血压发作时最常见的伴发症状为头痛、心悸、多汗三联征,其发生率分别为 59%~71%、50%~65%、50%~65%。因血压突然升高而出现剧烈头痛,甚至呈炸裂样,患者往往难以忍受;心悸常伴有胸闷、憋气、胸部压榨感或濒死感,患者感到十分恐惧;有的嗜铬细胞瘤患者平时即怕热及出汗多,发作时则大汗淋漓、面色苍白、四肢发凉。高血压发作时伴头痛、心悸、多汗三联征,对嗜铬细胞瘤的诊断有重要意义,其特异性及灵敏性均为 90%以上。

阵发性血压增高伴有头痛、心悸、多汗等症状,对一般降压药无反应,高血压伴有高代谢表现和体重减轻、糖代谢异常,以及对诱导麻醉和降压药治疗的升压反应均提示为嗜铬细胞瘤可能。定性诊断主要依据尿 VMA 和血、尿儿茶酚胺的检测。定位诊断有 B 超、CT、MRI 和间碘苄胍(^{131}I—MIBG)。

2.实验室指标

(1)24 小时尿儿茶酚胺、3—甲氧基—4 羟基苦杏仁酸(VMA)和 3—甲氧基肾上腺素测定:测定前患者须充分休息。

(2)血浆儿茶酚胺:对 24 小时尿儿茶酚胺、3—甲氧基—4 羟基苦杏仁酸(VMA)和 3—甲氧基肾上腺素增高者可作血浆儿茶酚胺(CA)测定。嗜铬细胞瘤患者的血浆儿茶酚胺水平较高血压病患者明显增高。对有一定症状而休息时血浆儿茶酚胺水平在临界状态的高血压患者,可在给予可乐定后复查血浆儿茶酚胺水平,正常人和高血压病患者的儿茶酚胺水平将下降,而嗜铬细胞瘤患者则不受影响。但对已在接受降压药治疗者应慎用,曾有报道可乐定抑制试验引起严重的低血压。

3.药理试验

(1)酚妥拉明试验:酚妥拉明为肾上腺素能 α—受体阻滞剂,消除或减弱去甲肾上腺素的升压效应。对于血压持续>170/110mmHg 者及阵发性高血压型于发作持续时间较长才可进行此诊断试验。

试验前 1 周左右应尽可能停用降压药物,尤其利血平,试验前 8 小时停用镇静药及安眠药。平卧位,静脉滴注生理盐水。基础血压需测 5~10 次,待血压平稳在 170/110mmHg 以上时方可开始试验。

通过三通管迅速静脉注射酚妥拉明 5mg+NS 1mL,之后每 30 秒测血压 1 次,共 6 次,以后每分钟测血压 1 次,共 10 次。正常人注入酚妥拉明后,血压下降<35/25mmHg。嗜铬细胞瘤患者注入酚妥拉明 2 分钟后血压下降>35/25mmHg,且持续 5 分钟以上。在试验前应备好升压药物(如去甲肾上腺素),防止低血压反应。凡有冠心病或脑动脉硬化者禁用此试验。

(2)可乐定抑制试验:可乐定系中枢 α_2 肾上腺素能受体兴奋剂,可抑制神经源介导的儿茶酚胺释放,但不能抑制嗜铬细胞瘤患者肿瘤自主性儿茶酚胺的释放。

空腹 10 小时过夜,试验日清晨平卧,测血压并抽血测定儿茶酚胺为基础值,口服可乐定 0.3mg 后每 30 分钟测血压 1 次,每小时抽血 1 次测定儿茶酚胺共 3 小时。非嗜铬细胞瘤高血压患者的血浆儿茶酚胺降至 500pg/mL 以下,或较用药前降低 50% 以上,而绝大多数嗜铬细胞瘤患者血浆儿茶酚胺仍>500pg/mL。由于 β 受体阻滞剂可干扰儿茶酚胺的清除而出现假阳性,因此试验前应停用。

4.影像学检查

能明确病变的数目、位置。影像手段检查出嗜铬细胞瘤的敏感性及特异性各不相同。B超可发现大的肿块,用 B 超进行定位诊断简便易行,可全方位扫描以及可重复性,阳性率高,安全可靠,可作为嗜铬细胞瘤尤其对伴有肾上腺外嗜铬细胞瘤定位诊断的首选方法,但敏感性和特异性均不如 CT 和 MRI。CT 检查能更清晰地显示肾上腺区病变,可为定位诊断提供更详尽的影像学资料。嗜铬细胞瘤典型者直径常>5cm,甚至超过 20cm。CT 表现多样,常呈边缘清楚的混杂密度肿块,伴有囊变或中心坏死,可有钙化,肿瘤实体部分强化明显。MRI 与CT 比较有以下优势:①无须碘对比剂,不引起过敏反应。②组织分辨率高,与肝脏相比,T_1WI 上为略低信号,T_2WI 则为明显高信号,注射 Gd—DTPA 后呈明显延迟强化。③可任意方位成像,当肿瘤较大时有利于判断肿瘤的起源。当 CT 检查为阴性时,冠状位并有脂肪抑制技术的 T_2WI 特别有意义,它可发现肾上腺外的,特别是位于脊柱旁和心旁区的异位嗜铬细胞瘤。

本病的影像学特征取决于病理组织结构:瘤体较小时,病理检查可见其内含有丰富而形态一致的肿瘤细胞,分布均匀,血管及纤维很少,因而在 CT 片上肿瘤密度类似肾脏;当肿瘤增大后,其内肿瘤细胞大小不一、排列不均匀或囊性变,CT 片示肿瘤中心呈相对低密度,周边呈厚度不均匀的软组织密度。增强扫描不论肿瘤大小,其实体部位信号明显强化。大多数嗜铬细胞瘤 T_1WI 低于或类似于肝脏信号强度,半数以上增强后病灶明显强化。这是由于 T_1WI 的低或等信号区相当于横切面上的肾实质区,T_2WI 的高信号区相当于肿瘤内的坏死或液化区,

因而表现为 T_1WI 低信号，T_2WI 明显高信号，加之强化效果高于其他肾上腺肿瘤，并可显示肿瘤与主动脉、腔静脉等血管的关系，故有利于与其他肾上腺肿瘤鉴别。现代影像技术的广泛应用，对无典型高血压表现，儿茶酚胺及尿 VMA 均正常的无症状嗜铬细胞瘤的检出率在迅速增加。

5.^{131}I—间碘苄胍(^{131}—MIBG)嗜铬细胞瘤显像

^{131}I—MIBG 与嗜铬细胞瘤有很强的亲和力，对嗜铬细胞瘤具有功能与解剖诊断双重意义。Ilias 等报道^{131}I—MIBG 诊断嗜铬细胞瘤的特异性达 95%～100%，灵敏度为 77%～90%。^{131}I—MIBG 的特异性、敏感性、分辨率高于 B 超和 CT 扫描，对恶性嗜铬细胞瘤还具有治疗作用。饮食和一些药物（如拉贝洛尔、抗抑郁药、某些钙拮抗剂等）可能干扰肿瘤摄取或潴留^{131}I—MIBG，检查前应避免这些因素。

近来 PET 显像用于嗜铬细胞瘤定位也较多。^{18}F—多巴胺、^{18}F 多巴、^{18}F—脱氧葡萄糖（FDG）、^{11}C—对羟麻黄碱 PET 显像都是非常灵敏的功能显像，可以取代^{131}I—MIBG 或在^{131}I—MIBG 显像阴性时使用。Mamede 等比较^{18}F—多巴、^{18}F—FDG 和^{131}I—MIBG 显像，认为^{18}F—FDG 灵敏度更高，但只是当^{18}F—FDA 和^{131}I—MIBG 显像阴性时才建议用^{18}F—FDG 显像。

以上检查方法均可有假阴性存在，因此必要时可作选择性血管造影或分侧静脉插管测定局部血浆儿茶酚胺水平，但这些方法都有一定的危险性，要严格掌握应用指征。

七、主动脉缩窄

先天性主动脉缩窄或多发性大动脉炎引起的降主动脉和腹主动脉狭窄，都可引起上肢血压增高，下肢血压低，甚至测不到血压。本病多见于青少年，多为先天性血管畸形，少数为多发性大动脉炎所致。

先天性主动脉缩窄和多发性大动脉炎，可在主动脉各段造成狭窄，如狭窄发生于主动脉弓的降部至腹主动脉分叉处之间，其所引起的体循环血流变化可使下肢血液供应减少而血压降低，大量血液主要进入狭窄部位以上的主动脉弓的分支，因而头部及上肢的血液供应增加而血压升高。

由于狭窄部位以下的降主动脉与腹主动脉血供不足，且肾动脉的血液供应也不足，遂使肾脏缺血的因素亦参与了这类疾病高血压的形成机制。

正常人平卧位用常规血压计测定时下肢收缩压较上肢高 20～40mmHg。主动脉缩窄患者的特点常是上肢血压高而下肢血压不高或降低，形成反常的上下肢血压差别，下肢动脉搏动减弱或消失，有冷感和乏力感。在胸背和腰部可听到收缩期血管杂音，在肩胛间区、胸骨旁、腋部和中上腹部，可能有侧支循环动脉的搏动、震颤和杂音。胸部 X 线片可能显示肋骨受侧支循环动脉侵蚀引起的切迹，主动脉造影可以确立诊断。多发性大动脉炎在引起降主动脉或腹主动脉狭窄的同时，还可以引起主动脉弓在头臂动脉分支间的狭窄或一侧上肢动脉的狭窄，这时一侧上肢血压增高，而另一侧血压降低或测不到。

总之，继发性高血压发生的部位分布广泛，涉及的病种及学科多，在平时诊治患者的过程中，不可能对每例高血压都从头到脚，从内到外进行筛查与鉴别，也不可能将有关学科的疾患都列入考虑之中，应该按照初步诊断和筛查思路，学会从病史、临床的症状、体征及常规实验室检查中,寻找出继发性高血压的诊断线索。获得诊断线索后,再联想到继发性高血压的各种疾病及其临床特点,确定某种继发性高血压的可能性,有目的地通过专科精细检查加以确诊或排除,使更多的继发性高血压患者早期明确诊断,得到正确及时的治疗,避免对靶器官造成严重的损害。

第三节　慢性心力衰竭

一、概述

心力衰竭是指在有适量静脉血回流的情况下,由于心脏收缩和舒张功能障碍、心排出量不足维持组织代谢需要的一种病理状态。临床上以心排出量不足、组织的血液灌注不足,以及肺循环和体循环淤血为特征。慢性心力衰竭是由于器质性心脏病经过长期慢性心肌肥厚和扩张、心室重构所致。慢性心力衰竭是各种心脏疾病的严重阶段,其发病率高,5年生存率与恶性肿瘤相仿。

二、诊断

(一)症状

主要为左心衰竭,表现为肺部淤血和肺水肿、胸闷或呼吸困难、不能平卧、端坐呼吸,这时两肺满布干湿性啰音,咳白色或粉红色泡沫样痰。同时也表现心、脑、肾等器官缺血和(或)淤血的表现,如头晕或意识淡漠、极度疲乏、肾功能不全、少尿等。若在慢性左心衰竭的基础上发生右心衰竭,即为全心衰竭,则表现静脉系统淤血和全身液体潴留的表现,如颈静脉怒张、肝大、腹腔积液、胸腔积液、全身低垂部位水肿。

(二)体征

1.患者常有活动后呼吸困难,重症有发绀、收缩压下降、脉快、四肢发冷、多汗等。

2.通常在双侧肺底部可听到湿啰音,有时可闻及哮鸣音及干啰音。

3.右心衰竭时可出现颈静脉怒张或肝静脉反流阳性,淤血性肝大与压痛。胸腔积液通常为双侧,如为单侧,多累及右侧。合并有心源性肝硬化者,则可见腹腔积液,见于慢性右心衰竭或全心衰竭的晚期患者。

4.对称性、凹陷性水肿,常见于身体下垂部位;可走动的患者,其心源性水肿最初常在傍晚时分出现于脚或踝部,经一夜休息后消失;卧床患者发生在骶部,晚期水肿加重并影响全身,可累及上肢、胸壁和腹壁,尤其是外阴部位。

5.除基本心脏病的体征外,常发现心脏增大、奔马律、交替脉、相对性二尖瓣关闭不全的收缩期杂音。

(三)检查

1.实验室检查

(1)肝功能:淤血性肝病时,可有血清球蛋白、转氨酶升高。

(2)血电解质测定:长期利尿治疗容易发生电解质紊乱,可见有低血钾、低血钠,这常是难治性心力衰竭的诱因。

2.特殊检查

(1)二维超声及多普勒超声检查:可用于以下几方面:①诊断心包、心肌或心脏瓣膜疾病。②定量或定性房室内径,心脏几何图、室壁厚度、室壁运动、心包、瓣膜狭窄定量、关闭不全程度等,可测量左心室射血分数(LVEF)、左心室舒张末期容量(LVEDV)和收缩末期容量(LVESV)。③区别舒张功能不全和收缩功能不全,LVEF<40%为左心室收缩功能不全,LVEF还能鉴别收缩功能不全或其他原因引起的心力衰竭。④LVEF及LVESV是判断收缩功能和预后的最有价值的指标,左心室收缩末期容量指数(LVESVI=LVESV/表面面积)达$45mL/m^2$的冠心病患者,其病死率增加3倍。⑤为评价治疗效果提供客观指标。

(2)放射性核素与磁共振显像(MRI)检查:核素心血管造影可测定左、右心室收缩末期、舒张末期容积和射血分数。通过记录放射活性、时间曲线,可计算出左心室的最大充盈速率和充盈分数以评估左心室舒张功能。核素心肌扫描可观察室壁运动有无异常和心肌灌注缺损,有助于病因诊断。由于MRI是一种三维成像技术,受心室几何形状的影响较小,因而能更精确地计算收缩末期、舒张末期容积、心搏量和射血分数。MRI三维直观成像可清晰分辨心肌心内膜边缘,故可定量测定左心室重量。MRI对右心室心肌的分辨率亦很高,亦可提供右心室的上述参数,此外还可比较右心室和左心室的心脏搏击量,以测定左房室瓣(二尖瓣)和主动脉瓣的反流量,有助于判断基础疾病的严重程度。

(3)X线胸片:心脏的外形和各房室的大小有助于原发心脏病的诊断。心胸比例可作为追踪观察心脏大小的指标。肺淤血的程度可判断左心衰竭的严重程度。肺间质水肿时在两肺野下部肋膈角处可见到密集而短的水平线(kerley B线)。当有肺泡性肺水肿时,肺门阴影呈蝴蝶状。X线胸片还可观察胸腔积液的发生、发展和消退的情况。

(4)心电图:可有左心室肥厚劳损,右心室增大,V_1导联P波终末负电势(ptfV_1)增大(每秒≥0.04mm)等。

(5)运动耐量和运动峰耗氧量(VO_2max)测定:前者(最大持续时间,最大做功负荷)能在一定程度内反映心脏储备功能,后者是指心排出量能随机体代谢需要而增加的能力。但运动耐量更多地取决于外周循环的变化而非中心血流动力学变化,这是由于心力衰竭时外周血管收缩,因而心排出量的增加不一定伴有运动耐量的增加;运动耗氧量是动静脉血氧差和心排出量的乘积。在血红蛋白正常,无器质性肺部疾患时,动静脉血氧差恒定,因而运动峰耗氧量可反映运动时最大心排出量,是目前较好的能反映心脏储备功能的无创性指标,且可定量分级。VO_2max分级标准:A级:每分钟>20mL/kg;B级:每分钟10~20mL/kg;C级:每分钟10~15mL/kg;D级:<每分钟10mL/kg。

(6)创伤性血流动力学检查:应用漂浮导管和温度稀释法可测定肺毛细血管楔嵌压(PCWP)和心排出量(CO)、心脏指数(CI)。在无二尖瓣狭窄,无肺血管病变时,PCWP可反映左心室舒张末期压力。

(四)诊断要点

1.根据临床表现、呼吸困难和心源性水肿的特点,以及无创和(或)有创辅助检查及心功能的测定,一般不难做出诊断。临床诊断应包括心脏病的病因(基本病因和诱因)、病理解剖、生理、心律及心功能分级等诊断。

2.NYHA 心功能分级：Ⅰ级，日常活动无心力衰竭症状；Ⅱ级，日常活动出现心力衰竭症状（呼吸困难、乏力）；Ⅲ级，低于日常活动出现心力衰竭症状；Ⅳ级，在休息时出现心力衰竭症状。

（五）鉴别诊断

1.左心衰竭的鉴别诊断

左心衰竭时以呼吸困难为主要表现，应与肺部疾病引起的呼吸困难相鉴别。虽然大多数呼吸困难的患者都有明显的心脏疾病或肺部疾病的临床证据，但部分患者心源性和肺源性呼吸困难的鉴别较为困难，慢性阻塞性肺病也会在夜间发生呼吸困难而憋醒，但常伴有咳痰，痰咳出后呼吸困难缓解，而左心衰竭者坐位时可减缓呼吸困难；有重度咳嗽和咳痰病史的呼吸困难常是肺源性呼吸困难。

急性心源性哮喘与支气管哮喘发作有时鉴别较为困难，前者常见于有明显心脏病临床证据的患者，且发作时咳粉红色泡沫痰，或者肺底部有水泡音则进一步支持本病与支气管哮喘的鉴别；呼吸系统疾病和心血管疾病两者并存时，有慢性支气管炎或哮喘病史者发生左心衰竭常发生严重的支气管痉挛，并出现哮鸣音，对支气管扩张剂有效者支持肺源性呼吸困难的诊断，而对强心、利尿及扩张血管药有效，则支持心力衰竭是呼吸困难的主要原因。呼吸困难的病因难以确定时，肺功能测定对诊断有帮助。此外，代谢性酸中毒、过度换气及心脏神经官能症等，有时也可引起呼吸困难，应注意鉴别。

2.右心衰竭的鉴别诊断

右心衰竭和（或）全心衰竭引起的肝大、水肿、腹腔积液及胸腔积液等应与缩窄性心包炎、肾源性水肿、门脉性肝硬化引起者相鉴别；仔细询问病史，结合相关体征及辅助检查以资鉴别。

三、治疗

（一）治疗原则

心力衰竭机制的研究成果及循证医学证据使药物治疗策略发生了极大的变化。20 世纪 50 年代治疗模式是以增加心肌收缩力、改善症状为主；目前的治疗模式是以抑制心脏重构、阻断恶性循环，防止心力衰竭症状和心肌功能的恶化，从而降低心力衰竭的病死率和住院率为主，即从改善短期血流动力学措施转为长期的、改善心肌的生物学功能的修复性策略。除药物治疗外，非药物治疗也有了飞跃的发展。

心力衰竭的治疗原则：①去除基本病因，早发现、早诊断、早治疗。②消除心力衰竭的诱因如控制感染、治疗心律失常特别是快速心室率的心房颤动；纠正贫血、电解质紊乱等。③改善生活方式，戒烟、戒酒，低盐、低脂饮食，肥胖患者应减轻体重。重度心力衰竭患者应限制入水量并每日称体重以早期发现液体潴留。④定期随访，积极防治猝死。⑤避免应用某些药物（如Ⅰ类抗心律失常药及大多数的钙拮抗剂等）。

（二）药物治疗

1.利尿剂

尽管利尿剂治疗心力衰竭对病死率的影响没有大规模的临床试验验证，但利尿剂是治疗心力衰竭的基础药物，控制液体潴留最有效。所有伴液体潴留的心力衰竭患者，均应给予利尿剂直至肺部啰音消失、水肿消退、体重稳定,然后用最小剂量长期维持,并据液体潴留情况随时调整剂量,一般需长期使用,可防止再次出现液体潴留。如利尿剂用量不足造成液体潴留,可降低血管紧张素转化酶抑制剂(ACEI)的效应,增加β受体阻滞剂负性肌力的不良反应;反之,剂量过大引起血容量减少,可增加 ACEI 和β受体阻滞剂的低血压反应并有出现肾功能不全的危险。

目前观点认为,合理使用利尿剂是有效治疗心力衰竭的基石。利尿剂应当早期与 ACEI 和β受体阻滞剂联合并维持应用,除非患者不能耐受。2007 年中国《慢性心力衰竭诊断治疗指南》强调,利尿剂必须最早应用,以袢利尿剂(呋塞米、托拉塞米等)为首选,噻嗪类(氢氯噻嗪等)仅适用于轻度液体潴留、伴高血压和肾功能正常者。

2.ACEI

1987 年发表的北欧依那普利生存率研究(CONSENSUS)第一次证明了 ACEI 能降低心力衰竭患者病死率,紧接着 FAMIS、CONSENSUSⅡ等大型临床研究也证实,急性心肌梗死(AMI)早期应用 ACEI 能减少梗死面积的延展和心室重塑,有利于左心功能的恢复。SAVE 及 SOLVD-T 等研究显示 AMI 后伴有左心衰竭的患者使用 ACEI 可明显降低病死率和再梗死率。HEART 研究更进一步显示 AMI 早期(24h)较延迟用药组(2 周后)的左室射血分数(LVEF)改善明显;并且足量用药组效果优于低剂量组,降低病死率也更显著。迄今为止已有40 多项临床试验评价了 ACEI 对心力衰竭的作用,这些试验证实 ACEI 使不同程度心力衰竭的患者及伴有或不伴有冠心病的患者死亡危险性均降低,奠定了 ACEI 作为心力衰竭治疗基石的地位。

基于上述大量临床试验,美国和欧洲心力衰竭治疗指南认为:所有心力衰竭患者,无论有无症状,包括 NYHAⅠ级,均需应用 ACEI,除非有禁忌证或不能耐受。且需早期、足量、长期使用,以改善症状、功能、生存和因心力衰竭住院率,减少急性心肌梗死后再梗。迄今为止还没有观察 ACEI 治疗 AHF 疗效的临床试验,但早期不稳定的 AHF 患者不主张使用 ACEI(ESC 指南Ⅱb 类,证据 C 级)。ACEI 应该从小剂量开始应用,逐渐加量,尽可能加量至大型临床研究证明的有效剂量(目标剂量),而不是单独基于症状改善。

3.血管扩张剂

1991 年的 V-HeFTⅡ试验表明,血管扩张剂对心力衰竭的疗效不如 ACEI。非洲-美洲心力衰竭试验(A-HeFT),显示非洲裔美国心力衰竭患者在标准药物治疗的基础上,加用硝酸异山梨醇(ISDN)与肼屈嗪的固定剂量复方制剂可以显著提高治疗效果、降低死亡风险和其他重要临床事件的发生。ISDN 能刺激产生一氧化氮而改善内皮功能,肼屈嗪具有血管扩张和抗氧化作用,理论上可增强硝酸盐的效果,但在大规模人群中进行的血管扩张剂治疗心力衰竭研究的 post-hoc 分析中,应用血管扩张剂者并未获得更大的临床益处。推测内皮功能和一氧化氮的活性在黑人和白人身上有种族差异。

4.地高辛

自 1785 年首次应用地高辛治疗心力衰竭,多年来一直认为地高辛为一正性肌力药,直到20 世纪末才澄清这一经典药物治疗心力衰竭的作用机制,主要是通过降低神经内分泌系统的活性。自 1977 年至 1997 年共有 16 个双盲、随机、安慰剂对照试验证实,地高辛在治疗浓度时具有良好的正性肌力、血管扩张以及神经激素调节作用。1997年著名的 DIG 试验发现地高辛虽可降低患者因心力衰竭恶化的再住院率,但不能降低心力衰竭患者的病死率。

地高辛主要用于改善心力衰竭患者的症状,或用于伴有快速心室率的心房颤动患者。在心力衰竭早期应用并不必要,不用于 NYHA I 级患者。收缩性心力衰竭患者应先使用能减少死亡和住院危险的药物如 ACEI 和 β 受体阻滞剂,如果体征和症状仍未缓解,才加用地高辛。长期应用地高辛,剂量在一般认可的治疗范围内,是否会产生不良的心血管作用,目前还不清楚。地高辛中毒的诊断主要是根据临床和心电图表现,而不能单独依赖于血药浓度。

5.钙通道阻滞剂(CCB)

1996年的 PRAICE 试验显示,氨氯地平与安慰剂相比,主要致死性或非致死性事件发生率无明显差异,氨氯地平有降低病死率的趋势,并且对非缺血性心力衰竭疗效较好。其他如 V-HeFTⅢ(非洛地平缓释片)、DEFIANT-Ⅱ(长效尼索地平)等研究中,使用 CCB 的心力衰竭患者并未明显获益。由于缺乏循证医学证据支持 CCB 的有效性和安全性,FDA 未批准 CCB 用于心力衰竭。鉴于安全性的考虑,即使用于治疗有心力衰竭的高血压或心绞痛患者,大多数 CCB 也应避免使用。目前为止,临床试验仅提供了氨氯地平和非洛地平长期应用安全性的资料,因此,它们可以用于伴有高血压和心绞痛的心力衰竭患者。地尔硫䓬和维拉帕米禁用于收缩性心力衰竭,更不宜与 β 受体阻滞剂合用。

6.β 受体阻滞剂

β 受体阻滞剂由于强负性肌力作用,既往是心力衰竭患者治疗的禁忌。目前临床实践证明,治疗心力衰竭初期 β 受体阻滞剂可降低 LVEF,对心功能有明显的抑制作用,但治疗超过3个月后,则可改善心功能,并显著增加 LVEF,这种急性药理作用与长期治疗截然不同的效应,被认为是内源性心肌功能的"生物效应",且是时间依赖性的。β 受体阻滞剂可分为三代:第一代普萘洛尔,无心脏选择性,心力衰竭时耐受性差,不宜应用;第二代选择性 β_1 受体阻滞剂美托洛尔和比索洛尔有心脏选择性,没有抗氧化作用,在心力衰竭时耐受性好;第三代非选择性全面阻滞肾上腺素能 α_1,β_1 和 β_1 受体的 β 受体阻滞剂,有抗氧化作用。

目前已有至少20个以上的随机对照试验,超过10000例成人心力衰竭患者应用选择性 β_1 受体阻滞剂美托洛尔或比索洛尔治疗,结果显示能改善心力衰竭患者的长期预后,显著降低心力衰竭患者猝死的危险性。美托洛尔治疗心力衰竭的随机干预临床试验 MERITHF 结果显示,美托洛尔显著降低总病死率、心脏性猝死发生率,且耐受性良好。CIBIS I ～ Ⅱ(心力衰竭比索洛尔研究)及其荟萃分析结果证实,无论患者的年龄如何,是否存在糖尿病和肾功能损害、是否同时应用地高辛、胺碘酮或醛固酮拮抗剂,比索洛尔均可改善患者的生存率,降低病死率和猝死率。CIBISⅢ研究表明,在轻中度心力衰竭患者中,比索洛尔初始治疗与 ACEI 初始治疗同样重要,均可作为首选治疗,可根据患者的具体情况做出决定。对"先用 ACEI,然后再加用 β 受体阻滞剂"的观点给予了否定,强调尽早联合应用两类药物。1999年完成的 CARMEN 试验及后来的 COPERNICUS 试验证实,轻度和严重心力衰竭患者早期联合应用 ACEI 和卡维地洛治疗,具有有益的临床效应。COMET 研究(欧洲卡维地洛与美托洛尔对比研究)的结果提示,治疗中、重度慢性心力衰竭,兼具 β 和 α 受体阻滞作用的卡维地洛比选择性 β_1 受体阻滞剂美托洛尔可能有明显的生存益处,推测选择性 β_1 受体阻滞剂,使衰竭心脏的 β_1 受体作用减弱,同时 β_2 受体和 α_1 受体作用增强。以阻断 β_1 受体为主,兼有适当的 β_2 受体和 α_1 受体阻断作用的非选择性 β 受体阻滞剂对心力衰竭治疗可能获益更大,但尚无大型临床试验的结果支持 α_1 受体阻滞或抗氧化作用对心力衰竭更有利,且该试验中选用的是短效美托洛尔,应用剂量低于平均剂量,非选择性 β 受体阻滞剂优于选择性 β 受体阻滞剂的结论目前仍有争议,有待更大规模的临床试验进行验证。人们普遍认为高龄患者对 β 受体阻滞剂的耐受能力差。COLA Ⅱ 研究结果确立了卡维地洛长期治疗老年收缩性心力衰竭患者的良好疗效和耐受性,因此,对老年慢性心力衰竭患者不能因为顾虑患者的耐受力而不用 β 受体阻滞剂治疗。但并非所有的 β 受体阻滞剂对慢性心力衰竭均同样有益,如 BEST 研究显示,布新洛尔未能改善慢性心力衰竭患者的长期预后。据临床试验,只推荐使用比索洛尔、卡维地洛、琥珀酸美托洛尔。澳大利亚悉尼大学对年龄≥70 岁的慢性心力衰竭患者进行了 SENIORS(奈比洛尔干预对老年人后果和再住院的效用)的研究,奈比洛尔在 SENIORS 研究中被证实有效,也被 2008 年欧洲 ESC 指南推荐。

另外 β 受体阻滞剂的剂型与剂量的选择对心力衰竭患者非常重要。即使是同一种 β 受体阻滞剂如果其剂型和剂量不同,也可能产生不同的临床益处。

目前已确立 β 受体阻滞剂在心力衰竭治疗中的地位,即从传统认为的禁忌证转变为常规治疗适应证,包括选择性 β_1 受体阻滞剂和全面阻滞肾上腺素能 α_1、β_1 和 β_2 受体的 β 受体阻滞剂。1999 年美国建议,NYHA Ⅱ、Ⅲ 级病情稳定的慢性收缩性心力衰竭患者需在 ACEI 和利尿剂基础上加用 β 受体阻滞剂,β 受体阻滞剂必须从极小剂量开始,而且要尽早应用,并缓慢逐步递增剂量,剂量递增不少于两周间隔,直至最大耐受量后长期维持,除非有禁忌证或不能耐受。即使应用低剂量的 β 受体阻滞剂也比不用好。NYHA Ⅳ 级心力衰竭患者,需待病情稳定(通常 4 日内未静脉用药;已无液体潴留并体重恒定)后,在严密监护下应用。2009 年美国 ACC/AHA 指南提出:当容量负荷状态已调整到最佳状态,并成功停用静脉利尿剂、血管扩张剂和正性肌力药物后,推荐开始应用 β 受体阻滞剂。2004 年 9 月美国心力衰竭学会第 8 届年会上发布的心力衰竭治疗指南中指出,慢性阻塞性肺疾病患者,甚至是偶然使用支气管扩张剂的哮喘患者并不是使用 β 受体阻滞剂的绝对禁忌证,但需权衡利弊用药。β 受体阻滞剂治疗心力衰竭剂量并非按患者治疗反应确定,心率是公认的 β_1 受体阻滞的指标。

7.醛固酮拮抗剂

已证实人体心肌存在醛固酮受体,正常人体促肾,上腺皮质激素刺激醛固酮的产生作用有限,且醛固酮首次通过肝脏的清除是完全的,在肝静脉很少或没有醛固酮。然而在心力衰竭时,血浆促肾上腺皮质激素浓度升高,结果致糖皮质激素水平增高和醛固酮分泌增加;心力衰竭时 Ang Ⅱ 水平增高,也会刺激醛固酮合成分泌增多;另外,糖皮质激素、抗利尿激素、心钠素、儿茶酚胺、血浆高密度脂蛋白降低也能促使醛固酮分泌。同时由于肝脏的灌注降低,醛固酮的清除降低,进一步增高血浆醛固酮的浓度。醛固酮可加强 Ang Ⅱ 对心肌结构和功能的不良作用,可引起低钾、低镁,可激活交感和降低副交感活性,在心肌细胞外基质重塑中起重要作用,从而促进心力衰竭的发展。

已证实,醛固酮拮抗剂螺内酯对心力衰竭患者有益。RALES 试验,入选 1663 例 NYHA Ⅲ 级(70.5%)或 Ⅳ 级(29.5%)患者,在传统药物治疗基础上加小剂量螺内酯(平均 26mg),可明显降低严重心力衰竭的发病率和病死率,因疗效显著而提前结束这一试验。EPHESUS 试验入选 6000 余例心肌梗死后伴左室收缩功能不全和有 CHF 表现的稳定期患者,随访 16 个月,结果表明,在 ACEI 和 β 受体阻滞剂常规治疗的基础上加用选择性醛固酮受体拮抗剂依普利酮(25~50mg/d)能够使 AMI 合并心力衰竭的患者进一步获益,心脏猝死的危险性和总病死率下降,对 LVEF<30% 的患者这一有益作用更为显著。依普利酮是一种新型选择性醛固酮受体拮抗剂,对雄激素、孕激素受体的作用极小,不会增加男性乳房发育,较螺内酯安全性更佳。

心力衰竭患者短期应用 ACEI,可降低醛固酮水平,但长期应用常出现醛固酮的逃逸现象,不能保持血中醛固酮水平稳定持续的降低。由于“醛固酮逃逸”现象及醛固酮在心力衰竭中的病理生理作用,决定了心力衰竭治疗中醛固酮拮抗剂不可替代的作用。由于螺内酯阻滞醛固酮的负反馈,可激活 RAAS,故应与 ACEI 联合应用。2010 年公布的 EMPHASIS-HF 试验显示,依普利酮显著减少收缩性心力衰竭患者和轻微症状患者(NYHA Ⅱ 级)的死亡风险和住院风险,依普利酮治疗轻度心力衰竭也显示出获益。目前建议:重度心力衰竭 NYHA Ⅲ~Ⅳ 级患者,心肌梗死后有左室收缩功能障碍和心力衰竭表现或糖尿病心力衰竭患者,在常规治疗的基础上,应用小剂量的螺内酯 20mg/d,以改善生存,减少病死率。醛固酮拮抗剂在轻、中度心力衰竭的有效性和安全性尚有待确定。如果出现了疼痛性男子乳腺发育(在 RALES 研究中占 10%),应当停用螺内酯。使用醛固酮拮抗剂前,男性血肌酐应低于 2.5mg/dL、女性低于 2.0mg/d 且血钾低于 5.0mmol/L,使用中应严密监测肾功能和血钾。

8.Ang Ⅱ 受体阻滞剂

20 多年开发的特异性 Ag Ⅱ 受体阻滞剂(ARB),为心力衰竭的治疗提供了新的途径,其作用机制是与 Ang Ⅱ 受体结合并阻滞经 ACE 和非 ACE 途径产生的 Ang Ⅱ,作用较 ACEI 更完全。理论上 ARB 的疗效应更佳,第一个研究 ARB 治疗心力衰竭的试验 VAL-HeFT 试验(缬沙坦治疗心力衰竭试验)入选 5010 例心力衰竭患者,结果证明,在常规治疗基础上加用缬沙坦可使病死率、致残率的危险性及再住院率进一步下降。分析心力衰竭中 7% 未服用 ACEI 单用缬沙坦的患者疗效,结果说明,缬纱坦对不能耐受 ACEI 的患者疗效显著。

CHARM 试验(坎地沙坦对心力衰竭患者减少病死率和病死率的评价)在使用基础治疗(包括 ACEI)加 ARB 可以降低慢性心力衰竭患者的病死率和病残率。但 VALIANT 试验(缬沙坦急性心肌梗死后患者的研究)结果不支持 ACEI 联合使用 ARB。VALIANT 试验结果与前述两项研究结果不同,原因可能与研究的患者群体不同有关,急性心肌梗死后心力衰竭病程不同于慢性心力衰竭,且 VALIANT 试验中 ARB 和 ACEI 同时使用,ARB 使用剂量较小(缬沙坦 80mg,2 次/天);而 VAL-HeFT 和 CHARM 试验中 ACEI 使用较长时间后才加用 ARB,此时 ACEI 可能产生 RAAS 逃逸现象,这种情况下加服较大剂量 ARB(缬沙坦 160mg,2 次/天)效果会比较好。ELITE Ⅱ 试验共入选 3152 例≥60 岁、有症状的 HF 患者。总病死率在氯沙坦(12.5~50mg/d)和卡托普利(12.5~50mg/d,每天 3 次)两组无差异;猝死和心搏骤停复苏的发生率两组亦无差异,未能证实氯沙坦优于卡托普利。Jong 等对 ARB 治疗心力衰竭的 17 个随机对照试验、共 12469 例患者进行了 Meta 分析,结果在降低全病因病死率或心血管病死率方面 ARB 并不比 ACEI 优越。但若用于 ACEI 不耐受的患者,仍可获得较好的疗效。

ARB 需达到较高的靶剂量水平,才能产生与 ACE I 类似的降低病死率和发病率等益处,ARB 可用于不能耐受 ACEI 不良反应如咳嗽的心力衰竭患者,从而减少住院率。但须注意,ARB 也有引起血管性水肿的可能性。建议,未应用过 ACEI 和能耐受 ACEI 的心力衰竭患者,仍以 ACEI 为首选。目前尚不推荐 ACEI、ARB、醛固酮拮抗剂这三种药物常规同时使用。

9.胺碘酮的应用

无症状、非持续性室性和室上性心律失常时,除 β 受体阻滞剂,通常不建议其他抗心律失常药物用于心力衰竭患者。持续性室性心动过速、室颤、曾经猝死复生、房颤或室上性心动过速伴快速室率或血流动力学不稳定者应予治疗,治疗原则与非心力衰竭者相同,但应避免应用 I 类抗心律失常药物。胺碘酮延长动作电位时间,具有钾通道阻滞作用,对室上性和室性心律失常有效,并可恢复与维持房颤患者的窦性节律或提高电复律的成功率,且不增加心力衰竭患者的死亡危险性,是临床上唯一的无明显负性肌力作用的抗心律失常药。新近大规模安慰剂对照试验结果表明,甲亢或甲减、肝炎、肺纤维化及神经病变的不良反应发生率相对低,小剂量(100~200mg/d)可减少不良反应,是心力衰竭伴心律失常时药物治疗中较好的选择。

几项安慰剂对照的心力衰竭试验中,只有 CESICA 研究表明胺碘酮可改善生存率。胺碘酮对预防心力衰竭猝死或延长生存尚无确切有效的证据,且有一定的毒性,故不推荐心力衰竭患者常规预防性应用胺碘酮。

10.抗血小板及抗凝药物治疗

曾有研究提出,冠心病伴心力衰竭患者同时服用 ACEI 和阿司匹林会削弱 ACEI 的临床益处。至今最大规模的回顾性研究,对入选心肌梗死患者超过 1000 例以上的研究进行了系统分析,结果显示,同时接受 ACEI 和阿司匹林治疗的 96712 例心肌梗死患者与单用 ACEI 治疗者相比,降低 30 日总病死率相对危险相似。目前尚无证据支持临床上 ACEI 与阿司匹林合用存在显著相互作用。

WATCH 试验在 NYHA II~IV 级且 LVEF<35% 的心力衰竭患者中,比较开放标签的华法林与双盲的抗血小板药物(160mg/日阿司匹林或 75mg/日氯吡格雷)对主要终点:全因病死率、非致死性心肌梗死及非致死性脑卒中的联合终点的影响。WATCH 平均随访 2 年后提前结束,结果提示,华法林、阿司匹林和氯吡格雷三种药物治疗慢性心力衰竭患者结果相近似,死亡、非致命性心肌梗死或脑卒中的危险相近似。WARCEF 试验通过 2860 例心力衰竭患者比较华法林与阿司匹林在预防死亡和脑卒中的作用,结果两组的卒中发生率和血管源性病死率无统计学差异。WASH 研究结果表明无论是阿司匹林还是华法林在心力衰竭中预防性应用都不能降低死亡、心肌梗死和卒中,而且阿司匹林可能增加住院率。

一般认为,抗血小板和抗凝治疗对心力衰竭本身无使用的适应证。建议心力衰竭伴有明确动脉粥样硬化疾病(例如 CHD 或 MI 后)、糖尿病和脑卒中而有二级预防适应证的患者应用阿司匹林(I 类,C 级)。心力衰竭伴阵发或持续性 AF,或曾有血栓栓塞史患者,应予华法林抗凝治疗(I 类,A 级),并调整剂量,使 INR 保持在 2~3 之间。窦性心律患者不推荐常规抗凝治疗,但有明确的心室内血栓,或者超声心动图显示左心室收缩功能明显降低,心室内血栓不能除外时,可考虑抗凝治疗(IIa 类,C 级)。

11. 他汀类药物

基础研究表明,HMG—CoA 还原酶抑制剂(他汀类药物)可以通过抗感染、抗氧化抗自由基损伤、刺激血管及心肌组织中 NO 的合成、抑制心肌局部 ACE 的活性、降低局部 AngⅡ 水平、抑制基质金属蛋白酶的产生达到抑制心肌纤维化及心室重构的目的。另有研究表明,他汀类药物可以下调 AngⅡ 受体,改善心率变异性,这可能对预防恶性心律失常和改善预后有益。

美国洛杉矶大学医学院对 9997 例常规治疗同时接受他汀类药物治疗 1 年的心力衰竭患者进行了回顾分析,结果显示,心力衰竭患者接受较大剂量他汀类药物治疗后,房扑和房颤的患病率显著降低。澳大利亚 Monash 大学进行的 UNIVERSE 研究,观察他汀类药物对缺血性或非缺血性心力衰竭患者的影响,结果显示,大剂量瑞舒伐他汀对于收缩性心力衰竭患者降低胆固醇安全有效,但未能改善左心室重构。2007 年美国心脏学会(AHA)公布了 CORONA 研究结果,该研究入选 5011 例 NYHAⅡ～Ⅳ级缺血性病因引起的收缩性心力衰竭患者,结果提示:他汀类药物使高敏 C 反应蛋白水平明显下降,但未能降低复合心血管终点或全因死亡。

2008 年公布的 CISSI—HF 试验,入选症状性心力衰竭患者 4574 位,平均随访 3.9 年,冠心病占 40%,NYHAⅢ 或 Ⅳ级分别为 37%,试验表明他汀对于心力衰竭患者并未改善临床预后,无冠心病患者未见明显获益,由于不良事件很少,所以使用他汀类药物还是很安全的。他汀类药物对于慢性心力衰竭本身未发现确切的治疗作用。

12. 抗抑郁治疗在心力衰竭中的作用

2007 年第 56 届 ACC 年会公布了一项研究,对近两万老年患者的心力衰竭高危因素进行分析发现,抑郁与心力衰竭有密切联系。

13. 窦结 If 抑制剂

伊伐布雷定为选择性窦结 If 抑制剂,可以与存在于窦结的 If 通道结合,减慢心脏跳动的速率,2010 年公布的 SHIFT 研究显示,在现有优化的标准内科治疗基础上,伊伐布雷定对于心率仍大于 70 次/分的患者有益,使心血管死亡或心力衰竭住院数量显著减少 18%,提示降低心率可以改善心力衰竭患者的预后。

目前认为,伊伐布雷定是一种单纯降低心率的药物,尚未发现其具有心脏保护作用,故不能单独应用,应作为标准治疗后进一步治疗的辅助药物之一。可应用于在现有优化临床标准用药如利尿剂、β 受体阻滞剂和 ACEI 达到最佳治疗后心率仍然偏快的心力衰竭患者。

(三)非药物治疗

1. 心脏再同步化治疗 CRT

既往研究显示,心力衰竭时 CRT 可使左右心室同步收缩,抑制左室重塑,有效缓解心力衰竭症状,并提高运动耐力,改善心力衰竭患者的生活质量。MUSTIC、MIRACLE、CARE—HF 研究均证实,早期的 CRT 可以改善左室收缩不同步引起的中重度心力衰竭患者的症状,减少再住院率、降低全因病死率或主要心血管原因住院的复合终点,改善生活质量。McAlister 对 3216 例 QRS 时限增宽的 CHF 患者(NYHAⅢ～Ⅳ级占 85%)进行荟萃分析发现:CRT 使心功能改善,全因病死率降低 25%,因心力衰竭加重者病死率降低 42%,心力衰竭住院率降低 32%。循证医学证据确立了 CRT 在心力衰竭中的治疗地位。

2005 年 ACC/AHA 和 ESC《慢性心力衰竭诊断与治疗指南》指出,经最佳治疗后 LVEF

≤35%、心功能 NYHA Ⅲ～Ⅳ级、窦性节律时心脏失同步(QRS 间期大于 0.12s)患者行 CRT
(除非有禁忌证)列为Ⅰ类适应证。

2006 年,中华医学会心电生理和起搏分会参考 ACC/AHA 和 ESC 的指南,结合我国情况
制订了我国的 CRT 适应证。Ⅰ类适应证要求同时满足以下条件:①缺血性或非缺血性心肌
病。②抗心力衰竭药物充分治疗后,NYHA 心功能仍在Ⅲ级或不必卧床的Ⅳ级。③窦性心
律。对于房颤患者,如果符合Ⅰ类适应证其他条件,也可行 CRT 治疗(Ⅱa 类适应证)。
④LVEF≤35%。⑤LVFDD≥55mm。⑥QRS 波时限≥0.12s 伴有心脏运动不同步。2007 年
中国《慢性心力衰竭诊断治疗指南》指出:对于 NYHA Ⅲ～Ⅳ级、LVEF≤35%且 QRS>0.12s
的症状性心力衰竭,可置入 CRT－D(Ⅱa,B级)。

2007 年 ESC 公布了心力衰竭患者的 CRT 治疗适应证:①心力衰竭患者 CRT 治疗或
CRT 联合植入式心脏复律除颤器(CRT－D)治疗建议:经最佳药物治疗仍然存在症状的心力
衰竭患者,NYHA Ⅲ～Ⅳ级,LVEF≤35%,左心室扩大,窦性心律,QRS 波群增宽≥0.12s。
CRT－D 对于功能状态良好预期生存期>1 年的心力衰竭患者是一种可接受的治疗选择(Ⅰ
类)。②对于同时具有普通永久起搏器植入适应证的心力衰竭患者应用 CRT 治疗建议:
NYHA Ⅲ～Ⅳ级的症状性心力衰竭患者,LVEF≤35%,左室扩大,同时具有永久起搏器植入
适应证(首次植入永久起搏器或升级传统起搏器为 CRT),Ⅱa 类。③具有植入式心脏复律除
颤器适应证的心力衰竭患者联合应用植入式心脏复律除颤器和心脏再同步治疗(CRT－D)的
建议:符合 ICD 植入Ⅰ类适应证(首次植入或在更换起搏器时升级),经最佳药物治疗仍然存
在症状的心力衰竭患者,NYHA Ⅲ～Ⅳ级,LVEF≤35%,左室扩大,QRS 波群增宽≥0.12s,Ⅰ
类。④伴有永久性心房颤动的心力衰竭患者应用 CRT 治疗建议:经最佳药物治疗仍然存在症
状的心力衰竭患者,NYHA Ⅲ～Ⅳ级,LVEF≤35%,左室扩大,永久性心房颤动同时存在房室
结消融适应证,Ⅱa 类。

在新的指南中更加重视了心力衰竭患者猝死的预防,符合 CRT 治疗Ⅰ类适应证的患者,
也是 CRT－D 治疗的Ⅰ类适应证。

依据 2009 年 REVERSE 和 MADIT－CRT 试验,2010 年 ESC 年会上更新了心力衰竭器
械治疗指南,修改了 CRT 推荐,推荐将 CRT 用于优化内科治疗后 NYHA Ⅱ级、LVEF<
35%、QRS 波增宽的窦性节律患者,强调预防心力衰竭进展,降低心力衰竭并发症发生率。其
修订要点为将患者心功能从 NYHA Ⅲ级改为 NYHA Ⅱ级,意味着轻度症状的心力衰竭患者
亦可从 CRT 治疗中获益。

2010 年公布的 RAFT 试验又进一步充实了 CRT/ICD 用于轻度心力衰竭患者的证据。
结合我国国情,鉴于目前临床经验表明 CRT 存在高达约 30%的"无反应者",及尚缺乏国人的
随访研究证据,我国专家认为选择 NYHA Ⅱ患者时,应持慎重的态度,不宜作为常规。

单独根据心电图 QRS 波的宽度确定是否存在心脏失同步存在不足,通过超声心动图组织
多普勒显像直观确定心脏是否出现收缩失同步日益受到重视。有研究表明,术前通过组织多
普勒技术进行病例选择能够显著降低术后无反应者的比例。

2.心脏复律除颤器 ICD

心力衰竭患者约半数死于心脏猝死,ICD 则可以预防心血管事件的发生。评估 ICD 二级

预防效果的临床试验 AVID、CASH、CIDS 显示对于高危严重心力衰竭患者（如心搏骤停、室颤、血流动力学不稳定室速患者），心内置入 ICD 可以降低总病死率和心律失常所致死亡。评价 ICD 一级预防效果的 MADIT 和心力衰竭心脏性猝死试验 SCD-HeFT 结果显示，中度心力衰竭患者（NYHA Ⅱ～Ⅲ级），LVEF≤30%，接受常规治疗加 ICD 治疗的病死率明显低于未置入 ICD 而仅使用胺碘酮者。COMPANION 研究提示 CRT 加 ICD 治疗组病死率明显低于药物治疗组和单用 CRT 治疗组。荟萃分析结果也显示了 ICD 的有益作用。

2007 年中国《慢性心力衰竭诊断治疗指南》及 2009 年 ACC/AHA《成人心力衰竭诊疗指南》，ICD 植入的一级预防强调经最佳治疗后及患者预期能以较好的功能状态生存超过一年且有下列指征者。

3.干细胞移植

TOPCARE-AMI、BOOST、REPAIR-AMI、TCT-STAMI 研究发现，干细胞移植包括骨骼肌干细胞、骨髓单个核细胞、内皮祖细胞、骨髓间充质于细胞和外周血干细胞等，可以明显改善急性心肌梗死及梗死后心力衰竭患者的心脏功能。其中 REPAIR-AMI 试验从德国和瑞典的 17 个中心入选 204 例心肌梗死患者，心肌梗死 5 日后向患者冠状动脉内直接输注骨髓干细胞，结果显示，4 个月时患者的 LVEF 提高，特别是基线 LVEF<49% 的心肌梗死患者获益更大。Kang 等研究显示，粒细胞集落刺激因子（G-CSF）动员外周血干细胞，并经冠状动脉输入，也可以改善心脏功能。目前干细胞治疗心肌梗死是一种很有前景的治疗手段，但其机制尚不十分清楚。如何选择合适患者、合适干细胞类型，以及植入最佳时机和植入途径等问题，尚需要解决。

第四节　急性心力衰竭

一、概述

急性心力衰竭又称急性心功能不全。是由心脏做功不正常引起血流动力学改变而导致的肾脏和神经内分泌系统的异常反应的临床综合征。机械性循环障碍引起的心力衰竭称机械性心力衰竭。心脏泵血功能障碍引起的心力衰竭，统称泵衰竭。由各种原因引起的发病急骤、心排出量在短时间内急剧下降，甚至丧失排血功能引起的周围系统灌注不足称急性心力衰竭。

二、诊断

(一)症状

根据心脏排血功能减退程度、速度和持续时间的不同，以及代偿功能的差别，分下列 4 类表现：昏厥型、心源性休克型、急性肺水肿型、心搏骤停型。

1.昏厥型

突发的短暂的意识丧失，称之心源性昏厥。发作时间短暂，发作后意识立即恢复，伴随面色苍白、冷汗等自主神经功能障碍的症状。

2.心源性休克型

早期见神志清醒、面色苍白、躁动、冷汗、稍有气促;中期见神志淡漠、恍惚、皮肤湿冷、口唇四肢发绀;晚期见昏迷、发绀加重、四肢厥冷过肘膝、尿少,同时见颈静脉怒张等体循环淤血症状。

3.急性肺水肿型

突发严重气急、呼吸困难伴窒息感,咳嗽,咳粉红色泡沫痰,严重者由鼻、口涌出。

4.心搏骤停型

意识突然丧失(可伴全身抽搐)和大动脉搏动消失,并伴呼吸微弱或停止。

(二)体征

1.昏厥型

意识丧失,数秒后可见四肢抽搐、呼吸暂停、发绀,称阿斯综合征。伴自主神经功能障碍症状,如冷汗、面色苍白。心脏听诊可发现心律失常、心脏杂音等体征。

2.心源性休克型

早期脉细尚有力,血压不稳定,有下降趋势,脉压<2.7kPa(20mmHg);中期神志恍惚、淡漠,皮肤呈花斑纹样,厥冷、轻度发绀,呼吸深快,脉细弱,心音低钝,血压低,脉压小,尿量减少;晚期昏迷状态,发绀明显,四肢厥冷过肘、膝,脉搏细或不能触及,呼吸急促表浅,心音低钝,呈钟摆律、奔马律。严重持久不纠正时,合并消化道出血,甚至 DIC。

3.急性肺水肿型

端坐呼吸,呼吸频率快,30~40 次/分,严重发绀,大汗,早期肺底少量湿啰音,晚期两肺布满湿啰音,心脏杂音常被肺内啰音掩盖而不易听出,心尖部可闻及奔马律和哮鸣音。

4.心搏骤停型

为严重心功能不全的表现,昏迷伴全身抽搐,大动脉搏动消失,心音听不到,呼吸微弱或停止,全身发绀,瞳孔散大。

(三)检查

1.X 线检查

胸部 X 线检查对左心衰竭的诊断有一定帮助。除原有心脏病的心脏形态改变之外,主要为肺部改变。

(1)间质性肺水肿:产生于肺泡性肺水肿之前。部分病例未出现明显临床症状时,已先出现下述一种或多种 X 线征象。①肺间质淤血,肺透光度下降,可呈支雾状阴影。②由于肺底间质水肿较重,肺底微血管受压而将血流较多地分布至肺尖,产生肺血流重新分配,使肺尖血管管径等于甚至大于肺底血管管径,肺尖纹理增多、变粗,尤显模糊不清。③上部肺野内静脉淤血可致肺门阴影模糊、增大。④肺叶间隙水肿可在两肺下野周围形成水平位的 Kerley-B线。⑤上部肺野小叶间隙水肿形成直而无分支的细线,常指向肺门,即 Kerley-A 线。

(2)肺泡性肺水肿:两侧肺门可见向肺野呈放射状分布的蝶状大片雾状阴影;小片状、粟粒状、大小不一结节状的边缘模糊阴影,可广泛分布两肺,可局限一侧或某些部位,如肺底、外周或肺门处;重度肺水肿可见大片绒毛状阴影,常涉及肺野面积的 50% 以上;亦有表现为全肺野均匀模糊阴影者。

2.动脉血气分析

左心衰竭引起不同程度的呼吸功能障碍,病情越重,动脉血氧分压(PaO_2)越低。动脉血氧饱和度低于85%时可出现发绀。多数患者二氧化碳分压($PaCO_2$)中度降低,系PaO_2降低后引起的过度换气所致。老年、衰弱或神志模糊患者,$PaCO_2$可能升高,引起呼吸性酸中毒。酸中毒致心肌收缩力下降,且心电活动不稳定易诱发心律失常,加重左心衰竭。如肺水肿引起CO_2明显降低,可出现代谢性酸中毒。动脉血气分析对早期肺水肿诊断帮助不大,但据所得结论观察疗效则有一定意义。

3.血流动力学监护

在左心衰竭的早期即行诊治,多可挽回患者生命。加强监护,尤其血流动力学监护,对早期发现和指导治疗至关重要。

应用 Swan-Ganz 导管在床边即可监测肺动脉压(PAP)、PCWP 和 CO 等,并推算出 CI、肺总血管阻力(TPR)和外周血管阻力(SVR)。其中间接反映 LAP 和 LVEDP 的 PCWP 是监测左心功能的一个重要指标。在血浆胶体渗透压正常时,心源性肺充血和肺水肿是否出现取决于 PCWP 水平。当 PCWP 高于 $2.40\sim2.67kPa(18\sim20mmHg)$,出现肺充血,PCWP 高于 $2.80\sim3.33kPa(21\sim25mmHg)$,出现轻度至中度肺充血;PCWP 高于 $4.0kPa(30mmHg)$,出现肺水肿。

肺循环中血浆胶体渗透压为是否发生肺水肿的另一重要指标,若与 PCWP 同时监测则价值更大。即使 PCWP 在正常范围内,若其与血浆胶体渗透压之差$<0.533kPa(4mmHg)$,亦可出现肺水肿。

若 PCWP 与血浆胶体渗透压均正常,出现肺水肿则应考虑肺毛细管通透性增加。

左心衰竭患者的血流动力学变化先于临床和 X 线改变,PCWP 升高先于肺充血。根据血流动力学改变,参照 PCWP 和 CI 两项指标,可将左心室功能分为 4 种类型。

Ⅰ型:PCWP 和 CI 均正常。无肺充血和末梢灌注不足。予以镇静剂治疗。

Ⅱ型:PCWP$>2.40kPa(18mmHg)$,CI 正常,仅有肺淤血。予以血管扩张剂加利尿剂治疗。

Ⅲ型:PCWP 正常,CI 每分钟$<2.2L/m^2$。仅有末梢灌注不足。予以输液治疗。

Ⅳ型:PCWP$>2.40kPa(18mmHg)$,CI 每分钟$<2.2L/m^2$。兼有肺淤血和末梢灌注不足。予以血管扩张剂加强心药(如儿茶酚胺)治疗。

4.心电监护及心电图检查

可以发现心脏左、右房室肥大及各种心律失常改变,有助于诊断。严重致命的心律失常如室性心动过速、紊乱的室性心律、室颤、室性自律心律,甚至心室暂停、严重窦缓、Ⅲ度房室传导阻滞等。

5.血压及压力测量

(1)动脉血压下降。心源性休克时动脉血压下降是特点,收缩压$<10.6kPa(80mmHg)$,一般均在 $9.2kPa(70mmHg)$,脉压$<2.7kPa(20mmHg)$,高血压者血压较基础血压下降20%以上或降低 $4kPa(30mmHg)$。

(2)静脉压增高,常超过 $1.4kPa(14cmH_2O)$。

（3）左心室充盈压测定,左心室梗死时达 $3.3 \sim 4kPa(25 \sim 30mmHg)$,心源性休克时达 $5.3 \sim 6kPa(40 \sim 5mmHg)$。

（4）左心室舒张末期压力,以肺楔压代表,一般均超过 $2.77kPa(20mmHg)$。

（5）冠状动脉灌注压平均$<8kPa(60mmHg)$。

（四）诊断要点

1.病因诊断

急性心力衰竭无论以哪种表现为主,均存在原发或继发原因,足以使心排出量在短时间内急剧下降,甚至丧失排血功能。

2.临床诊断

（1）胸部 X 线片见左心室阴影增大。

（2）无二尖瓣关闭不全的成人,于左心室区听到第三心音或舒张期奔马律。

（3）主动脉瓣及二尖瓣无异常而左心室造影见左心室增大,心排血指数低于 $2.7L/(min \cdot m^2)$。

（4）虽无主动脉瓣及二尖瓣膜病变,亦无左心室高度肥大,但仍有如下情况:①左心室舒张末期压为 $1.3kPa(10mmHg)$ 以上,右心房压力或肺微血管压力在 $1.6kPa(12mmHg)$ 以上,心排出量低于 $2.7L/(min \cdot m^2)$。②机体耗氧量每增加 $100mL$,心排出量增加不超过 $800mL$,每搏输出量不增加。③左心室容量扩大同时可见肺淤血及肺水肿。

（5）有主动脉狭窄或闭锁不全时,胸部 X 线检查左心室阴影迅速增大,使用洋地黄后改善。

（6）二尖瓣狭窄或闭锁不全,出现左心室舒张末期压升高,左心房压力或肺微血管压力增高,体循环量减少,有助于诊断由瓣膜疾病导致心力衰竭。

（五）鉴别诊断

急性心力衰竭应与其他原因引起的昏厥、休克和肺水肿相鉴别。

1.心源性昏厥与其他类型昏厥的鉴别

昏厥的当时,心律、心率无严重过缓、过速、不齐或暂停,又不存在心脏病基础的可排除心源性昏厥。可与以下常见昏厥鉴别。

（1）血管抑制性昏厥:本病发病特点:①多发于体弱年轻女性。②昏厥发作多有明显诱因,如疼痛、情绪紧张、恐惧、手术、出血、疲劳、空腹、失眠、妊娠、天气闷热等,昏厥前有短时的前驱症状。③常在直立位、坐位时发生昏厥。④昏厥时血压下降,心率减慢,面色苍白且持续至昏厥后期。⑤症状消失较快,1～2 日康复,无明显后遗症。

（2）直立性低血压性昏厥:特点是血压急剧下降,心率变化不大,昏厥持续时间较短,无明显前驱症状。常患其他疾病,如:生理性障碍、降压药物使用及交感神经截除术后、全身性疾病如脊髓炎、多发性神经炎、血紫质病、高位脊髓损害、脊髓麻醉、糖尿病性神经病变、脑动脉粥样硬化、急性传染病恢复期、慢性营养不良。往往是中枢神经系统原发病的临床症状之一。故要做相应检查,以鉴别诊断。

（3）颈动脉窦综合征:特点:①患者有昏厥或伴抽搐发作史。②中年以上发病多见,各种压迫颈动脉窦的动作,如颈部突然转动、衣领过紧均是诱因。③发作时脑电波出现高波幅慢波。

④临床上用普鲁卡因封闭颈动脉窦后发作减轻或消失可支持本病诊断。

2.心源性休克与其他类型休克鉴别诊断

此症患者有心脏器质性病变基础上或原有慢性心力衰竭基础上的急性心力衰竭,而出现心源性休克。在休克时,静脉压和心室舒张末压升高,与其他休克不同。其他类型休克多有明确的病因,如:出血、过敏、外科创伤及休克前的严重感染等方面可与心源性休克鉴别。另外,即刻心电图及心电监护有致命性心律失常,可有助于诊断。

3.急性心力衰竭肺水肿与其他原因所致肺水肿鉴别

(1)刺激性气体吸入中毒可引起急性肺水肿,其特点:①有刺激性气体吸入史。②均有上呼吸道刺激症状,重者引起喉头水肿、肺炎、肺水肿,引起明显呼吸困难,突发肺水肿。③除呼吸道症状外,由于吸入毒物种类不同,并发心、脑、肾、肝等器官损害。

(2)中枢神经系统疾病所致肺水肿,有中枢神经系统原发病因存在,如颅脑创伤、脑炎、脑肿瘤、脑血管意外所致意外肺水肿。

(3)高原性肺水肿是指一向生活在海拔1000m以下,进入高原前未经适应锻炼的人,进入高原后,短则即刻发病,长则可在2年后发病,大多在1个月之内发病。多在冬季大风雪气候发病,与劳累有关。前驱症状有头痛、头晕,继之出现气喘、咳嗽、胸痛、咳粉红色泡沫样痰、双肺湿啰音、发绀等急性肺水肿情况。依其特定的发病条件诊断不难。

三、治疗

(一)吸氧和辅助通气

应保证 AHF 患者气道通畅,SaO_2 维持在正常范围(95%～98%)(Ⅰ类,证据 C 级),如果增加吸氧浓度无效,可行气管内插管(Ⅱa 类,证据 C 级)。低氧血症的 AHF 患者应增加吸氧浓度(Ⅰa 类,证据 C 级),但无低氧血症的患者,增加吸氧浓度可能有害。研究证明,氧过高会减少冠脉血流、降低心排出量、升高血压和增加全身血管阻力。

已有 5 项随机对照研究的结果表明,对于左心衰竭心源性肺水肿患者,与标准治疗比较,使用持续气道正压(CPAP)无创性通气治疗能改善 AHF 患者的氧合作用、症状和体征,减少气管内插管。另有 3 个使用无创性正压通气(NIPPV)随机对照试验的结果表明,NIPPV 能减少气管内插管,但并不能降低病死率或改善远期心功能。Collins 等对随机对照研究进行荟萃分析,结果显示,急性心源性肺水肿患者使用 CPAP 和 NIPPV 能明显减少气管内插管和机械通气(ESC Ⅱa 类,证据 A 级)。现有数据未显示它们能降低病死率,但有下降的趋势。2007 年 ESC 公布了 3CPO 研究结果,急性心源性肺水肿患者接受无创通气治疗可更快改善代谢异常及呼吸窘迫,采用 CPAP 或 NIPPV 均可安全受益,但对 7 天及 30 天病死率无影响。

有创性机械通气不用于可通过氧疗、CPAP 或 NIPPV 能有效逆转的低氧血症患者。使用气管内插管机械通气最常见的原因是,呼吸频率减少、高碳酸血症和意识障碍提示呼吸肌疲劳,以下情况也需要气管内插管机械通气:①缓解呼吸困难(减少呼吸肌做功)。②避免胃内容物反流入气管。③改善肺内气体交换,纠正高碳酸血症和低氧血症;或用于因长时间心肺复苏或应用麻醉药物所致意识不清患者。④保证气管灌洗,预防气管阻塞和肺不张。

(二)血管扩张剂

如果血压正常但伴有低灌注状态、瘀血体征、尿量减少,血管扩张剂应作为一线用药,用于扩张外周循环并降低前负荷。

1.硝普钠

硝普钠适用于严重心力衰竭患者和后负荷增加的患者,如高血压心力衰竭或二尖瓣反流患者,推荐从 $0.3\mu g/(kg\cdot min)$ 起始(ESC 指南Ⅰ类,证据 C 级)。在 ACS 引起的 AHF 患者硝酸甘油优于硝普钠,因为硝普钠能引起"冠状动脉窃血综合征"。

2.硝酸酯类药物

小剂量硝酸酯类药物仅扩张静脉,随剂量增加也可扩张动脉,包括冠状动脉。合适剂量的硝酸酯药物可以使静脉扩张和动脉扩张保持平衡,从而只减少左室的前负荷和后负荷而不减少组织灌注。

在急性心力衰竭患者中进行的两项随机试验显示,应用血流动力学允许的最大剂量的硝酸酯类药物与小剂量利尿剂配合,其效果优于单纯应用大剂量利尿剂(ESC 指南Ⅰ类,证据 B 级)。

2001 年,欧美指南提出:当期望降低病死率时,应当使用 ACEI,当期望改善症状时可以将 ACEI 和硝酸酯联合应用。2009 年美国 ACC/AHA 指南进一步肯定了硝酸酯对美国黑人心力衰竭患者的疗效,提出在采用 ACEI、β 受体阻滞剂和利尿剂并优化治疗后仍然有症状的美国黑人心力衰竭患者,可以联合使用肼曲嗪/硝酸酯治疗,并将其推荐强度由Ⅱa 级上升为Ⅰ级。血管扩张剂可作为伴有心绞痛或呼吸困难症状或高血压的辅助治疗,硝普钠、硝酸酯类、某些 α-阻断剂(如压宁定)仍可用于急性充血性心力衰竭的治疗。而血管扩张剂哌唑嗪、酚妥拉明因降压明显和反射性心动过速已不用于心力衰竭(Ⅲ,B 级)。

3.新型血管扩张剂重组 B 类利钠肽(脑钠肽,rhBNP)

实验显示,rhBNP 有舒张血管和利尿作用,使心力衰竭犬平均动脉压、左室舒张末压下降,尿量和尿钠排出量增加,能明显降低心力衰竭犬的心脏前后负荷,而不影响心脏收缩功能。对脑钠肽(BNP)进行的 10 项临床试验共有 941 名心力衰竭患者。其中,随机双盲 VMAC 试验观察了 489 名急性心力衰竭患者,结果:在基础治疗的基础上,用药后 3h,与安慰剂相比,脑钠肽组患者呼吸困难好转的程度更明显;与硝酸甘油组相比,脑钠肽组患者的肺毛细血管楔压(PCWP)降得更低,但改善呼吸困难效果无差异,且对血压和心率影响不明显。奈西立肽,是重组人脑钠肽,与内源 BNP 相同,对静脉、动脉和冠脉均有扩张作用,从而降低前、后负荷,降低外周血管阻力,增加心排出量,但不直接增强心肌的收缩能力。它抑制肾素-血管紧张素醛固酮系统和交感神经系统,尿钠排出量增加,改善血流动力学效果优于硝酸甘油,且不良反应更小,但可致低血压,对预后影响有待研究。荟萃分析资料显示,使用奈西立肽者血肌酐水平呈剂量依赖性升高。

FUSION-Ⅰ研究发现,每周静脉滴注奈西立肽 1 次、持续 3 个月可安全用于 CHF 门诊患者。进一步进行的 FUSIONⅡ试验,以 920 例慢性失代偿性心力衰竭患者为研究对象,随机双盲应用奈西立肽或安慰剂每周一次或两周一次,治疗 12 周,随访 24 周。结果显示,两组间病死率及住院率(因心力衰竭或肾功能不全住院)无显著差异,未能改善患者的临床预后,治疗组也没有增加肾脏损害,该研究提示:重组 BNP 的序贯疗法对慢性心力衰竭无效,仅用于急性期治疗。PRECEDENT 研究发现,正性肌力药物多巴酚丁胺,可显著增加缺血性和非缺血性失代偿性 CHF 患者各种类型室性异位心律失常的发生,而奈西立肽与之相比不增加心率,可显著减少严重心律失常的发生。PROACTION 研究发现(237 例患者),标准治疗基础上,奈西立肽静脉滴注 12h 后可使基线收缩压增高(＞140mmHg)的失代偿性 CHF 患者的收缩压降低 28.7mmHg,而对基线收缩压正常患者,低血压的发生并未见增加,可在急诊室安全有效地使用。

(三)利尿剂

有液体潴留症状的急性或急性失代偿性心力衰竭患者应给予强力和速效的袢利尿剂(呋塞米、托拉塞米),并推荐静脉使用。托拉塞米是具有醛固酮受体拮抗作用的袢利尿剂,半衰期较长、生物利用度为 76%～96%;吸收不受药物影响;利钠利尿活性是呋塞米的 8 倍,而排钾作用弱于呋塞米(因其抗醛固酮作用);心功能改善作用优于呋塞米;可抑制 AngⅡ引起的血管收缩。首先静脉给予负荷量,随后持续静脉滴注比单剂"弹丸"注射更有效。噻嗪类和螺内酯可与袢利尿剂合用,这种联合治疗比使用单药大剂量利尿剂更有效且不良反应小。袢利尿剂与多巴酚丁胺、多巴胺或硝酸酯联合应用比单独使用利尿剂更有效和不良反应更小(ESC 指南Ⅱb 类,证据 C 级)。

利尿剂抵抗指在足量应用利尿剂的条件下利尿剂作用减弱或消失,水肿持续存在的状态,约 1/3 的心力衰竭患者发生。利尿剂抵抗治疗包括:限制钠及水摄入、保持电解质平衡、低血容量时补充血容量、增加利尿剂剂量和(或)给药次数、静脉大剂量给药(比口服更有效)、静脉滴注给药(比静脉大剂量给药更有效)、几种利尿剂联合治疗、利尿剂与多巴胺或多巴酚丁胺联合应用、减少 ACEI 剂量,若上述治疗措施无效可考虑超滤或透析。

利尿剂不良反应包括神经内分泌激活(特别是 RAAS 和交感神经系统),低钾、低镁和低氯性碱中毒,后者可能导致严重心律失常,利尿剂也可发生肾毒性和加重肾衰竭。过度利尿会降低静脉压、肺毛细血管楔压和心脏舒张期充盈。

(四)血管升压素受体拮抗剂

精氨酸血管升压素具有强烈的血管收缩、水潴留、增强 NE、AngⅡ及致心室重构等作用,是心力衰竭恶化的因素之一。精氨酸血管升压素受体拮抗剂托伐普坦(tolvaptan)可选择性地阻断肾小管上的精氨酸血管升压素受体,并具有排水不排钠的特点,此类药物又称利水药。2007 年 ACC 公布的 EVEREST 研究是一项随机双盲对照的临床试验,4133 例急性失代偿性心力衰竭患者口服托伐普坦短期治疗(7 天及出院前)和长期治疗(平均随访 9.9 个月),结果证实短期应用托伐普坦可使气促和水肿症状明显减轻,改善低钠血症。但长期治疗不能减少主要心血管事件,也不能降低病死率。

(五)正性肌力药物

1.cAMP 依赖性的正性肌力药物

cAMP 依赖性的正性肌力药物包括:①β 肾上腺素能激动剂,如多巴胺、多巴酚丁胺等。②磷酸二酯酶抑制剂,如米力农、氨力农以及依诺昔酮等。

多巴胺是一种内源性儿茶酚胺,是去甲肾上腺素的前体,它的作用是剂量依赖的,可以作用于多巴胺能受体、β 肾上腺素能受体和 α 肾上腺素能受体 3 种不同受体。小剂量多巴胺[＜2μg/(kg·min)]只作用于外周多巴胺能受体,降低外周血管阻力,其中以扩张肾、内脏、冠脉和脑血管床最明显,可改善肾血流、肾小球滤过率,增加肾脏低灌注和肾衰竭患者对利尿剂的反应;较大剂量[$>2\mu g/(kg \cdot min)$]多巴胺刺激 β 肾上腺素能受体,增加心肌收缩力和心排出量。剂量$>5\mu g/(kg \cdot min)$作用于 α 肾上腺素能受体,增加外周血管阻力,使左室后负荷、肺动脉压力和阻力增加,可能对心力衰竭患者有害。

多巴酚丁胺主要通过刺激 β_1 和 β_2 受体(3:1 比例)起作用,小剂量多巴酚丁胺使动脉轻度扩张,通过降低后负荷增加心搏出量[$2\sim 20\mu g/(kg \cdot min)$],大剂量多巴酚丁胺使血管收缩。心率通常以剂量依赖的方式增加,心率增加的程度较其他儿茶酚胺类药物小,但因为加快房室传导,使心房纤颤患者心率增加比较明显。

PROMISE、PRIME II、VEST 及 PICO 等试验均显示口服磷酸二酯酶抑制剂与安慰剂相比全病因病死率、心血管病死率、心脏猝死均增加,为此,试验被迫提前终止。DICE、OPTIME-CHF等试验表明,静脉用药与口服正性肌力药物相似,因心力衰竭加重而住院的患者用多巴酚丁胺和米力农并无额外益处。大量临床试验表明,上述药物短期用于急性心力衰竭时具有增加心肌收缩力和有益的血流动力学作用,但长期使用却增加病死率,其确切机制尚未明了,可能与此类药物的致心律失常作用有关。由于磷酸二酯酶抑制剂增加心脏收缩功能,有利于加用 β 受体阻滞剂,而 β 受体阻滞剂可预防磷酸二酯酶抑制剂的致心律失常作用,当与 β 受体阻滞剂同时使用和(或)对多巴酚丁胺反应不佳时,先使用磷酸二酯酶抑制剂(IIa类,证据 C 级)。ESC 指南指出,此类正性肌力药适用于外周循环血液灌注不足(低血压、肾功能不全),无论有无瘀血或肺水肿,经最佳剂量利尿剂和血管扩张剂治疗,但效果不佳的患者(IIa类,证据 C 级)。米力农和依诺昔酮发生血小板减少症较氨力农少。由于此类药物增加了氧需求量和钙负荷,应谨慎应用。不主张慢性心力衰竭患者长期或间歇静脉滴注此类正性肌力药。可用于晚期、难治性心力衰竭或心脏移植前的终末期心力衰竭的患者,且尽量短期应用。

2.强心苷

通过抑制心肌 Na^+-K^+-ATP 酶,增加 $Ca^{2+}-Na^+$ 离子交换,增加心肌收缩力。AHF 时强心苷可轻度增加心排出量,降低充盈压。但对于 AMI 合并 HF 的患者,AIRE 研究的亚组分析显示,强心苷对预后有不利影响,常预示威胁生命心律失常事件的发生,且使肌酸激酶升高更明显。ESC 指出不推荐给予 AHF 患者具有正性肌力作用的强心苷,特别是急性心肌梗死后 AHF。AHF 时使用强心苷的指征是心动过速如心房颤动诱导的心力衰竭,如心力衰竭应用其他药物不能有效地控制心率时。AHF 时,严格控制快速心律失常的心率能缓解心力衰竭的症状。洋地黄的禁忌证包括心动过缓,II度或III度房室传导阻滞,病态窦房结综合征,颈动脉窦过敏综合征,预激综合征,肥厚梗阻型心肌病,低钾血症和高钙血症。

3.Ca^{2+} 通道增敏剂

欧洲心脏病学会急性心力衰竭指南和我国《急性心力衰竭诊断与治疗指南》均IIa类推荐应用(B级证据)Ca^{2+} 通道增敏剂。大规模临床试验证实,传统的正性肌力药 β 肾上腺素能激动剂在增强心肌收缩力的同时也增加心肌耗能,长期应用可增加心力衰竭患者的病死率。静脉用 Ca^{2+} 通道增敏剂左西孟坦增加收缩蛋白对钙离子的敏感性,不增加细胞内 Ca^{2+} 浓度,发挥正性肌力作用,同时促进血管平滑肌 ATP 依赖的钾离子通道开放,扩张外周血管。首次评价左西孟坦的随机对照双盲研究(revive-2 研究)及 LIDO、RUSSLAN、CASINO 研究均显示,左西孟坦在增加心排出量、降低病死率方面优于多巴酚丁胺,短期使用能改善血流动力学效应及症状,半衰期长(80h)。但大剂量左西孟坦可引起心动过速和低血压。

2007年公布的SURVIVE试验纳入了1327例左心室射血分数≤30%的急性失代偿性心力衰竭患者,结果显示,左西孟坦与多巴酚丁胺相比,5天和1个月病死率没有差异,6个月死亡发生率也相似,分别为26%和28%。目前仍需要进一步证明其长期治疗效果以及更多地收集安全性数据。

除上述治疗,AHF的治疗还包括病因治疗、并发症的治疗,必要时应考虑主动脉内球囊反搏等治疗。

第五节　急性心肌梗死

一、定义

急性心肌梗死是持久而严重的心肌急性缺血所引起的部分心肌坏死,伴有心功能障碍,临床上产生胸痛和组织坏死的全身反应、心肌急性损伤与坏死的心电图进行性演变和心肌酶水平升高,常并发急性循环衰竭和严重心律失常。

二、病理解剖

冠状动脉的闭塞或高度狭窄是心肌梗死的最常见原因,心肌梗死的部位和范围主要取决于冠状动脉的病损部分和供血范围。动脉粥样硬化斑块的形成是冠状动脉狭窄的主要原因,急性心肌梗死是在粥样硬化斑块的基础上产生了斑块破裂、出血和继发血栓形成使冠状动脉急性闭塞所致。

冠状动脉共有三支,即前降支(LAD)、左回旋支(LCX)和右冠状动脉(RCA)。任何一支冠脉发生急性闭塞都会产生相应部位的急性心肌梗死。冠状动脉前降支主要分布在前纵沟两侧的左右心室前壁、近心尖区的膈面和室间隔的前2/3区,故前降支的上1/3区域内的闭塞主要产生左室前壁、心尖部及室间隔前部的梗死,而中1/3区域内的闭塞主要引起心尖部的梗死,但是病理检查常可发现近前纵沟部右室前壁心肌梗死;回旋支主要分布于左心室的后壁和侧壁,因此该支动脉的闭塞、梗死发生于左室侧壁,并根据回旋支的发达程度,可累及不同范围的左室后壁及室间隔后部;右冠状动脉主要分布于右心室的前壁、侧壁、后壁和室间隔的后部,有时还分布到后纵沟旁的左室后壁,因此,右冠状动脉的闭塞引起右室前壁、右室后壁、后纵沟旁的左室后壁和室间隔后部的梗死。心房的梗死很少见。乳头肌是否受累取决于该乳头肌起始部心壁血液供应的病损程度。窦房结动脉在2/3的人起源于右冠状动脉,1/3起源于左回旋动脉;房室结动脉供应房室结和房室束的血液,约90%起自右冠状动脉,10%起自左回旋动脉。这两个动脉分支的血流受阻可以引起心律失常。此外,梗死周围区的心肌缺血也可以引起心律失常。

在心肌梗死的最初1~2天无明显的大体形态变化,以后则出现典型的贫血性梗死形态,病变区的心肌呈灰白或浅黄色,干燥无光泽,与周围非梗死心肌间分界不清且不规则,梗死与非梗死心肌有互相掺杂,坏死累及心包时引起无菌性纤维素性心包炎。心内膜被累及时可由于心内膜的炎性反应诱发心室腔内心肌梗死部位的血栓形成,脱落的血栓可致动脉栓塞。在显微镜下,急性心肌梗死发生后 6 小时出现明显的病理改变,早期可见心肌细胞肿胀,嗜酸性增强,空泡变性,核溶解,横纹消失,并聚集成块,最后发生坏死崩解。间质内水肿、继而有白细胞浸润。随着电子显微镜和细胞学技术的应用发现:缺血数分钟心肌细胞即可有细胞内水肿、糖原颗粒减少及线粒体肿胀,但是作为心肌收缩装置的肌原纤维在心肌细胞死亡相当时间后才有病理形态的变化。不可逆损伤的心肌细胞受到再灌注或再给氧,会加速出现凝固性坏死和膜结构的破坏。随着病变的发展,心肌梗死部位中性多形核粒细胞与吞噬细胞增多,而坏死组织逐渐被溶解吸收,肉芽组织从梗死周围区长入,由于心肌细胞的再生能力极差,梗死最后被纤维瘢痕所代替,心肌梗死即进入愈合期。

心肌梗死的愈合时间随着梗死范围的大小而异,一般需要 5～8 周,心肌梗死部位在心腔内压力的影响下逐渐伸展,心壁变薄,局部膨出,形成室壁瘤,瘤体腔内常可见附壁血栓。急性期梗死区的心室壁向外膨出,称为急性室壁瘤。急性室壁瘤常随心脏的舒缩呈反常或反向运动。严重的急性透壁性心肌梗死有时可以引起心脏破裂,使血液急剧充盈到心包腔内发生心脏压塞。心肌梗死也有室间隔穿孔或乳头肌断裂而致二尖瓣脱垂或关闭不全者。

三、临床表现

(一)先兆

突然发生或出现较以往更剧烈而频繁的心绞痛,心绞痛持续时间较以往长,诱因不明显,硝酸甘油疗效差,心绞痛发作时伴有恶心、呕吐、大汗、心动过缓、急性心功能不全、严重心律失常或血压有较大波动等,都可能是心肌梗死的先兆(梗死前心绞痛)。如此时心电图示 ST 段一时性明显抬高或压低,T 波倒置或增高,更应警惕近期内发生心肌梗死的可能。及时积极治疗,有可能使部分患者避免发生心肌梗死。也有少数患者起病隐袭,症状轻微,可无疼痛。

(二)症状

随梗死面积的大小、部位、发展速度和原来心脏的功能情况,特别是曾否有过陈旧性心肌梗死等而轻重不同。

1.疼痛

疼痛是最先出现的症状,疼痛部位和性质与心绞痛相同,但常发生于安静或睡眠时,即使在劳力后发生者,经安静休息或含服硝酸甘油,也不能缓解,疼痛程度较重,范围较广,持续时间可长达数小时或数天,或暂时减轻后又加剧并更为持久,患者常烦躁不安、出汗、恐惧,有濒死之感。疼痛部位大多数累及胸骨后,甚至包括整个心前区,在我国 1/6～1/3 的患者疼痛的性质及部位不典型,如位于上腹部,常被误认为胃溃疡穿孔或急性胰腺炎等急腹症;位于下颌或颈部,常被误认为骨关节病。疼痛的性质和程度,可带有心绞痛时那种紧闷和压迫感,但大多数更为剧烈,呈压榨感,难以忍受,常常需要使用麻醉性强镇痛药才能减轻。部分患者无疼痛,多为糖尿病患者或老年人,一开始即表现为休克或急性心力衰竭;少数患者在整个过程中都无疼痛或其他症状,而事后才发现得过心肌梗死。

2.全身症状

全身症状主要是发热,伴有白细胞增高和红细胞沉降率增快等非特异性全身反应,由坏死物质吸收所引起。一般在疼痛发生后 24～48 小时出现,程度与梗死范围常呈正相关,体温一一般在 38℃上下，很少超过 39℃，持续一周左右。发热延长至 1 周以上或一度消退后重新出现，或体温特别高者，应怀疑有无并发感染，少数延长或再度出现的发热可由新的心肌梗死、栓塞的并发症或梗死后综合征引起。

3.胃肠道症状

胃肠道症状常出现在发病早期，特别是当疼痛剧烈时，1/3 的患者伴有恶心、呕吐和上腹胀痛，可能是急性心肌病变引起迷走神经对胃肠道反射性作用的结果。肠胀气也不少见。

4.低血压和休克

疼痛期血压下降常见，可持续数周后再上升，且常不能恢复以往的水平，未必是休克。如疼痛缓解而收缩压低于 10.6kPa（80mmHg），患者烦躁不安、面色苍白、皮肤湿冷、脉细而快、大汗淋漓、尿量减少、神志迟钝，甚至昏厥者则为休克的表现。

5.心力衰竭

主要是急性左心衰竭，可在起病最初数日内发生或在疼痛、休克好转阶段出现。发生率为 20％～48％，为梗死后心脏收缩力显著减弱和顺应性降低所致。患者出现呼吸困难、咳嗽、发绀、烦躁等，严重者可发生肺水肿或进而发生右心衰竭的表现，出现颈静脉怒张、肝肿痛和水肿等。右心室心肌梗死者，一开始即可出现右心衰竭的表现。

(三)体征

急性心肌梗死时心脏体征可在正常范围内，体征异常者大多数无特异性。心脏可有轻至中度增大，其中一部分与以往的心肌梗死或高血压影响有关；心率可增快，也可减慢；在前壁心肌梗死的早期，可能在心尖处和胸骨左缘之间扪及迟缓的收缩期膨出，是由心室壁反常运动所致，常在数天或数周内消失；心尖部扪及额外的收缩期前向外冲动，伴有听诊第四心音，与左心室顺应性减弱有关；第三心音奔马律反应左室舒张中期压和舒张期容积增高，常表示有左心室衰竭；第 1、2 心音多减轻；10％～20％的病例在发病第 2、3 天出现心包摩擦音，说明有反应性纤维蛋白性心包炎，一般不伴有明显的心包积液；有乳头肌功能障碍引起二尖瓣关闭不全时出现心尖部的收缩期杂音；右心室梗死较重者可见颈静脉膨胀，深吸气时更为明显。

四、诊断

(一)临床要点

心肌梗死的诊断主要依靠症状、心电图和心肌酶的测定。在急性期有显著的胸痛伴有休克或心力衰竭症状者，诊断比较容易。疼痛性质与部位典型而持续半小时以上，经休息和使用硝酸甘油后不能缓解者，随后出现体温升高、血白细胞计数增高、血沉加速，特别是血清酶增高，而无其他胸痛的明确原因，即使心电图变化不典型，也可做出急性心肌梗死的诊断。也有不少病例疼痛不剧烈，甚至无疼痛，故有原因不明的胸闷、休克、胸痛，伴有恶心、呕吐，或出现心力衰竭而无其他原因的心脏病证据者，都应进行心电图检查及血清酶学测定。

急性心肌梗死的诊断标准：必须至少具备下列 3 条标准中的 2 条。

1.缺血性胸痛的临床病史。

2.心电图的动态演变。

3.心肌坏死的血清心肌标志物浓度的动态改变。

部分心肌梗死患者心电图不表现 ST 段抬高，而表现为其他非诊断性心电图改变，常见于老年人及有心肌梗死病史的患者,因此血清心肌标志物浓度的测定对诊断心肌梗死有重要价值。在应用心电图诊断急性心肌梗死时应注意到超急性期 T 波改变、后壁心肌梗死、右室梗死及非典型心肌梗死的心电图表现,伴有左束支传导阻滞时,心电图诊断心肌梗死困难,需进一步检查确立诊断。

(二)心电图

1.早期超急性损伤期

急性损伤区传导阻滞;梗死导联的 R 波上升速度缓慢;弓背向上的 ST 段急剧抬高;T 波高尖。

2.急性充分发展区

从第一期的单向 QRS－T 曲线变为三相曲线,出现病理性 Q 波,ST 段由水平型或弓背型抬高渐回至等电位线,出现一系列 T 波演变(倒置→倒置最深→变浅或平坦或直立)。在早期超急性损伤期过渡到充分发展期之前,抬高的 ST 段和高大的 T 波可恢复常态,暂时呈"正常"的伪性改善。

3.慢性稳定期

陈旧梗死期各种表现。

(三)心肌坏死的生化标志物

1.心肌酶

心肌组织受急性缺血性损伤时,从坏死组织释放的各种酶,可以使这些酶在血清中的含量增高。所以反应心肌组织坏死,血清酶的升高特异性高,诊断价值大。

(1)肌酸磷酸激酶(CPK):CPK 有三种同工酶:CPK－BB,CPK－MB,CPK－MM。其中 CPK－MB 为心肌特有,诊断急性心肌梗死特异性和敏感性高,一直是诊断心肌梗死的标准标志物。根据 CPK－MB 定量有助于推算梗死范围和判断预后。

(2)血清谷草转氨酶(SGOT):SGOT 为心脏非特异性酶,如 SGOT/SGPT＞1,可与急性肝损伤鉴别。

(3)乳酸脱氢酶(lactic dehydrogenase,LDH):LDH 有五种同工酶:LDH_1、LDH_2、LDH_3、LDH_4、LDH_5,LDH_1 在心肌中含量最高,当 $LDH_1 \geqslant LDH_2$ 时对急性心肌梗死有诊断价值。

2.心肌肌钙蛋白

肌钙蛋白复合物包括三个亚单位:肌钙蛋白 T(TnT)、肌钙蛋白 I(TnI)和肌钙蛋白 C(TnC)。TnT 和 TnI 从具有心肌特异的基因获取,因此,心肌肌钙蛋白专指心肌特异的 cTnT 或 cTnI。心肌肌钙蛋白作为生化标志物为检测细胞坏死提供了一个高度敏感和特异的方法,早期释放到细胞溶质池,后期释放到结构池。早在症状发作后 2～4 小时在血液中可检测到肌钙蛋白,但是肌钙蛋白的升高也可以延迟到 8～12 小时,持续时间 5～14 天。

(四)放射性核素检查

可以用于急性心肌梗死的检查有以下三种。

1.^{201}铊灌注显像

发病早期休息时^{201}铊显像可见灌注缺损,较大或多处缺损表明心肌损害面广,有预后意义。由急性缺血而未坏死的心肌造成的缺损可于 3 小时后重分布。持续缺损也可由陈旧梗死所引起。

2.^{99m}锝焦磷酸盐显影

急性梗死的心肌可摄取^{99m}锝焦磷酸盐而显影,有助于诊断。

3.放射性核素心脏造影

显示心室壁局部运动障碍及测定射血分数,以估计左右心室功能。

(五)其他实验室检查

1.儿茶酚胺增高

发病几小时内血浆儿茶酚胺(主要是去甲肾上腺素)含量增高,尿中的排泄量也增多。原无糖尿病的患者可在急性心肌梗死最初几天发生血糖过高和糖尿,可能是由于体内肾上腺素和皮质激素暂时性分泌增多所致。发病最初两天血浆游离脂肪酸的浓度也增高。

2.血白细胞增多

白细胞增多常与体温升高平行发展,多从发病后 1～2 天增高至 10×10^9 至 20×10^9/L,中性粒细胞 75%～90%,持续 3～7 天。血液嗜伊红细胞的绝对计数常于起病后数小时即显著降低,持续 2～6 天,与肾上腺皮质激素分泌增高有关。

3.红细胞沉降率

梗死后 2～3 天开始增高,2～3 周恢复正常。

(六)超声心动图

可以显示心室壁局部运动障碍及测定射血分数,也可以检测出心脏破裂后急性心包积血、室间隔穿孔、乳头肌断裂后所致急性二尖瓣关闭不全。

(七)诊断性心导管检查

冠状动脉造影可以提供详细的解剖信息,确定预后并为最佳治疗提供方向。冠状动脉造影与左心室造影结合,还可以确定整个心室和某一部分心室的功能。血流动力学不稳定的患者,放置主动脉内气囊反搏术的同时行冠状动脉造影。

五、鉴别诊断

(一)心绞痛

与急性心肌梗死比较,疼痛性质轻,持续时间短,舌下含服硝酸甘油效果好。无发热,无血清心肌酶及心电图的动态演变。

自发性心绞痛发作持续 5～10 分钟以上或反复发作者,心电图可有暂时性的 ST 段和 T 波的改变,但无异常 Q 波,应密切观察心电图、心肌酶的测定,以除外急性心肌梗死,特别是非穿壁性心肌梗死。

(二)急性心包炎

1.在胸痛的同时或以前有发热及血白细胞增高,在发病当天甚至数小时内出现心包摩擦音,但无休克现象。

2.疼痛在咳嗽或深呼吸后加重,坐位前倾时减轻。

3.心电图除 aVR 外其他多数导联 ST 段呈弓背向下抬高,T 波倒置,但无 Q 波。

4.血清心肌酶一般无明显增高。

(三)肺动脉栓塞

1.肺动脉栓塞常引起胸痛伴有咳血、呼吸困难及休克,但发热、血白细胞增高多在 24 小时内出现。

2.右室负荷增加的表现:P2 亢进、肝大、颈静脉怒张等。

3.心电图Ⅰ导联 S 波加深,Ⅲ导联 Q 波显著心前区导联过渡区左移,右胸导联上 T 波倒置,即呈现 SⅠQⅢTⅢ改变。

4.静脉注射^{131}碘标记的血清蛋白后,肺扫描可显示血供中断所引起的空白区。

(四)主动脉夹层动脉瘤

1.疼痛一开始即达到高峰,常放射至背、肋、腹、腰、下肢。

2.可出现上肢血压、脉搏不对称,有时出现主动脉关闭不全的体征。

3.心电图上无急性心肌梗死特异性改变。

4.超声心动图、胸片及核磁、强化 CT 扫描有助于诊断。

六、治疗

(一)院前急救

院前急救的任务是帮助急性心肌梗死患者安全、迅速地转运到医院,以便尽早开始再灌注治疗;重点是缩短患者就诊延误的时间和院前检查、处理、转运所需的时间。

帮助已患有心脏病或有急性心肌梗死高危因素的患者提高识别急性心肌梗死的能力,一旦发病立即采取以下急救措施:①停止任何主动活动和运动,卧床休息。②立即舌下含服硝酸甘油片(0.5mg),每 5 分钟可重复使用。若含服硝酸甘油 3 片仍无效则应拨打急救电话,由急救中心派出配备有专业医护人员、急救药品和除颤器等设备的救护车,将其运送到附近能提供 24 小时心脏急救的医院。

医护人员根据患者的病史、查体和心电图结果做出初步诊断和急救处理,给予心电图和血压监测、舌下含服硝酸甘油、吸氧、建立静脉通道和使用急救药物,必要时给予除颤治疗和心肺复苏。识别急性心肌梗死的高危患者,如有低血压<13.3kPa(100mmHg)、心动过速>100 次/分或有休克,肺水肿体征等。

急性心肌梗死患者被送达医院急诊室后,医师应迅速完成病史采集、临床检查和记录 1 份 18 导联心电图以明确诊断。对 ST 段抬高的急性心肌梗死患者,在 30 分钟内收住冠心病监护病房开始溶栓,或在 90 分钟内开始行急诊 PTCA 治疗。在典型临床表现和心电图 ST 段抬高已能确诊为急性心肌梗死时,绝不能因等待血清心肌标志物检查结果而延误再灌注治疗的时间。

(二)ST 段抬高型急性心肌梗死的治疗

1.一般治疗

(1)监测:持续心电、血压和血氧饱和度监测,及时发现和处理心律失常、血流动力学异常和低氧血症。

(2)卧床休息:可降低心肌耗氧量,减少心肌损害。对血流动力学稳定且无并发症的急性心肌梗死患者一般卧床休息 1～3 天,对病情不稳定及高危患者卧床时间应适当延长。

(3)饮食和通便:急性心肌梗死患者需禁食至胸痛消失,然后给予流质、半流质饮食,逐步过渡到普通饮食。所有急性心肌梗死患者均应使用缓泻剂,以防止便秘时排便用力导致心脏破裂或引起心律失常、心力衰竭。

(4)建立静脉通道:保持给药途径畅通。

(5)镇痛:急性心肌梗死时,剧烈胸痛使患者交感神经过度兴奋,产生心动过速、血压升高和心肌收缩功能增强,从而增加心肌耗氧量,并易诱发快速性室性心律失常,应迅速给予有效镇痛剂,可给予吗啡 5~10mg 皮下或肌内注射,必要时 1~2 小时后重复 1 次。不良反应有恶心呕吐、低血压和呼吸抑制。故原则上以用较小剂量和较少次数为宜,疼痛减轻后停用。需要时可以短期服用镇静药。疼痛较轻者不必常规使用麻醉性镇痛剂。

(6)吸氧:急性心肌梗死患者初起即使无并发症,也应给予鼻导管吸氧,以纠正因肺淤血和肺通气/血流比例失调所致的中度缺氧。在严重左心衰竭、肺水肿合并有机械并发症的患者,多伴有严重低氧血症,需面罩加压给氧或气管插管并机械通气。

(7)硝酸甘油:急性心肌梗死患者只要无禁忌,证通常使用硝酸甘油静脉滴注 24~48 小时。硝酸酯类药物可以扩张冠状动脉,同时扩张周围静脉,减少心脏的静脉回流,也可以一定程度地扩张周围动脉。血压偏低并有大量出汗或呕吐而疑有血容量不足者,在未明确血流动力学情况前不宜使用。下壁伴右室梗死时,因更易出现低血压,也应慎用硝酸甘油。

(8)β受体阻滞剂:急性心肌梗死早期疼痛伴有心律快、血压升高而无心力衰竭证据者,即可应用β受体阻滞剂。有急性肺水肿、重度心力衰竭、Ⅱ度或高度房室传导阻滞或严重心动过缓者禁用。

(9)其他治疗:纠正水、电解质及酸碱平衡失调。

2.灌注治疗

(1)溶栓治疗

1)溶栓治疗的适应证:①持续胸痛>1/2 小时,含服硝酸甘油症状不能缓解,2 个或 2 个以上相邻导联 ST 段抬高(胸导联≥0.2mV、肢体导联≥0.1mV),或提示急性心肌梗死病史伴左束支传导阻滞(影响 ST 段分析),起病时间<12 小时,年龄<75 岁(ACC/AHA 指南列为Ⅰ类适应证)。对于前壁心肌梗死、低血压(收缩压<13.3kPa)或心率增快(>100 次/分钟)患者治疗意义更大。②ST 段抬高,年龄>75 岁。对这类患者,无论是否溶栓治疗,死亡的危险性均很大(ACC/AHA 指南列为Ⅱa 类适应证)。③ST 段抬高,发病时间 12~24 小时,溶栓治疗效果不大,但在有进行性缺血性胸痛和广泛 ST 段抬高并经过选择的患者,仍可考虑溶栓治疗(ACC/AHA 指南列为Ⅱb 类适应证)。④高危心肌梗死,就诊时收缩压>24kPa(180mmHg)和(或)舒张压>14.6kPa(110mmHg),这类患者颅内出血的危险性较大,应认真权衡溶栓治疗的益处与出血性卒中的危险性。对这些患者首先应镇痛、降低血压(如应用硝酸甘油静脉滴注、β受体阻滞剂等),将血压降至 20/12kPa(150/90mmHg)时再行溶栓治疗,但是否能降低颅内出血的危险尚未得到证实。对这类患者若有条件应考虑直接 PTCA 或支架置入术(ACC/AHA 指南列为Ⅱb 类适应证)。

虽有 ST 段抬高,但起病时间超过 24 小时,缺血性胸痛已消失者或仅有 ST 段压低者不主张溶栓治疗(ACC/AHA 指南列为Ⅲ类适应证)。

2)溶栓治疗的禁忌证:①绝对禁忌证:既往任何时间发生过出血性脑卒中,1 年内发生过缺血性脑卒中或脑血管事件(包括 TIA);颅内肿瘤;近期(14 天内)活动性内脏出血(月经除外);可疑主动脉夹层;入院时严重且未控制的高血压>24/14.6kPa(180/110mmHg)或慢性严重高血压病史;感染性心内膜炎;近期(2~4 周)创伤史,包括头部外伤、创伤性心肺复苏或较长时间(>10 分钟)的心肺复苏;近期(<3 周)外科大手术;近期(<2 周)在不能压迫部位的大血管穿刺;曾使用链激酶(尤其 5 天至 2 年内使用者)或对其过敏的患者,不能重复使用链激酶;妊娠;活动性、消化性溃疡;严重的肝、肾功能障碍及进展性疾病,如恶性肿瘤;糖尿病合并视网膜病变者;二尖瓣病变并有心房纤颤,且高度怀疑左心室腔内有血栓者;出血性疾病,或有出血倾向者。②相对禁忌证:血小板计数<$10×10^9$/L;体质过度衰弱者;患者已服用华法林类药物,但凝血酶原时间延长不超过正常值 3 秒。

3)治疗步骤:溶栓前查血常规、血小板计数、出凝血时间及血型,配血备用。即刻服用阿司匹林 300mg,进行溶栓治疗,以后每天服用阿司匹林 300mg,3 天后改服 100mg。

4)溶栓剂的使用方法:①尿激酶:剂量为 3 万 U/kg,建议剂量为 150 万 U 左右,于 30 分钟内静脉滴注,配合肝素皮下注射 7500~10000U,每 12 小时 1 次,或低分子量肝素皮下注射,每日 2 次。②链激酶或重组链激酶:建议 150 万 U 于 1 小时内静脉滴注,配合肝素皮下注射 7500~10000U,每 12 小时 1 次,或低分子量肝素皮下注射,每日 2 次。注意事项:链激酶具有抗原性,因此给药前需静脉给予地塞米松 3~5mg 或氢化可的松 50mg,以免发生过敏反应。③重组组织型纤溶酶原激活剂(rt-PA):国外较为普遍的用法为加速给药方案(即 gusto 方案),首先静脉注射 15mg,继之在 30 分钟内静脉滴注 0.75mg/kg(不超过 50mg),再在 60 分钟内静脉滴注 0.5mg/kg(不超过 35mg)。给药前静脉注射肝素 5000U,继之以 1000U/h 的速率静脉滴注,以 APTT 结果调整肝素给药剂量,使 APTT 维持在 60~80 秒。鉴于东西方人群凝血活性可能存在差异以及我国脑出血发生率高于西方人群,我国进行的临床试验证实,应用 50mg rt-PA(8mg 静脉注射,42mg 在 90 分钟内静脉滴注,配合肝素静脉应用,方法同上),也取得较好疗效,出血需要输血及脑出血发生率与尿激酶无显著差异。

5)冠脉再通的临床表现:

①直接指征:冠脉造影观察血管再通情况,依据 TIMI 分级,达到Ⅱ、Ⅲ级者表明血管再通。

TIMI 分级:

0 级:无灌注或梗死区远端无血流。

Ⅰ级:造影剂部分通过阻塞区,但和梗死有关的冠脉中充盈不完全。

Ⅱ级:部分灌注:造影剂能充盈整段远端冠脉,但造影剂通过或清除的速度较完全正常的冠脉慢。

Ⅲ级:完全灌注:造影剂充盈和清除速度均正常。

②间接指征:a.胸痛自输入溶栓剂后 2 小时内缓解。b.输入溶栓剂 2 小时内心电图抬高的 ST 段迅速回落>50%。c.输入溶栓剂 2 小时内出现短暂的加速性室性自主心律,房室或束支传导阻滞突然消失。d.血清 CPK-MB 酶峰提前在发病 14 小时内。

具备上述 4 项中 2 项或以上者考虑再通,但是 a 和 c 组合不能判定为再通。

6)并发症:①轻度出血:皮肤、黏膜、肉眼及显微镜下血尿、血痰、小量咳血、呕血等(穿刺或注射部位少量瘀斑不作为并发症)。②重度出血：大量咯血或消化道大出血，腹膜后出血等引起出血性低血压状态或休克，需要输血者。③危及生命部位的出血：颅内、脊髓、纵隔内或心包出血。

(2)冠状动脉介入治疗(PCI)

1)直接冠状动脉介入治疗：①在 ST 段抬高和新出现或怀疑新出现左束支传导阻滞的急性心肌梗死患者，直接 PTCA 可作为溶栓治疗的替代治疗，但直接 PTCA 必须由有经验的术者和相关医务人员于发病 12 小时内或虽超过 12 小时但缺血症状仍持续存在时，对梗死相关动脉进行 PCI(ACC/AHA 指南列为Ⅰ类适应证)。②急性 ST 段抬高/Q 波心肌梗死或新出现左束支传导阻滞的急性心肌梗死并发心源性休克患者，年龄<75 岁，急性心肌梗死发病在36 小时内，并且血运重建术可在休克发生 18 小时内完成者，应首选直接 PCI 治疗(ACC/AHA 指南列为Ⅰ类适应证)。③适宜再灌注治疗而有溶栓治疗禁忌证者，直接 PCI 可作为一种再灌注治疗手段(ACC/AHAⅡa 类适应证)。④急性心肌梗死患者非 ST 段抬高，但梗死相关动脉严重狭窄、血流减慢(TIMI 血流≤2 级)，如可在发病 12 小时内完成，可考虑进行 PCI(ACC/AHA 指南列为Ⅱb 类适应证)。注意事项：在急性心肌梗死急性期不应对非梗死相关动脉行选择性 PCI。发病 12 小时以上或已接受溶栓治疗且已无心肌缺血证据者，不应进行PCI。直接 PCI 必须避免时间延误，否则不能达到理想效果，治疗的重点仍应放在早期溶栓。

2)补救性 PCI：对溶栓治疗未再通的患者使用 PCI 恢复前向血流即为补救性 PCI。其目的在于尽早开通梗死相关动脉，挽救缺血但仍存活的心肌，从而改善生存率和心功能。

建议对溶栓治疗后仍有明显胸痛、ST 段抬高无显著回落、临床提示未再通者，应尽快进行急诊冠脉造影，若 TIMI 血流 0～2 级，应立即行补救性 PCI，使梗死相关动脉再通。尤其对发病 12 小时内、广泛前壁心肌梗死、再次梗死及血流动力学不稳定的高危患者意义更大。

3)溶栓治疗再通者 PCI 的选择：对溶栓治疗成功的患者不主张立即行 PCI。建议对溶栓治疗成功的患者，若无缺血复发，应在 7～10 天后进行择期冠脉造影，若病变适宜可行 PCI。

(3)外科旁路手术：左心室收缩功能障碍的高危患者、糖尿病患者、2 支血管病变伴左前降支严重狭窄或 3 支血管严重狭窄或左主干病变的患者均应考虑做 CABG。

用紧急旁路手术实现再灌注的优点是：不仅能解除与梗死有关的血流阻断，还可以同时纠正其他冠脉的严重狭窄引起的心肌缺血，也适用于少数非血栓性闭塞的梗死部位冠脉。

3.药物治疗

(1)硝酸酯类药物：硝酸甘油能降低心肌需氧量，同时增加心肌氧供。硝酸甘油是一种依赖内皮细胞的血管扩张剂，对周围动脉和冠状动脉都有扩张作用。硝酸甘油通过扩张容量血管(即静脉床)，增加静脉血聚积，降低心肌前负荷，因而减轻决定心肌氧耗的心室室壁张力。硝酸甘油对动脉系统还有轻度作用，可以减少收缩期室壁张力(后负荷)，从而进一步降低心肌氧耗。硝酸甘油可以扩张大的冠状动脉以及促进侧支循环血流，使冠状动脉血流重新分布到缺血区域。

常用的硝酸酯类药物包括硝酸甘油、硝酸异山梨酯和 5-单硝山梨醇酯。

急性心肌梗死患者使用硝酸酯可轻度降低病死率，急性心肌梗死早期通常给予硝酸甘油静脉滴注 24～48 小时。对急性心肌梗死伴再发性心肌缺血、充血性心力衰竭或需处理的高血压患者更为适宜。静脉滴注硝酸甘油应从低剂量开始，即 $10\mu g/min$，可酌情逐渐增加剂量，每 $5\sim10$ 分钟增加 $5\sim10\mu g$，直至症状控制、血压正常者动脉收缩压降低 $1.33kPa(10mmHg)$ 或高血压患者动脉收缩压降低 $4.00kPa(30mmHg)$ 为有效治疗剂量。在静脉滴注过程中如果出现明显心率加快或收缩压 $\leqslant12kPa(90mmHg)$，应减慢滴注速度或暂停使用。静脉滴注硝酸甘油的最高剂量不超过 $100\mu g/min$，过高剂量可增加低血压的危险，对急性心肌梗死患者不利。硝酸甘油持续静脉滴注的时限为 $24\sim48$ 小时，开始 24 小时一般不会产生耐药性，后 24 小时若硝酸甘油的疗效减弱或消失可增加滴注剂量。静脉滴注二硝基异山梨酯的剂量范围为 $2\sim7mg/h$，开始剂量 $30\mu g/min$，观察 30 分钟以上，如无不良反应可逐渐加量。静脉用药后可使用口服制剂（如硝酸异山梨酯或 5-单硝山梨醇酯等）继续治疗。硝酸酯类药物的不良反应有头痛、反射性心动过速和低血压等。该药的禁忌证为急性心肌梗死合并低血压，收缩压 $\leqslant$ $12kPa(90mmHg)$ 或心动过速，心率 >100 次/分，下壁伴右室梗死时即使无低血压也应慎用。

（2）抗血小板治疗：冠状动脉内斑块破裂诱发局部血栓形成是导致急性心肌梗死的主要原因。在急性血栓形成中血小板活化起着十分重要的作用，抗血小板治疗已成为急性心肌梗死的常规治疗，溶栓前即应使用。阿司匹林和噻氯匹定或氯吡格雷是目前临床上常用的抗血小板药物。

1）阿司匹林：阿司匹林通过不可逆地抑制血小板内的环氧化酶-1 防止血栓烷 A_2 形成，达到抑制血小板聚集的作用。急性心肌梗死的急性期，阿司匹林使用剂量应在 $150\sim300mg/d$ 之间，首次服用时应选择水溶性阿司匹林或肠溶阿司匹林，嚼服，以达到迅速吸收的目的。3 天后改为小剂量 $50\sim150mg/d$ 维持。阿司匹林禁忌证包括不能耐受和过敏（主要表现为哮喘）、活动性出血、血友病、活动性视网膜出血、严重未经治疗的高血压、活动性消化性溃疡或其他严重胃肠道或生殖泌尿系出血。

2）噻氯匹定和氯吡格雷：噻氯匹定和氯吡格雷是二磷酸腺苷受体拮抗剂，主要抑制二磷酸腺苷诱导的血小板聚集。噻氯匹定和氯吡格雷对血小板的作用不可逆，但是如果不使用负荷剂量则需要数天才能达到最大作用，使用负荷剂量可以缩短达到抗血小板治疗有效水平的间。二磷酸腺苷受体拮抗剂和阿司匹林的作用机制不同，联合使用可以提高疗效。

噻氯匹定口服 $24\sim48$ 小时起作用，$3\sim5$ 天达高峰。开始服用的剂量为 $250mg$，每日 2 次，$1\sim2$ 周后改为 $250mg$，每日 1 次维持。该药起作用慢，不适合急需抗血小板治疗的临床情况（如急性心肌梗死溶栓前），多用于对阿司匹林过敏或禁忌的患者或者与阿司匹林联合用于置入支架的急性心肌梗死患者。该药的主要不良反应是中性粒细胞及血小板减少，应用时需注意经常检查血常规，一旦出现上述不良反应应立即停药。

氯吡格雷是新型二磷酸腺苷受体拮抗剂，其化学结构与噻氯匹定十分相似，由于比噻氯匹定起效迅速，尤其是在给予负荷剂量后，并且更安全，因此优先使用。初始剂量 $300mg$，以后剂量 $75mg/d$ 维持。

（3）抗凝治疗：凝血酶是使纤维蛋白原转变为纤维蛋白最终形成血栓的关键环节，因此抑制凝血酶至关重要。

1）普通肝素：普通肝素通过加速激活循环血液中抗凝血酶而显示其抗凝作用。抗凝血酶是一种蛋白分解酶，可以使因子 $\mathrm{II}a$、因子 $\mathrm{IX}a$ 和因子 $\mathrm{X}a$ 失活。它可以预防血栓形成，但是不能溶解已经存在的血栓。在药代动力学,上存在严重缺陷,它与蛋白和细胞呈非特异结合,结果导致生物利用度差,并且在患者中的抗凝反应有明显差异。肝素作为对抗凝血酶的药物在临床应用最普遍,对于 ST 段抬高的急性心肌梗死,肝素作为溶栓治疗的辅助用药;对于非 ST 段抬高的急性心肌梗死,静脉滴注肝素为常规治疗。一般使用方法是先静脉推注 5000U 冲击量,继之以 1000U/h 维持静脉滴注,每 4～6 小时测定 1 次部分活化的凝血酶原时间(APTT)或活化的凝血时间(ACT),以便于及时调整肝素剂量,保持其凝血时间延长至对照的 1.5～2.5 倍。静脉肝素一般使用时间为 48～72 小时,以后可改用皮下注射 7500U,每 12 小时 1 次,注射 2～3 天。如果存在体循环血栓形成的倾向,如左心室有附壁血栓形成/心房颤动或有静脉血栓栓塞史的患者,静脉肝素治疗时间可适当延长或改口服抗凝药物。

　　肝素作为急性心肌梗死溶栓治疗的辅助治疗,随溶栓制剂不同用法亦有不同。rt-PA 为选择性溶栓剂,半衰期短,对全身纤维蛋白原影响较小,血栓溶解后仍有再次血栓形成的可能,故需要与充分抗凝治疗相结合。溶栓前先静脉注射肝素 5000U 冲击量,继之以 1000U/h 维持静脉滴注 48 小时,根据 APTT 或 ACT 调整肝素剂量(方法同上)。48 小时后改用皮下肝素 7500U,每日 2 次,治疗 2～3 天。

　　尿激酶和链激酶均为非选择性溶栓剂,对全身凝血系统影响很大,包括消耗因子 Ⅴ 和 Ⅷ,大量降解纤维蛋白原,因此溶栓期间不需要充分抗凝治疗,溶栓后 6 小时开始测定 APTT,待 APTT 恢复到对照时间 2 倍以内时(约 70 秒)开始给予皮下肝素治疗。对于因就诊晚、已失去溶栓治疗机会、临床未显示有自发再通情况,或虽经溶栓治疗临床判断梗死相关血管未能再通的患者,肝素静脉滴注治疗是否有利并无充分证据,相反,对于大面积前壁心肌梗死的患者有增加心脏破裂的倾向。在此情况下,以采用皮下注射肝素治疗较为稳妥。

　　2)低分子量肝素:与普通肝素比较,低分子量肝素的主要优点有与血浆蛋白和内皮细胞结合减少,清除呈剂量依赖性并且半衰期长,每天 1～2 次皮下注射就可以获得持续的抗凝作用。而且,低分子肝素对血小板的刺激作用不如普通肝素,较少发生肝素诱导的血小板减少性紫癜。所以具有应用方便、不需监测凝血时间、出血并发症低等优点,在初期稳定时期可用低分子量肝素代替普通肝素。由于普通肝素的抗凝作用比低分子肝素容易中和,因此,在 24 小时之内可能接受 CABG 的患者优先使用普通肝素。

　　(4)β受体阻滞剂:β受体阻滞剂竞争性地阻断细胞膜上 β 受体的儿茶酚胺作用,通过抑制儿茶酚胺的作用降低心肌收缩力、窦房结频率和房室传导速度,可以减慢心率、减弱心肌收缩力和对胸痛、劳累以及其他刺激的反应,还能降低体循环收缩压,所有这些作用可以减少心肌耗氧量,对改善缺血区的氧供需失衡、缩小心肌梗死面积、降低急性期病死率有肯定疗效。减慢心率还可以延长舒张间期,这是影响冠脉血流和侧支血流的一个主要因素。在无该药禁忌证的情况下应及早常规应用。常用的 β 受体阻滞剂为美托洛尔,常用剂量为 25～50mg,每日 2 次或 3 次;阿替洛尔,6.25～25mg,每日 2 次。用药时需严密观察,使用剂量必须个体化。在较急的情况下,如前壁急性心肌梗死尤其合并心动过速或高血压者,β 受体阻滞剂亦可静脉使用,美托洛尔静脉注射剂量为 5mg/次,间隔 5 分钟后可再给予 1～2 次,继续口服剂量维持。

　　β受体阻滞剂治疗的禁忌证为:①心率＜60 次/分钟。②动脉收缩压＜13.3kPa (100mmHg)。③中重度左心衰竭(≥killipⅢ级或 S₃奔马律)。④PR 间期＞0.24 秒、Ⅱ、Ⅲ度房室传导阻滞而没有起搏器保护。⑤严重慢性阻塞性肺部疾病或哮喘。⑥末梢循环灌注不良。相对禁忌证为：①哮喘病史。②周围血管疾病。③胰岛素依赖性糖尿病。④抑郁症。

(5)肾素-血管紧张素-醛固酮系统抑制剂：血管紧张素转换酶抑制剂主要作用机制是通过影响心肌重塑、减轻心室过度扩张而减少充盈性心力衰竭的发生率和病死率。急性心肌梗死早期使用血管紧张素转换酶抑制剂能降低病死率，尤其是前6周的病死率降低最显著，而前壁心肌梗死伴有左心室功能不全的患者获益最大。在无禁忌证的情况下，溶栓治疗后血压稳定即可开始使用。血管紧张素转换酶抑制剂使用的剂量和时限应视患者情况而定，一般来说，急性心肌梗死早期应从低剂量开始逐渐增加剂量，例如初始给予卡托普利6.25mg作为试验剂量，一天内可加至12.5mg或25mg，次日加至12.5~25mg，每日2次或每日3次。对于4~6周后无并发症和无左心室功能障碍的急性心肌梗死患者，可停服血管紧张素转换酶抑制剂；若是前壁心肌梗死合并左心功能不全，治疗期应延长。

血管紧张素转换酶抑制剂的禁忌证：①心肌梗死急性期动脉收缩压<12kPa(90mmHg)。②临床出现严重肾衰竭(血肌酐>265μmol/L)；③有双侧肾动脉狭窄病史者。④对血管紧张素转换酶抑制剂过敏者。⑤妊娠、哺乳妇女等。

在合并左心室收缩功能不全和(或)心力衰竭的心肌梗死患者，血管紧张素受体阻滞剂缬沙坦对于心肌梗死后心血管高危患者与卡托普利同样有效。

选择性醛固酮受体阻滞剂应用于心肌梗死合并左心室功能不全和心力衰竭或糖尿病的患者可以降低致残率和病死率。

(6)钙拮抗剂：可以减少钙离子通过细胞膜内流，因而抑制心肌和血管平滑肌收缩。钙拮抗剂在急性心肌梗死治疗中不作为一线用药。临床试验研究显示，无论是急性心肌梗死早期或晚期、Q波或非Q波心肌梗死、是否合用β受体阻滞剂，给予速效硝苯地平均不能降低再梗死率和病死率，对部分患者甚至有害。因此，在急性心肌梗死常规治疗中钙拮抗剂被视为不宜使用的药物。

1)地尔硫䓬：对于无左心衰竭临床表现的非Q波急性心肌梗死患者，服用地尔硫䓬可以降低再梗死发生率，有一定的临床益处。急性心肌梗死并发心房颤动伴快速心室率，且无严重左心功能障碍的患者，可使用静脉地尔硫䓬，缓慢注射10mg(5分钟内)，随之以5~15μg/(kg·min)维持静脉滴注，静脉滴注过程中需密切观察心率、血压的变化，如心率低于55次/分，应减少剂量或停用，静脉滴注时间不宜超过48小时。急性心肌梗死后频发梗死后心绞痛者以及对β受体阻滞剂禁忌的患者使用此药也可获益。对于急性心肌梗死合并左心室功能不全、房室传导阻滞、严重窦性心动过缓及低血压≤12kPa(90mmHg)者，该药为禁忌。

2)维拉帕米：在降低急性心肌梗死的病死率方面无益处，但对于不适合使用β受体阻滞剂者，若左心室功能尚好，无左心衰竭的证据，在急性心肌梗死数天后开始服用此药，可降低此类患者的死亡和再梗死复合终点的发生率。该药的禁忌证同地尔硫䓬。

4.并发症的处理

(1)左心功能不全

1)左心功能不全诊断：合并左心功能不全者必须迅速采集病史，完成体格检查、心电图、血气分析、X线胸片及有关生化检查，必要时做床旁超声心动图及漂浮导管血流动力学测定。

血流动力学监测可为左心功能的评价提供可靠指征。当肺毛细血管楔压（PCWP）>2.4kPa(18mmHg)、心脏指数（CI）<2.5L/(min·m²)时表现为左心功能不全。PCWP>2.4kPa(18mmHg)、CI<2.2L/(min·m²)、收缩压<10.6kPa(80mmHg)时为心源性休克。当存在典型心源性休克时,CI<1.8L/(min·m²),PCWP>2.66kPa(20mmHg)。

漂浮导管血流动力学监测适应证:①严重或进行性充血性心力衰竭或肺水肿。②心源性休克或进行性低血压。③可疑的急性心肌梗死机械并发症,如室间隔穿孔、乳头肌断裂或心脏压塞。④低血压而无肺淤血,扩容治疗无效。

另外,脉搏指示连续心排出量技术（PiCCO）:第一,经肺热稀释法可以测量心排出量（CO）、心功能指数（CI）、心脏前负荷（ITBV,GEDV）、血管外肺水（EVLW）、肺血管通透性（PVPI）以及全心射血分数（GEF）;第二,通过经肺热稀释法对动脉脉搏轮廓法进行初次校正后,可以连续监测搏轮廓心排出量（PCCO）、心率（HR）、每搏输出量（SV）、容量反应（PPV,SVV）、动脉压（AP）、全身血管阻力（SVR）、左心室收缩力指数（dPmax）。心排出量采用两种方式得到,在连续监测时通过动脉脉搏轮廓分析的方法得到,间断测量时通过经肺热稀释技术得到。PiCCO的禁忌证:由于测量方式是有创的,因此如果患者的动脉置管部位不适合置管,不能使用;接受主动脉内球囊反搏治疗（IABP）的患者,不能使用PiCCO的脉搏轮廓分析方式进行监测。

2)急性左心功能不全的处理。

①适量利尿剂,KillipⅢ级（肺水肿）时静脉注射呋塞米（速尿）20mg。

②静脉滴注硝酸甘油,由10μg/min开始,逐渐加量,直到收缩压下降10%~15%,但不低于12.0kPa(90mmHg)。

③尽早口服ACEI,急性期以短效ACEI为宜,小剂量开始,根据耐受情况逐渐加量。

④肺水肿合并严重高血压是静脉滴注硝普钠的最佳适应证。小剂量(10μg/min)开始,根据血压逐渐加量并调整至合适剂量,作用常在给药1~2分钟内即出现,停药几分钟后消失。

血管扩张剂可使小动脉和静脉扩张。静脉系统的扩张可减少回心血量,降低左室舒末压和左室舒末容积,减轻肺淤血和减小左室半径,扩张小动脉可降低左室射血阻力,提高心搏出量,增加组织灌注,也可使左室半径减小。以上作用不通过兴奋心肌收缩力而改善心脏功能,并能减小左室收缩期压力,从而降低左室壁张力（即后负荷）,因此可以在改善组织血液灌注及缓解肺淤血的同时降低心肌耗氧量。对排血功能受损的心肌,周围阻力的降低比充盈压的提高,更能有效地增加心排量。在急性心肌梗死中,充盈压正常或偏低者在应用血管扩张剂后进一步减低,会使心搏量和血压降低,心肌血液灌注减少,缺血和梗死面积扩大。所以在血压正常或偏低者,即使有左心室衰竭的症状,最好在漂浮导管对血流动力学监测下应用血管扩张剂。

⑤洋地黄制剂在急性心肌梗死发病24小时内使用有增加室性心律失常的危险,故不主张使用。在合并快速心房颤动时,可用西地兰或地高辛减慢心室率。在左室收缩功能不全、每搏量下降时,心率宜维持在90~110次/分,以维持适当的心排出量。

洋地黄虽能缩小心力衰竭时扩大的心脏,降低室壁张力,但是对心肌加强收缩力的作用会增加氧耗量,静脉内给药还能引起冠状动脉收缩。

⑥急性肺水肿伴严重低氧血症者可行机械通气治疗。

（2）心源性休克

1）心源性休克的诊断：临床上当肺淤血和低血压同时存在时可诊断心源性休克。急性心肌梗死时心源性休克85%由于左心衰竭所致，但应与心脏压塞、升主动脉夹层伴主动脉瓣关闭不全或急性心肌梗死严重机械性并发症，如严重急性二尖瓣关闭不全和室间隔穿孔等导致的心源性休克鉴别。

急性心肌梗死合并低血压可能由于低血容量引起。患者呕吐、出汗、应用硝酸甘油扩血管治疗，均可引起前负荷减低而发生低血压，但无呼吸困难和器官低灌注表现，这时可谨慎扩容治疗。对广泛大面积心肌梗死或高龄患者应避免过度扩容诱发左心衰竭。急性下壁心肌梗死合并右室心肌梗死时常见低血压，扩容治疗是关键。

2）心源性休克的处理：①当发生严重的低血压时，应静脉滴注多巴胺 $5\sim15\mu g/(kg\cdot min)$，一旦血压升至 $12kPa(90mmHg)$ 以上，则可同时静脉滴注多巴酚丁胺 $[3\sim10\mu g/(kg\cdot min)]$，以减少多巴胺用量。如血压不升，应使用大剂量多巴胺 $[\geqslant15\mu g/(kg\cdot min)]$，仍然无效时，也可静脉滴注去甲肾上腺素 $2\sim8\mu g/min$。应注意采用最小有效剂量。轻度低血压时，可将多巴胺或与多巴酚丁胺合用。对于血压能维持而肺充血、脉压很窄或有明显的灌注不足者，可试小剂量硝普钠与多巴胺或多巴酚丁胺合用。多巴酚丁胺有明显强心作用，其增加心率、收缩血管、引起异位心律的作用较小，但是缺乏多巴胺的扩张肾动脉的作用。②急性心肌梗死合并心源性休克时药物治疗不能改善预后，应使用主动脉内球囊反搏（IABP）。能减轻左心室排血阻力和后负荷的同时，改善冠状动脉及其他重要脏器的灌注。IABP 主要用途在于临时改善全身循环和冠状动脉灌注，为进一步治疗创造条件。IABP 对支持患者接受冠状动脉造影、PCI 或 CABG 均可起到重要作用。在升压药和 IABP 治疗的基础上，谨慎、少量应用血管扩张剂（如硝普钠）以减轻心脏前后负荷可能有用。③迅速使完全闭塞的梗死相关血管开通，恢复血流至关重要，这与住院期间的生存率密切相关。对急性心肌梗死合并心源性休克提倡机械再灌注治疗。

（3）右室梗死和功能不全：急性下壁心肌梗死中，近一半存在右室梗死，但有明确血流动力学改变的仅 $10\%\sim15\%$，下壁伴右室梗死者病死率大大增加。右胸导联（尤为 V4r）ST 段抬高 $\geqslant0.1mV$ 是右室梗死最特异的改变。下壁梗死时出现低血压、无肺部啰音、伴颈静脉充盈或 kussmaul 征（吸气时颈静脉充盈）是右室梗死的典型三联征。但临床上常因血容量减低而缺乏颈静脉充盈体征，主要表现为低血压。维持右心室前负荷为其主要处理原则。下壁心肌梗死合并低血压时应避免使用硝酸酯和利尿剂，需积极扩容治疗，若补液 750mL 血压仍不回升，应静脉滴注正性肌力药多巴胺。在合并高度房室传导阻滞、对阿托品无反应时，应予以临时起搏以增加心排出量。右室梗死时也可出现左心功能不全引起的心源性休克，处理同左室梗死时的心源性休克。

（4）并发心律失常的处理：首先应加强针对急性心肌梗死、心肌缺血的治疗。溶栓、血运重建术（急诊 PCI、CABG）、β受体阻滞剂、IABP、纠正电解质紊乱等均可预防或减少心律失常发生。

1）急性心肌梗死并发室上性快速心律失常的治疗。①房性早搏：与交感神经兴奋或心功能不全有关,本身不需特殊治疗。②阵发性室上性心动过速:伴快速心室率,必须积极处理。可维拉帕米、硫氮䓬酮或美托洛尔静脉用药。合并心力衰竭、低血压者可用直流电复律或心房起搏治疗。洋地黄制剂有效,但起效时间较慢。③心房扑动:少见且多为暂时性。④心房颤动:常见且与预后有关。

血流动力学不稳定的患者,如出现血压降低、脑供血不足、心绞痛或心力衰竭者需迅速做同步电复律。

血流动力学稳定的患者,以减慢心室率为首要治疗,无心功能不全、支气管痉挛或房室传导阻滞者,可静脉使用β受体阻滞剂(如美托洛尔)2.5～5mg,在5分钟内静脉注入,必要时可重复,15分钟内总量不超过15mg。同时监测心率、血压及心电图,如收缩压<13.3kPa(100mmHg)或心率<60次/分钟,终止治疗。也可使用洋地黄制剂(如毛花苷)静脉注入,其起效时间较β受体阻滞剂静脉注射慢,但1～2小时内可见心率减慢。心功能不全者应首选洋地黄制剂。如治疗无效或禁忌且无心功能不全者,可静脉使用维拉帕米或硫氮䓬酮。维拉帕米5～10mg(0.075～0.75mg/kg)缓慢静脉注射,必要时30分钟可重复;硫氮䓬酮静脉缓慢注入,然后静脉滴注。以上药物静脉注射时必须同时观察血压及心率。

胺碘酮对中止心房颤动、减慢心室率及复律后维持窦性心律均有价值,可静脉用药并随后口服治疗。

2)急性心肌梗死并发室性快速心律失常的治疗。①心室颤动、持续性多形室性心动过速,立即非同步直流电复律,起始电能量200J,如不成功可给予300J重复。②持续性单形室性心动过速伴心绞痛、肺水肿、低血压<12kPa(90mmHg),应予以同步直流电复律,电能量同上。③持续性单形室性心动过速不伴上述情况,可首先给予药物治疗。如利多卡因50～100mg静脉注射,需要时每10分钟可重复,最大负荷剂量300mg,然后2～4mg/min维持静脉滴注,时间不宜超过24小时;或胺碘酮150mg于10分钟内静脉注入,必要时可重复,然后1mg/min静脉滴注6小时,再0.5mg/min维持滴注。④成对室性早搏、非持续性室速可严密观察或利多卡因治疗(使用不超过24小时)。⑤偶发室性早搏、加速的心室自主心律可严密观察,不做特殊处理。⑥急性心肌梗死、心肌缺血也可引起短阵多形室性心动过速,酷似尖端扭转型室性心动过速,但QT间期正常,可能与缺血引起的多环路折返机制有关,治疗方法同上,如利多卡因、胺碘酮等。

3)缓慢性心律失常的治疗:窦性心动过缓见于30%～40%的急性心肌梗死患者中,尤其是下壁心肌梗死或右冠状动脉再灌注(bezold－jarsh反射)时。引起窦缓的原因是窦房结缺血或反射性迷走神经张力增高。心脏传导阻滞可见于6%～14%患者,常与住院病死率增高相关。处理原则如下。①无症状窦性心动过缓,可暂做观察,不予特殊处理。②症状性窦性心动过缓或交界性心动过缓:患者常有低血压或心力衰竭,因心排量不足发生头晕或昏厥,末梢循环不好,心动过缓伴有心绞痛和(或)室性心律失常、心率显著过缓<50次/分钟等,可先用阿托品静脉注射治疗。阿托品剂量以0.5mg静脉注射开始,3～5分钟重复一次,至心率达60次/分钟左右。最大可用至2mg。剂量小于0.5mg,有时可引起迷走神经张力增高,心率减慢。阿托品剂量过大或应用次数过多可引起尿潴留、烦躁等不良反应。如无效,可试用异丙基肾上腺素小剂量滴注(1μg/min),一般用于有心力衰竭的病例,注意引起或增多室性异位心律。

③Ⅱ度或Ⅲ度房室传导阻滞:发生于结区的Ⅱ度或Ⅱ度房室传导阻滞多见于下壁心肌梗死,心室率不很慢而且较为稳定。药物治疗可试用阿托品和糖皮质激素,在用阿托品过程中应注意Ⅱ度房室传导阻滞,有时随房率的增快而传导比例明显减少,以致心室率反而更慢,即停用。Ⅱ度或Ⅲ度房室传导阻滞心室率慢伴有低血压或心力衰竭而阿托品无效时,可改用异丙基肾上腺素小剂量滴注(1μg/min),有时可以改善。如无效则安装临时起搏器。发生于束支系统的Ⅱ度或Ⅲ度房室传导阻滞心室率常不稳定,易于突然停搏,应及早安置临时起搏器,安装前也可短暂使用小剂量异丙基肾上腺素。④出现下列情况,需行临时起搏治疗。a.Ⅰ度房室传导阻滞伴宽 QRS 波逸搏、心室停搏。b.症状性窦性心动过缓、反复发生的窦性停搏(>3秒)、Ⅱ度或Ⅲ度房室传导阻滞伴窄 QRS 波逸搏经阿托品治疗无效。c.双侧束支传导阻滞,包括交替性左、右束支阻滞或右束支传导阻滞伴交替性左前、左后分支阻滞。d.新发生的右束支传导阻滞伴左前或左后分支阻滞和新发生的左束支传导阻滞并发Ⅰ度房室传导阻滞。

通常选择单导联的心室起搏,因其安装容易且可靠,但少数患者可能需要采用房室顺序起搏治疗。

(5)机械性并发症:药物治疗病死率高。左室游离壁破裂引起急性心脏压塞时可突然死亡,对亚急性左室游离壁破裂者应争取冠状动脉造影后行手术修补及血运重建术。室间隔穿孔伴血流动力学失代偿者宜在血管扩张剂和利尿剂治疗及 IABP 支持下,早期或急诊手术治疗。如室间隔穿孔较小,无充血性心力衰竭,血流动力学稳定,可保守治疗,6 周后择期手术。急性乳头肌断裂时突然发生左心衰竭和(或)低血压,主张血管扩张剂、利尿剂及 IABP 治疗,在血流动力学稳定的情况下急诊手术。因左室扩大或乳头肌功能不全引起的二尖瓣反流,应积极药物治疗心力衰竭,改善心肌缺血,并主张行血运重建术,以改善心脏功能和二尖瓣反流。

(三)非 ST 段抬高的急性心肌梗死的危险性分层及处理

1.非 ST 段抬高的急性心肌梗死的危险性分层

非 ST 段抬高的急性心肌梗死多表现为非 Q 波性急性心肌梗死,与 ST 段抬高的急性心肌梗死相比,梗死相关血管完全闭塞的发生率较低(20%~40%),但多支病变和陈旧性心肌梗死发生率比 ST 段抬高者多见。在临床病史方面两者比较,糖尿病、高血压、心力衰竭和外周血管疾病在非 ST 段抬高的急性心肌梗死患者中更常见。

对非 ST 段抬高的急性心肌梗死进行危险性分层的主要目的,是为临床医师迅速做出治疗决策提供依据。

低危险组:无并发症、血流动力学稳定、不伴有反复缺血发作的患者。

中危险组:伴有持续性胸痛或心绞痛反复发作的患者。①不伴有心电图改变或 ST 段压低≤1mm。②ST 段压低>1mm。

高危险组:并发心源性休克、急性肺水肿或持续性低血压。

2.非 ST 段抬高的急性心肌梗死的药物治疗

约一半的急性心肌梗死患者有心肌坏死酶学证据,但心电图上表现为 ST 段压低而非抬高。患者的最初药物治疗除了避免大剂量溶栓治疗外,其他治疗与 ST 段抬高的患者相同。

(1)血小板膜糖蛋白Ⅱb/Ⅲa 受体拮抗剂:血小板表面有大量的血小板膜糖蛋白Ⅱb/Ⅲa 受体。血小板被激活时,该受体构型改变,与纤维蛋白原和其他配位体的亲和力增加。纤维蛋白原与不同血小板上的受体结合,导致血小板聚集。糖蛋白Ⅱb/Ⅲa受体拮抗剂通过占据该受体阻止纤维蛋白原结合,防止血小板聚集。目前临床使用的血小板膜糖蛋白Ⅱb/Ⅲa受体拮抗剂有以下3种:阿昔单抗、依替巴肽、替罗非班。以上3种药物对接受介入治疗的患者均有肯定的疗效,在非介入治疗的患者中疗效不肯定。

(2)低分子量肝素:临床试验研究显示,在非ST段抬高的患者中使用低分子量肝素,在降低心脏事件方面优于或等于静脉滴注肝素的疗效。

3.介入治疗

对非ST段抬高的急性心肌梗死紧急介入治疗是否优于保守治疗,尚无充分证据。较为稳妥的策略应是首先对非ST段抬高的患者进行危险性分层,低危险度的患者可择期行冠脉造影和介入治疗,对于中度危险和高度危险的患者紧急介入治疗应为首选,而高度危险患者合并心源性休克时应先插入IABP,尽可能使血压稳定再行介入治疗。

七、预后评价及处理

(一)无创检查评价

对急性心肌梗死恢复期无明显心肌缺血症状、血流动力学稳定、无心力衰竭及严重室性心律失常者,应行下列无创检查与评价。

1.心肌缺血的评价

(1)运动心电图试验:患者可于出院前(心肌梗死后10~14天)行症状限制性负荷心电图试验或于出院后早期(心肌梗死后10~21天)进行运动心电图试验评价。运动试验示心电图ST段压低者较无ST段压低者1年的病死率高。运动试验持续时间也是重要的预后预测因素,能完成至少5个代谢当量而不出现早期ST段压低,且运动中收缩期血压正常上升,具有重要的阴性预测价值。

(2)心电图监测心肌缺血:若心肌梗死后动态心电图检查有缺血存在,则提示心血管事件增加,预后不良。

(3)心肌缺血或梗死范围的测量:最终梗死范围的大小是患者生存和生活质量的重要决定因素。^{201}铊或^{99m}锝-甲氧异腈(^{99m}Tc-MIBI)心肌灌注显像可用以评价梗死范围的大小,对心肌梗死患者的预后有一定预测价值。

(4)静息心电图:若静息心电图有异常,如束支传导阻滞、ST-T异常、预激综合征或使用洋地黄、β受体阻滞剂治疗者,则应考虑选择运动核素心肌灌注显像或负荷超声心动图(UCG)检查;对不能运动的患者可以药物负荷心肌灌注显像或UCG检查。

2.存活心肌的评价

冬眠心肌和顿抑心肌均是存活心肌,但心功能下降,采用铊显像、正电子发射体层摄像(PET)以及小剂量多巴酚丁胺负荷超声心动图均可检测出心肌梗死后的存活心肌,其中PET检测的敏感性最高,但价格昂贵,多巴酚丁胺负荷超声心动图亦有较高的阳性预测准确性。临床评价显示,部分因心肌缺血导致左心室功能障碍的患者,可通过存活心肌的检测与相应的血管重建术而得到改善。

3.心功能评价

研究证实,心肌梗死后左心室功能是未来心血管事件较准确的预测因子之一。用来评估左心室功能状况的多种指标或检测技术,如患者的症状(劳累性呼吸困难等)、体征(啰音、颈静脉压升高、心脏扩大、S_3奔马律)、运动持续时间(活动平板运动时间)以及用左室造影、放射性核素心室显影及二维 UCG 检查测定的左室射血分数等均有显著的预后预测价值。左室造影显示心肌梗死后左室收缩末期容积>130mL,比左室射血分数<40%或舒张末期容积增加在预测病死率方面有更好的评估价值。

4.室性心律失常检测与评价

在心肌梗死后 1 年内出现恶性室性心律失常者,其危险性较大,是猝死发生的重要预测因子。心肌梗死患者出院前动态心电图检测若发现频发室性早搏或更严重的室性异位心律(如非持续性室性心动过速),都与病死率增加相关。

(二)有创检查评价(冠状动脉造影)及 PCI 或 CABG 适应证选择

急性心肌梗死恢复期间,如有自发性或轻微活动后诱发的心肌缺血发作、需要确定治疗的心肌梗死后机械并发症(如二尖瓣反流、室间隔穿孔、假性动脉瘤或左室室壁瘤)、血流动力学持续不稳定或有左室收缩功能降低(射血分数<40%)者,应考虑行有创评价(包括冠状动脉造影),并根据病变情况考虑 PCI 或 CABG。

1.溶栓治疗后延迟 PCI

目前仍无大规模研究评价这一方法的有效性。

2.急性心肌梗死未溶栓者恢复期行 PCI

(1)有自发或诱发性缺血症状者应考虑延迟 PCI。

(2)既往有心肌梗死者可考虑行择期心导管检查,若病变适宜,行 PCI。

(3)对未溶栓或溶栓未成功,梗死相关动脉仍闭塞,虽无症状但提示有存活心肌者也可考虑 PCI。

第六节 缓慢性心律失常

一、窦性心动过缓

(一)定义

窦性心动过缓是指窦房结发出激动的频率低于正常下限 60 次/分,一般为 45~59 次/分,若窦性频率小于 45 次/分则为显著的窦性心动过缓。

(二)诊断标准

诊断窦性心动过缓首先必须满足的条件是窦性心律,即电脉冲必须是由窦房结发出,其通过体表心电图上的 P 波予以表现,正常的 P 波电轴,通常Ⅱ导联必须直立,aVR 导联必须倒置,Ⅰ和 aVL 导联直立。其次是窦性 P 波的频率小于 60 次/分。窦性 P 波后有无 QRS 波群及 PR 间期是否正常与窦性心动过缓的诊断依据无关。

(三)窦性心动过缓的原因

窦房结内有丰富的自主神经末梢,窦房结发出电脉冲的频率受交感和副交感神经双重控制。迷走神经张力增高,如运动员和健康的成年人、夜间睡眠时心率可在 50 次/分左右。迷走神经张力过度增高则可产生显著的窦性心动过缓,属于病理性。临床中最常见的窦性心动过缓的病因是急性下壁心肌梗死,下壁心肌和窦房结的血液通常由右冠状动脉供应。各种抗心律失常药物的应用,如 β 受体阻滞剂,也是窦性心动过缓常见的继发性原因,而有些难以解释的显著窦性心动过缓则是窦房结功能障碍的表现。

(四)治疗

窦性心动过缓多见于正常人,不引起临床症状,因而无须特殊治疗。如心率过于缓慢,导致心脑血管供血不足,表现为头晕、胸闷、心绞痛发作、心功能不全、中枢神经系统功能障碍、黑矇或昏厥等症状时,则需给予阿托品、麻黄碱或异丙肾上腺素等,以提高心率。严重而持续的窦性心动过缓且伴有临床症状者,则应安装永久起搏器治疗。

二、窦性停搏和窦房传导阻滞

(一)定义

1.窦性停搏

窦性停搏是指窦房结在较长的时间内不能发放电脉冲。窦房结停止发放电脉冲的时间可以较短,表现为停止数个心搏,也可以较长,称为窦性静止。

2.窦房传导阻滞

窦房结发出的电脉冲在通过窦房结与心房肌组织连接部位时发生传导延缓或完全阻滞。

(二)诊断标准

1.窦性停搏

心电图表现为在正常的窦性节律中,突然出现长的 PP 间期,长的 PP 间期与正常的窦性 PP 间期无倍数关系,长间歇内可出现交界性或室性逸搏或逸搏心律。

2.窦房传导阻滞

依据阻滞程度的不同分为一度、二度和三度窦房传导阻滞。由于体表心电图不能直接记录到窦房结的激动电位,因此无法直接测定窦房结电位,P 波间距(SA 间期),即窦房结传导时间,只能根据窦性 PP 间期的改变间接推测窦房传导功能。

(1)一度窦房传导阻滞:是指窦房结发出的电脉冲在通过窦房连接部位时传导速度减慢,但每个窦性电脉冲均能传导至心房,导致心房的收缩,产生窦性 P 波。单纯从体表心电图上无法诊断一度窦房传导阻滞,因其窦性 PP 间期无改变,与正常窦性心律完全一样。倘若一度窦房传导阻滞合并窦性停搏长间期,如果长的 PP 间期小于短的 PP 间期的 2 倍,则提示存在一度窦房传导阻滞。其产生的机制为窦性停搏后,窦房传导功能有所恢复,传导速度加快、时间减少,导致长的 PP 间期小于短的 PP 间期的 2 倍。

(2)二度窦房传导阻滞:是指窦房结发出的电脉冲在通过窦房连接部位时不仅传导速度减慢,而且出现传导脱落,依据阻滞程度的不同分为二度Ⅰ型窦房传导阻滞和二度Ⅱ型窦房传导阻滞。

1)二度Ⅰ型窦房传导阻滞:又称为文氏型窦房传导阻滞。表现为窦性激动经窦房连接部位传导至心房的速度逐渐减慢、传导时间逐渐延长,直至最后一个窦性激动完全不能下传至心房,导致一次窦性 P 波的脱落,每次脱落后的第一次窦房传导因较长时间的间歇后可恢复至原来的传导速度。体表心电图的诊断有赖于PP间期的文氏变化规律:①在一个文氏周期中,PP间期进行性缩短,直至因窦性P波脱落而出现一个长的PP间期。②长的PP间期小于短的PP间期的2倍。③长间期后的第一个PP间期大于其前的PP间期。

2)二度Ⅱ型窦房传导阻滞:又称为莫氏型窦房传导阻滞。表现为窦房结的电脉冲经窦房连接部位传导至心房的速度、时间固定,但间歇发生窦性激动传出阻滞。体表心电图表现为:在规律的窦性PP间期中突然出现一个长的PP间期,此间期为窦性PP间期的整数倍。

(3)三度窦房传导阻滞:又称为完全性窦房传导阻滞。表现为窦房结发出的电脉冲完全不能经窦房连接部位传导至心房,导致心房收缩。体表心电图特征为:无窦性P波,但可有心房、房室交界区或心室发出的逸搏或逸搏心律。

(三)鉴别诊断

1.窦性停搏与窦房传导阻滞

两者均出现长的PP间期,二度窦房传导阻滞的长PP间期为基本窦性心律PP间期的整数倍,而窦性停搏时长PP间期与短PP间期无倍数关系。

2.窦性心律不齐与窦房传导阻滞

窦房传导阻滞时可出现PP间期的规律性变化,而窦性心律不齐的PP间期变化无上述规律,且多与呼吸相关。

3.窦房传导阻滞与窦性心动过缓

窦房传导阻滞有时可表现为2:1窦房传导,即每隔1次窦性激动发生1次窦性不下传,表现为心率缓慢(30~40次/分),难与窦性心动过缓区分。如在体力活动或静脉注射阿托品后,窦房传导功能改善,心率突然加倍,则可确定为二度Ⅱ型窦房传导阻滞。

4.高血钾时窦室传导与窦房传导阻滞

高血钾时发生窦室传导,窦房结发出的电脉冲直接通过结间束传导至房室交界处而不激动心房,心电图上也无P波,这与三度窦房传导阻滞不同。

(四)病因

窦性停搏和窦房传导阻滞常由吞咽、咽部刺激、按摩颈动脉窦及气管插管等一过性强迷走神经刺激诱发。临床中多种药物,如洋地黄、β受体阻滞剂、奎尼丁等Ⅰ类抗心律失常药物以及高钾血症等也可引起暂时性窦性停搏和窦房传导阻滞。持续性窦性停搏和窦房传导阻滞多见于器质性心脏病,如冠心病,尤其是下壁心肌梗死、心肌病、心肌炎患者,而老年人则多数为窦房结功能不良所致。此外,外科手术、射频消融如损伤窦房结也可致窦性停搏和窦房传导阻滞。

(五)治疗

窦性停搏和窦房传导阻滞的临床症状不仅取决于疾病本身,还取决于心脏的自身代偿。不论是窦性停搏还是窦房传导阻滞,只要窦房结发出的电脉冲不能传导至心房,低位潜在的起搏点即发出冲动以代替窦房结功能,维持心脏跳动。逸搏心律的出现,对维持心脏的功能具有重要的代偿作用。这些低位的起搏点包括房室交界区、心室,少数情况下可出现心房逸搏。倘若窦性停搏过久,而心脏又无其他起搏点代替窦房结发出激动,心脏停止收缩,则可致心源性昏厥、阿-斯综合征,甚至猝死。对于因暂时性、一过性原因所致的窦性停搏和窦房传导阻滞,其处理主要是针对病因治疗。对伴有明显症状,如头晕、胸闷、心悸者,可给予阿托品、麻黄碱、异丙肾上腺素治疗,以防意外。如果窦性停搏或窦房传导阻滞频繁发作,出现昏厥或阿－斯综合征表现,应及时安装起搏器。

三、病态窦房结综合征

病态窦房结综合征(SSS)简称病窦综合征,是由于窦房结或其周围组织器质性病变导致窦房结冲动形成障碍,或窦房结至心房冲动传导障碍所致的多种心律失常和多种症状的综合病症。主要特征为窦性心动过缓,当在缓慢窦性心律基础上合并异位快速性心律失常时称为心动过缓－心动过速综合征(简称慢－快综合征)。大多于 40 岁以上出现症状。它不是一种疾病,而是多种疾病都可造成的窦房结器质性病变基础上发生的一组不同类型的心律失常。

当病变波及窦房结与房室交界处时,可出现两种混合心律失常,如窦性心动过缓合并房室传导阻滞;窦房传导阻滞合并房室传导阻滞;心房扑动或心房颤动合并房室传导阻滞;窦性心动过缓,窦房传导阻滞,窦性停搏不出现房室交接区性逸搏或逸搏心律,此即为双结病变,约 30% 的病态窦房结综合征患者合并双结病变。

(一)病因

病态窦房结综合征常见病因为心肌病、冠心病、心肌炎,亦见于结缔组织病、代谢或浸润性疾患,不少病例病因不明。国内医院资料显示 SSS 病因不明者占 37.9%。文献尸解资料表明心脏传导系统原因不明退行性变为 SSS 最常见病因。除窦房结及其邻近组织外,心脏传导系统其余部分,也可能受累,引起多处潜在起搏和传导功能障碍。合并房室交界处起搏或传导功能不全的,又称双结病变;同时累及左、右束支的称为全传导系统病变。SSS 病程发展大多缓慢,从出现症状到症状严重可长达 5～10 年或更长。少数急性发作,见于急性心肌梗死和急性心肌炎、特发性硬化－退行性变、冠心病、心肌病、心肌炎、风湿性心脏病、外科手术损伤、高血压等。部分为家族性或原因不明。病理改变主要为窦房结和心房纤维增生,可伴有窦房结动脉的结内部分闭塞,偶可累及房室交界处和分支。

(二)发病机制

正常心律起源于窦房结,频率为 60～100 次/分,比较规则。窦房结冲动经正常房室传导系统顺序激动心房和心室,传导时间恒定;冲动经束支及其分支以及浦肯野纤维到达心室肌的传导时间也恒定。但是,当某种原因引起窦房结本身及其附近组织发生炎症、缺血和纤维化等损害,使正常起搏功能发生障碍时,窦房结发放激动的功能就会降低、正常的心脏节律便被打乱。若出现明显的窦性心动过缓、窦房传导阻滞(窦房结的激动不能按时传至心房)时可出现停搏(窦房结暂时不发生搏动),并出现相应的临床症状,这就形成了病窦综合征。有关研究表明,窦房结内起搏细胞的数量与年龄呈负相关,也就是说年龄愈大,起搏细胞愈少。

(三)临床表现

临床表现轻重不一,可呈间歇发作性。多以心率缓慢所致脑、心、肾等脏器供血不足尤其是脑血供不足症状为主。轻者乏力、头昏、眼花、失眠、记忆力差、反应迟钝或易激动等,易被误诊为神经官能症,老年人还易被误诊为脑血管意外或衰老综合征。严重者可引起短暂黑矇、近乎昏厥、昏厥或阿－斯综合征发作。部分患者合并短阵室上性快速心律失常发作,又称慢快综合征。快速心律失常发作时,心率可突然加速达 100 次/分以上,持续时间长短不一,心动过速突然中止后可有心脏暂停伴或不伴昏厥发作。严重心动过缓或心动过速除引起心悸外,还可加重原有心脏病症状,引起心力衰竭或心绞痛。心排出量过低严重影响肾脏等脏器灌注还可致尿少、消化不良。慢快综合征还可能导致血管栓塞症状。

本病是在持续缓慢心律的基础上,间有短暂的窦性心律失常发作。与中青年人比较,老年患者有以下特点:①双结病变多见,窦房结病变引起显著的窦性心动过缓、窦房传导阻滞及窦性静止,在此基础上如交界性逸搏出现较迟(≥2秒)、交界性逸搏心律缓慢(<35次/分)或伴房室传导阻滞(AVB)者,说明病变累及窦房结和房室结,称为双结病变。老年人双结病变明显多于中青年人,提示老年患者病变广泛、病情严重。②慢快综合征常见:老年患者在持续缓慢心律的基础上,较易出现短暂的异位快速心律失常(室上速、房扑、房颤),说明有心房病变,如伴有房室或束支阻滞,提示整个传导系统病变。③心、脑、肾缺血表现较突出:心律<40次/分钟,常有脏器供血不足的表现,轻者乏力、头昏、眼花、失眠、记忆力减退、反应迟钝;重者发生阿-斯综合征。

(四)并发症

1.眩晕

窦性心动过缓比较严重时,患者可出现眩晕、性格改变、记忆力减退、无力、失眠等症状。

2.昏厥

据统计,昏厥的发生率为41%～69%,心动过速后引起的心脏停搏是最常见的原因,严重的窦性心动过缓则是少见的原因。

3.阿-斯综合征

病窦综合征中发生典型阿-斯综合征的患病率为6.7%～13.3%,它是由于急性心源性脑缺血而产生昏厥或抽搐发作的临床综合征,病情凶险,常常是猝死的先兆。

4.猝死

猝死发生阿斯综合征时,如未得到及时的抢救或治疗会产生猝死。

此外,心排出量过低严重影响肾脏等脏器灌注还可致尿少、消化不良。慢-快综合征还可能导致血管栓塞症状,偶可发生心绞痛,心力衰竭或休克等严重并发症,甚至导致患者死亡。

(五)诊断

本病应以心律失常为依据,症状仅做参考,中青年人常用阿托品、异丙肾上腺素试验、食管心房调搏等检查来确诊。但老年人不宜做上述检查,而动态心电图基本能达到确诊目的,如最慢窦性心律<40次/分,最长R-R<1.6秒,则可诊断。

(六)鉴别诊断

鉴别诊断主要基于窦房结功能障碍的心电图表现,应排除迷走神经功能亢进或药物影响。早期或不典型病例的窦房结功能障碍可能呈间歇性发作,或以窦性心动过缓为主要或唯一表现,常难以确诊为本症。动态心电图、阿托品试验、异丙肾上腺素试验、心房调搏等检查有助于诊断。

(七)治疗

1.病因治疗

首先应尽可能地明确病因,如冠状动脉明显狭窄者可行经皮穿刺冠状动脉腔内成形术,应用硝酸甘油等改善冠脉供血。心肌炎则可用能量合剂、大剂量维生素 C 静脉滴注或静脉注射。

2.药物治疗

对不伴快速性心律失常的患者,紧急治疗时可静脉试用阿托品、麻黄素或异丙肾上腺素以提高心率。一般静脉用药:可将烟酰胺 600～1000mg 溶于 10％葡萄糖液 250～500mL 中静脉滴注,每日 1 次;或给予环磷酰胺葡胺 180mg 溶于 10％葡萄糖液 250～500mL 中静脉滴注,每日 1 次;现常用氨茶碱 0.25～0.5mg 加入到葡萄糖液 250～500mL 中静脉滴注,每日 1 次。口服可给予氨茶碱缓释片,避免使用减慢心率的药物如 β 受体阻滞剂及非二氢吡啶钙拮抗剂等。

中医治疗以补气、温阳、活血为主,可用人参加炙甘草汤、生脉散加四逆汤,成药有心宝、参仙生脉口服液。若在缓慢心率的基础上合并有各种早搏或阵发性房颤还可服用参松养心胶囊。

3.安置人工心脏起搏器

(1)适应证

1)症状较重:影响生活与工作,甚至发生昏厥、阿斯综合征者。

2)心率显著缓慢,有症状,药物治疗无效者。

3)心动过缓心动过速综合征:如在心室率慢的基础上屡发快速心律失常,药物治疗有困难者;快慢交替,快转为慢时停搏时间长,有生命危险者。

(2)临床作用

1)避免因心脏暂时停搏而引起昏厥、阿斯综合征的发作,起到保护起搏的作用。

2)减轻因心率过慢引起的一系列症状:昏厥通常伴有心率的突然改变,常见于心动过速自发转为心动过缓时,可出现一个较长的窦性停搏及心脏传导系统低位起搏点的功能障碍,安置起搏器后症状可以消失。

3)在伴有房室传导阻滞时:由于心率减慢,使心排出量减少,心肌收缩力减弱,可加重心力衰竭。安置心脏起搏器后,使心排出量增加,心力衰竭可减轻,症状得以改善。

4)慢-快综合征时,应用抗心律失常药有一定的危险,因为对在心动过缓基础上的心动过速,用抗心律失常药物,如 β 受体阻滞剂、普罗帕酮、胺碘酮等心动过速虽被控制,但这些抗心律失常药物对窦房结、房室结均有抑制作用,反而加重了心动过缓。

另外,如对心动过缓应用加快心率的药物,如阿托品、异丙肾上腺素等,又可引起房性或室性心律失常或加重心动过速,安置起搏器后不仅对预防快速性心律失常的发生有一定作用,而且可以较安全地接受洋地黄、β 受体阻滞剂、普罗帕酮、胺碘酮等抗心律失常药治疗快速心律失常。

4.人工心脏起搏器的选择

病态窦房结综合征的心动过缓常为持久性,所以,多需要安置永久性的按需型起搏器。理论上以右心房起搏的 AAI 型起搏器较好,因心房起搏对房室协调的作用比较符合生理状态;右心室起搏不合乎生理状态,对血流动力学有不利影响。但在有房室传导阻滞时,必须安置双腔起搏器以 DDD 方式起搏。应强调,病态窦房结综合征患者可由单纯窦房结病变进展为双结病变,甚至全传导系统病变,因此,一般在安置双腔起搏器后以 AAI 方式工作较放心,当病情进展后可变为双腔起搏方式。如心脏扩大、心功能不全符合安置三腔起搏器者可安置之。

(八)预防

病态窦房结综合征常由于窦房结及其周围组织退行性病变或纤维化所致,应积极查找病因,对症处理,对心率过于缓慢者可安置入工心脏起搏器以维持正常生活及工作。

(九)预后

本病病死率较低,病态窦房结综合征患者5～10年的病死率与普通人群相差不大,而长期预后主要受基础心脏病影响,而不是窦房结功能不全本身,由心律失常引起的死亡少见,约有1/3的心动过缓-心动过速患者,最终可进展到慢性、稳定性心房颤动。有报道病态窦房结综合征伴有器质性心脏病者4年的病死率达60%;不伴有器质性心脏病者4年的病死率为20%。病态窦房结综合征心房心脏起搏存活率第1年为97%,第5年为89%,第10年为72%,明显高于心室起搏者。

四、一度房室阻滞

(一)概述

一度房室阻滞(Ⅰ°AVB)是指房室传导时间超过正常范围,但每个心房激动仍能传入心室,亦称房室传导延迟。在心电图上,PR间期达到或超过0.21秒(14岁以下儿童达到或超过0.18秒),每个P波后均有QRS波。一度房室阻滞的发生率在各种心律失常中占第四位,仅次于窦性心律失常、期前收缩和房颤。其发病率比二度房室阻滞高2～6倍,比三度房室阻滞高6～14倍。一度房室阻滞可见于正常人,有的患者PR间期可超过0.24秒,中青年人发病率为0.65%～1.1%,在50岁以上的正常人中发病率可达1.3%左右。

(二)病因和发生机制

一度房室阻滞亦称为房室传导延迟,它由心房、房室结、希氏束或希浦系统内的传导延迟引起,也可能是多于一处的传导延迟的组合引起。但是在大多数病例,传导延迟发生在房室结内,少数发生在心房内,个别发生于希浦系统,希浦系统内的传导延迟常不引起异常延长PR间期,然而亦有例外。一度房室阻滞是由于房室交界区的相对不应期延长,导致房室传导时间延长,但每一次心房激动均能传入心室。

迷走神经张力增高是其发生的原因之一,在运动员中发生率可达8.7%。某些药物如洋地黄、奎尼丁、钾盐、β受体阻滞药和钙拮抗药,中枢神经和周围交感神经阻滞药如甲基多巴、可乐定等均可致PR间期延长。一度房室阻滞常见于风湿性心肌炎、急性或慢性缺血性心脏病,在急性心肌梗死患者其发生率为4%～15%,尤其多见于急性下壁心肌梗死患者。大多为暂时性的,可迅速消失或经过一段时间后消失。老年人中,原发性传导系统纤维化是较常见的原因,呈长期渐进性传导阻滞。家族心脏传导阻滞是常染色体显性遗传,多表现为房室结传导障碍,有时可发生希氏束及分支阻滞,其导致高度房室阻滞或完全性房室阻滞引起昏厥和猝死的情况在临床上并不多见。

(三)临床表现及诊断

一度房室阻滞在临床上不引起明显的症状和体征。在心肌炎或其他心脏病患者听诊时,可发现响亮的第一心音在发生阻滞时突然减轻。临床表现多为原发疾病的症状和体征。诊断依靠心电图。

1.一度房室阻滞的典型心电图特点

(1)每个窦性 P 波均能下传心室并产生 QRS-T 波群。

(2)PR 间期＞0.20 秒(成人);小儿(14 岁以下)PR 间期≥0.18 秒。

(3)心率无显著改变时,PR 间期较先前增加 0.04 秒以上,即使 PR 间期在正常范围仍可诊断。

(4)PR 间期大于正常最高值(视心率而定)。

2.一度房室阻滞的阻滞部位在心电图上的表现

(1)心房传导延迟引起的一度房室阻滞的心电图特点:

1)P 波增宽,有切迹,PR 间期延长,但 PR 段大多不延长。房室结的一度房室阻滞是 PR 段延长,可伴或不伴有 P 波增宽。PR 间期延长的程度显著(＞0.4 秒),大多为房室结内一度阻滞,其次是心房内阻滞。

2)只有 PR 间期延长,而无 P 波增宽或切迹。严重的心房内传导延迟常使体表心电图上的 P 波振幅显著减小,此类型很难和房室结的一度阻滞鉴别,只有用希氏束电图检查,如 PA 间期延长,才可确诊。

(2)发生于房室结内的一度房室阻滞的心电图特点:通常 PR 间期＞0.4 秒,大多为房室结内一度阻滞所致。在希氏束电图上表现是 AH 间期延长,曾有 AH 间期延长达 900 毫秒的一度房室结内延迟的报道。

(3)希浦系统引起的一度房室阻滞的心电图特点有两种表现:

1)PR 间期延长伴有束支阻滞或分支阻滞:很可能是不对称性的不完全性左束支加右束支阻滞(即一侧束支完全阻滞,对侧束支一度阻滞)。房室结的一度阻滞多不伴有束支阻滞。

2)仅有 PR 间期延长而不伴有束支或分支阻滞:此由对称性左束支加右束支一度阻滞所致。在体表心电图上无法与房室结的一度阻滞鉴别。如在复查中发现束支图形时隐时现,应确定为双侧束支阻滞所致。希氏束电图中房室结一度阻滞表现为 AH 间期延长,而双侧束支阻滞为 HV 间期延长。所以,用希氏束电图来确定阻滞部位最可靠。

3.一度房室阻滞时希氏束电图特点

(1)心房内阻滞:PA 间期＞60 毫秒,AH 间期和 HV 间期正常。心房传导延迟所致的房室传导时间延长(即一度房室阻滞)并不少见,但通常不导致二度Ⅱ型和高度或三度房室阻滞。主要见于 Ebstein 畸形、心内膜垫缺损等先天性心脏病。严重的心房内传导延迟可使 P 波显著变小,甚至 P 波完全消失,类似心房静止伴交界区心律。宽而有切迹表现的 P 波可由房间传导延迟引起而不一定是心房内传导延迟的表现。

(2)房室结内阻滞:AH 间期＞140 毫秒,HV 间期和 PA 间期正常。在窦性心律时正常的 AH 间期波动范围较宽(60~130 毫秒)。房室结内的延迟是一度房室阻滞最常见的原因。但延迟的程度变异很大,延迟也可很显著。所以,当 PR 间期＞0.4 秒,大多系房室结阻滞导致的一度房室阻滞(其次由于心房内阻滞引起)。

(3)希氏束内阻滞:整个希氏束除极所需时间通常不超过 25~30 毫秒,如果希氏束电位的总时限≥30 毫秒,即可诊断为希氏束内一度阻滞。如果希氏束波上有切迹或呈碎裂波,便更肯定。因为希氏束内传导时间的变异范围很小,当显著的希氏束内传导延迟首要表现为希氏束电位分裂为两个明显的电位,即近端和远端希氏束波。在单纯的希氏束内传导延迟,A波至近端希氏束波(AH)和远端希氏束波至心室(HV)间期都是正常的。希氏束内阻滞可与房室传导系统的其他部位的传导阻滞合并存在。无症状的希氏束内阻滞预后良好。

(4)希氏束下阻滞:即束支阻滞,HV间期延长>60毫秒。希氏束下传导延迟(一度房室阻滞)的程度不一,大多数HV间期在60~100毫秒的范围内,偶有>100毫秒者,HV间期显著延长者常易发展为高度房室阻滞。延长的HV间期几乎总伴有异常的QRS波。因为希氏束下传导不是均匀的,所以希氏束下阻滞引起的PR间期延长的QRS波往往是宽的,呈一侧束支阻滞图形;如果双侧束支内的传导延迟程度相等,其QRS波也可以是狭窄的(时限≤100毫秒)。

(四)鉴别诊断

一度房室阻滞需与下述一些不同原因所致的PR间期延长鉴别:

1.发生较早的房性期前收缩,其PR间期可以延长。当房性期前激动下传时,房室结尚未脱离前一次激动后的相对不应期,这是个生理现象。

2.各种期前收缩(室性、交界性或房性)后的第一个窦性搏动的PR间期延长,尤其在插入性室性或交界性期前收缩后。这种PR间期延长是由于期前收缩隐匿地逆向传入房室结所致。

3.房室结双径路传导所致PR间期突然显著延长,这是由于房室结内存在着两条传导途径,一条传导速度快,不应期长(快径),另一条传导速度慢,不应期短(慢径)。在一个临界频率时,原经由快径下传的窦性P波,突然改循慢径下传,因而PR间期显著延长。

4.隐匿性希氏束期前收缩或隐匿性分支期前收缩引起的PR间期延长,即伪一度房室阻滞。

(五)治疗策略

一度房室阻滞通常不产生血流动力学改变,对无症状,亦无低血压或窦性心动过缓者无须特殊处理,主要针对原发病因治疗;对心率较慢又有明显症状者可用阿托品或氨茶碱口服。对无症状的希浦系统内的一度房室阻滞患者,必须密切随访观察,因为它可能突然转变为二度Ⅱ型房室阻滞,甚至转变为高度或三度房室阻滞。如果患者有昏厥发作病史而又排除了其他原因,尽管心电图上只有一度房室阻滞,但希氏束电图证实是希氏束内或希氏束下的一度阻滞,应考虑植入起搏器。当患者有昏厥史,心电图PR间期正常,但希氏束电图表现为HV间期显著延长(>60毫秒),也应考虑植入起搏器。

一度房室阻滞永久性起搏治疗的适应证:一度房室阻滞伴有类似起搏器综合征的临床表现(Ⅱa类适应证);合并左心室功能不全或充血性心力衰竭症状的显著一度房室阻滞(PR间期>300毫秒),缩短AV间期可能降低左心房充盈压而改善心力衰竭症状(Ⅱb类适应证);神经肌源性疾病(肌发育不良、克赛综合征等)伴发的任何程度的房室阻滞,无论是否有症状,因为传导阻滞随时会加重(Ⅱb类适应证)。无症状的一度房室阻滞不是永久性起搏治疗的适应证。

(六)预后

一度房室阻滞如果稳定而不发展,通常无临床意义,预后良好,短时即可消失。阻滞部位在房室结者预后良好。但少数一度和二度Ⅰ型房室阻滞部位在希氏束内或希氏束下(双侧束支水平),他们均由于急性或慢性心肌病变所致。他们的预后不同于房室结内一度或二度Ⅰ型房室阻滞,可能会进展为高度或三度房室阻滞。对他们的正确诊断必须依靠希氏束电图检查。急性心肌梗死伴一度房室阻滞前壁梗死患者,可发展为结下阻滞,甚至二度Ⅱ型、三度房室阻滞。急性下壁心肌梗死患者出现的一度房室阻滞通常是短暂的,但少数亦可发展为二度、三度房室阻滞,有报告发生率可达 5%～30%,故须严密追踪观察。

五、二度房室阻滞

(一)概述

二度房室阻滞(Ⅱ°AVB)是激动自心房传至心室过程中有部分传导中断,即有心室脱漏现象,可同时伴有房室传导延迟。在体表心电图上,一部分 P 波后没有 QRS 波(心搏脱漏)。

1924 年莫氏将二度房室阻滞分为莫氏Ⅰ型和莫氏Ⅱ型,亦称二度Ⅰ型和二度Ⅱ型房室阻滞,前者亦称文氏现象或文氏周期。二度Ⅱ型房室阻滞亦称莫氏Ⅱ型二度房室阻滞。其特征是一个心房激动突然不能下传,其前并无 PR 间期延长。在发生心搏脱漏之前和之后的所有下传搏动的 PR 间期是恒定的,即 P 波突然受阻不能下传以及无文氏现象存在,这是Ⅱ型不同于Ⅰ型的主要区别点。

大多数二度Ⅰ型房室阻滞患者阻滞部位在房室结。发病原因大多为迷走神经兴奋、药物中毒以及少数器质性心脏病,通常预后良好,多为一过性心律失常。但也有少数可发展成为高度或三度房室阻滞,少数患者也可发展为致命性室性心律失常。二度Ⅱ型房室阻滞几乎全部发生在希氏束内和双侧束支水平(希氏束下),几乎都是病理性的。这种心律不稳定,可突然发生心脏停搏或进展为三度房室阻滞。急性心肌梗死伴发的二度Ⅱ型房室阻滞经积极治疗原发病后,部分历时数分钟或数天最终也可消失。

(二)病因、发病机制

1.二度Ⅰ型房室阻滞的病因及发生机制

二度Ⅰ型房室阻滞发生的电生理基础是房室传导组织的绝对不应期和相对不应期都延长,但绝对不应期延长较轻,而以相对不应期延长为主。

2.二度Ⅰ型房室阻滞的常见病因

(1)大多数见于具有正常房室传导功能的人。动态心电图发现,二度Ⅰ型房室阻滞与一度房室阻滞一样,可以发生在正常的青年人(尤其是运动员),而且多发生在夜间迷走神经张力增高时。运动或使用阿托品后可明显改善房室结内传导功能,使二度Ⅰ型房室阻滞消失,提示该现象与迷走神经张力增高有关。

(2)很多药物可以延长房室结的不应期,如洋地黄类药物、β 受体阻滞药、钙拮抗药及中枢和外周交感神经阻滞药,均可引起二度Ⅰ型房室阻滞。

(3)在急性心肌梗死患者二度房室阻滞的发生率为 2%～10%。二度Ⅰ型多见于下壁心肌梗死患者,且多数是由一度房室阻滞发展而来。通常是房室结功能异常所致,其机制可能与迷走神经张力增高及腺苷作用有关。出现时间短暂,多于 1 周内消失。二度Ⅰ型不常发生于前间壁心肌梗死,一旦发生,表明是广泛的希氏束、浦肯野纤维损伤,易发展为高度房室阻滞。

3.二度Ⅱ型房室阻滞的病因及发生机制

二度Ⅱ型房室阻滞发生的电生理基础是房室传导组织的绝对不应期显著延长,而相对不应期基本正常。当绝对不应期的延长超过一个窦性周期时,引起下一个窦性或室上性激动传导受阻而产生间歇性漏搏,而下传的 PR 间期是正常的。二度Ⅱ型房室阻滞的阻滞部位几乎完全在希浦系统内,希氏束电图显示阻滞部位多在 HV 区,少数在 H 区。在体表心电图上,约29%的患者 QRS 波是窄的(≤0.10 秒),约71%的患者 QRS 波是宽的(≥0.12 秒)。

4.二度Ⅱ型房室阻滞常见病因

(1)药物作用如洋地黄、奎尼丁、普鲁卡因胺、普罗帕酮、美托洛尔等均可发生二度Ⅱ型房室阻滞(但他们更易发生二度Ⅰ型房室阻滞)。

(2)电解质紊乱中高血钾(血钾为 10～13mmol/L)可引起房室阻滞。低血钾(血钾<2.8mmol/L)也可引起各级房室阻滞。

(3)风湿热、风湿性心肌炎患者中约 26%可伴有一度和(或)二度房室阻滞,以一度多见。病毒性心肌炎患者二度和三度房室阻滞并不少见。有时伴有束支阻滞,多表明病变广泛。其他感染,如柯萨奇 B 病毒感染、麻疹、腮腺炎、病毒性上呼吸道感染、传染性单核细胞增多症、病毒性肝炎、伤寒等可使传导系统广泛或局部受损,一度、二度、三度房室阻滞均可发生,受损程度可轻可重,但阻滞大多为暂时性的、可逆的,很少发展为永久性慢性房室阻滞。

(4)冠心病、急性心肌梗死二度房室阻滞的发生率为 2%～10%。二度Ⅱ型房室阻滞多见于前壁心肌梗死,其发生率为 1%～2%。多在发病后 72 小时内出现。阻滞部位多在希氏束以下。扩张型心肌病二度阻滞者约占 4%。其他疾病,如肥厚型心肌病、先天性心脏病、心脏直视手术、甲状腺功能亢进与黏液性水肿、钙化性主动脉瓣狭窄症等,均可见到各种程度的房室阻滞。

(5)近年来发现大约有半数慢性结下性房室阻滞并非动脉硬化、心肌炎或药物中毒所致,而是两束支或三束支发生非特异性纤维性变,有时病变可侵及希氏束的分叉处,而房室结和希氏束很少受到侵及,其原因不清。

(三)临床表现及诊断

二度房室阻滞的临床症状取决于传导阻滞的程度及心室率的快慢。阻滞程度轻,导致心室漏搏很少时,对血流动力学影响不大,可以无明显症状。当心室漏搏较多,导致心率减慢至50 次/分以下,可出现头晕、乏力甚至黑矇等心排出量降低的症状。二度Ⅱ型房室阻滞当心室率极慢时,可诱发阿-斯综合征。

1.心电图诊断标准

(1)二度Ⅰ型房室阻滞:PR 间期呈进行性延长,直到 QRS 波脱漏;脱漏后 PR 间期恢复,以后又逐渐延长重复出现,这种传导延迟递增的房室阻滞称为二度Ⅰ型房室阻滞,或文氏型房室阻滞。房室传导比例常为 3:2、4:3 或 5:4 等。

典型文氏型房室阻滞:①PR 间期进行性延长,直至 QRS 波脱漏结束文氏周期。②PR 间期的增量逐次减小。③RR 间期进行性缩短(因 PR 间期增量递减),至形成一个长 RR 间期结束文氏周期。④长 RR 间期<任意一短 RR 间期的 2 倍。⑤长 RR 间期后的第 1 个 RR 间期>长 RR 间期前紧邻的 RR 间期。

(2)二度Ⅱ型房室阻滞:QRS 波群有规律或不定时的漏搏,但所有能下传的 PR 间期恒定(多正常,少数可延长)。阻滞程度不同,房室传导比例不同。常见的房室传导比例为 2:1 和

3∶1,轻者可呈 3∶2、4∶3 等。常将房室传导比例在 3∶1 以上(含 3∶1)称为高度房室阻滞。

2.二度房室阻滞的希氏束电图特点

(1)二度Ⅰ型房室阻滞:阻滞部位 70%～80% 在希氏束近侧端,表现为 AH 间期进行性延长,直至完全阻滞。而 HV 间期正常。少数患者(7%～20%)的阻滞部位也可在希氏束内或希氏束远端,表现为 HH 或 HV 间期逐渐延长直至完全阻滞。

(2)二度Ⅱ型房室阻滞病变约 35% 发生在希氏束内,65% 发生在希氏束远端(希氏束下)。阻滞发生在希氏束近端时,希氏束电图表现为 AH 间期延长,但下传的 HV 间期正常,不能下传的 A 波后无 H 波、无 V 波。阻滞发生在希氏束远端时,希氏束电图表现为 AH 间期正常,HV 间期延长,不能下传的那次心搏的 H 波后无 V 波。

(四)鉴别诊断

二度Ⅰ型与二度Ⅱ型房室阻滞的鉴别诊断:二度Ⅰ型房室阻滞与Ⅱ型房室阻滞临床意义不同,前者阻滞部位多在房室结,预后较好;而后者阻滞部位几乎均在希浦系统内,易发展为完全性房室阻滞,伴昏厥发作,需要心脏起搏治疗。

1.心搏脱漏前后下传心搏中 PR 间期是否固定,PR 间期固定是Ⅱ型的标志,反之为Ⅰ型。

2.2∶1 和 3∶2 阻滞,虽多见于Ⅱ型,但亦可为Ⅰ型。在较长的描记中(或前后心电图中)记录到 3∶2 阻滞,依下传的 PR 间期是否相等鉴别。

3.高度房室阻滞伴逸搏形成不完全性房室分离时,观察心室夺获心搏 PR 间期是否相等,相等为Ⅱ型;不等(RP 与 PR 呈反比关系)为Ⅰ型。

4.静脉注射阿托品可抵消迷走神经影响,使房室结阻滞有所改善多为二度Ⅰ型房室阻滞;而由于加快心率往往使希浦系统内的阻滞加重,多为二度Ⅱ型房室阻滞。静脉注射阿托品,可引起房室传导比例改变,观察下传的 PR 间期是否恒定,有助于Ⅰ型与Ⅱ型的鉴别。

(五)治疗策略及预后

1.二度Ⅰ型房室阻滞

(1)无症状的二度Ⅰ型房室阻滞患者治疗因阻滞位置不同而不同。阻滞区位于房室结者(如绝大多数的二度Ⅰ型房室阻滞)通常不需治疗,但需定期随访。而阻滞区位于希浦系统内的二度Ⅰ型房室阻滞,尽管无症状,也应紧密观察。须积极治疗原发病去除诱因,对症处理。并应考虑心脏起搏治疗,因为这种心律是很不稳定的,可以突然发生心脏停搏或发展为高度或三度房室阻滞。这多见于伴有器质性心脏病的患者。

(2)有症状的(特别是有昏厥史)二度Ⅰ型房室阻滞患者不论阻滞区的位置如何,都应积极治疗。如系房室结内阻滞,心率过慢,可用阿托品 0.3mg 口服,每日 2～3 次,或阿托品 0.3～0.5mg 皮下注射,每日 1～2 次,也可用异丙肾上腺素及氨茶碱等治疗。

(3)急性心肌梗死时。二度Ⅰ型房室阻滞不常发生前间壁心肌梗死,一旦发生,表明是广泛的希氏束、浦肯野纤维损伤,易发展为高度房室阻滞。发生下壁心肌梗死,大多系迷走神经张力增高所致,多为良性,通常不需处理。如心率明显减慢或有症状,可用阿托品或氨茶碱口服治疗。

(4)永久性起搏治疗的适应证。二度Ⅰ型房室阻滞:二度Ⅰ型房室阻滞产生症状性心动过缓(Ⅰ类适应证);无症状性二度Ⅰ型房室阻滞,因其他情况行电生理检查发现阻滞部位在希氏束内或希氏束以下水平（Ⅱ_a类适应证）；二度Ⅰ型房室阻滞伴有类似起搏器综合征的临床表现（Ⅱ_a类适应证）；神经肌源性疾病（肌发育不良、克赛综合征等）伴发的任何程度的房室阻滞，无论是否有症状，以防阻滞会随时加重（Ⅱ_b类适应证）。

2.二度Ⅱ型房室阻滞

（1）二度Ⅱ型房室阻滞几乎全部发生在希氏束内和双侧束支水平（希氏束下），几乎都是病理性的。这种心律不稳定，可突然发生心脏停搏或进展为三度房室阻滞，患者可出现昏厥、心绞痛，严重者可出现阿—斯综合征等并发症，预后较差，起搏器治疗是必要的。

（2）急性心肌梗死伴发的二度Ⅱ型房室阻滞经积极治疗原发病后，部分病例历时数小时或数天，阻滞可消失，如急性期后或经介入等积极治疗原发病后，房室阻滞仍不改善者可以考虑永久起搏器治疗。

六、三度房室阻滞

（一）概述

1.定义

三度房室阻滞（third—degree AVB）即完全性房室阻滞（CAVB），是由于房室传导系统某部分传导能力异常降低，所有来自心房的冲动都不能下传到心室，引起房室分离。三度房室阻滞是最高度的房室阻滞。阻滞区可位于房室结、希氏束或双侧束支系统内。典型心电图表现为完全性房室分离，心房率快于心室率，心室率缓慢而匀齐，通常在30～50次/分，先天性完全性房室阻滞时一般心室率较快。

2.分类

根据阻滞部位不同可分为如下三种。

（1）完全性房室结阻滞：阻滞区位于房室结内，逸搏心律通常起自房室结下部（NH区）或希氏束上段，心室率为40～55次/分，偶尔更慢或稍快，QRS波形状正常。

（2）完全性希氏束内阻滞：阻滞区位于希氏束内，逸搏灶往往位于希氏束下段，心室率大多在40次/分以下（30～50次/分），QRS波群可增宽。

（3）完全性希氏束下阻滞：阻滞区位于双侧束 支水平（希氏束下），逸搏心律起自希氏束分叉以下的束支或分支，偶尔在外周浦肯野纤维，心室率大多为25～40次/分，QRS波宽大畸形（＞110毫秒）。

（二）病因、发病机制

三度房室阻滞是房室阻滞中严重的类型，阻滞部位按发生频率分别为希氏束下（49％～72％）、希氏束内（14％～18％）和房室结（14％～35％）。由于有病区域的细胞完全丧失了兴奋性，有效不应期占据了整个心动周期，所有来自心房的冲动传抵这个部位时便被阻而不能继续传布，为维持心室的收缩和排血功能，位于阻滞部位下方的自律性细胞（次级起搏点）便发出冲动以保持心室搏动（逸搏心律）。

导致三度房室阻滞的原因很多，可以分为先天性因素和后天性因素。

1.先天性因素

阻滞部位通常在房室结。关于先天性完全性房室阻滞的发病原因有几种理论，包括正常传导系统受损及发育异常，其病理改变具有以下特点：①心房肌与其周围的传导系统缺乏联系。②房室束中断。③传导系统结构异常。这三种病理变化分别是心房、室内及结室传导缺乏连续性。最常见的发现是正常的房室结被纤维、脂肪组织代替,同时远端的传导系统也有不同程度的受累。室内传导的连续性中断虽然罕见,但也有报道。

有充分的证据显示先天性完全性房室阻滞与先天性心脏病的发生相关。有报道这类患者的心房肌与房室结缺乏连接,或房室结束支连续性中断。除严重致死性缺损外,在先天性完全性房室阻滞患儿中有 30%～37%合并 L 型大动脉转位(即矫正型大动脉转位)。

2.后天性因素

常见的病因有冠心病导致的心肌缺血或梗死,下壁心肌梗死会损伤房室结,导致三度房室阻滞,但这种损伤通常是暂时的,在心肌梗死后 2 周内恢复。前壁心肌梗死则造成心脏传导系统远端的损伤,这种对传导系统的破坏通常是广泛而持久的,最终需要植入起搏器治疗。

(1)药源性因素:包括钙通道阻滞剂、β 受体阻滞剂、奎尼丁、普鲁卡因、锂剂、地高辛、三环类抗抑郁药。

(2)退行性疾病:Lenagre 病(退行性硬化仅累及传导系统)、Lev 病、心肌非致密化不全、指甲髌骨综合征、线粒体肌病。

(3)感染性因素:莱姆疏螺旋体(尤其是累及心内膜)、风湿热、心肌炎、Chagas 病(中美洲及南美洲)、曲霉菌心肌病、带状疱疹病毒、瓣环脓肿。

(4)类风湿疾病:强直性脊柱炎、赖特综合征、复发性多软骨炎、类风湿关节炎、硬皮病。

(5)侵袭性疾病:淀粉样病变、结节病、肿瘤、霍奇金病、多发性骨髓瘤。

(6)神经肌肉性疾病:Becker 型肌营养不良、强直性肌营养不良。

(7)代谢性因素:缺氧、低血钾、甲状腺功能低下。

(8)医源性因素:复杂的主动脉瓣手术、室间隔酒精消融、左前降支的介入治疗、房室结慢径或快径的消融治疗。

(三)临床表现及预后

症状及体征:因为心排出量明显减少,会出现昏厥或昏厥前症状,如心悸、心绞痛、黑矇等,严重者可出现 Adams－Strokes 综合征以及猝死。查体第一心音强度经常变化,第二心音可呈正常或反常分裂。间或出现心房音及响亮、清晰的第一心音(大炮音),系心房与心室收缩恰好同时发生所致,此时颈静脉可见巨大的 α 波(大炮波)。

发病率随年龄增长而增高,在婴儿期及儿童早期有一个小高峰,与遗传性传导阻滞相关。

阻滞部位靠下的三度房室阻滞,激动发放不稳定,容易出现心脏停搏,甚至猝死。

完全性房室结阻滞通常是可逆的,一般由下壁心肌梗死、急性心肌炎或洋地黄中毒引起;而完全性房室结以下部位阻滞常是永久性的,急性型常由急性前壁心肌梗死引起,慢性型常由传导系统(双侧束支)退行性变引起。

(四)诊断与鉴别诊断

1.诊断

心电图是最重要的诊断依据。典型的三度房室阻滞心电图具有以下特点。

(1)PP 间期和 RR 间期各有自己的规律,但 P 波与 QRS 波之间始终没有任何固定关系,形成完全性房室分离。

(2)心室率缓慢而匀齐。因为心室由位于阻滞区下方的次级起搏点(或逸搏节奏点)控制,即交界性或室性逸搏心律,因此心室率和 QRS 波形状因阻滞区位置的不同而有所差别。

(3)阻滞区位于房室结内,逸搏心律通常起自房室结下部(NH 区)或希氏束上段,心室率40~55 次/分,偶尔更慢或稍快,QRS 波形状正常(窄的)。

(4)阻滞区位于希氏束内,逸搏灶往往位于希氏束下段,心室率大多在 40 次/分以下(30~50 次/分),QRS 波形状正常。

(5)起自 NH 区和希氏束上、中、下段的逸搏心律,往往统称为交界区逸搏房律。

(6)阻滞区位于双侧束支水平(希氏束下),逸搏心律起自希氏束分叉以下的束支或分支,偶尔在外周浦肯野纤维,心室率大多为 25~40 次/分,QRS 波宽大畸形(>110 毫秒)。

(7)心房率达到心房颤动水平时,依靠缓慢而匀齐的心室率可做出完全性房室阻滞的诊断。

2.鉴别诊断

(1)加速性室性自主心律(AIVR):心室率较快,大于 60 次/分,QRS 波可表现为宽大畸形亦可正常,有房室分离,但容易出现心室夺获和心室融合波,而在三度房室阻滞时不会出现夺获及融合波。

(2)干扰性完全性房室脱节:脱节的室率大于房率(即 QRS 波多于 P 波),室率一般较快,大于 60 次/分,QRS 波多为室上形态(正常)。

(3)高度房室阻滞:房室之间并未完全阻滞,因为 P 波的间断下传形成心室夺获,表现为逸搏心律不齐,夺获的 QRS 波与其前的 P 波有固定的时间关系(固定的 PR 间期),与前面的逸搏搏动无固定的时间关系(无恒定的偶联时间),夺获的 QRS 波之后的间歇等于或略短于逸搏心律的周期长度(无代偿间期)。

(五)治疗策略

1.急诊处理流程

描记标准 12 导联心电图。急查电解质、血气分析、心肌酶,消除诱因,治疗原发病。停用可疑导致心动过缓或传导阻滞的药物。

2.静脉用药

(1)阿托品

1)用量:0.5~1mg 静脉推注,隔 3~5 分钟可重复注射;累积剂量一般不超过 3mg。

2)注意事项:儿童和老年人酌情减量。闭角型青光眼禁用。

(2)异丙肾上腺素

1)慎用:高血压、心动过速、地高辛中毒导致的心动过缓及传导阻滞、心绞痛、室性心律失常患者慎用。

2)用量:0.5~2μg/min 静脉滴注(紧急情况下可使用至 2~10μg/min)。

此外,山莨菪碱或氨茶碱也可作为一线药物。

3.安装永久起搏器治疗

(1)成人获得性房室阻滞安装永久起搏器的推荐

1)Ⅰ类适应证:任何组织部位的三度和高度房室阻滞伴症状性心动过缓(包括心力衰竭)

或房室阻滞所致的室性心律失常(证据水平:C)。

任何组织部位的三度和高度房室阻滞伴需要药物治疗其他心律失常或其他疾病,而所用药物可导致症状性心动过缓(证据水平:C)。

任何组织部位的三度和高度房室阻滞虽无临床症状,但已经证明心室停搏≥3秒或逸搏心率≤40次/分或房室结水平以下的逸搏心律(证据水平:C)。

任何阻滞部位的三度和高度房室阻滞伴有无症状的房颤和心动过缓时,至少有1次心脏停搏时间≥5秒(证据水平:C)。

射频消融房室交界区导致的三度房室阻滞(证据水平:C)。

心脏外科手术后发生的不可逆性房室阻滞(证据水平:C)。

任何阻滞部位的三度和高度房室阻滞伴神经肌源性疾病[例如强直性肌营养不良、Kearns-Sayre综合征、Erb肌营养失调(四肢腰肌营养不良)、腓肠肌萎缩症],伴或不伴症状(证据水平:B)。

无论阻滞的类型和部位,症状性的二度房室阻滞(证据水平:B)。

无症状的任何阻滞部位的持续三度房室阻滞,伴清醒状态下平均心室率≥40次/分,且存在心脏扩大或左心室功能障碍,或阻滞部位在房室结以下(证据水平:B)。

运动时出现的二度或三度房室阻滞,且没有心肌缺血证据(证据水平:C)。

2)Ⅱ$_a$类适应证:无症状且没有心脏扩大的持续三度房室阻滞,伴逸搏心率＞40次/分(证据水平:C)。

电生理检查证实的希氏束内或希氏束下无症状二度房室阻滞(证据水平:B)。

一度或二度房室阻滞伴血流动力学不稳定或类似起搏器综合征症状(证据水平:B)。

无症状的窄QRS波的二度Ⅱ型房室阻滞。当出现宽QRS波时,包括单纯的RBBB,则指征升为Ⅰ类(证据水平:B)。

3)Ⅱ$_b$类适应证:神经肌源性疾病[例如强直性肌营养不良、Kearns-Sayre综合征、Erb肌营养失调(四肢-腰肌营养不良)、腓肠肌萎缩症]伴任何程度的房室阻滞(包括一度房室阻滞),伴或不伴症状,因为其房室阻滞的进展不可预测(证据水平:B)。

药物和(或)药物中毒引起的房室阻滞,当停药后仍有可能再次发生房室阻滞(证据水平:B)。

4)Ⅲ类适应证:无症状的一度房室阻滞(证据水平:B)。

希氏束以上或不知道是位于希氏束内或希氏束以下的无症状二度Ⅰ型房室阻滞(证据水平:C)。

很有希望恢复且复发可能性不大的房室阻滞(药物中毒、Lyme病或一过性迷走神经张力增加,或无症状的睡眠呼吸暂停综合征低氧血症期间)(证据水平:B)。

(2)心肌梗死急性期后安装永久起搏器的推荐

(1)Ⅰ类适应证:ST段抬高的心肌梗死后发生希氏束或希氏束以下水平的持续性二度传导阻滞伴交替性束支阻滞,或急性心肌梗死后出现希氏束或希氏束以下水平的三度房室阻滞(证据水平:B)。

一过性的高度或三度房室阻滞(阻滞在房室结内),伴相关的束支阻滞。如阻滞部位不明确,应行电生理检查(证据水平:B)。

持续性、症状性的二度或三度房室阻滞(证据水平:C)。

(2)Ⅱb类适应证:房室结水平的持续性二度或三度房室阻滞,即使没有症状(证据水平:B)。

(3)Ⅲ类适应证:无室内传导异常的一过性房室阻滞(证据水平:B)。

仅有左前分支阻滞的一过性房室阻滞(证据水平:B)。

无房室阻滞的新发束支阻滞或分支阻滞(证据水平:B)。

无症状的持续性一度房室阻滞,伴束支阻滞或分支阻滞(证据水平:B)。

第七节　快速性心律失常

一、窦性心动过速

(一)概述

窦性心动过速:成人窦性心律的频率超过 100 次/分。窦性心动过速时窦房结发放冲动的频率为 100～180 次/分,在年轻人中有可能会更高。体力活动中达到的最大心率随年龄增加而降低,20 岁时可达 200 次/分,80 岁时低于 140 次/分。窦性心动过速时 PP 间期可有轻度变化,尤其是在心率较慢时。

(二)病因、发病机制

窦性心动过速可见于以下几方面。

1.某些生理状况,如运动、体力活动、情绪激动或吸烟、饮酒、茶、咖啡等。

2.某些心内外疾患,如发热、贫血、甲状腺功能亢进、风湿热、急性心肌炎和充血性心力衰竭等。

3.由某些药物引起,如 β 受体兴奋剂(异丙肾上腺素等)和 M 胆碱受体拮抗剂(阿托品等)等。

4.持续性窦性心动过速可以是心力衰竭的表现。

窦性心动过速的多数原因是窦房结细胞 4 期复极加速,通常是由于交感神经张力增高和(或)副交感神经张力降低所致。

(三)临床表现

生理性窦性心动过速常无症状,病理性和药物性者除病因和诱因的症状外,可有心悸、乏力等不适,严重者可诱发心绞痛、心功能不全等。在结构性心脏病患者中,窦性心动过速可能造成心排出量降低或心绞痛,甚至促发另一种心律失常。原因可能是心室充盈时间过短,冠状动脉血流灌注不足。

不适当的窦性心动过速(IST)是一种临床上相对少见的综合征。该类患者表现为休息时心率持续性增快或窦性心律增快与体力、情感、病理或药物的作用程度不相关或不成比例,通常没有器质性心脏病和其他导致窦性心动过速的原因。IST 患者中大约 90% 为女性,且常见于年轻女性,年龄一般在 20～45 岁,平均年龄为(38±12)岁。

不适当的窦性心动过速其主要症状有心悸、气短、胸痛、头晕或近乎昏厥,有时 IST 可引起反复昏厥,因而可严重影响患者的生活质量,极少数情况下可导致心动过速性心肌病。

(四)诊断与鉴别诊断

心电图显示 P 波在 Ⅰ、Ⅱ、aVF 导联直立,aVR 导联倒置,PR 间期 0.12~0.20 秒。频率大多为 100~150 次/分,偶尔高达 200 次/分。刺激迷走神经可使其频率逐渐减慢,停止刺激后又加速至原先水平。当心率超过 150 次/分时,须与阵发性室上性心动过速相鉴别。后者以突发突止为特征,而窦性心动过速常逐渐增快和逐渐减慢,在病因未消除时,持续时间较长。

IST 的诊断标准如下。

1.P 波形态和心内电图的激动顺序与窦性心律相同。

2.心率在静息或轻微活动的情况下过度增快,出现持续性窦性心动过速(心率>100 次/分),心动过速(和症状)是非阵发性的。

3.心悸、近乎昏厥等症状明确与该心动过速有关。

4.24 小时 Holter 监测平均心率超过 95 次/分,白天静息心率超过 95 次/分,由平卧位变为直立位时心率增快超过 25~30 次/分。

5.采用平板运动的标准 Bruce 试验,在最初 90 秒的低负荷下,心率超过 130 次/分。

6.排除继发性原因(如甲状腺功能亢进、嗜铬细胞瘤、身体调节功能减退等)。

(五)治疗策略

1.治疗病因

如治疗心力衰竭,纠正贫血、控制甲状腺功能亢进、低血容量等。

2.去除诱发因素

戒除烟、酒、咖啡、茶或其他刺激物(如具有交感神经兴奋作用的滴鼻剂等)。

3.药物治疗

必要时应用 β 受体阻滞剂或非二氢吡啶类钙通道拮抗剂(如地尔硫䓬)减慢心率。

4.IST 的治疗

(1)药物治疗:IST 首选药物治疗,但药物治疗效果往往不好。可选用 β_2 受体阻滞剂、钙拮抗剂(如维拉帕米和地尔硫䓬)和 Ⅰc 类抗心律失常药或他们的组合。β_2 受体阻滞剂对于大多数交感神经兴奋引起的 IST 是有益的,目前是治疗 IST 的一线药物,但对于迷走神经张力减退的 IST 疗效不佳。所有上述药物可以中等程度的降低窦房结的发放频率,但长期应用往往效果不佳,或者难以长期耐受。盐酸伊伐布雷定(I_f 电流阻滞剂)已在一些国家上市用于治疗一部分 IST。

(2)消融治疗:对于难治性 IST 患者,导管消融是一种非常重要的治疗方法,国内外已有不少成功的经验。

(3)消融策略

1)完全窦房结消融:最初在界嵴上端开始消融,逐渐沿界嵴下移至界嵴下 1/3,以心率下降超过 50% 伴交界区逸搏心律为目标。其复发率低,但消融次数非常多,X 线曝光时间长,且异位房性心动过速和起搏器植入比例高。

2)窦房结改良:由于窦房结起搏点可以很多,常用的方法是对电生理标测发作中或异丙肾上腺素诱发的窦性心动过速的最早激动点进行消融(最好放置一根 10 极或 20 极的界嵴电极导管),标测点的局部激动时间一般较体表心电图 P 波起始点提前 25~45 毫秒,消融终点为基础心率下降至 90 次/分以下,以及在异丙肾上腺素作用下窦性心律下降 20% 以上。该方法可以明显降低最大心率和 24 小时平均心率,但对最低心率没有影响。其起搏器植入的可能性明显降低。

3)房室结消融加起搏器植入:在 IST 的早期治疗中曾采用过,但有些患者在术后仍可能有症状,且对于年轻人来说,代价太高,目前仅适用于其他方法无效的有严重症状的患者。

4)外科消融:经心外膜途径消融,大约 2cm² 的窦房结区域被消融,以出现房性或交界区逸搏心律为终点。因其需要开胸手术和体外循环,以及有相应的并发症风险,仅于其他方法无效时采用。

目前大多数患者都采用窦房结改良的方法。心腔内超声和三维电标测系统、非接触性标测等可能提高成功率,降低 X 线曝光时间。其中三维电标测系统可同时显示被标测心腔的电激动和解剖结构两种信息,较心内超声引导更加精确,大大减轻了对窦房结的损伤程度,同时还避免了长时间透视对人体的损伤。不适当窦性心动过速消融的复发率高,再次消融后因合并窦房结损伤、窦性心动过缓而需植入永久起搏器的概率显著增加。

二、房性期前收缩

(一)概述

房性期前收缩,起源于窦房结以外心房的任何部位。较室性期前收缩少见。房性期前收缩在各年龄组正常人群中均可发生,儿童少见,中老年人较多见。各种器质性心脏病患者均可发生房性期前收缩,并经常是快速性房性心律失常出现的先兆。

(二)病因、发病机制

房性期前收缩可见于以下几方面。

1.冠心病、风湿性心脏病、肺心病(尤其是多源性房性期前收缩)、心肌炎、心肌病、高血压性心脏病、心力衰竭、急性心肌梗死、二尖瓣脱垂等器质性心脏病。内分泌疾病,如甲状腺功能亢进、肾上腺疾病等。

2.药物,如洋地黄、奎尼丁、普鲁卡因胺、肾上腺素、异丙肾上腺素、锑剂及各种麻醉剂的应用均可出现房性期前收缩。

3.酸碱平衡失调、电解质紊乱时,如低血钾、低血钙、低血镁、酸碱中毒等亦可出现房性期前收缩。

4.交感神经或迷走神经亢进可引起房性期前收缩,同时与精神紧张、情绪激动、血压突然升高、疲劳,过多饮酒、吸烟,喝浓茶、咖啡,饱餐、便秘、腹胀、消化不良、失眠、体位突然改变等因素有关。

5.直接机械性刺激(如心脏手术或心导管检查等)也可引起房性期前收缩。

房性期前收缩的发生机制以心房组织自律性异常增高最常见,折返激动所致次之,触发激动后除极引起的最少见。

(三)临床表现及预后

主要表现为心悸,可有胸闷、心前区不适、头晕、乏力、摸脉有间歇等。也可无症状。多为功能性,运动后或心率增快后房性期前收缩可减少或消失,预后大多良好。在各种器质性心脏病,尤其是冠心病、心肌病、风心病、肺心病、高血压性心脏病等患者,房性期前收缩的发生率增加,复杂性也增加,多为频发、持续存在、多源性、多形性、成对的或房性期前收缩二联律、三联律。多为病理性房性期前收缩,常在运动或心率增快后增多,易触发其他更为严重的心律失常,如室上性心动过速、房扑或房颤。其预后取决于基础心脏病的情况,如在冠心病和心肌病中,频发的、多源性的、成对的房性期前收缩常为房颤的先兆,而急性心肌梗死中频发房性期前收缩常是心功能不全的先兆或提示心房梗死。

(四)诊断与鉴别诊断

1.诊断

心电图特征性表现为如下。

(1)P′波提早出现,其形态与基本心律的 P 波不同,PR 间期>0.12 秒。

(2)P′波后可伴或不伴有相应的 QRS 波。P′波下传的 QRS 波形太与空性 P 波下传的 QRS 双击可显示空白波形态通常相同,有时亦出现宽大畸形的 QRS 波群,称为室内差异性传导。

(3)房性期前收缩常侵入窦房结,并使之提前除极,即发生节律重整,故代偿间期常不完全。但如房性期前收缩出现过缓,落在窦性周期后 20%处,而此时窦性激动已开始释放,两者可在窦房连接处发生干扰,形成一个完全的代偿间期。

(4)提早畸形的 P′波之后也可无相应的 QRS 波,称为房性期前收缩未下传,需与窦性心律不齐或窦性静止鉴别。如在前一次心搏 ST 段或 T 波上找到畸形提早的 P′波,可确诊为房性期前收缩未下传。

(5)房性期前收缩可呈二联律、三联律或四联律或成对出现。多源性房性期前收缩起源于心房内多个异位起搏点,配对间期不等,P′波形态不同,常为房颤的先兆,也易引起干扰性房室脱节及形成短阵房性心动过速。

(6)颈动脉窦按摩、Valsalva 动作或其他兴奋迷走神经的手法能逐渐减慢窦性心动过速的频率。兴奋迷走神经的手法不能使较快的频率减慢。

2.鉴别诊断

房性期前收缩伴室内差异性传导时应与室性期前收缩鉴别,鉴别点可以概括如下。

(1)QRS 波形:室内差异性传导的 QRS 波群常呈 RBBB(右束支阻滞)图形:①V₁ 导联 QRS 波群呈三相波形(rSR、rsR 或 rsr)者多为差异性传导,呈单相(R)或双相波形(qR、RS 或 QR)者为室性期前收缩的可能性大。②V₁ 导联 QRS 波群起始向量经常变化或与正常 QRS 波群起始向量相同者差异性传导可能性大,起始向量固定不变且与正常 QRS 波群起始向量不同者室性期前收缩可能性大。③期前收缩的 QRS 波形不固定者差异性传导可能性大,形态固定者室性期前收缩可能性大。

(2)QRS 波群与 P 波的关系:差异性传导的 QRS 波前一定有 P 波,而室性期前收缩的 QRS 波前无 P 波或无相关 P 波。

(3)心动周期长短:一般心搏的不应期长短与前一个心动周期长短成正比,即长心动周期后的期前收缩容易出现差异性传导,而室性期前收缩则无此规律。

(4)配对间期:差异性传导的配对间期常不固定,而室性期前收缩的配对间期常较固定,但据此判断有时出现错误。

（五）治疗策略

1.健康人或无明显其他症状的人群,一般不需要特殊治疗。

2.病因治疗:有特定病因者,如甲状腺功能亢进、肺部疾病、缺氧、洋地黄中毒、电解质紊乱等,应积极治疗病因。器质性心脏病患者,应同时针对心脏病本身,如改善冠心病患者冠状动脉供血,对风湿活动者进行抗风湿治疗,对心力衰竭患者进行相应的治疗等,当心脏情况好转或痊愈后,房性期前收缩常可减少或消失。

3.消除各种诱因:如精神紧张、情绪激动、吸烟、饮酒过度、疲乏、焦虑、消化不良、腹胀等。应避免服用咖啡或浓茶等,镇静是消除期前收缩的一个良好的方法,可适当选用地西泮等镇静药。

4.症状明显以及有可能引起心房颤动、心房扑动、阵发性房性心动过速和其他阵发性室上性心动过速等的频发而持久的房性期前收缩,多源、成对房性期前收缩等,以及器质性心脏病伴发房性期前收缩,可选用β受体阻滞剂等药物治疗。

5.射频消融治疗。

三、室性期前收缩

(一)概述

室性期前收缩是指起源于希氏束分叉以下部位的心肌提前激动,是心室提前除极引起的。室性期前收缩是临床上常见的心律失常,其发生人群相当广泛,包括正常健康人群和各种心脏病患者。普通静息心电图正常健康人群的室性期前收缩检出率为5%,而24小时动态监测室性期前收缩的检出率为50%。室性期前收缩的发生与年龄的增长有一定的关系,这种增长关系与心血管疾病无关。在冠心病患者,室性期前收缩的发生取决于病变的严重程度,在急性心肌梗死发生后的48小时内,室性期前收缩的发生率为90%,而在以后的1个月内下降至16%,此后1年内室性期前收缩的发生率约6.8%。

(二)病因、发病机制

心功能不全、心肌局部组织的纤维化、异常的室壁张力、交感神经张力增高和电解质紊乱等可增加室性期前收缩的发生。室性期前收缩的发生与左心功能有关。左心室射血分数进行性下降时,室性期前收缩和短阵性室性心动过速的发生率均增加。对冠心病患者动态监测时发现,室性期前收缩的发生率为5%,而当射血分数低于40%时,室性期前收缩和短阵性室性心动过速的发生率升至15%。

(三)诊断和鉴别诊断

1.心电图特征性表现

(1)提前出现的宽大畸形的QRS波,时限大于120毫秒。

(2)QRS波前无相关的P波,有时可出现逆行的P波,则RP间期>0.1秒,少数逆行P波再折返激动心室,可引起逆传心搏。

(3)T波与QRS主波方向相反。

(4)常有完全代偿间期。表现为一个室性期前收缩前后的RR间距等于窦性周期的2倍。如代偿间期不完全,常见于严重的窦性心动过缓。基本心率较慢时,室性期前收缩可插入两个连续的基本心搏之间,形成插入性期前收缩。

2.对于室性期前收缩危险的评价,应综合上述多种因素考虑

据中华心血管病学会的建议,临床上如有以下情况应予以重视。

(1)有眩晕、黑矇或昏厥先兆等临床症状。

(2)有器质性心脏病基础,如冠心病、急性心肌梗死、心肌病、心脏瓣膜病、高血压等。

(3)心脏结构和功能改变,如心脏扩大、左心室射血分数减低(<40%)或心力衰竭等。

(4)心电图表现为多源、成对、成串的室性期前收缩及在急性心肌梗死或 QT 间期延长的基础上发生的 R-on-T 现象。对于临床上无明显症状、无器质性心脏病基础、无电解质紊乱的健康人的单纯性室性期前收缩,多无重要意义。

(四)临床表现及预后

最常见的症状是心悸。这主要由期前收缩后的心搏增强和期前收缩后的代偿间歇引起。有时患者会有心前区重击感及头晕等感觉。心悸往往使患者产生焦虑,而焦虑又可使儿茶酚胺增加,使室性期前收缩更为频繁,这就产生了恶性循环。如果室性期前收缩触发其他快速性心律失常则可出现黑矇及昏厥症状。

室性期前收缩的预后取决于期前收缩出现的类型、是否触发快速性心律失常及患者器质性心脏病的严重程度,在不同人群其预后是不一样的。

1.正常健康人群

绝大多数正常健康人群的室性期前收缩不增加猝死的发生率,预后良好。

2.非缺血性心脏扩大

此类患者死亡主要与疾病本身有关。

3.心肌肥厚

左心室肥厚患者其室性期前收缩的发生率高于无左心室肥厚者,但其比例关系远不及上述病死率之间的关系,说明左心室肥厚的高病死率与室性期前收缩只有部分关系。

4.冠心病

短阵性室性心动过速和频繁室性期前收缩对冠心病患者预后的影响取决于心律失常在疾病过程中出现的时间。

(五)治疗

1.缓解症状

(1)首先将心律失常的本质告诉患者,解除其焦虑状态。

(2)对确有症状需要治疗的患者,一般首先应用 β 受体阻滞剂或钙拮抗剂。在器质性心脏病患者,尤其是伴心功能不全者,由于Ⅰ类抗心律失常药物能增加患者的病死率,此时常选用胺碘酮。

(3)对 β 受体阻滞剂和钙拮抗剂治疗不敏感的患者,则应予电生理检查和导管射频消融。导管消融这类心律失常风险很小,成功率较高。

2.预防心源性猝死

对于器质性心脏病患者伴频发室性期前收缩或短阵性室性心动过速,其治疗的目的是预防心源性猝死的发生。

3.处理原则

对于少数起源于特殊部位的期前收缩(如右心室流出道),在一线药物治疗无效时可考虑射频消融治疗。

无症状且无器质性心脏病患者的室性期前收缩及短阵性室性心动过速根本无须治疗。

扩张型心肌病患者的室性期前收缩及短阵性室性心动过速,因药物治疗并不降低总体病死率及猝死发生率,在无症状时也无须药物治疗。但如确有症状,应采用上述缓解症状的治疗原则。

心肌肥厚时,短阵性室性心动过速对预测猝死的发生有一定的意义,但其阳性预测率较低,且药物治疗并不能降低猝死发生率。因此在心室肥厚伴频繁室性期前收缩及短阵性室性心动过速时,治疗仍以改善症状为主。

冠心病伴明显心功能不全者出现频繁或复杂的室性期前收缩以及短阵性室性心动过速,其猝死的危险性是较大的。此时应首先处理心肌缺血,包括药物和非药物措施。如纠正心肌缺血后心律失常仍然存在,则必须评价心功能。若射血分数≥40%,则无须进一步治疗;若射血分数<40%,则需进行电生理检查指导治疗。电生理检查诱发出持续性室性心动过速,予以安装植入型心律转复除颤器(ICD)治疗。未诱发出持续性室性心动过速者予以药物治疗。β受体阻滞剂和血管紧张素转换酶抑制剂(ACEI)能降低总体病死率,在无禁忌证时都应使用。对于这类患者,胺碘酮也是安全有效的药物。

轻度心功能不全伴室性期前收缩及短阵性室性心动过速,其治疗重点在于改善心功能,抗心律失常治疗同无器质性心脏病患者。严重心功能不全伴上述心律失常且未排除缺血性心脏病的患者,胺碘酮治疗可改善长期预后。

四、交界区期前收缩

(一)概述

房室交界性期前收缩起源于房室交界区,可前向与逆向传导。交界性期前收缩较少见,正常人和心脏病患者均可出现,预后一般较好。但在急性心肌缺血、心肌炎、风湿性心脏病及心力衰竭患者发生洋地黄中毒、低血钾时,可出现频发的交界性期前收缩,甚至交界性心动过速,危险性增加。而起源点较低或出现过早的交界性期前收缩,有时会诱发室性快速性心律失常,增加猝死的危险性。

(二)诊断和鉴别诊断

1.诊断

心电图表现:

(1)提前出现的 QRS 波,其形态与窦性心律 QRS 波基本相同,也可因不同程度的室内差异性传导而有所变化。

(2)逆行 P'波(Ⅱ、aVF 导联倒置,aVR 导联直立),可位于 QRS 波群之前(PR 间期<0.12秒)、之中、之后(PR 间期<0.20 秒),其位置取决于期前收缩前向及逆向传导时间。

(3)如交界性期前收缩侵入窦房结,使窦房结除极后再重建窦性周期,表现为不完全的代偿间期;如冲动不侵入窦房结,则表现为完全的代偿间期。

2.鉴别诊断

与室间隔期前收缩的鉴别要点：

(1)异位 QRS－T 波形：室间隔期前收缩与窦性心律 QRS 波大致相同；交界性期前收缩与窦性心律 QRS 波基本相同，伴室内差异性传导时，QRS－T 波形宽大畸形。

(2)室间隔期前收缩多无逆向 P－波，如有则位于 QRS 波之后，RP－间期＞120 毫秒；交界性期前收缩可有逆向 P 波，P－波位于 QRS 波之前，P－R 间期＜120 毫秒。

(3)室间隔期前收缩的异位 QRS－T 波易变性小；交界性期前收缩异位 QRS－T 波易变性大。

(4)室间隔期前收缩可有室性融合波，交界性期前收缩少见室性融合波。

(三)治疗

房室交界性期前收缩的治疗与房性期前收缩相同。

1.去除诱因。

2.治疗病因。

3.可选用 β 肾上腺素能受体阻滞剂、钙离子拮抗剂等药物治疗。

五、房性心动过速

(一)概述

房性心动过速(AT)，系局限于心房的，节律规整的，包含多种起源于心房而无须房室结参与维持的心动过速，节律较房扑慢(110～250 次/分)。持续性房性心动过速比较少见，占房性心动过速的 5％～10％，接受电生理检查的成人患者中房性心动过速占 5％～15％，儿童发病率稍高一些。性别与发病无关，男女发病率相等。房性心动过速可发生于心脏结构正常者，也可见于器质性心脏病患者，老年人患器质性心脏病的概率较大。在服用洋地黄的患者中，低钾血症可促发房性心动过速。房性心动过速的症状、体征和预后常常是与基础心脏疾病及心室率相关的。运动或应激可能会诱发心动过速。颈动脉窦按摩或腺苷可增加 AV 阻滞，减慢心室率。

(二)分类和发病机制

1.基于对 AT 电生理机制的认识，规则的 AT 可分为局灶性或大折返性两种类型

(1)局灶性 AT(归因于自律性、触发活动和微折返机制)：激动规律性起自心房很小区域，然后离心扩布。2001 年欧洲心脏病学会和北美心脏起搏及电生理学会根据局灶性房性心动过速的电生理学机制和解剖结构特点作了如下的定义："局灶性房性心动过速激动起源于心房内小面积的异位灶，向整个心房呈离心性扩展，在心动周期的大部分时间心房内膜无电动"。

这个定义的主要作用是与大折返性房性心动过速(房扑)进行区别，后者折返激动围绕直径约为数厘米大的中心障碍而环行，在整个心动周期都能记录到电活动。

(2)折返性 AT(包括典型房扑和其他位于右心房和左心房的具有明显大折返环的扑动)。

2.按照临床表现，房性心动过速可有以下不同形式

(1)非持续性：3 个或 3 个以上快速心房异位搏动连续发生，持续时间＜30 秒，称为非持续性房性心动过速，常无自觉症状。

(2)阵发性房性心动过速：房性心动过速可骤发骤停，发作时间＞30 秒，可持续数分钟、数小时甚至数日，多可产生明显的症状。

(3)无休止性房性心动过速:无休止性房性心动过速或称永久性房性心动过速,可能呈反复发作性或持续发作性。前者长时间描记心电图50%或50%以上为房性心动过速心律,房性心动过速与窦性心律交替出现,一连串的房性心动过速发作被窦性心律所分隔;后者房性心动过速持续不断发作,每次描记心电图或持续长时间描记心电图均为房性心动过速发作,从不出现窦性心律。异位P'波一般为150~180次/分,可因体位改变、深呼吸、吞咽动作、情绪改变、迷走神经张力变化等而发生改变,常可伴有一度及二度房室阻滞,二度房室阻滞可为文氏型或2:1。

(三)诊断与鉴别诊断

1.诊断

发作呈短暂、间歇或持续性当房室传导比率发生变动时,听诊心律不恒定,第一心音强度变化。颈静脉见到α波数目超过听诊心搏次数。

2.心电图表现

(1)心房率通常为150~200次/分。

(2)P波形态与窦性者不同,在Ⅱ、Ⅲ、aVF导联通常直立。

(3)常出现二度Ⅰ型或Ⅱ型房室阻滞,呈现2:1房室传导者亦属常见,但心动过速不受影响。

(4)P波之间的等电位线仍存在(与心房扑动时等电位线消失不同)。

(5)刺激迷走神经不能终止心动过速,仅加重房室阻滞。

(6)发作开始时心率逐渐加速。

3.鉴别诊断

房性心动过速应与以下的心动过速相鉴别:

(1)窦房结折返性心动过速(SNRT):SNRT骤发骤停,程序电刺激可诱发或终止心动过速,其P波形态与窦性P波一致,既往认为此类心动过速由于窦房结内折返激动形成,但局限于窦房结内的折返激动从未得到证实。房性心动过速可起源于界嵴的整个长度,而起源于上界嵴的房性心动过速与窦性P波无法区分,因此,SNRT归类于起源于界嵴的房性心动过速更为适宜。

(2)一般的窦性心动过速:如果房性心动过速呈持续性发作,起源于上界嵴,则与窦性心动过速很难区分。若心电图记录到心动过速发作与终止的情况则有助于两者的鉴别。房性心动过速不同于窦性心动过速之处在于其骤发骤停,"温醒阶段"(逐渐加速)或"冷却阶段"(逐渐减速)发生较快,通过3~4个心搏即可达到稳定的频率,而窦性心动过速的加速或减速发生比较缓慢,需30秒到数分钟才到达稳定的频率。

(3)不适宜的窦性心动过速(IST):房性心动过速与IST的鉴别主要依靠临床特点:①房性心动过速骤发骤停,发作间期心率可位于正常范围,而IST在白天心率持续>100次/分,轻微活动可明显增速,夜间心率可降至正常。②房性心动过速静脉滴注异丙肾上腺素心率可加快,但P'波形态无改变,而IST静脉滴注异丙肾上腺素后激动起源点可沿界嵴发生移动,P波形成可发生变化。

(4)心房扑动:大多数的心房扑动具有以下特点。

1)心房频率>250次/分。

2)F 波呈波浪状或锯齿状(下壁导联特别明显),两个 F 波之间无等电位线可见。

3)心房扑动常呈 2：1 房室传导,有时两个 F 波中有一个 F 波与 QRS-T 波群相重叠,只有一个 F 波清楚可见,极易与房性心动过速相混淆。按压颈动脉窦或静脉注射腺苷抑制房室结传导,可显示被掩盖的 F 波,从而做出正确的诊断。

但上述心房扑动特点并不完全可靠,有时由于心房病理改变或使用抗心律失常药物(如普罗帕酮、氟卡尼),F 波的频率可<200 次/分,房室传导 1：1,F 波之间也可见到等电位线。必要时应进行电生理检查鉴别。

(5)房室结折返性心动过速(AVNRT)和房室折返性心动过度(AVRT):房性心动过速与 AVNRT、AVRT 可以从以下几点进行鉴别。

1)当房性心动过速起源于高位心房,P 波电轴向下,借此可排除 AVNRT 和 AVRT,后两种心动过速 P 波电轴均向上。

2)房性心动过速的 RP 间期可长可短,而且可不固定,主要取决于房性心动过速的频率及房室结传导时间,AVNRT 和 AVRT 的 R2P 间期均固定不变,因其与心动过速发生的机制密切相关。

3)发生房室阻滞时(自发性或药物所致),房性心动过速可继续进行而不受影响,AVRT 立即停止发作,少数 AVNRT 也可继续进行。

4)心动过速发作终止若以 P 波结束,房性心动过速可能性不大,因心房异位灶终止活动与房室阻滞同时发生概率很小,AVNRT 和 AVRT 均属可能;若以 QRS 波群结束,则无鉴别诊断价值。

5)心动过速发作开始出现"温醒阶段",发作停止前可能出现"冷却阶段",均提示房性心动过速(AAT),AVNRT 和 AVRT 开始发作时心率即稳定不变。

6)对疑难病例尚需进行电生理检查方能做出鉴别诊断。

(四)临床表现及预后

房性心动过速可无自觉症状,但多产生一些症状,如心悸、头晕、胸痛、呼吸困难、乏力、昏厥等。器质性心脏病患者可出现心肌缺血、肺水肿等。症状的产生主要取决于房性心动过速的频率、持续的时间和有无基础心脏病等。局灶性 AT 的预后通常良好,尽管其呈无休止发作时可能导致心动过速心肌病。

(五)治疗策略

1.ACC/AHA/ESC 对室上性心动过速的治疗指南建议将 β 受体阻滞剂和钙通道阻滞剂作为一线药物,因其不良反应较少。如果房性心动过速持续,应加用 I_a、I_c 或 III 类抗心律失常药物。

2.如果服用洋地黄的患者出现房性心动过速,首先应考虑洋地黄中毒。治疗应包括停用洋地黄,低钾时用钾剂。如果心室率不是非常快,只需停用洋地黄。

3.导管消融能有效根治房性心动过速,消融成功率高,复发率较低。

六、心房扑动

(一)概述

心房扑动是心房快速而规律的电活动。在心电图上表现为大小相等、频率快而规则(心房率一般在 240～340 次/分),至少一个体表导联上无等电位线的心房扑动波。房扑是介于房性心动过速和房颤之间的快速性心律失常,是最常见的大折返性房性心动过速。房扑很少见于正常人,患者多伴有器质性心脏病。随着对器质性心脏病治疗手段的增多,患者寿命延长,房扑的发病率会逐渐增加。房扑频率快时常可引起血流动力学障碍,应积极处理。

（二）分类与发病机制

房扑可分为典型房扑和非典型房扑。

1.房扑是右心房内大折返性心动过速,左心房被动激动,折返激动依赖于下腔静脉和三尖瓣环之间的峡部缓慢传导。

2.非典型房扑是指不依赖于下腔静脉和三尖瓣环之间峡部缓慢传导的大折返性房性心动过速,也被称为非峡部依赖性房扑,折返环可位于左心房或右心房。在非典型房扑患者中器质性心脏病多见,心房一般有不同程度的增大。引起非典型房扑的激动除可围绕二尖瓣环进行折返外,也可围绕其他解剖障碍、外科手术或其他原因引起的心房纤维化瘢痕、不完整的频消融线等进行折返。

（三）诊断与鉴别诊断

心房扑动的诊断主要依靠心电图。心电图特征为 P 波消失,代之以规律而匀齐的扑动波（F 波）,心室率根据房室传导比例是否固定可以规则,也可不规则。心房扑动的心房率（F 波频率）为 300 次/分左右（250～350 次/分）,但这些激动仅部分以（2～4）:1 传导到心室,尤以 2:1 传导最常见,故心房扑动时患者心室率常为 150 次/分左右。心房扑动在临床上应注意与窦性心动过速、阵发性室上性心动过速等鉴别。

在常规心脏电生理检查中,激动标测和拖带技术是诊断大折返性房性心动过速的主要手段。利用拖带技术可以判断心脏中的某些部位是否在折返环内,是否靠近折返环的缓慢传导区相对较窄的峡部及其出口。

（四）临床表现及预后

心房扑动的临床症状主要由心室率过快引起。轻者可无明显不适,或仅有心悸、心慌、乏力;严重者头晕、昏厥、心绞痛或心功能不全。如果心室率过快,持续时间过长,可引起心室扩大和充血性心力衰竭。过快心室率是扩张型心肌病的病因之一,被称为心动过速性心肌病。同心房颤动一样,心房扑动的患者心房内也有可能形成血栓,引起体循环栓塞。其栓塞的发生率与心房颤动相同。

（五）治疗

房扑的药物治疗方法与房颤相同,但由于房扑的心室率通常较房颤快,患者心悸症状明显,发生于绝大多数患器质性心脏病或外科术后的患者,药物控制心室率效果不佳,因此通常采用节律控制策略。

1.电复律能够迅速有效地恢复窦性心律。应选用同步直流电复律,可选用较低的功率。如果一次不成功,可选用较高功率再复律一次。

2.短效抗心律失常药物依布利特可静脉用转复房扑。60%～90%的房扑发作可通过依布利特转复。不良反应是 QT 间期延长。

3.维拉帕米起始剂量为 5～10mg,IV,之后给予 5mg/(kg·min)维持量,可减慢心室率。

腺苷能造成短暂的 AV 传导阻滞,可用于鉴别诊断,使扑动波更明显。艾司洛尔为 β 受体阻滞剂,也可用于减慢心室律。

4.如果房扑不能被转复,上述药物也不能减慢心室律,可应用地高辛和(或)钙离子拮抗剂或 β 受体阻滞剂。静脉注射胺碘酮减慢心率的效果与地高辛一样。总的来说,房扑控制心室律比房颤更难。

5.房扑患者抗凝的适应证与房颤患者相同。除有禁忌证的患者外,所有房扑患者都应进行抗凝治疗。在有 2 个或 2 个以上危险因素(包括年龄≥75 岁、高血压、心力衰竭、左心室收缩功能受损和糖尿病)的患者中,应用华法林口服抗凝。在低危或有华法林禁忌证的患者中,应口服阿司匹林每日 81～325mg 进行抗凝治疗。

6.房扑的导管射频消融治疗 Costa 等人将 104 例(平均 78 岁)首次发生有症状房扑的患者随机分为两组,一组在转律后应用胺碘酮进行治疗,另外一组接受导管消融治疗。随访 13 个月,药物和导管消融治疗组房扑的复发率分别为 29% 和 5%,药物治疗组有 5 例患者出现与抗心律失常药物应用有关的并发症,包括病态窦房结综合征 2 例、甲状腺功能亢进 1 例、甲状腺功能减退 2 例,而导管消融治疗组无相关并发症发生。该研究提示,对于首次出现有症状房扑的患者,导管消融治疗的有效性优于药物治疗,并且不良反应较少。这是第一个有关房扑导管消融与药物治疗有效性和安全性的随机对照研究。另外,有研究提示,导管消融治疗对于年龄较长房扑患者(>75 岁)的有效性和安全性与年龄较轻者相近。

七、房室结折返性心动过速

(一)概述

1.定义

(1)室上性心动过速(SVT):指导致心动过速的主要折返路径或者局灶起源点全部或部分位于心室以上(包括窦房结、心房、房室结或者希氏束)。

(2)阵发性室上性心动过速(PSVT):通常用来特指房室结折返性心动过速与房室折返性心动过速。"阵发性"指心动过速呈突发突止的临床表现。

(3)房室结双径路:1956 年,Moe 等通过动物实验证实房室结可能存在功能性双径路,一条是快径路(β 径路),一条是慢径路(α 径路)。快径路有较快的传导速度和较长的不应期,而慢径路传导速度较慢,但不应期短。因此,当一个期前刺激落在快径的不应期内被阻断时,激动则通过慢径路传导,并从快径路的远端结合点以逆传方式返回到激动起源的心腔。1962 年 Kistin 第一次证明人类存在房室结双径路。目前房室结双径路通常根据对心房期前刺激试验的反应进行定义,当局部心房起搏配对间期(A_1A_2)缩短 10 毫秒时,从局部心房电位到希氏束电位的传导时间(A_2H_2)延长≥50 毫秒,则定义为房室结双径路。同样,当以每次周长递减 10 毫秒刺激心房时,AH 间期延长≥50 毫秒也被定义为房室结双径路现象。房室结的逆向传导也被证实具有双径路现象,当逆向传导通过快径时,最早心房激动位于希氏束附近;而当逆向传导转换到慢径时,最早心房激动位于冠状静脉窦口(CS)附近。在部分患者可能存在超过 2 条以上的房室结多径路。

(4)房室结折返性心动过速(AVNRT):由房室结双径路或多径路以及房室结周围心房组织参与的折返性心动过速,最常见房室结慢径前传,房室结快径逆传,经房室结周围心房组织连接快径和慢径的慢快型 AVNRT。

2.分型

目前能够较好结合房室交界区解剖、电生理特性和机制的 AVNRT 分型方法如下。

(1)慢快型:为房室结慢径前传,快径逆传(希氏束 A 波领先),AH 间期明显大于 HA 间期,且 AH 间期≥200～220 毫秒,平均 270～280 毫秒。慢快型最常见,约占所有 AVNRT 的 90%。

(2)快慢型:为房室结快径或另一条慢径前传,逆传呈典型慢径逆传顺序(CS 水平 A 波领先),AH 间期通常小于 HA 间期,且 AH 间期<200 毫秒,平均 90 毫秒。

(3)慢慢型:为房室结慢径前传,逆传呈典型慢径逆传顺序(CS 水平 A 波领先),AH 间期通常大于 HA 间期,且 AH≥200～220 毫秒,平均 260 毫秒。

(二)病因、发病机制

在正常心脏,房室结是心房和心室之间的唯一电学通路。AVNRT 的病因为患者存在房室结双径路或多径路,而在房室结双径路或多径路以及部分房室结周围心房组织之间形成折返。目前尚不清楚 AVNRT 的发生究竟是因为患者在解剖上,还是在传导特性上与正常人有别。无论有无 AVNRT,房室结双径路现象的检出率也可达 10%～84%。

(三)临床表现及预后

1.AVNRT 最常见于年轻人和中年人,在老年人中也并非少见。

2.女性多于男性。

3.主要症状包括心悸或心跳加快,以及胸闷、乏力、多尿、呼吸困难、眩晕等,偶可出现昏厥。症状轻重程度主要与发作时心室频率、持续时间以及基础心脏状态等有关。

4.典型心悸多表现为规则的心动过速,并且呈突发突止,刺激迷走神经的动作,如屏气、恶心等可终止发作。

5.除非伴有器质性心脏病,AVNRT 的预后良好。

(四)诊断与鉴别诊断

1.诊断

体表心电图的特点如下。

(1)窦性心律时心电图多为正常,很少显示房室结双径路现象(即出现 PR 间期正常或明显延长两种情况)。

(2)AVNRT 多为节律规则的窄 QRS 波心动过速,频率通常在 140～240 次/分,但也有频率慢至 100～120 次/分的病例。

(3)慢快型(占所有 AVNRT 病例的 90%左右)和部分慢慢型 AVNRT,逆行 P′波与 QRS 波非常接近,P′波通常隐没在 QRS 波中,但也有在 QRS 波略前或略后,部分病例 V₁ 导联出现假性 r′波,或 Ⅱ、Ⅲ、aVF 导联出现假性 s 波,如能与患者窦性心律心电图相对比,通常可以更明确上述特征。

(4)快慢型 AVNRT,RP′间期大于 P′R 间期,P′波在 Ⅱ、Ⅲ、aVF 导联呈倒置状,V₁、V₂ 和 aVL 导联直立。

(5)心动过速常由室上性期前收缩或室性期前收缩等诱发及终止;室上性期前收缩诱发

时,诱发心搏的 PR 间期突然延长。ST-T 可有显著改变,但通常无特异性。

(6)AVNRT 时可以出现功能性束支阻滞,表现为宽 QRS 波心动过速(右束支阻滞图形或左束支阻滞图形),但由于束支和心室不是折返环的必需部分,故束支阻滞并不影响心动过速的频率。

2.鉴别诊断

不同类型的 AVNRT 主要应与房室折返性心动过速(AVRT)和房性心动过速相鉴别。慢快型 AVNRT 主要应与位于前间隔部位的旁路和房性心动过速相鉴别,慢慢型和快慢型 AVNRT 主要应与位于后间隔、左后游离壁旁路的顺向型 AVRT 和起源于后间隔或 CS 周围的房性心动过速相鉴别。

窄 QRS 波心动过速鉴别诊断流程。

(1)QRS 波节律是否匀齐:如否,可能为房颤、房扑、房性心动过速不等比下传。

(2)基线是否平坦:如无明显等电位线,表现为大锯齿波(F 波)时,应高度怀疑房扑伴 2:1 下传。

(3)有无清晰可见的 P 波

1)如无可辨识的 P 波,慢快型或部分慢慢型 AVNRT 可能性大。

2)V$_1$ 导联出现假性 r'波,Ⅱ、Ⅲ、aVF 导联出现假性 s 波,AVNRT 可能性大。

(4)P'波与 QRS 波的时相关系

1)P'R 间期<RP'间期:房性心动过速可能性大,少见情况有持续性交界区折返性心动过速(PJRT)或 AVNRT(快慢型)。

2)RP'间期<P'R 间期:①RP'间期<70 毫秒:AVNRT 可能性大。②RP'间期>70 毫秒:AVRT 可能性大,少见情况有 AVNRT(慢慢型)、房性心动过速。

(5)应注意 P'波频率与 QRS 波频率的关系

1)房率>室率:可能为房扑 2:1 下传。

2)房性心动过速的房率<室率:可能为室性心动过速。

(6)需要指出的是,临床上常常容易将心房扑动或特发性左心室室性心动过速误诊为 PSVT,所以正确辨识心房波或者 QRS 波的形态极其重要

1)心房扑动:多为 130~150 次/分,心电图无明显基线,可见 F 波,下壁导联与 V$_1$ 导联明显。

2)特发性左心室分支性室性心动过速(ILVT):QRS 波在Ⅱ、Ⅲ、aVF 导联均以负向波为主,电轴明显左偏或无人区电轴合并 RBBB 时,应高度怀疑 ILVT,室房分离现象在电生理检查中常见,但在体表心电图上有时难以确定,同时由于心动过速起源于希浦系统,QRS 波时限常常<140 毫秒,甚至<120 毫秒。

(五)治疗策略

1.急诊处理流程

(1)描记标准 12 导联心电图。

(2)刺激迷走神经可屏气作 Valsalva 动作,压舌或刺激咽部,脸浸入冷水,按摩一侧颈动脉窦(老年人或颈动脉窦高敏者慎用)等。

（3）静脉用药

1）腺苷或三磷酸腺苷（ATP）：①优点：起效快，代谢快。终止心动过速的疗效为80％～90％以上。②禁忌证：支气管哮喘。③用量：成人腺苷6mg（或者三磷酸腺苷10～20mg）静脉快速推注（1～2秒）。

2）普罗帕酮：①慎用：器质性心脏病、心功能不全。②用量：70mg（1～1.5mg/kg）静脉慢推（10分钟），10～20分钟后可重复给药。

3）维拉帕米或地尔硫䓬也可作为一线药物：①慎用：器质性心脏病、心功能不全。②用量：维拉帕米5mg，稀释后5～10分钟缓慢注射，如无效5～10分钟后可再次给药1次；地尔硫䓬10～15mg（0.25～0.35mg/kg）静脉注射，如无效10～20分钟后可再次给药1次。

（4）直流电复律：如果患者出现心功能失代偿的症状和体征或合并血流动力学不稳定时，应该早期考虑同步直流电复律。AVNRT成功转复的能量多为10～100J，少数例外。

2.射频导管消融治疗

（1）由于长期用药的一系列问题，如药物不良反应、患者顺应性以及使用一段时期后疗效欠佳，经导管消融治疗目前已经成为AVNRT的一线治疗方案。

（2）目前AVNRT射频消融治疗成功率高达95％～99％，具有成功率高、并发症发生率低、复发率低、安全性好等优点，已在临床上广为采用。

（3）远期随访结果表明，与药物治疗相比，导管消融治疗可提高生活质量，有更好的成本—收益比。

3.长期药物治疗

（1）由于经导管消融已成为一线治疗方法。药物主要用于预防AVNRT频繁发作及用于治疗由于各种原因无法接受经导管消融的患者。

（2）常用的预防发作的药物包括钙离子拮抗剂（维拉帕米、硫氮草酮）、I_c类抗心律失常药（普罗帕酮、氟卡尼）、β受体阻滞剂。由于胺碘酮长期服用不良反应较多，不宜作为常规治疗。对于偶发、发作持续时间短暂，或者症状轻的患者可不必用药治疗，只需在心动过速发作时应用药物终止心动过速。

（3）需要注意的是，抗心律失常药物对房室结折返的抑制作用，可因交感神经兴奋而被抵消。另外在部分患者中，服用抗心律失常药物后，可出现心动过速发作较前频繁或持续时间明显延长，其机制可能与抗心律失常药物减慢房室结快径和（或）慢径的传导，从而更符合心动过速的折返条件，使心动过速更容易诱发或维持有关。

八、房室交界区心律和房室交界区心动过速

（一）概述

1.定义

（1）房室交界区：房室交界区指心房和心室之间的特殊（或者称房室）传导系统，包括心房进入房室结的纤维，房室结本身以及希氏束的主要部分。而希氏束分叉以下的束支、分支和浦肯野纤维则属于室内传导系统。目前仍认为可以将房室结分为上、中、下三个电生理功能不同的部分，即房结区（AN区）、结区（N区）及结—希氏束区（NH区）；Becker和Anderson将房结区（心房肌与真房室结之间）的移行细胞区分成三个小区，即表浅区、后区和深区，表浅区汇入

房室结的前上部分,后区汇入房室结的后下部分,深区将左心房和房室结的深部连接在一起。Enoue 和 Becker 在人类房室结的解剖重建研究中发现,房室结存在两条后延伸,右侧后延伸和左侧后延伸分别相当于 Becker 和 Anderson 早期研究中移行细胞区的后区和深区。

(2)交界区心律与交界区心动过速:交界区细胞具有自律功能,是窦房结以下的次级节奏点,通常它本身的节律只有 40~55 次/分。临床上将慢于 70 次/分的交界区自律心律称为交界区心律,而将≥70 次/分的交界区自律心律称为交界区心动过速。交界区心动过速时的心率多为 70~130 次/分,常见 100 次/分左右;部分交界性异位性心动过速或局灶性交界性心动过速的心室率可达 140~370 次/分,多在 200 次/分左右。

(3)非阵发性房室交界区心动过速(NPJT):非阵发性交界性心动过速(NPJT)又称加速性交界性心动过速(AJT)。为交界性心动过速最常见的类型,其特征为心率一般为 70~130 次/分,心率匀齐,往往与窦性心律交替出现,由于以上原因临床上的听诊往往不易识别,多靠心电图检查或心电监测才能发现。多见于洋地黄制剂用量过大、风湿热、急性心肌梗死、心脏外科手术后等疾病情况下,偶尔也可发生于无明显器质性心脏病的患者中。

2.分类

和其他异位心律一样,交界性心律可以分为被动性及自动性两种。

(1)被动性交界性心律:被动性交界性心律或被动性交界性搏动属于生理现象。他们的发生是由于窦性激动较长时间不能传入交界区,因此房室交界区内某一个部位便"被迫"发出一个交界性搏动,或在相似情况下连续发出一系列(3 次以上)交界性搏动,成为被动性交界性心律,被动性交界性心率通常慢于 70 次/分。

(2)主动性交界性心律或交界性心动过速:主动性交界性心律的发生机制是由于某种原因房室交界区内某个节奏点的自律性增高,超过了窦房结的自律性。它下传心室引起心室搏动,也可能逆传入心房,引起逆行 P 波。若这种情况仅偶然出现,而基本上仍是窦性心律,便称为交界性期前收缩(或称为交界性期前收缩)。但是交界区的节奏点若持续地比窦房结快,便在较长时间内取代窦房结而呈自动性交界性心律。主动性交界性心律通常超过 70 次/分,故又称为交界性心动过速。

(二)病因、发病机制

交界区逸搏或被动性交界性心律通常都是生理现象,具有保护作用。在窦性停搏、窦性心律不齐、窦房传导阻滞、不完全性房室阻滞及期前收缩后的补偿性间歇、快速心律失常终止等使心室搏动发生过长的间歇时,房室交界区作为次级起搏点,使心室搏动,以保证心室不致过迟地激动收缩。

主动交界性心律或交界性心动过速临床上并不少见,多发生于急性心肌梗死、心肌缺血后再灌注、药物影响(例如洋地黄制剂过量)、代谢性改变、电解质紊乱、心肌炎(特别是急性风湿性心肌炎)、缺氧、心脏手术等情况下。有限的研究结果表明交界性心动过速时冲动的形成部位在希氏束部位以上,其机制可能为自律性增加,但并不能排除晚期后除极引起的触发活动作为其机制。

交界性异位性心动过速或局灶性交界性心动过速可见于婴儿、儿童和老年正常人,但发生率极低;在复杂先天性心脏病外科矫正术后较为常见。其机制可能为局部异常自律性或触发活动。

房室结折返性心动过速由于其机制已明确为折返,且其折返环并未局限于房室结或交界区内,故不在此讨论。

(三)临床表现及预后

1.被动性交界区逸搏或心律多发生于过长的间歇期后;主动性交界性心律多发生于急性心肌梗死、洋地黄过量、心脏手术等情况下。

2.被动性交界性心律可以无症状,主要症状包括心悸、乏力、头晕、呼吸困难、黑矇、昏厥等。症状轻重程度主要与交界区逸搏频率、持续时间以及基础心脏状态等有关。

3.主动性交界性心律或交界性心动过速的临床表现和预后主要与心动过速时的心室率、是否存在房室阻滞、心动过速持续时间、是否存在基础心脏病及程度等相关,心动过速无休止发作可以导致心动过速性心肌病和心力衰竭。

(四)诊断与鉴别诊断

1.诊断

心电图是最重要的诊断依据。

(1)被动性交界性心律

1)交界区逸搏:①在一个过长的间歇期后,出现一个 QRS 波群。②QRS 波群形状与其他 QRS 波群形状大致相同,或仅有很小的区别。③PR 间期<0.10 秒,或无 P 波或在 QRS 波群前后有逆行 P 波。

2)被动性交界性心律:①心率缓慢匀齐,多为 40~55 次/分,不超过 70 次/分。②QRS 波群前后无 P 波,或有逆行 P 波。③即使有窦性 P 波,PR 间期<0.10 秒,或等于零,或为负数。

(2)主动性交界性心律

1)交界性心动过速:房室交界区有短暂的、反复发生的自主性增强的快速心律。心电图特点:①频率多为 70~130 次/分。②心房和心室可以均由交界区节奏点控制,也可以和窦性心律交替出现。③可有"逆行"P 波,多在 QRS 波前,P′R 间期≤0.12 秒;心室和心房也可以分别由交界区节奏点和窦房结控制。如果交界性激动控制心室,而心房多数仍由窦房结控制,两者频率相近似,通常称为非阵发性交界性心动过速。

2)交界性异位性心动过速(JET)或局灶性交界性心动过速:①窄 QRS 波心动过速伴房室分离。②心室率为 140~370 次/分,多为 200 次/分左右,少数病例心室率为 110~140 次/分。③房室分离几乎可见于所有患者,但在 80% 的患者中,可见短暂性室房传导。

2.鉴别诊断

主动性交界性心律(交界性心动过速和交界性异位性心动过速)主要应与房室结折返性心动过速(AVNRT)相鉴别,根据病史(病因、诱因等)、心动过速诱发是否依赖快-慢径跳跃、P 波与 QRS 波的关系、是否存在房室分离等不难做出鉴别。

(五)治疗策略

1.描记标准 12 导联心电图或行心电监测。

2.明确或排除可导致被动性或主动性交界区心律的病因或诱因,如病态窦房结综合征、不完全性房室阻滞、快速心律失常终止、急性心肌梗死、洋地黄制剂过量、电解质紊乱、心脏手术等。

3.治疗

(1)治疗和纠正上述病因和诱因：如洋地黄过量或中毒应及时停用洋地黄制剂,并纠正低血钾等电解质紊乱,治疗心肌缺血或缺氧,植入心脏起搏器治疗病态窦房结综合征、房室阻滞等。

(2)药物治疗：对于交界区逸搏心律或不影响血流动力学的非阵发性交界性心动过速,通常不需治疗,非阵发性交界性心动过速持续发作可以使用β受体阻滞剂或钙离子拮抗剂。局灶性交界性心动过速一般对β受体阻滞剂有一定的效果,静脉应用胺碘酮对减慢或终止部分局灶性交界性心动过速有效。

(3)导管消融治疗：导管消融治疗主要用于局灶性交界性心动过速反复或无休止发作,导致明显症状或心动过速性心肌病,药物治疗无效的患者。多数患者可以消融成功,但消融房室结附近的局灶起源点有导致房室阻滞的风险,也有一定的复发率。对于药物治疗无效,伴有明显心动过速心肌病或心力衰竭,且导管消融失败的患者,消融房室结,植入心脏永久起搏器也是一个可供选择的治疗。

九、室性心动过速

(一)室性心动过速的概述及分类

1.概述

室性心动过速(室速)是指起源于希氏束分叉以下的心动过速。自然发生时,指连续 3 个和 3 个以上的室性期前收缩,频率快于 100bpm 的室性期前收缩就可诊断非持续性室速;而在电生理检查中心脏程序刺激诱发时,指连续 6 个或 6 个以上的室性期前收缩,无论其形态如何,均可认为非持续性室速。

2.分类

室速的分类有多种,可根据心电图、发作时间、发作方式、发作时血流动力学状态及有无器质性心脏病等进行分类,在临床上一般根据发作时心电图的形态及持续时间进行分类。

根据发病机制可分为自律性、折返性和触发活动性室速。根据室速发作的持续时间和伴随的血流动力学改变可分为持续性室速、非持续性室速和无休止性室速。一次室速发作的持续时间多于 30 秒,或不到 30 秒即引起血流动力学的紊乱,必须紧急处理者,为持续性室速;若发作不足 30 秒即自动终止,则为非持续性室速;室速持续发作≥24 小时则为无休止性室速。根据 QRS 波群形态特征可分为单形性室速、多形性室速和双向形室速。单形性室速指的是室速发作时,同一导联的 QRS 波形态单一而稳定;若同一导联有多种不同形态的 QRS 波,则为多形性室速。室速患者可以存在多种单形室速,并且可以从一种形态转变为另一种形态,或者在不同的时刻呈现不同形态。根据是否合并器质性心脏病可分为病理性室速和特发性室速。还有一些室速具有特殊的遗传学背景或具有特殊的临床、心电图或电生理特征,如儿茶酚胺敏感性室速、分支性室速(维拉帕米敏感性室速)、束支折返性室速、尖端扭转性室速和反复性单形性室速(腺苷敏感性室速)。

(二)室速的病因

室速从临床病因的角度可以分为三大类。

1.无器质性心脏病

无器质性心脏病包括左室与右室特发性室速、短阵室速与极短联律间距的多形性室速。这些室速根据目前所有的临床检查都不能发现明确的器质性心脏病。但这些室速所表现的心脏电生理的异常,除偶尔出现的短阵室速,仅与自主神经张力的变化有关外,可能仍有局部心肌细胞的异常,而心脏的大体检查对此无法发现。

2.器质性心脏病

器质性心脏病包括各种病理性的阵发性持续性室速、加速性室性自主心律与 Q-T 间期正常的多形性室速。引起这些室速的器质性心脏病,最常见的是冠心病、急性心肌梗死,特别是陈旧性心肌梗死,也常见于各型心肌病,特别是扩张型心肌病。此外,也偶发于其他器质性心脏病,如心肌炎、风心病、先心病、二尖瓣脱垂等。但其中的束支折返性室速,最好发于扩张型心肌病,偶见于冠心病。而右室发育不良性室速,实际上就是一种特别的心肌病致心律失常源性右室发育不良。这种心肌病表现为右室先天性发育不良,右室壁局部明显变薄,甚至薄如纸。此处的心肌细胞变性、消失,被大量脂肪组织和少量纤维组织取代。心脏收缩时,此处运动不良,甚至反向膨出而形成局部室壁瘤。右室腔扩大,右心房也可扩大。这种病变最好发于右室流出道和三尖瓣下方,呈三角形分布,称为"发育不良三角"。

3.其他原因

其他原因包括各种非持续性单形性室速和 Q-T 间期延长的多形性室速。其中最常见的原因是药物和电解质失衡。洋地黄中毒伴低血钾是双向性室速的原因,也可引起加速性室性自主心律和短阵室速。影响心室复极的药物(主要是抗心律失常药)、电解质紊乱、心动过缓、中枢神经系统病变、自主神经不平衡和二尖瓣脱垂等是引起获得性长 Q-T 综合征的常见原因。遗传基因异常是先天性长 Q-T 综合征的原因,其中有家族史伴先天性神经性耳聋者,为常染色体隐性遗传;听力正常为常染色体显性遗传。

(三)室速的发生机制

近 20 多年来,特别是近几年来,对室速机制有了较深刻的认识,从而导管消融的成功率也有了较大的提高。因为室速的形成机制不同则导管消融的方法不同。室速的形成机制是成功导管消融的基础。室速的可能机制包括:折返、正常和异常的自律性增强、早期或延迟后除极引起的触发活动。多数非器质性心脏病室速机制为触发活动或自律性增强。器质性心脏病患者心室肌内的病变或瘢痕组织,以及心肌重构后的心肌肥大和纤维化等,构成了室速发生的解剖机制;心室不同部位的兴奋性、传导性与不应期的异常和各向异性、自律性增强以及存在非兴奋组织等,构成了室速发生的电生理基质。

1.折返激动

折返是临床最常见的快速心律失常发生机制。形成折返的 3 个必备条件如下。

(1)解剖上或功能,上存在至少 2 条连接近端和远端而形成传导环路的潜在通道。

(2)上述通道之一存在单向阻滞。

(3)无阻滞的通道传导缓慢,允许阻滞的通道有足够的时间恢复应激。当两个通道的传导延缓和不应期适当时,一个持续向前的循环电激动便产生了,导致心动过速。折返性心动过速可以由期前刺激或快速起搏诱发与终止,其维持需要折返环路电生理条件的匹配。

折返是室速的主要发生机制,折返的原因可见于心肌缺血、心肌病变、低血钾或其他代谢性缺陷等,这些因素使心肌的复极不一致,则冲动传导形成区域性差异。急性心肌梗死的患者,正常心肌与梗死心肌之间传导和组织的不一致性,构成了折返的基础,其折返环是多种多样,可以位于梗死边缘,也可以位于梗死灶中间,形成室速。

2.触发激动及自律性增高

(1)自律性增加:一些具有正常自律性的细胞诸如窦房结和房室结细胞可自发除极,在膜电位达到阈值后触发一次动作电位。自发除极以及心肌细胞跨膜电位的维持,都是通过控制细胞内外离子的跨膜流动实现的。大多数心肌细胞正常状态下不具有自律性,但当受到损伤或疾病状态下即可获得自律性,这种细胞的异常自律性与心脏起搏细胞的正常自律性不同,其膜电位发生了改变。在交感神经兴奋和儿茶酚胺分泌增加、低钾血症、缺血缺氧和酸中毒等情况下,原来有自律性的心肌细胞可能出现异常增高的自律性,原来无自律性的心肌细胞也可能产生异常自律性。有时自律性增加的异位起搏点周围存在着传入阻滞,可与正常节律一起形成特殊的室性并行心律。

(2)触发激动(触发自律性):触发激动是除极后细胞对先前动作电位的反应造成的,这种后电位发生于动作电位的第3时相,分为早期后除极与延迟后除极两种形式。触发激动是指心脏除极触发的膜振荡性后电位,因为总是在一次除极后发生,故又称后除极。当后除极电位达到阈电位时,便产生触发性动作电位,因本身又存在后电位,如此序贯成串形成心动过速。后除极是发生在前一次动作电位复极过程中或复极完毕后的阈值下除极,分别称为早期后除极(EAD)和延迟后除极(DAD)。EAD发生在复极结束之前,即动作电位第3时相。因心率慢时EAD增加,又称心动过缓依赖型。可能与先天性或获得性LQTs相关的扭转性室速的发生有关。DAD发生在复极将要结束时或结束之后。在一定范围内心率快时DAD增加,又称心动过速依赖型,可能是儿茶酚胺敏感性室速、反复性单形性室速(腺苷敏感性室速和洋地黄中毒等引起的室速)的发生机制。许多动物试验表明,心肌梗死后冠脉再灌注心律失常主要与延迟后除极有关。

(四)室速的临床表现及心电图特征

1.室速的症状

室速的症状取决两方面。

(1)室速发生的频率和持续的时间,是否引起血流动力学的改变。

(2)取决于是否有心脏病的存在和心功能不全状态。临床上患者可以没有症状,也可以出现轻微的不适感,若为非器质性心脏病,室速发作大多短暂、症状也较轻,可自动恢复,用药后一般疗效较好,虽然反复发作但一般预后较佳。若器质性心脏病并发室速,特别伴发频率较快者常症状严重,常见心悸、低血压、全身乏力、眩晕和昏厥、休克,也可出现急性肺水肿、呼吸困难、心绞痛,心肌梗死和脑供血不足症状,严重者发展为室扑、室颤、阿斯综合征而猝死。

2.室速的体征

室速发作时可见颈静脉搏动强弱不等,有时房室同时收缩可见较强的颈静脉波(大炮波),房室收缩不同步可致心尖区第一心音强度不一致,心率70~300bpm,一般为150~200bpm,节律可齐也可轻微不齐或绝对不规律,如扭转性室速可绝对不规律、脉搏细速弱,常可闻及宽分裂的心音和奔马律、面色苍白、四肢厥冷,还可伴有不同程度的神经、精神症状。此外还可发现基础心脏病原有的体征,以及随症状严重性不同可能出现相应的低血压、休克或心力衰竭等体征。

3.室速的心电图表现

(1)一系列快速基本规则的宽大畸形 QRS 波群(QRS＞0.12 秒)、频率＞100bpm,但可因室速类型不同、速率不一。

(2)干扰性房室脱节,室率＞房率,P 与 QRS 无关或埋藏于宽大畸形的 QRS－T 中,使 P 波难以分辨。

(3)完全性心室夺获,表现在室速过程中出现所谓提前窦性心搏,QRS 为室上性,其前面有 P 波且 P－R 间期＞0.12 秒。

(4)室性融合波,系不完全性心室夺获和部分室性异位搏动所控制而形成,图形介于窦性与室性之间。

(5)室速发作前后也可见部分患者出现与室速类似室性早搏。

(6)可出现逆行性 P′波且与 QRS 有固定关系,常为室速逆传入心房,一般 R－P′间期大于 0.12 秒小于 2.0 秒,若伴有逆传延迟可＞2.0 秒,除了上述特点外必须排除宽 QRS 室上性心动过速,如室上速伴有束支传导阻滞,室内差异性传导和预激综合征并发室上性心动过速,为旁路前传型者。室速心电图中的心室夺获。

4.室速共有的心电图特点

(1)QRS 时间与心室率:室速发作呈右束支传导阻滞(RBBB)图形时其 QRS 波群时限应大于 140 毫秒,室速发作呈左束支传导阻滞(LBBB)图形时其 QRS 波群时限应大于 160 毫秒,室速的心室率范围在 100～300bpm,通常是 150～200bpm,R－R 间距规整或稍有不规整。一般说,RBBB 型心动过速多起源于左室,LBBB 型心动过速多起源于右室。

(2)心室夺获及室性融合波:心室夺获及室性融合波是诊断室速的重要依据,室速发作时,窦房结的激动经房室结下传心室并使整个心室除极,则在成串宽大畸形的 QRS 波群中见到一个窄的 QRS 波,此为心室夺获。如果窦房结激动下传心室时刚好室性异位起搏点也指挥心室除极,那么此激动将与室性异位起搏点共同指挥这一次整个心室的除极过程,由此产生的 QRS 波既不完全像室速的宽 QRS 波,也不完全像正常 QRS 波,是介于他们两者之间的一种 QRS 波群,称为室性融合波。

(3)房室分离及室房逆行传导:部分室速体表心电图可见到房室分离(房室脱节),窦性 P 波按规律出现,与室速的 QRS 波无固定的时间关系。部分室速体表心电图可以出现室房逆行传导,可呈 1∶1 传导,也可出现室房传导阻滞,有时为文氏型传导阻滞。房室分离是诊断室速的重要依据,而室房逆行传导阻滞则几乎是室速诊断的确证。

(4)QRS 波群电轴:室速的电轴位于"无人区"支持室速。室速为 LBBB 型,电轴右偏同样是诊断室速的有力证据。

(5)QRS 波群形态:当表现为束支传导阻滞图形时,V_1～V_2 和 V_6 导联 QRS 波群呈特殊形态,具有以下的特征:右束支阻滞图形时 V_1～V_2 导联呈单相 R、qR、Rr′、RS 形、V_6 导联的 R/S＜1。当呈左束支传导阻滞图形时,V_1 或 V_2 导联的 r 波宽度≥40 毫秒,S 波降支有切迹,或者从 r 波起点到 S 波波谷的间期≥70 毫秒,以及 V₆ 导联出现 Q 波,以上特征均支持室速。

(6)全部胸导联 QRS 波群:其主波方向呈同向性,即全部向上或向下。

(五)无创检查在室速诊断中的价值

1.动态心电图

动态心电图可以提高心律失常的检出率,有效地预防重大心血管事件的发生,使心律失常的诊断水平大为提高,增加了心电图临床应用的价值。

通常对室性心律失常的患者进行动态心电图监测可以发现室性期前收缩及室性心动过速,但要考虑监测的时间长短,以及室性心动过速的发作的频率。强调指出动态心电图监测没有发现室性心律失常并不代表不存在室性心律失常,所以动态心电图只用于发作频繁的室性心律失常或室性心动过速的患者,并且其诊断的敏感性较低。

动态心电图也可以作为评价药物疗效的一种手段,一般认为,有效的药物治疗的证据是室性期前收缩的频率减少 70% 以上。

2.运动试验

心电图运动试验是心电图学的重要组成部分。追溯其发展,从 20 世纪 30 年代起,运动试验就开始受到重视;在 20 世纪 40~50 年代期间,学者们对二阶梯运动试验进行了深入的研究;至 20 世纪 50 年代中期以后,二阶梯运动试验逐渐被平板运动试验和踏车运动试验所取代。随着国际上相关研究的进展和我国经济发展水平的变化,它已成为目前诊断冠心病最常用的一种辅助手段。同时也是评价心律失常的一种手段,对于由冠心病引起的室性心律失常,可以通过运动试验来了解运动诱发室速发作的可能性,以及缺血与心律失常的关系,但要做好急救准备。但对于评价室性心律失常的治疗,运动试验并不可靠,因为运动试验诱发心律失常具有很大的变异性。

3.心室晚电位

心室晚电位是在心肌的心内膜或心外膜,或体表信息叠加的心电图,于 QRS 波终末部至 ST 段起始部的 40 毫秒中,记录到的一种高频低振幅的碎裂电位,称为心室晚电位。心室晚电位代表了缺血区心肌的电兴奋传导延缓,去极化速度延迟,提示局部心肌存在传导不均一的组织,是发生折返性室性心律失常的重要机制。因此晚电位的存在,是心肌电活动不稳定状况的反映。在危险的室性心律失常中,检出晚电位是猝死的预报信号,在急性心肌梗死后猝死的预测中,晚电位检查占有重要位置。心肌梗死伴室性心律失常的危险性较大,猝死率较高,这充分说明心室晚电位的存在增加了持续性室速、室颤心律失常性猝死的可能性,因碎裂电位是引起恶性室性心律失常猝死的电生理机制。许多报道认为心肌梗死后的心室晚电位以急性心肌梗死、下壁心肌梗死的阳性率较高,因此心室晚电位对心肌梗死具有较重要的预测价值,可成为判断心肌梗死预后和猝死的有价值的方法。

4.其他

(1)T 波电交替:是指在规则的心律时,体表心电图上 T 波振幅、形态逐搏交替变化,与器质性心脏病恶性室性心律失常的发生有密切关系,是心肌活动不稳定的指标。在现有的检测手段及检测仪器条件下,微伏级 T 波电交替检测是一种价廉、方便且无创的检查形式的代表,但微伏级 T 波电交替检测作为一种无创的检测手段,其对于发生各种致死性心脏病危险分级的作用仍需要临床实验进一步研究证实。

(2)心率变异性:作为定量分析心脏自主神经系统张力的方法已经被公认,其指标异常常提示交感神经张力增加。近来用相似的方法进行心室复极时间变异性的频谱分析研究,与心率变异主要反映窦房结的交感—迷走神经相互作用不同,心室复极时间变异性直接反映正常或异常心室的状况及自主神经的影响,可能成为研究心室复极动态变化的有力指标,尤其在其短时调节机制上;此调节作用受损可能与自主神经对心脏支配的不平衡有关,而这被认为是许多疾病(如 QT 间期延长综合征、婴儿猝死综合征、心肌梗死后、糖尿病神经损害等)出现严重室性心律失常的主要机制。心室复极时间变异性与 QTd 及研究 T 波动态变化的方法相结合,使心室复极的非创伤性评估方法更加完善。

(六)心内电生理检查

有助于明确室速诊断,探讨室速的机制,在反复发作的持续或非持续性室速患者和医院外心搏骤停存活者,电生理检查可用于发现有临床意义的心律失常及由其导致的心脏猝死的高危患者,同时电生理测试指导抗心律失常药物治疗及评估其疗效。

1.术前准备及导管技术

电生理检查前停用抗心律失常药物至少 5 个半衰期。在导管室局麻下进行,一般穿刺右股静脉和锁骨下静脉,放置相关导管电极,同时记录心内电图及基础电生理参数,行有关程序刺激。

2.程序刺激方案

电生理检查诱发持续性室速的发生率取决于基础心脏病、左室心功能异常程度,存在的心律失常性质及所用的刺激方案。采用的方案标准是在右心室不同部位采用 2 个基础刺激周长,刺激方案可用到 3 个期前刺激。在右心室两个部位刺激均未诱发出有意义心律失常,则给予静脉点滴异丙肾上腺素,提高窦性心律,重复上述刺激步骤。

(七)室速的治疗

首要的问题是决定应对哪些患者给予治疗。除了 β 受体阻滞剂以外,目前尚未能证实其他抗心律失常药物能降低心脏性猝死的发生率。况且,抗心律失常药物本身亦会导致或加重原有的心律失常。因此,对于室速的治疗,一般遵循的原则是:无器质性心脏病者发生非持续性室速,如无症状及昏厥发作,无须进行治疗;持续性室速发作,无论有无器质性心脏病,均应给予治疗;有器质性心脏病的非持续性室速亦应考虑治疗。

1.终止室速发作

室速患者如无显著的血流动力学障碍,可先行抗心律失常药物治疗,以往的药物转复首选利多卡因,有效率为 40%~50%。新近发布的心肺复苏指南推荐的首选药物为胺碘酮、普鲁卡因胺或索他洛尔,其中胺碘酮转复窦律的成功率约为 70%,索他洛尔的有效率约为 65%。部分无器质性心脏病患者可选用普罗帕酮,转复窦律的成功率为 60%~90%。药物治疗无效时,可考虑直流电复律。如患者已发生低血压、休克、心绞痛、充血性心力衰竭或脑血流灌注不足的症状,应迅速施行直流电复律。洋地黄中毒引起的室速,不宜应用电复律,应给予药物治疗。复发性室速患者,如病情稳定,可经静脉插入电极导管至右室,应用超速起搏终止心动过速,但有时会招致心率加快,令室速恶化,发展为心室扑动与颤动。

2.预防复发

应努力寻找及治疗诱发与维持室速的各种可逆性病变,例如缺血、低血压与低血钾等。治疗充血性心力衰竭有助减少室速发作次数。窦性心动过缓或房室阻滞时,心室率过于缓慢,有利于室性心律失常发生,可给予阿托品治疗,或应用人工心脏起搏。在药物预防效果大抵相同的情况下,临床选择常取决于药物自身的潜在毒副反应。例如,长期应用普鲁卡因胺会引起药物性红斑狼疮;已有左室功能不全者,避免应用氟卡尼与丙吡胺;心肌梗死后患者不宜应用氟卡尼、恩卡尼和莫雷西嗪。QT 间期延长的患者优先选用 I$_b$ 类药如美西律。普罗帕酮疗效确实、不良反应较少,可优先选用。胺碘酮亦十分有效,但长期应用可能发生严重的不良反应。β阻滞剂能降低心肌梗死后猝死发生率,其作用可能主要通过改善心肌缺血实现。维拉帕米对大多数室速的预防无效,但可应用于"维拉帕米敏感性室速"患者,此类患者通常无器质性心病基础,QRS 波群呈右束支传导阻滞伴有电轴左偏。单一药物治疗无效时,可选用作用机制不同的药物联合应用,各自用量均可减少。不应使用单一药物大剂量治疗,以免增加药物的不良反应。药物组合方式可依据临床经验选定。心电生理检查的药物试验亦为临床提供选药指引。抗心律失常药物亦可与埋藏式心室或心房起搏装置合用,治疗复发性室性心动过速。埋藏式心脏自动转律除颤器、外科手术、导管消融术等亦已开始应用于治疗某些病例。某些冠心病合并室速的患者,冠脉旁路移植手术亦可能有效。射频消融适应证:有症状的持续性或非持续单形 VT,药物治疗无效或不能耐受,或不愿接受长期药物治疗的患者。非适应证:药物治疗有效,能耐受药物治疗且不愿意接受射频消融者;临床无症状的非持续性室速的患者;多形室速或血流动力学不能耐受手术者;右室发育不良(右室心肌病)性 VT;VT 在电生理实验室不能诱发者。

(八)几种特殊类型的室速

1.加速性室性自主心律

加速性室性自主心律又称加速性室性逸搏心律、非阵发性室性心动过速、加速性室性自搏心律、加速的心室自身性节律、室性自主性心动过速等,其发生机制与自律性增加有关。心电图表现为连续 3 个或以上发生的、起源于心室的 QRS 波群,心率通常为 60～110 次/分。心动过速的开始与终止呈渐进性,跟随于一个室性早搏之后,或当心室起搏点加速至超过窦性频率时发生。由于心室与窦房结两个起搏点轮流控制心室节律,融合波常出现于心律失常的开始与终止。心室夺获亦很常见。本型室速通常发生于心脏病患者,特别是急性心肌梗死再灌注期间、心脏手术、心肌病、风湿热与洋地黄中毒。发作短暂或呈间歇性。患者一般无症状,亦不影响预后。通常无须治疗。但出现下列情况时应考虑给予治疗:由于房室分离扰乱房室收缩顺序,导致血流动力学障碍;同时存在另一种更快速地室速;心动过速的第一个室早发生很早,落在前面心搏 T 波的易损伤期;心室率过快引起症状;发生心室颤动等。治疗可参照上述室速的处理方法。在大多数情况下,应用阿托品提高窦性频率或做心房起搏便可消除加速性室性自主节律。

2.尖端扭转型室速

尖端扭转型室速是多形性室性心动过速的一个特殊类型,因发作时 QRS 波群的振幅与波峰呈周期性改变,宛如围绕着等电线连续扭转而得名。频率 200～250bpm。其他特征包括,

QT间期通常超过0.5秒，U波显著。当室早发生在舒张晚期，落在其前面延长的T波的终末部，可以诱发室速。此外，在长一短周期序列之后亦易引发尖端扭转。当发作临近终止时，QRS波群逐渐增宽、振幅增高、亦越发有别于开始时的形态，最后发作终止，恢复至基础心律，或出现短暂的心室停顿，或再引起另一次发作。尖端扭转亦可进展为心室颤动和猝死。临床上，无QT间期延长的多形性室速亦有类似尖端扭转的形态变化，但并非真正的尖端扭转，两者的治疗原则完全不同。本型室速的病因可为先天性、电解质紊乱（如低钾血症、低镁血症等）、应用 I_a 或某些 I_c 类药物、吩噻嗪和三环类抗抑郁药、颅内病变、心动过缓（特别是第Ⅲ度房室传导阻滞）等。应努力寻找和消除导致QT间期延长的病变和停用有关药物。 I_B 类抗心律失常药与静脉注射镁盐（硫酸镁2g，稀释至40mL缓慢静脉注射，然后8mg/min静脉滴注）可予试用。 I_B 类、 I_c 类以及Ⅱ类药物能使QT间期更加延长，故不应使用。临时性心室或心房起搏提高基础心率，可用于治疗和预防发作，起搏前可先试用异丙肾上腺素或阿托品。先天性长QT间期综合征治疗应选用β阻滞剂、苯妥英钠，亦可施行心房、心室起搏治疗。药物治疗无效者，可考虑作颈胸交感神经切断术。对于QRS波群酷似尖端扭转，但QT间期正常的多形性室速，可按单形性室速处理，给予常规的抗心律失常药物治疗。以应用足量奎尼丁类药物最为有效。如QT间期达正常上限，难于准确决定的病例，宜选用起搏治疗。

（九）Brugada综合征

Brugada综合征是一种编码离子通道基因异常所致的家族性原发心电疾病。患者的心脏结构多正常，心电图具有特征性的"三联征"：右束支阻滞、右胸导联（ $V_1 \sim V_3$ ）ST呈下斜形或马鞍形抬高、T波倒置，临床常因室颤或多形性室速引起反复昏厥甚至猝死。多见于男性，男女之比约为8:1，发病年龄多数为30～40岁。主要分布于亚洲，尤以东南亚国家发生率最高，故有东南亚夜猝死综合征（SUNDS）之称。近年来世界各地均有报道。Brugada综合征的准确发病率尚不清楚。患者多为青年男性，常有昏厥或心脏猝死家族史，多发生在夜间睡眠状态，发作前无先兆症状。发作间期可无任何症状。有时心脏病突发或昏厥，发作时心电监测几乎均为室颤。常规检查多无异常，病理检查可发现大多患者有轻度左室肥厚。心脏电生理检查大部分可诱发多形性室速或室颤。2002年8月，欧洲心脏病协会总结了Brugada综合征的心电特征并将其分为Ⅲ型：

Ⅰ型：以突出的"穹隆形"ST段抬高为特征，表现为J波或抬高的ST段顶点≥2mm，伴随T波倒置，ST段与T波之间很少或无等电位线分离。

Ⅱ型：J波幅度（≥2mm）引起ST段下斜形抬高（在基线上方并≥1mm），紧随正向或双向T波，形成"马鞍形"ST段图形。

Ⅲ型：右胸前导联ST段抬高<1mm，可以表现为"马鞍形"或"穹隆形"，或两者兼有。

Brugada综合征心电图的ST段改变是动态的，不同的心电图图形可以在同一个患者身上先后观察到，三种类型心电图之间可以自发或通过药物试验而发生改变。详细询问病史和家族史是诊断的关键。不能解释的昏厥、昏厥先兆、猝死生还病史和家族性心脏猝死史是诊断的重要线索。如患者出现典型的Ⅰ型心电图改变，且有下列临床表现之一，并排除其他引起心电图异常的因素，可诊断Brugada综合征：①记录到室颤。②自行终止的多形性室速。③家族心脏猝死史（<45岁）。④家族成员有典型的Ⅰ型心电图改变。⑤电生理诱发室颤。⑥昏厥或

夜间濒死状的呼吸。在临床工作中需要及时识别,以尽早进行干预。缺乏症状的患者如心电图也正常,可以做诱发试验,也可做电生理检查,以明确诊断。一旦诊断成立,立即植入 ICD 是防止患者猝死的唯一有效的办法,ICD 能及时消除出现的室速或(和)室颤,防止猝死发生。

第四章　神经内科疾病

第一节　蛛网膜下隙出血

蛛网膜下隙出血是指脑表面或脑底部的血管自发破裂,血液流入蛛网膜下隙,伴或不伴颅内其他部位出血的一种急性脑血管疾病。本病可分为原发性、继发性和外伤性。原发性 SAH 是指脑表面或脑底部的血管破裂出血,血液直接或基本直接流入蛛网膜下隙所致,称特发性蛛网膜下隙出血或自发性蛛网膜下隙出血,占急性脑血管疾病的 15% 左右,是神经科常见急症之一;继发性 SAH 则为脑实质内、脑室、硬脑膜外或硬脑膜下的血管破裂出血,血液穿破脑组织进入脑室或蛛网膜下隙者;外伤引起的概称外伤性 SAH,常伴发于脑挫裂伤。SAH 临床表现为急骤起病的剧烈头痛、呕吐,精神或意识障碍,脑膜刺激征和血性脑脊液。SAH 的年发病率世界各国各不相同,中国约为 5/10 万,美国为 6/10 万~16/10 万,德国约为 10/10 万,芬兰约为 25/10 万,日本约为 25/10 万。

一、病因与发病机制

(一)病因

SAH 的病因很多,以动脉瘤为最常见,包括先天性动脉瘤,高血压动脉硬化性动脉瘤、夹层动脉瘤和感染性动脉瘤等,其他如脑血管畸形、脑底异常血管网、结缔组织病,脑血管炎等。75%~85% 的非外伤性 SAH 患者为颅内动脉瘤破裂出血,其中,先天性动脉瘤发病多见于中青年;高血压动脉硬化性动脉瘤为梭形动脉瘤,约占 13%,多见于老年人。脑血管畸形占第 2 位,以动静脉畸形最常见,约占 15%,常见于青壮年。其他如烟雾病、感染性动脉瘤、颅内肿瘤、结缔组织病、垂体卒中、脑血管炎、血液病及凝血障碍性疾病、妊娠并发症等均可引起 SAH。近年发现约 15% 的 ISAH 患者病因不清,即使 DSA 检查也未能发现 SAH 的病因。

1.动脉瘤

近年来,对先天性动脉瘤与分子遗传学的多个研究支持 Ⅰ 型胶原蛋白 α_2 链基因和弹力蛋白基因是先天性动脉瘤最大的候补基因。颅内动脉瘤好发于 Willis 环及其主要分支的血管分叉处,其中位于前循环颈内动脉系统者约占 85%,位于后循环基底动脉系统者约占 15%。对此类动脉瘤的研究证实,血管壁的最大压力来自沿血流方向上的血管分叉处的尖部。随着年龄增长,在血压增高,动脉瘤增大,更由于血流涡流冲击和各种危险因素的综合因素作用下,出血的可能性也随之增大。颅内动脉瘤体积的大小与有无蛛网膜下隙出血相关,直径<3mm 的动脉瘤,SAH 的风险小;直径>5mm 的动脉瘤,SAH 的风险高。对于未破裂的动脉瘤,每年发生动脉瘤破裂出血的危险性介于 1%~2%。曾经破裂过的动脉瘤有更高的再出血率。

2.脑血管畸形

以动静脉畸形最常见,且 90%以上位于小脑幕上。脑血管畸形是胚胎发育异常形成的畸形血管团,血管壁薄,在有危险因素的条件下易诱发出血。

3.高血压动脉硬化性动脉瘤

长期高血压动脉粥样硬化导致脑血管弯曲多,侧支循环多,管径粗细不均,且脑内动脉缺乏外弹力层,在血压增高,血流涡流冲击等因素影响下,管壁薄弱的部分逐渐向外膨胀形成囊状动脉瘤,极易破裂出血。

4.其他病因

动脉炎或颅内炎症可引起血管破裂出血,肿瘤可直接侵袭血管导致出血。脑底异常血管网形成后可并发动脉瘤,一旦破裂出血可导致反复发生的脑实质内出血或 SAH。

(二)发病机制

蛛网膜下隙出血后,血液流入蛛网膜下隙淤积在血管破裂相应的脑沟和脑池中,并可下流至脊髓蛛网膜下隙,甚至逆流至第四脑室和侧脑室,引起一系列变化,主要包括:①颅内容积增加。血液流入蛛网膜下隙使颅内容积增加,引起颅内压增高,血液流入量大者可诱发脑疝。②化学性脑膜炎。血液流入蛛网膜下隙后直接刺激血管,使白细胞崩解释放各种炎症介质。③血管活性物质释放。血液流入蛛网膜下隙后,血细胞破坏产生各种血管活性物质(氧合血红蛋白、5－羟色胺、血栓烷 A、肾上腺素、去甲肾上腺素)刺激血管和脑膜,使脑血管发生痉挛和蛛网膜颗粒粘连。④脑积水。血液流入蛛网膜下隙在颅底或逆流入脑室发生凝固,造成脑脊液回流受阻引起急性阻塞性脑积水和颅内压增高;部分红细胞随脑脊液流入蛛网膜颗粒并溶解,使其阻塞,引起脑脊液吸收减慢,最后产生交通性脑积水。⑤下丘脑功能紊乱。血液及其代谢产物直接刺激下丘脑引起神经内分泌紊乱,引起发热,血糖含量增高,应激性溃疡、肺水肿等。⑥脑一心综合征。急性高颅压或血液直接刺激下丘脑、脑干,导致自主神经功能亢进,引起急性心肌缺血、心律失常等。

二、病理

肉眼可见脑表面呈紫红色,覆盖有薄层血凝块;脑底部的脑池,脑桥小脑三角及小脑延髓池等处可见更明显的血块沉积,甚至可将颅底的血管,神经埋没。血液可穿破脑底面进入第三脑室和侧脑室。脑底大量积血或脑室内积血可影响脑脊液循环出现脑积水,约 5%的患者,由于部分红细胞随脑脊液流入蛛网膜颗粒并使其堵塞,引起脑脊液吸收减慢而产生交通性脑积水。蛛网膜及软膜增厚、色素沉着,脑与神经、血管间发生粘连。脑脊液呈血性。血液在蛛网膜下隙的分布,以出血量和范围分为弥散型和局限型。前者出血量较多,穹隆面与基底面蛛网膜下隙均有血液沉积;后者血液则仅存于脑底池。40%～60%的脑标本并发脑内出血。出血的次数越多,并发脑内出血的比例越大。并发脑内出血的发生率第 1 次约 39.6%,第 2 次约 55%,第 3 次达 100%。出血部位随动脉瘤的部位而定。动脉瘤好发于 Willis 环的血管上,尤其是动脉分叉处,可单发或多发。

三、临床表现

SAH 发生于任何年龄,发病高峰多在 30～60 岁;50 岁后,ISAH 的危险性有随年龄的增加而升高的趋势。男女在不同的年龄段发病不同,10 岁前男性的发病率较高,男女比为 4∶1;

40～50 岁时,男女发病相等;70～80 岁时,男女发病率之比高达 1∶10。临床主要表现为剧烈头痛,脑膜刺激征阳性、血性脑脊液。在严重病例中,患者可出现意识障碍,从嗜睡至昏迷不等。

(一)症状与体征

1.先兆及诱因

先兆通常是不典型头痛或颈部僵硬,部分患者有病侧眼眶痛,轻微头痛、动眼神经麻痹等表现,主要由少量出血造成;70% 的患者存在上述症状数日或数周后出现严重出血,但绝大部分患者起病急骤,无明显先兆。常见诱因有过量饮酒、情绪激动,精神紧张、剧烈活动,用力状态等,这些诱因均能增加 ISAH 的风险性。

2.一般表现

出血量大者,当日体温即可升高,可能与下丘脑受影响有关;多数患者于 2～3 日后体温升高,多属于吸收热;SAH 后患者血压增高,1～2 周病情趋于稳定后逐渐恢复病前血压。

3.神经系统表现

绝大部分患者有突发持续性剧烈头痛。头痛位于前额,枕部或全头,可扩散至颈部,腰背部;常伴有恶心,呕吐。呕吐可反复出现,系由颅内压急骤升高和血液直接刺激呕吐中枢所致。如呕吐物为咖啡色样胃内容物则提示上消化道出血,预后不良。头痛部位各异,轻重不等,部分患者类似眼肌麻痹型偏头痛。有 48%～81% 的患者可出现不同程度的意识障碍,轻者嗜睡,重者昏迷,多逐渐加深。意识障碍的程度,持续时间及意识恢复的可能性均与出血量,出血部位及有无再出血有关。

部分患者以精神症状为首发或主要的临床症状,常表现为兴奋、躁动不安,定向障碍,甚至谵妄和错乱;少数可出现迟钝、淡漠、抗拒等。精神症状可由大脑前动脉或前交通动脉附近的动脉瘤破裂引起,大多在病后 1～5d 出现,但多数在数周内自行恢复。癫痫发作较少见,多发生在出血时或出血后的急性期,国外发生率为 6%～26.1%,国内资料为 10%～18.3%。在一项 SAH 的大宗病例报道中,大约有 15% 的动脉瘤性 SAH 表现为癫痫。癫痫可为局限性抽搐或全身强直-阵挛性发作,多见于脑血管畸形引起者,出血部位多在天幕上,多由于血液刺激大脑皮质所致,患者有反复发作倾向。部分患者由于血液流入脊髓蛛网膜下隙可出现神经根刺激症状,如腰背痛。

4.神经系统体征

(1)脑膜刺激征:为 SAH 的特征性体征,包括头痛、颈强直、Kernig 征和 Brudzinski 征阳性。常于起病后数小时至 6d 内出现,持续 3～4 周。颈强直发生率最高(6%～100%)。另外,应当注意临床上有少数患者可无脑膜刺激征,如老年患者,可能因蛛网膜下隙扩大等老年性改变和痛觉不敏感等因素,往往使脑膜刺激征不明显,但意识障碍仍可较明显,老年人的意识障碍可达 90%。

(2)脑神经损害:以第Ⅱ、Ⅲ对脑神经最常见,其次为第Ⅴ、Ⅵ、Ⅶ、Ⅷ对脑神经,主要由于未破裂的动脉瘤压迫或破裂后的渗血、颅内压增高等直接或间接损害引起。少数患者有一过性肢体单瘫、偏瘫、失语,早期出现者多因出血破入脑实质和脑水肿所致;晚期多由于迟发性脑血管痉挛引起。

(3)眼症状：SAH 的患者中，17%有玻璃体膜下出血，7%～35%有视盘水肿。视网膜下出血及玻璃体下出血是诊断 SAH 有特征性的体征。

(4)局灶性神经功能缺失：如有局灶性神经功能缺失有助于判断病变部位，如突发头痛伴眼睑下垂者，应考虑载瘤动脉可能是后交通动脉或小脑上动脉。

(二)SAH 并发症

1.再出血

在脑血管疾病中，最易发生再出血的疾病是 SAH，国内文献报道再出血率为 24%左右。再出血临床表现严重，病死率远远高于第 1 次出血，一般发生在第 1 次出血后 10～14d，2 周内再发生率占再发病例的 54%～80%。近期再出血病死率为 41%～46%，甚至更高。再发出血多因动脉瘤破裂所致，通常在病情稳定的情况下，突然头痛加剧、呕吐，癫痫发作，并迅速陷入深昏迷，瞳孔散大，对光反射消失，呼吸困难甚至停止。神经定位体征加重或脑膜刺激征明显加重。

2.脑血管痉挛

脑血管痉挛(CVS)是 SAH 发生后出现的迟发性大，小动脉的痉挛狭窄，以后者更多见。典型的血管痉挛发生在出血后 3～5d，于 5～10d 达高峰，2～3 周逐渐缓解。在大多数研究中，血管痉挛发生率在 25%～30%。早期可逆性 CVS 多在蛛网膜下隙出血后 30 分钟内发生，表现为短暂的意识障碍和神经功能缺失。70%的 CVS 在蛛网膜下隙出血后 1～2 周内发生，尽管及时干预治疗，但仍有约 50%有症状的 CVS 患者将会进一步发展为脑梗死。因此，CVS 的治疗关键在预防。血管痉挛发作的临床表现通常是头痛加重或意识状态下降，除发热和脑膜刺激征外，也可表现局灶性的神经功能损害体征，但不常见。尽管导致血管痉挛的许多潜在危险因素已经确定，但 CT 扫描所见的蛛网膜下隙出血的数量和部位是最主要的危险因素。基底池内有厚层血块的患者比仅有少量出血的患者更容易发展为血管痉挛。虽然国内外均有大量的临床观察和实验数据，但是 CVS 的机制仍不确定。蛛网膜下隙出血本身或其降解产物中的一种或多种成分可能是导致 CVS 的原因。

CVS 的检查常选择经颅多普勒超声(TCD)和数字减影血管造影(DSA)检查。TCD 有助于血管痉挛的诊断。TCD 血液流速峰值大于 200cm/s 和(或)平均流速大于 120cm/s 时能很好地与血管造影显示的严重血管痉挛相符。值得提出的是，TCD 只能测定颅内血管系统中特定深度的血管段。测得数值的准确性在一定程度上依赖于超声检查者的经验。动脉插管血管造影诊断 CVS 较 TCD 更为敏感。CVS 患者行血管造影的价值不仅用于诊断，更重要的目的是血管内治疗。动脉插管血管造影为有创检查，价格较昂贵。

3.脑积水

大约 25%的动脉瘤性蛛网膜下隙出血患者由于出血量大，速度快，血液大量涌入第三脑室、第四脑室并凝固，使第四脑室的外侧孔和正中孔受阻，可引起急性梗阻性脑积水，导致颅内压急剧升高，甚至出现脑疝而死亡。急性脑积水常发生于起病数小时至 2 周内，多数患者在 1～2d 内意识障碍呈进行性加重，神经症状迅速恶化，生命体征不稳定，瞳孔散大。颅脑 CT 检查可发现阻塞上方的脑室明显扩大等脑室系统有梗阻表现，此类患者应迅速进行脑室引流术。慢性脑积水是 SAH 后 3 周至 1 年内发生的脑积水，原因可能为蛛网膜下隙出血刺激脑膜，引起无菌性炎症反应形成粘连,阻塞蛛网膜下隙及蛛网膜绒毛而影响脑脊液的吸收与回流,以脑脊液吸收障碍为主,病理切片可见蛛网膜增厚纤维变性,室管膜破坏及脑室周围脱髓鞘改变。Johnston 认为脑脊液的吸收与蛛网膜下隙和上矢状窦的压力差以及蛛网膜绒毛颗粒的阻力有关。当脑外伤后颅内压增高时,上矢状窦的压力随之升高,使蛛网膜下隙和上矢状窦的压力差变小,从而使蛛网膜绒毛微小管系统受压甚至关闭,直接影响脑脊液的吸收。由于脑脊液的积蓄造成脑室内静水压升高,致使脑室进行性扩大。因此,慢性脑积水的初期,患者的颅内压是高于正常的,及至脑室扩大到一定程度之后,由于加大了吸收面,才渐使颅内压下降至正常范围,故临床上称之为正常颅压脑积水。但由于脑脊液的静水压已超过脑室壁所能承受的压力,使脑室不断继续扩大,脑萎缩加重而致进行性痴呆。

4.自主神经及内脏功能障碍

常因下丘脑受出血,脑血管痉挛和颅内压增高的损伤所致,临床可并发心肌缺血或心肌梗死,急性肺水肿,应激性溃疡。这些并发症被认为是由于交感神经过度活跃或迷走神经张力过高所致。

5.低钠血症

尤其是重症 SAH 常影响下丘脑功能,而导致有关水盐代谢激素的分泌异常。目前,关于低钠血症发生的病因有两种机制,即血管升压素分泌异常综合征和脑性耗盐综合征。

SIADH 理论是 1957 年由 Bartter 等提出的,该理论认为,低钠血症产生的原因是由于各种创伤性刺激作用于下丘脑,引起血管升压素(ADH)分泌过多,或血管升压素渗透性调节异常,丧失了低渗对 ADH 分泌的抑制作用,而出现持续性 ADH 分泌。肾脏远曲小管和集合管重吸收水分的作用增强,引起水潴留,血钠被稀释及细胞外液增加等一系列病理生理变化。同时,促肾上腺皮质激素(ACTH)相对分泌不足,血浆 ACTH 降低,醛固酮分泌减少,肾小管排钾保钠功能下降,尿钠排出增多。细胞外液增加和尿,钠丢失的后果是血浆渗透压下降和稀释性低血钠,尿渗透压高于血渗透压,低钠而无脱水,中心静脉压增高的一种综合征。若进一步发展,将导致水分从细胞外向细胞内转移、细胞水肿及代谢功能异常。当血钠<120mmol/L 时,可出现恶心、呕吐、头痛;当血钠<110mmol/L 时可发生嗜睡、躁动、谵语,肌张力低下、腱反射减弱或消失甚至昏迷。

但 20 世纪 70 年代末以来,越来越多的学者发现,发生低钠血症时,患者多伴有尿量增多和尿钠排泄量增多,而血中 ADH 并无明显增加。这使得脑性耗盐综合征的概念逐渐被接受。SAH 时,CSWS 的发生可能与脑钠肽(BNP)的作用有关。下丘脑受损时可释放出 BNP,脑血管痉挛也可使 BNP 升高。BNP 的生物效应类似心房钠尿肽(ANP),有较强的利钠和利尿反应。CSWS 时可出现厌食,恶心,呕吐,无力,直立性低血压,皮肤无弹性、眼球内陷,心率增快等表现。诊断依据:细胞外液减少,负钠平衡,水摄入与排出率<1,肺动脉楔压<8mmHg,中央静脉压<6mmHg,体重减轻。Ogawasara 提出每日对 CSWS 患者定时测体重和中央静脉压是诊断 CSWS 和鉴别 SIADH 最简单和实用的方法。

四、辅助检查

(一)脑脊液检查

目前,脑脊液检查尚不能被 CT 检查所完全取代。由于腰椎穿刺(LP)有诱发再出血和脑疝的风险,在无条件行 CT 检查和病情允许的情况下,或颅脑 CT 所见可疑时才可考虑谨慎施行 LP 检查。均匀一致的血性脑脊液是诊断 SAH 的金标准,脑脊液压力增高,蛋白含量增高,糖和氯化物水平正常。起初脑脊液中红,白细胞比例与外周血基本一致(700∶1),12h 后脑脊液开始变黄,2～3d 后因出现无菌性炎症反应,白细胞计数可增加,初为中性粒细胞,后为单核细胞和淋巴细胞。LP 阳性结果与穿刺损伤出血的鉴别很重要。通常是通过连续观察试管内红细胞计数逐渐减少的三管试验来证实,但采用脑脊液离心检查上清液黄变及匿血反应是更灵敏的诊断方法。脑脊液细胞学检查可见巨噬细胞内吞噬红细胞及碎片,有助于鉴别。

(二)颅脑 CT 检查

CT 检查是诊断蛛网膜下隙出血的首选常规检查方法。急性期颅脑 CT 检查快速,敏感,不但可早期确诊,还可判定出血部位,出血量、血液分布范围及动态观察病情进展和有无再出血迹象。急性期 CT 表现为脑池、脑沟及蛛网膜下隙呈高密度改变,尤以脑池局部积血有定位价值,但确定出血动脉及病变性质仍需借助于数字减影血管造影(DSA)检查。发病距 CT 检查的时间越短,显示蛛网膜下隙出血病灶部位的积血越清楚。Adams 观察发病当日 CT 检查显示阳性率为 95%,1d 后降至 90%,5d 后降至 80%,7d 后降至 50%。CT 显示蛛网膜下隙高密度出血征象,多见于大脑外侧裂池,前纵裂池,后纵裂池、鞍上池,和环池等。CT 增强扫描可能显示大的动脉瘤和血管畸形。须注意 CT 阴性并不能绝对排除 SAH。

部分学者依据 CT 扫描并结合动脉瘤好发部位推测动脉瘤的发生部位,如蛛网膜下隙出血以鞍上池为中心呈不对称向外扩展,提示颈内动脉瘤;外侧裂池基底部积血提示大脑中动脉瘤;前纵裂池基底部积血提示前交通动脉瘤;出血以脚间池为中心向前纵裂池和后纵裂池基底部扩散,提示基底动脉瘤。CT 显示弥散性出血或局限于前部的出血发生再出血的风险较大,应尽早行 DSA 检查确定动脉瘤部位并早期手术。MRA 作为初筛工具具有无创,无风险的特点,但敏感性不如 DSA 检查高。

(三)数字减影血管造影

确诊 SAH 后应尽早行数字减影血管造影(DSA)检查,以确定动脉瘤的部位、大小,形状,数量、侧支循环和脑血管痉挛等情况,并可协助除外其他病因如动静脉畸形、烟雾病和炎性血管瘤等。大且不规则、分成小腔(为责任动脉瘤典型的特点)的动脉瘤可能是出血的动脉瘤。如发病之初脑血管造影未发现病灶,应在发病 1 个月后复查脑血管造影,可能会有新发现。DSA 可显示 80% 的动脉瘤及几乎 100% 的血管畸形,而且对发现继发性脑血管痉挛有帮助。脑动脉瘤大多数在 2～3 周内再次破裂出血,尤以病后 6～8d 为高峰,因此对动脉瘤应早检查、早期手术治疗,如在发病后 2～3d 内,脑水肿尚未达到高峰时进行手术则手术并发症少。

(四)MRI 检查

MRI 对蛛网膜下隙出血的敏感性不及 CT。急性期 MRI 检查还可能诱发再出血。但 MRI 可检出脑干隐匿性血管畸形;对直径 3～5mm 的动脉瘤检出率可达 84%～100%,而由于空间分辨率较差,不能清晰显示动脉瘤颈和载瘤动脉,仍需行 DSA 检查。

(五)其他检查

心电图可显示 T 波倒置,QT 间期延长,出现高大 U 波等异常;血常规,凝血功能和肝功能检查可排除凝血功能异常方面的出血原因。

五、诊断与鉴别诊断

(一)诊断

根据以下临床特点,诊断 SAH 一般并不困难,如突然起病,主要症状为剧烈头痛,伴呕吐;可有不同程度的意识障碍和精神症状,脑膜刺激征明显,少数伴有脑神经及轻偏瘫等局灶症状;辅助检查 LP 为血性脑脊液,脑 CT 所显示的出血部位有助于判断动脉瘤。

临床分级;一般采用 Hunt-Hess 分级法或世界神经外科联盟(WFNS)分级。前者主要用于动脉瘤引起 SAH 的手术适应证及预后判断的参考,Ⅰ~Ⅲ级应尽早行 DSA,积极术前准备,争取尽早手术;对Ⅳ~Ⅴ级先行血块清除术,待症状改善后再行动脉瘤手术。后者根据格拉斯哥昏迷评分和有无运动障碍进行分级,即Ⅰ级的 SAH 患者很少发生局灶性神经功能缺损;GCS≤12 分(Ⅳ~Ⅴ级)的患者,不论是否存在局灶神经功能缺损,并不影响其预后判断;对于 GCS 13~14 分(Ⅱ~Ⅲ级)的患者,局灶神经功能缺损是判断预后的补充条件。

(二)鉴别诊断

1.脑出血

脑出血深昏迷时与 SAH 不易鉴别,但脑出血多有局灶性神经功能缺失体征,如偏瘫,失语等,患者多有高血压病史。仔细的神经系统检查及脑 CT 检查有助于鉴别诊断。

2.颅内感染

发病较 SAH 缓慢。各类脑膜炎起病初均先有高热,脑脊液呈炎性改变而有别于 SAH。进一步脑影像学检查,脑沟、脑池无高密度增高影改变。脑炎临床表现为发热,精神症状,抽搐和意识障碍,且脑脊液多正常或只有轻度白细胞数增高,只有脑膜出血时才表现为血性脑脊液;脑 CT 检查有助于鉴别诊断。

3.瘤卒中

依靠详细病史(如有慢性头痛、恶心、呕吐等),体征和脑 CT 检查可以鉴别。

六、治疗

主要治疗原则:①控制继续出血,预防及解除血管痉挛,去除病因,防治再出血,尽早采取措施预防、控制各种并发症。②掌握时机尽早行 DSA 检查,如发现动脉瘤及动静脉畸形,应尽早行血管介入,手术治疗。

(一)一般处理

绝对卧床护理 4~6 周,避免情绪激动和用力排便,防治剧烈咳嗽,烦躁不安时适当应用止咳剂、镇静剂;稳定血压,控制癫痫发作。对于血性脑脊液伴脑室扩大者,必要时可行脑室穿刺和体外引流,但应掌握引流速度要缓慢。发病后应密切观察 GCS 评分,注意心电图变化,动态观察局灶性神经体征变化和进行脑功能监测。

(二)防止再出血

二次出血是本病的常见现象,故积极进行药物干预对防治再出血十分必要。蛛网膜下隙出血急性期脑脊液纤维素溶解系统活性增高,第 2 周开始下降,第 3 周后恢复正常。因此,选用抗纤维蛋白溶解药物抑制纤溶酶原的形成,具有防治再出血的作用。

1.6-氨基己酸

为纤维蛋白溶解抑制剂,可阻止动脉瘤破裂处凝血块的溶解,又可预防再破裂和缓解脑血管痉挛。每次 8～12g 加入 10％葡萄糖盐水 500mL 中静脉滴注,每日 2 次。

2.氨甲苯酸

氨甲苯酸又称抗血纤溶芳酸,能抑制纤溶酶原的激活因子,每次 200～400mg,溶于葡萄糖注射液或 0.9％氯化钠注射液 20mL 中缓慢静脉注射,每日 2 次。

3.氨甲环酸

为氨甲苯酸的衍化物,抗血纤维蛋白溶酶的效价强于前两种药物,每次 250～500mg 加入 5％葡萄糖注射液 250～500mL 中静脉滴注,每日 1～2 次。

但近年的一些研究显示抗纤溶药虽有一定的防止再出血作用,但同时增加了缺血事件的发生,因此不推荐常规使用此类药物,除非凝血障碍所致出血时可考虑应用。

(三)降颅压治疗

蛛网膜下隙出血可引起颅内压升高、脑水肿,严重者可出现脑疝,应积极进行脱水降颅压治疗,主要选用 20％甘露醇静脉滴注,每次 125～250mL,2～4 次/日;呋塞米入小壶,每次 20～80mg,2～4 次/日;清蛋白 10～20g/d,静脉滴注。药物治疗效果不佳或疑有早期脑疝时,可考虑脑室引流或颞肌下减压术。

(四)防治脑血管痉挛及迟发性缺血性神经功能缺损

目前认为脑血管痉挛引起迟发性缺血性神经功能缺损是动脉瘤性 SAH 最常见的死亡和致残原因。钙通道拮抗剂可选择性作用于脑血管平滑肌,减轻脑血管痉挛和 DIND。常用尼莫地平,每日 10mg(50mL),以每小时 2.5～5.0mL 速度泵入或缓慢静脉滴注,5～14d 为 1 个疗程;也可选择尼莫地平,每次 40mg,每日 3 次,口服。国外报道高血压一高血容量一血液稀释疗法可使大约 70％的患者临床症状得到改善。有数个报道认为与以往相比,"3H"疗法能够明显改善患者预后。增加循环血容量,提高平均动脉压(MAP),降低血细胞比容(HCT)至 30％～50％,被认为能够使脑灌注达到最优化。3H 疗法必须排除已存在脑梗死、高颅压,并已夹闭动脉瘤后才能应用。

(五)防治急性脑积水

急性脑积水常发生于病后 1 周内,发生率为 9％～27％。急性阻塞性脑积水患者脑CT 显示脑室急速进行性扩大,意识障碍加重,有效的疗法是行脑室穿刺引流和冲洗。但应注意防止脑脊液引流过度,维持颅内压在 15～30mmHg,因过度引流会突然发生再出血。长期脑室引流要注意继发感染(脑炎、脑膜炎),感染率为 5％～10％。同时常规应用抗生素防治感染。

(六)低钠血症的治疗

SIADH 的治疗原则主要是纠正低血钠和防止体液容量过多。可限制液体摄入量,1 日＜ 1000mL,使体内水分处于负平衡以减少体液过多与尿钠丢失。注意应用利尿剂和高渗盐水,纠正低血钠与低渗血症。当血浆渗透压恢复,可给予 5％葡萄糖注射液维持,也可用抑制 ADH 药物,地美环素 1～2g/d,口服。

cSWS 的治疗主要是维持正常水盐平衡,给予补液治疗。可静脉或口服等渗或高渗盐液,根据低钠血症的严重程度和患者耐受程度单独或联合应用。高渗盐液补液速度以每小时 0.7mmol/L,24h＜20mmol/L 为宜。如果纠正低钠血症速度过快可导致脑桥脱髓鞘病,应特别注意。

第二节　短暂性脑缺血发作

短暂性脑缺血发作是指因脑血管病变引起的短暂性,局限性脑功能缺失或视网膜功能障碍。临床症状一般持续 10～20min,多在 1h 内缓解,最长不超过 24h,不遗留神经功能缺失症状,结构性影像学检查无责任病灶。凡临床症状持续超过 1h 且神经影像学检查有明确病灶者不宜称为 TIA。

1975 年,曾将 TIA 定义限定为 24h,这是基于时间的定义。2002 年,美国 TIA 工作组提出了新的定义,即由于局部脑或视网膜缺血引起的短暂性神经功能缺损发作,典型临床症状持续不超过 1h,且无急性脑梗死的证据。TIA 新的基于组织学的定义以脑组织有无损伤为基础,更有利于临床医师及时进行评价,使急性脑缺血能得到迅速干预。

流行病学统计表明,15% 的脑卒中患者曾发生过 TIA。不包括未就诊的患者,美国每年 TIA 发作人数估计为 20 万～50 万人。TIA 发生脑卒中率明显高于一般人群,TIA 后第 1 个月内发生脑梗死者占 4%～8%;1 年内约 12%～13%;5 年内增至 24%～29%。TIA 患者发生脑卒中在第 1 年内较一般人群高 13～16 倍,是最严重的"卒中预警"事件,也是治疗干预的最佳时机,频发 TIA 更应以急诊处理。

一、病因与发病机制

(一)病因

TIA 病因各有不同,主要是动脉粥样硬化和心源性栓子。多数学者认为微栓塞或血流动力学障碍是 TIA 发病的主要原因,90% 左右的微栓子来源于心脏和动脉系统,动脉粥样硬化是 50 岁以上患者 TIA 的最常见原因。

(二)发病机制

TIA 的真正发病机制至今尚未完全阐明。主要有血流动力学改变学说和微栓子学说。

1.血流动力学改变学说

TIA 的主要原因是血管本身病变。动脉粥样硬化造成大血管的严重狭窄,由于病变血管自身调节能力下降,当一些因素引起灌注压降低时,病变血管支配区域的血流就会显著下降,同时又可能存在全血黏度增高,红细胞变形能力下降和血小板功能亢进等血液流变学改变,促进了微循环障碍的发生,而使局部血管无法保持血流量的恒定,导致相应供血区域 TIA 的发生。血流动力学型 TIA 在大动脉严重狭窄基础上合并血压下降,导致远端一过性脑供血不足症状,当血压回升时症状可缓解。

2.微栓子学说

大动脉的不稳定粥样硬化斑块破裂,脱落的栓子随血流移动,阻塞远端动脉,随后栓子很快发生自溶,临床表现为一过性缺血发作。动脉的微栓子来源最常见的部位是颈内动脉系统。心源性栓子为微栓子的另一来源,多见于心房颤动、心瓣膜疾病及左心室血栓形成。

3.其他学说

脑动脉痉挛,受压学说,如脑血管受到各种刺激造成的痉挛或由于颈椎骨质增生压迫椎动脉造成缺血；颅外血管盗血学说，如锁骨下动脉严重狭窄，椎动脉脑血流逆行，导致颅内灌注不足等。

TIA 常见的危险因素包括高龄，高血压，抽烟，心脏病（冠心病、心律失常、充血性心力衰竭、心脏瓣膜病），高血脂，糖尿病和糖耐量异常，肥胖，不健康饮食，体力活动过少，过度饮酒、口服避孕药或绝经后雌激素的应用，高同型半胱氨酸血症，抗心磷脂抗体综合征、蛋白 C/蛋白 S 缺乏症等。

二、病理

发生缺血部位的脑组织常无病理改变，但部分患者可见脑深部小动脉发生闭塞而形成的微小梗死灶，其直径常小于 1.5mm。主动脉弓发出的大动脉，颈动脉可见动脉粥样硬化性改变，狭窄或闭塞。颅内动脉也可有动脉粥样硬化性改变，或可见动脉炎性浸润。另外可有颈动脉或椎动脉过长或扭曲。

三、临床表现

TIA 多发于老年人，男性多于女性。发病突然，恢复完全，不遗留神经功能缺损的症状和体征，多有反复发作的病史。持续时间短暂，一般为 10～15min，颈内动脉系统平均为 14min，椎-基底动脉系统平均为 8min，每日可有数次发作，发作间期无神经系统症状及阳性体征。颈内动脉系统 TIA 与椎-基底动脉系统 TIA 相比，发作频率较少，但更容易进展为脑梗死。

TIA 神经功能缺损的临床表现依据受累的血管供血范围而不同，临床常见的神经功能缺损有以下两种。

(一)颈动脉系统 TIA

最常见的症状为对侧面部或肢体的一过性无力和感觉障碍、偏盲，偏侧肢体或单肢的发作性轻瘫最常见，通常以上肢和面部较重，优势半球受累可出现语言障碍。单眼视力障碍为颈内动脉系统 TIA 所特有，短暂的单眼黑蒙是颈内动脉分支——眼动脉缺血的特征性症状，表现为短暂性视物模糊、眼前灰暗感或云雾状。

(二)椎-基底动脉系统 TIA

常见症状为眩晕，头晕，平衡障碍，复视，构音障碍，吞咽困难，皮质性盲和视野缺损，共济失调、交叉性肢体瘫痪或感觉障碍。脑干网状结构缺血可能由于双下肢突然失张力，造成跌倒发作。颞叶、海马、边缘系统等部位缺血可能出现短暂性全面性遗忘症，表现为突发的一过性记忆丧失，时间，空间定向力障碍，患者有自知力，无意识障碍，对话、书写、计算能力保留，症状可持续数分钟至数小时。

血流动力学型 TIA 与微栓塞型 TIA 在临床表现上也有所区别。

四、辅助检查

治疗的结果与确定病因直接相关，辅助检查的目的就在于确定病因及危险因素。

(一)TIA 的神经影像学表现

普通 CT 和 MRI 扫描正常。MRI 灌注成像（PWI）表现可有局部脑血流减低，但不出现 DWI 的影像异常。TIA 作为临床常见的脑缺血急症，要进行快速的综合评估，尤其是 MRI 检查（包括 DWI 和 PWI），以便鉴别脑卒中、确定半暗带、制订治疗方案和判断预后。CT 检查可以排除脑出血，硬膜下血肿，脑肿瘤、动静脉畸形和动脉瘤等临床表现与 TIA 相似的疾病，必要时需行腰椎穿刺以排除蛛网膜下隙出血。CT 血管成像(CTA),磁共振血管成像(MRA)有助于了解血管情况。梗死型 TIA 的概念是指临床表现为 TIA,但影像学上有脑梗死的证据,早期的 MRI 弥散成像(DWD)检查发现,20%～40%临床上表现为 TIA 的患者存在梗死灶。但实际上根据 TIA 的新概念,只要出现了梗死灶就不能诊断为 TIA。

(二)血浆同型半胱氨酸检查

血浆同型半胱氨酸浓度与动脉粥样硬化程度密切相关,血浆 hcy 水平升高是全身性动脉硬化的独立危险因素。

(三)其他检查

包括:TCD 检查可发现颅内动脉狭窄,并且可进行血流状况评估和微栓子检测。血常规和生化检查也是必要的,神经心理学检查可能发现轻微的脑功能损害。双侧肱动脉压,桡动脉搏动,双侧颈动脉及心脏有无杂音、全血和血小板检查,血脂、空腹血糖及糖耐量,纤维蛋白原,凝血功能、抗心磷脂抗体、心电图、心脏及颈动脉超声、TCD,DSA 等,有助于发现 TIA 的病因和危险因素、评判动脉狭窄程度、评估侧支循环建立程度和进行微栓子的检测;有条件时应考虑经食管超声心动图检查,可能发现卵圆孔未闭等心源性栓子的来源。

五、诊断与鉴别诊断

(一)诊断

诊断只能依靠病史,根据血管分布区内急性短暂神经功能障碍与可逆性发作特点,结合 CT 排除出血性疾病可考虑 TIA。确立 TIA 诊断后应进一步进行病因,发病机制的诊断和危险因素分析。TIA 和脑梗死之间并没有截然的区别,二者应被视为一个疾病动态演变过程的不同阶段,应尽可能采用"组织学损害"的标准界定二者。

(二)鉴别诊断

鉴别需要考虑其他可以导致短暂性神经功能障碍发作的疾病。

1.局灶性癫痫后出现的 Todd 麻痹

局限性运动性发作后可能遗留短暂的肢体无力或轻偏瘫,持续 0.5～36h 后可消除。患者有明确的癫痫病史,EEG 可见局限性异常,CT 或 MRI 可能发现脑内病灶。

2.偏瘫型偏头痛

多于青年期发病,女性多见,可有家族史,头痛发作的同时或过后出现同侧或对侧肢体不同程度瘫痪,并可在头痛消退后持续一段时间。

3.昏厥

为短暂性弥散性脑缺血,缺氧所致,表现为短暂性意识丧失,常伴有面色苍白,大汗,血压下降,EEG 多数正常。

4.梅尼埃病

发病年龄较轻,发作性眩晕,恶心,呕吐可与椎－基底动脉系统 TIA 相似,反复发作常合并耳鸣及听力减退,症状可持续数小时至数天,但缺乏中枢神经系统定位体征。

5.其他

血糖异常,血压异常,颅内结构性损伤(如肿瘤、血管畸形、硬膜下血肿,动脉瘤等),多发性硬化等,也可能出现类似 TIA 的临床症状。临床上可以依靠影像学资料和实验室检查进行鉴别诊断。

六、治疗

TIA 是缺血性血管病变的重要部分。TIA 既是急症,也是预防缺血性血管病变的最佳和最重要时机。TIA 的治疗与二级预防密切结合,可减少脑卒中及其他缺血性血管事件发生。TIA 症状持续 1h 以上,应按照急性脑卒中流程进行处理。根据 TIA 病因和发病机制的不同,应采取不同的治疗策略。

(一)控制危险因素

TIA 需要严格控制危险因素,包括调整血压,血糖,血脂,同型半胱氨酸,以及戒烟,治疗心脏疾病、避免大量饮酒,有规律的体育锻炼,控制体重等。已经发生 TIA 的患者或高危人群可长期服用抗血小板药物。肠溶阿司匹林为目前最主要的预防性用药之一。

(二)药物治疗

1.抗血小板聚集药物

阻止血小板活化,黏附和聚集,防止血栓形成,减少动脉—动脉微栓子。常用药物为:

(1)阿司匹林肠溶片:通过抑制环氧化酶减少血小板内花生四烯酸转化为血栓烷 A(TXA)防止血小板聚集,各国指南推荐的标准剂量不同,我国指南的推荐剂量为 75～150mg/d。

(2)氯吡格雷(75mg/d):也是被广泛采用的抗血小板药,通过抑制血小板表面的二磷酸腺苷(ADP)受体阻止血小板积聚。

(3)双嘧达莫:为血小板磷酸二酯酶抑制剂,缓释剂可与阿司匹林联合使用,效果优于单用阿司匹林。

2.抗凝治疗

考虑存在心源性栓子的患者应予抗凝治疗。抗凝剂种类很多,肝素、低分子量肝素,口服抗凝剂(如华法林,香豆素)等均可选用,但除低分子量肝素外,其他抗凝剂如肝素、华法林等应用过程中应注意检测凝血功能,以避免发生出血不良反应。低分子量肝素,每次 4000～5000U,腹部皮下注射,每日 2 次,连用 7～10 日,与普通肝素比较,生物利用度好,使用安全。口服华法林 6～12mg/d,3～5 日后改为 2～6mg/d 维持,目标国际标准化比值(INR)范围为 2.0～3.0。

3.降压治疗

血流动力学型 TIA 的治疗以改善脑供血为主,慎用血管扩张药物,除抗血小板聚集,降脂治疗外,需慎重管理血压,避免降压过度,必要时可给予扩容治疗。在大动脉狭窄解除后,可考虑将血压控制在目标值以下。

4.生化治疗

防治动脉硬化及其引起的动脉狭窄和痉挛以及斑块脱落的微栓子栓塞造成 TIA。主要用药有:维生素 B_1,每次 10mg,3 次/日;维生素 B_2,每次 5mg,3 次/日;维生素 B_6,每次 10mg,3 次/日;复合维生素 B,每次 10mg,3 次/日;维生素 C,每次 100mg,3 次/日;叶酸片,每次 5mg,3 次/日。

七、预后与预防

(一)预后

TIA 可使发生缺血性脑卒中的危险性增加。传统观点认为,未经治疗的 TIA 患者约 1/3

发展成脑梗死,1/3 可反复发作,另 1/3 可自行缓解。但如果经过认真细致的中西医结合治疗应会减少脑梗死的发生比例。一般第一次 TIA 后,10%～20% 的患者在其后 90d 出现缺血性脑卒中,其中 50% 发生在第 1 次 TIA 发作后 24～28h。预示脑卒中发生率增高的危险因素包括高龄、糖尿病,发作时间超过 10min,颈内动脉系统 TIA 症状(如无力和语言障碍);椎—基底动脉系统 TIA 发生脑梗死的比例较少。

(二)预防

近年来以中西医结合治疗本病的临床研究证明,在注重整体调节的前提下,病证结合,中医辨证论治能有效减少 TIA 发作的频率及程度并降低形成脑梗死的危险因素,从而起到预防脑血管病事件发生的作用。

第三节　结核性脑膜炎

结核性脑膜炎是由结核杆菌侵入蛛网膜下隙引起的软脑膜,蛛网膜非化脓性慢性炎症病变。在肺外结核中有 5%～15% 的患者累及神经系统,其中又以结核性脑膜炎最为常见,约占神经系统结核的 70%。TBM 的临床表现主要有低热,头痛、呕吐、脑膜刺激征。TBM 任何年龄均可发病,以青少年多见。艾滋病患者、营养不良者、接触结核传染源者、精神病患者、老人、酒精中毒者是患病的高危人群。自 20 世纪 60 年代推广卡介苗接种后,本病发病率显著降低。近年来,因结核杆菌的基因突变,抗结核药物研制相对滞后等,使得结核病的发病率及病死率逐渐升高。

一、病因与发病机制

TBM 是由结核分枝杆菌感染所致。结核分枝杆菌可分为 4 型:人型,牛型,鸟型,鼠型。前两型对人类有致病能力,其他两型致病者甚少。结核菌的原发感染灶 90% 发生于肺部。当机体防御功能发生障碍时;或结核菌数量多,毒力大,机体不能控制其生长繁殖时,则可通过淋巴系统、血行播散进入脑膜、脑实质等部位。

TBM 的发病通常有以下两个途径。

(一)原发性扩散

结核菌由肺部,泌尿生殖系,消化道等原发结核灶随血流播散到脑膜及软脑膜下种植,形成结核结节,在机体免疫力降低等因素诱发下,病灶破裂蔓延及软脑膜、蛛网膜及脑室。形成粟粒性结核或结核瘤病灶,最终导致 TBM。

(二)继发性扩散

结核菌从颅骨或脊椎骨结核病灶直接进入颅内或椎管内。

TBM 的早期由于引起脑室管膜炎,脉络丛炎,导致脑脊液分泌增多,可并发交通性脑积水;由于结核性动脉内膜炎或全动脉炎,可发展成类纤维性坏死或完全干酪样化导致血栓形成,发生脑梗死而偏瘫等。

二、临床表现

本病可发生于任何年龄,约 80％ 的病例在 40 岁以前发病,儿童约占全部病例的 20％。TBM 的临床表现与年龄有关,年龄越小者早期症状越不典型,儿童可以呈急性发病,发热,头痛,呕吐明显,酷似化脓性脑膜炎;艾滋病或特发性 CD_4^+ 细胞减少者合并 TBM 时无反应或低反应的改变,临床症状很不典型;老年 TBM 患者头痛及呕吐症状,颅内高压症和脑脊液改变不典型,但结核性动脉内膜炎引起脑梗死的较多。一般起病隐匿,症状轻重不一,早期表现多为所谓"结核中毒症状",随病情进展,脑膜刺激征及脑实质受损症状明显。

(一)症状与体征

1.结核中毒症状

低热或高热,头痛,盗汗,食欲缺乏,全身倦怠无力,精神萎靡不振,情绪淡漠或激动不安等。

2.颅内高压症和脑膜刺激征

发热,头痛,呕吐及脑膜刺激征是 TBM 早期最常见的临床表现,常持续 1～2 周。早期由于脑膜,脉络丛和室管膜炎症反应,脑脊液生成增多,蛛网膜颗粒吸收下降,形成交通性脑积水,颅内压轻至中度增高;晚期蛛网膜,脉络丛和室管膜粘连,脑脊液循环不畅,形成完全或不完全梗阻性脑积水,颅内压明显增高,出现头痛、呕吐、视盘水肿,脉搏和呼吸减慢,血压升高。神经系统检查有颈强直,Kernig 征阳性、Brudzinski 征阳性,但婴儿和老人脑膜刺激征可不明显;颅内压明显增高者可出现视盘水肿,意识障碍,甚至发生脑疝。

3.脑实质损害症状

常在发病 4～8 周出现,可由脑实质炎症,或血管炎引起脑梗死;或结核瘤、结核结节等可致抽搐、瘫痪,精神障碍及意识障碍等。偏瘫多为结核性动脉炎使动脉管腔狭窄,闭塞引起脑梗死所致;四肢瘫可能由于基底部浓稠的渗出物广泛地浸润了中脑的动脉引起缺血,双侧大脑中动脉或双侧颈内动脉梗死所致。不自主运动常由于丘脑下部或纹状体血管炎症所致,但较少见。急性期可表现为轻度谵妄状态,定向力减退,甚至出现妄想,幻觉、焦虑,恐怖或木僵状态,严重者可致深昏迷。晚期可有智力减退,行为异常。部分患者临床好转后,尚可遗留情感不稳、发作性抑郁等。

4.脑神经损害症状

20％～31.3％ 的 TBM 因渗出物刺激及挤压,粘连等引起脑神经损害,以单侧或双侧视神经,动眼神经,展神经多见,引起复视,斜视,眼睑下垂,眼外肌麻痹,一侧瞳孔散大,视力障碍等;也可引起面神经瘫痪、吞咽及构音障碍等。

(二)临床分期

1.前驱期

多在发病后 1～2 周。开始常有低热,盗汗,头痛,恶心,呕吐,情绪不稳,易激动,便秘,体重下降等。儿童患者常有性格的改变,如以往活泼愉快的儿童,变得精神萎靡,易怒,好哭,睡眠不安等。

2.脑膜炎期

多在发病后 2～4 周。因颅内压增高使头痛加重,呕吐变为喷射状,部分患者有恶寒,高热,严重头痛,意识障碍轻,可见脑神经麻痹(多为轻瘫,出现的概率由高至低依次为展神经、动眼神经、三叉神经、滑车神经、面神经、舌咽神经、迷走神经、副神经、舌下神经),脑膜刺激征与颈项强直明显,深反射活跃。Kernig 征与 Brudzinski 征阳性,嗜睡与烦躁不安相交替,可有癫痫发作。婴儿可前囟饱满或膨隆,眼底检查可发现脉络膜上血管附近有圆形或长圆形灰白色,外围黄色的结核结节及视盘水肿。随病程进展,颅内压增高日渐严重,脑脊液循环,吸收障碍发生脑积水。脑血管炎症所致脑梗死累及大脑动脉导致偏瘫及失语等。

3.晚期

多在发病后 4 周以上。以上症状加重,脑功能障碍日渐严重,昏迷加重,可有较频繁的去大脑强直或去皮质强直性发作,大小便失禁,常有弛张高热、呼吸不规则或潮式呼吸,血压下降,四肢肌肉松弛,反射消失,严重者可因呼吸中枢及血管运动中枢麻痹而死亡。

(三)临床分型

1.浆液型

即浆液性结核性脑膜炎,是由邻近结核病灶引起但未发展成具有明显症状的原发性自限性脑膜反应。主要病变是脑白质水肿。可出现轻度头痛,嗜睡和脑膜刺激征,脑脊液淋巴细胞数轻度增高,蛋白含量正常或稍高,糖含量正常。有时脑脊液完全正常。呈自限性病程,一般1个月左右即自然恢复。本型只见于儿童。

2.颅底脑膜炎型

局限于颅底,常有多脑神经损害,部分病例呈慢性硬脑膜炎表现。

3.脑膜脑炎型

早期未及时抗结核治疗,患者脑实质损害,出现精神症状,意识障碍,颅压增高、肢体瘫痪等。

三、辅助检查

(一)血液检查

1.血常规

血常规检查大多正常,部分病例在发病初期白细胞轻,中度增加,中性粒细胞增多,血沉增快。

2.血液电解质

部分患者伴有血管升压素异常分泌综合征,可出现低钠和低氯血症。

(二)免疫检查

约半数患者皮肤结核菌素试验为阳性。小儿阳性率可达 93%,但晚期病例,使用激素后则多数阴性;前者往往揭示病情严重,机体免疫反应受到抑制,预后不良,故阴性不能排除结核。卡介苗皮肤试验(冻干的卡介苗新鲜液皮内注射 0.1mL)24~48h 出现硬丘疹直径 5mm以上为阳性,其阳性率可达 85%。

(三)脑脊液检查

1.常规检查

(1)性状:疾病早期脑脊液不一定有明显改变,当病程进展时脑脊液压力增高,可达 400mmH$_2$O 以上,晚期可因炎症粘连,椎管梗阻而压力偏低,甚至出现"干性穿刺";脑脊液外观无色透明,或呈毛玻璃样的混浊,静置 24h 后约 65% 出现白色网状薄膜。后期有的可呈黄变;偶有因渗血或出血而呈橙黄色。

(2)细胞数:脑脊液白细胞数呈轻到中度增高[(50～500)×10^6/L],86％以淋巴细胞为主。

2.生化检查

(1)蛋白质:脑脊液蛋白含量中度增高,通常达1～5g/L,晚期患者有椎管阻塞可高达10～15g/L,脑脊液呈黄色,一般病情越重蛋白含量越高。

(2)葡萄糖:脑脊液中葡萄糖含量多明显降低,常在1.65mmol/L以下。在抽取脑脊液前1h应采血的同时测定血糖,脑脊液中的葡萄糖含量为血糖含量的1/2～2/3(脑脊液中葡萄糖含量正常值为45～60mmol/dL),如果TBM患者经过治疗后脑脊液糖含量仍低于1.1mmol/L,提示预后不良。

(3)氯化物:正常CSF氯化物含量120～130mmol/L,较血氯水平高,为血中的1.2～1.3倍。脑脊液中的氯化物容易受到血氯含量波动的影响,氯化物含量降低常见于结核性脑膜炎、细菌性脑膜炎等,尤以TBM最为明显。

值得注意的是,TBM时CSF的常规和生化改变与机体的免疫反应性有关,对无反应或低反应者,往往TBM的病理改变明显,而CSF的改变并不明显,例如艾滋病患者伴TBM时即可如此。

3.脑脊液涂片检查细菌

常用脑脊液5mL经3000转/分钟离心30min,沉淀涂片找结核杆菌。方法简便、可靠,但敏感性较差,镜检阳性率较低(20％～30％),薄膜涂片反复检查阳性率稍高(57.9％～64.6％)。

4.脑脊液结核菌培养

脑脊液结核菌培养是诊断结核感染的金标准,但耗时长且阳性率低(10％左右)。结核菌涂片加培养阳性率可达80％,但需时2～5周;涂片加培养再加豚鼠接种的阳性率可达80％～90％。

5.脑脊液酶联免疫吸附试验

可检测脑脊液中的结核菌可溶性抗原和抗体,敏感性和特异性较强,但病程早期阳性率仅为16.7％;如用ABC-ELISA测定脑脊液的抗结核抗体,阳性率可达70％～80％;ELISA测定中性粒细胞集落因子的阳性率也可达90％左右。随着病程延长,阳性率增加,也存在假阳性可能。

6.脑脊液聚合酶链反应(PCR)检查

早期诊断率高达80％,应用针对结核菌DNA的特异性探针可检测出痰和脑脊液中的小量结核菌,用分子探针可在1h查出结核菌。本法操作方便,敏感性高,但特异性不强,假阳性率高。

7.脑脊液腺苷脱氨酶(ADA)的检测

TBM患者脑脊液中ADA显著增加,一般多超过10U/L,提示细胞介导的免疫反应增高,区别于其他性质的感染,特别在成人的价值更大。

8.脑脊液免疫球蛋白测定

TBM患者脑脊液免疫球蛋白含量多升高,一般以IgG、IgA含量增高为主,IgM含量也可升高。病毒性脑膜炎仅IgG含量增高,化脓性脑膜炎为IgG及IgM含量增高,故有助于与其他几种脑膜炎鉴别。

9.脑脊液淋巴细胞转化试验

即 ^{3}H 标记胸腺嘧啶放射自显影法。测定在结核菌素精制蛋白衍化物刺激下,淋巴细胞转化率明显增高,具有特异性,有早期诊断意义。

10.脑脊液乳酸测定

正常人脑脊液乳酸测定为 10～20mg/dL,TBM 患者明显增高,抗结核治疗数周后才降至正常。此项测定有助于 TBM 的鉴别诊断。

11.脑脊液色氨酸试验

阳性率可达 95％～100％。方法:取脑脊液 2～3mL,加浓盐酸 5mL 及 2％甲醛溶液 2 滴,混匀后静置 4～5min,再慢慢沿管壁加入 0.06％亚硝酸钠溶液 1mL,静置 2～3min,如两液接触面出现紫色环则为阳性。

12.脑脊液溴化试验

即测定血清与脑脊液中溴化物的比值。正常比值为 3∶1,结核性脑膜炎时比值明显下降,接近 1∶1。

13.脑脊液荧光素钠试验

用 10％荧光素钠溶液 0.3mL/kg 肌内注射,2h 后采集脑脊液标本,在自然光线下与标准液比色,如含量＞0.000 03％为阳性,阳性率较高。

(四)影像学检查

1.X 线检查

胸部 X 线检查如发现肺活动性结核病灶有助于本病诊断。头颅 X 线片可见颅内高压的现象,有时可见蝶鞍附近的基底部和侧裂处有细小的散在性钙化灶。

2.脑血管造影

其特征性改变为脑底部中小动脉的狭窄或闭塞。血管狭窄与闭塞的好发部位为颈内动脉虹吸部和大脑前,中动脉的近端,还可出现继发性侧支循环建立。脑血管造影异常率占半数以上。

3.CT 检查

可发现脑膜钙化,脑膜强化,脑梗死,脑积水,软化灶,脑实质粟粒性结节和结核瘤,脑室扩大,脑池改变及脑脓肿等改变。

4.MRI 检查

可显示脑膜强化,以及坏死,结节状强化物,脑室系统扩大,积水,视交叉池及环池信号异常;脑梗死主要发生在大脑中动脉皮质区与基底节;结核瘤呈大小不等的圆形信号,T_2WI 上中心部钙化呈低信号,中心部为干酪样改变则呈较低信号,其包膜呈低信号,周围水肿呈高信号,化脓性呈高信号,T_1WI 显示低信号或略低信号。

(五)脑电图检查

TBM 脑电图异常率 11％～73％。成人 TBM 早期多为轻度慢波化,小儿可为高波幅慢波,严重者显示特异性、广泛性 0.5～3cm/s 慢波。炎症性瘢痕可出现发作性棘波、尖波或棘(尖)慢综合波或局限性改变。随治疗后症状好转,脑电图亦有改善,且脑电图一般先于临床症状改善。

四、诊断与鉴别诊断

(一)诊断

根据结核病史或接触史,呈亚急性或慢性起病,常有发热,头痛,呕吐,颈项强直和脑膜刺激征,脑脊液有淋巴细胞数增多,糖含量降低;颅脑 CT 或 MRI 有脑膜强化,就要考虑到 TBM 的可能性。脑脊液的抗酸杆菌涂片,结核杆菌培养和 PCR 检测可做出 TBM 的诊断。

(二)鉴别诊断

婴幼儿,老年人,艾滋病患者,特发性 CD_4^+ 降低者 TBM 临床表现往往不典型或抗结核治疗效果不好者需要与下列疾病鉴别。

1.新型隐球菌性脑膜炎

呈亚急性或慢性起病,脑脊液改变与 TBM 类似。新型隐球菌性脑膜炎颅内高压特别明显,脑神经损害出现比 TBM 晚,脑脊液糖含量降低特别明显。临床表现及脑脊液改变酷似结核性脑膜炎,但新型隐球菌性脑膜炎起病更缓,病程长,可能有长期使用免疫抑制药及抗肿瘤药史,精神症状比结核性脑膜炎重,尤其是视力下降最为常见。新型隐球菌性脑膜炎多无结核中毒症状,脑脊液涂片墨汁染色可找到隐球菌。临床上可与结核性脑膜炎并存,应予注意。

2.化脓性脑膜炎

重症 TBM 临床表现与化脓性脑膜炎相似,脑脊液细胞数大于 $1000\times10^6/L$,分类以中性粒细胞为主,需要与化脓性脑膜炎鉴别。脑脊液乳酸含量大于 300mg/L 有助于化脓性脑膜炎的诊断;反复腰椎穿刺、细菌培养、治疗试验可进一步明确诊断。

3.病毒性脑膜炎

发病急,早期脑膜刺激征明显,高热者可伴意识障碍,1/3 的患者首发症状为精神症状。脑脊液无色透明,无薄膜形成,糖及氯化物含量正常。虽然 TBM 早期或轻型病例脑脊液改变与病毒性脑膜炎相似,但后者 4 周左右明显好转或痊愈,病程较 TBM 短,可资鉴别。

4.脑膜癌

脑脊液可以出现细胞数及蛋白含量增高、糖含量降低,容易与 TBM 混淆。但多数患者颅内高压的症状明显,以头痛、呕吐、视盘水肿为主要表现,病程进行性加重,脑脊液细胞检查可发现肿瘤细胞,颅脑 CT/MRI 检查或脑膜活检有助于明确诊断。

五、治疗

TBM 的抗结核治疗应遵循早期、适量、联合、全程和规范治疗的原则,并积极处理颅内高压,脑水肿、脑积水等并发症。

(一)一般对症处理

应严格卧床休息,精心护理,加强营养支持疗法,注意水电解质平衡;意识障碍或瘫痪患者注意变换体位,防止肺部感染及压疮的发生。

(二)抗结核治疗

治疗原则是早期,适量,联合,全程和规范用药。遵循治疗原则进行治疗是提高疗效、防止复发和减少后遗症的关键。只要患者临床症状,体征及辅助检查高度提示本病,即使抗酸染色阴性亦应立即开始抗结核治疗。选择容易通过血—脑屏障,血脑脊液屏障的药物,以及杀菌作用强、毒性低的药物联合应用。在症状,体征消失后,仍应维持用药 1.5~2 年。

常用抗结核药物:主要的一线抗结核药物的用量(儿童和成人)。

1.异烟肼

可抑制结核杆菌 DNA 合成,破坏菌体内酶活性干扰分枝菌酸合成,对细胞内,外结核杆菌均有杀灭作用,易通过血—脑屏障,为首选药。主要不良反应有周围神经病,肝损害,精神异常和癫痫发作。为了预防发生周围神经病,用药期间加用 B 族维生素。

2.利福平

杀菌作用与异烟肼相似,较链霉素强,主要在肝脏代谢,经胆汁排泄。RFP 与细菌的 RNA 聚合酶结合,干扰 mRNA 的合成,对细胞内,外的结核菌均有杀灭作用,其不能透过正常的脑膜,只部分通过炎症性脑膜,是治疗结核性脑膜炎的常用药物。维持 6~12 个月,与异烟肼合用时,对肝脏有较大的毒性作用,故在服药期间,注意肝功能情况,有损害迹象即应减少剂量。利福喷汀是一种长效的利福平衍生物,不良反应较利福平少,成人口服 600mg,1 次/日。

3.吡嗪酰胺

本品为烟酰胺的衍生物,具有抑菌和杀菌作用,PZA 对吞噬细胞内的结核菌杀灭作用较强,作用机制是干扰细菌内的脱氢酶,使细菌对氧利用障碍。在酸性环境下,有利于发挥抗菌作用,pH5.5 时杀菌作用最强,与异烟肼或利福平合用,可防止耐药性的产生,并可增强疗效。能够自由通过正常和炎症性脑膜,是治疗 TBM 的重要抗结核药物,与其他抗结核药无交叉耐药性。主要用于对其他抗结核药产生耐药的病例。常见不良反应有肝损害,关节炎(高尿酸所致,表现为肿胀、强直、活动受限),眼和皮肤黄染等。

4.乙胺丁醇

乙胺丁醇是一种有效的口服抗结核药,通过与结核菌内的二价锌离子络合,干扰多胺和金属离子的功能,影响戊糖代谢和脱氧核糖核酸、核苷酸的合成,抑制结核杆菌的生长,杀菌作用较吡嗪酰胺强,经肾脏排泄。对生长繁殖状态的结核杆菌有杀灭作用,对静止状态的细菌几乎无影响。其在治疗中的主要作用是"防止结核杆菌发生抗药性"。因此,本品不宜单独使用,应与其他抗结核药合用。主要不良反应有视神经损害,末梢神经炎,变态反应等。

5.链霉素

为氨基糖苷类抗生素,仅对吞噬细胞外的结核菌有杀灭作用,为半效杀菌药。主要通过干扰氨酰基—tRNA 和核蛋白体 3OS 亚单位结合,抑制 70S 复合物的形成,抑制肽链延长,蛋白质合成,致细菌死亡。此药虽不易透过血—脑屏障,但对炎症性脑膜易透过,故适用于 TBM 的急性炎症反应时期。用药期间密切观察链霉素的毒性反应(第Ⅲ对脑神经损害如耳聋、眩晕,共济失调及肾脏损害),一旦发现,及时停药。

抗结核治疗选用药物的注意事项:①药物的抗结核作用是杀菌还是抑菌作用。②作用于细胞内还是细胞外。③能否通过血—脑屏障。④对神经系统及肝肾的毒性反应。⑤治疗 TBM 的配伍。

药物配伍常用方案:以往的标准结核化疗方案是在 12~18 个月的疗程中每日用药。而目前多主张采用两阶段疗法(强化阶段和巩固阶段)和短程疗法(6~9 个月)。

WHO 建议应至少选择 3 种抗结核药物联合治疗,常用异烟肼,利福平和吡嗪酰胺,耐药菌株需加用第 4 种药如链霉素或乙胺丁醇。利福平不耐药菌株,总疗程 9 个月已足够;利福平耐药菌株需连续治疗 18～24 个月。目前常选用的方案有 4HRZS/14HRE(即强化阶段的 4 个月联用异烟肼、利福平、吡嗪酰胺及链霉素,巩固阶段的 14 个月联用异烟肼、利福平及乙胺丁醇),病情严重尤其是伴有全身血行结核时可选用 6HRZS/18HRE(即强化阶段的 6 个月联用异烟肼、利福平、吡嗪酰胺及链霉素,巩固阶段的 18 个月联用异烟肼,利福平及乙胺丁醇)进行化疗。由于中国人为异烟肼快速代谢型,成年患者 1 日剂量可加至 900～1 200mg,但应注意保肝治疗,防止肝损害,并同时给予 B 族维生素。以预防该药导致的周围神经病。儿童因乙胺丁醇的视神经毒性作用、孕妇因为链霉素对听神经的影响,应尽量不选用。因抗结核药物常有肝肾功能损害,用药期间应定期复查肝肾功能。

近年来,国内外关于耐药结核菌的报道逐年增加,贫困、健康水平低下、不规则或不合理的抗结核治疗,疾病监测和公共卫生监督力度的削弱是导致结核菌耐药产生的主要原因。目前全世界有 2/3 的结核病患者处于发生耐多药结核病的危险之中。我国卫健委调查 2002 年的获得性耐药率为 17.1%,初始耐药率为 7.6%。如病程提示有原发耐药或通过治疗发生继发耐药时,应及时改用其他抗结核药物。WHO 耐多药结核病治疗指南规定:根据既往用药史及耐药性测定结果,最好选用 4～5 种药物,其中至少选用 3 种从未用过的药物,如卷曲霉素、氟喹诺酮类药(如左氧氟沙星)、帕司烟肼、利福喷汀、卡那霉素等。可在有效的抗结核治疗基础上,加用各种免疫制剂[如干扰素、白介素－2(IL－2)等]进行治疗,以提高疗效。

(三)辅助治疗

1.糖皮质激素

在有效抗结核治疗中,肾上腺皮质激素具有抗感染、抗中毒、抗纤维化、抗过敏及减轻脑水肿作用,与抗结核药物合用可提高对 TBM 的疗效和改善预后,因此对于脑水肿引起颅内压增高、伴局灶性神经体征和蛛网膜下隙阻塞的重症 TBM 患者,随机双盲临床对照结果显示,诊断明确的 TBM 患者,在抗结核药物联合应用的治疗过程中宜早期合用肾上腺皮质激素药物,以小剂量、短疗程,递减的方法使用。常用药物有:地塞米松静脉滴注,成人剂量为 10～20mg/d,情况好转后改为口服泼尼松 30～60mg/d,临床症状和脑脊液检查明显好转,病情稳定时开始减量,一般每周减量 1 次,每次减量 2.5～5mg,治疗 6～8 周,总疗程不宜超过 3 个月。

2.维生素 B_6

为减轻异烟肼的毒性反应,一般加用 B 族维生素 30～90mg/d 口服,或 100～200mg/d 静脉滴注。

3.降低脑水肿和控制抽搐

出现颅内压增高者应及早应用甘露醇,呋塞米或甘油果糖治疗,以免发生脑疝;抽搐者,止痉可用地西泮、苯妥英钠等抗癫痫药。

4.鞘内注射

重症患者在全身用药时可加用鞘内注射,提高疗效。多采用小剂量的异烟肼与地塞米松联合应用。药物鞘内注射的方法:异烟肼 50～100mg,地塞米松 5～10mg,1 次注入,2～3 次/周。待病情好转,脑脊液正常,则逐渐停用。为减少蛛网膜粘连,可用糜蛋白酶 4000U,透明质酸酶 1500U 鞘内注射。但脑脊液压力较高者慎用。抗结核药物的鞘内注射有加重脑和脊髓的蛛网膜炎的可能性，不宜常规应用，应从严掌握。

(四)后遗症的治疗

由于蛛网膜粘连所致脑积水，可行脑脊液分流术。脑神经麻痹、肢体瘫痪者，可针灸、理疗，加强肢体功能锻炼。

第四节　三叉神经痛

三叉神经痛是以三叉神经分布范围内，反复发作、阵发性剧烈疼痛，不伴三叉神经功能破坏表现的一种疾病。临床上有原发性和继发性2种，原发性者发病机制尚不明确，继发性者多半为肿瘤所致，血管畸形、动脉瘤、蛛网膜炎、多发性硬化等也可引起。它是一种单纯性面部疼痛症，局部无焮红肿胀，以半侧面部疼痛最为常见。好发于中年女性，起病突然，常以口—耳—鼻—眶区剧烈如刀割或电击样疼痛为主要临床特征。

一、诊断

三叉神经痛，根据疼痛发作部位，性质、触发点的存在，检查时有无阳性体征，结合发病年龄，一般可以做出明确诊断。

(一)诊断要点

(1)疼痛部位在三叉神经分布区域内，但以第2、3支面神经较常见。

(2)疼痛剧烈难忍，呈发作性剧烈刺痛、撕裂样或烧灼样疼痛，并为单纯性面痛，无眼、鼻、齿等兼夹病证。

(3)常因触及面部或口腔内某一点而引发，发作初期为电击样感觉，在20s内扩散到其他区域，持续时间多以秒计，每次发作很少超过2min。说话、咀嚼、刷牙、漱口、洗脸、刮面等均可诱发。

(4)本病多为原发性，于40岁左右起病，女性多见。

(5)常见症状：发作时患者常以手掌或毛巾紧按病侧面部或用力擦面部，以期减轻疼痛，病久局部皮肤粗糙、变薄，眉毛脱落。发作时不断做咀嚼动作，严重时有反射性抽搐，口角牵面一侧，并有面部潮红、眼结膜充血，流泪或流涎，又称痛性抽搐。疼痛多为一侧，少数可为两侧，但也不是同时发病，往往从一侧先发。通常自一侧的上颌支(第2支)或下颌支(第3支)开始，由眼支(第1支)起病者很少见。随病程进展可影响其他分支，甚至3支全部累及。疼痛受累支别，以第2支最常见，第3支次之，第1支少见。亦有2支同时发病者，以第2、第3支合并疼痛者最常见。

(二)辅助检查

对疑有继发性三叉神经痛的应做进一步检查，如脑脊液、颅底拍片、鼻咽部活检、空气造影及同位素检查，必要时作葡萄糖耐量试验，以排除糖尿病性神经病变的可能。

二、鉴别诊断

(一)牙痛

三叉神经痛早期易误认为牙痛，一部分患者在得到正确诊断前，常已多次拔牙而不能使疼痛缓解。其主要区别点,牙痛痛处在牙龈部,而三叉神经痛显示痛在面颊,有内外之别。

(二)副鼻窦炎

副鼻窦炎常持续性鼻塞,鼻腔黏膜充血,肿胀,或伴有脓涕残留。患者常诉头昏头痛。三叉神经痛则主要是面痛,虽有时波及头痛,但无上述之特征。

(三)蝶腭神经痛

蝶腭神经痛表现为不规则的头痛,有时引向眼后,上颌或上腭痛与三叉神经痛相似,但蝶腭神经节位于中鼻甲后端,三叉神经自耳部向面部分布,故疼痛有以耳、鼻部为主之异。

(四)舌咽神经痛

舌咽神经痛为舌咽神经及迷走神经耳支和咽支分布区内阵发性反复发作的剧烈疼痛,性质类似三叉神经痛,但本病较为少见。疼痛部位在舌根或扁桃体区附近咽壁,可放散至鼻咽部或耳深部,可因吞咽,讲话、咳嗽,呵欠或舌运动等诱发。在咽后,舌根,扁桃体窝可有疼痛触发点,而三叉神经痛主要在耳前有疼痛触发点,舌咽神经痛可以10%可卡因涂于疼痛起始部而使疼痛暂时缓解,可与三叉神经痛第3支的疼痛相区别。

(五)偏头痛

偏头痛是一种周期性发作的血管性头痛,多在青年期发病,每次发作的性质及过程相似,头痛多在单侧,伴有恶心,呕吐,面色苍白等症,间歇期临床表现正常,约半数有家族史。应用麦角胺有显效。此均与三叉神经痛不同。

三、并发症

三叉神经痛并发症并不多见,可有面部感觉减退,角膜反射减退及听力减退等症。或眼结膜充血,水肿,呈慢性炎症,但这些并发症都不典型。

四、治疗

(一)药物治疗

1.卡马西平

或称酰胺咪嗪,得理多,为三叉神经痛首选药物。常用初服剂量100mg,每日2~3次,必要时可加量至200mg,直到疼痛停止(最大剂量不应超过每日1000mg);以后逐渐减少,确定最小有效量,作为维持剂量服用。孕妇忌服。治疗前应作全血细胞计数检查,尚需注意可能发生的骨髓造血功能抑制和肝脏损害。不良反应可有嗜睡、恶心,呕吐、眩晕、皮疹、共济失调等。

2.加巴喷丁

卡马西平效果不满意时可加用,或单用,常用剂量为每日900~1 800mg。

3.苯妥英钠

常用量为0.1g,每日3~4次,每日以0.6g为限。如产生头晕,步态不稳、眼球震颤等中毒反应,应即减量至中毒反应消失为止,如仍有效,即以此为维持量。如效果不显,可与氯丙嗪12.5mg合用,以增强疗效。或654-2注射液10mg,每日2次,肌内注射。

4.巴氯芬

又称力奥来素,5~10mg,每日2次开始,剂量视患者反应而定。

5.阿米替林

12.5mg,每日2~3次,或每晚50mg。

6.七叶莲(野木瓜)注射液

每支 2mL,相当于生药 5g,或片剂,每片含干浸膏 0.4g,相当于生药 5g。注射液每次 4mL,每日 2~3 次,肌内注射,俟疼痛减轻后改用口服药片,每次 3 片,每日 4 次,连续服用。

(二)封闭治疗

三叉神经封闭是注药于神经分支或半月节上,使之破坏以阻断其传导作用,使注射区面部感觉消失,从而获得止痛效果。此疗法一般用于服药无效或不适宜手术治疗者。外周支封闭,在缺医少药地区,可用 1‰普鲁卡因或丁卡因,按三叉神经通路各外周支局部封闭。半月节封闭,一般用纯酒精注射于疼痛的神经支或其分支。本法操作简易安全,缺点是疗效不持久,近年来渐渐被射频治疗所代替。本法有引起出血、角膜炎,失明等严重并发症的可能。

第五节　面神经炎

面神经炎是单神经炎之一种。面神经炎即指茎乳突孔内面神经的急性非化脓性炎症,以周围神经麻痹为特征,故又称周围性面瘫,或称贝尔麻痹。病因尚未明确,病毒感染可能性最大,或可能是局部营养神经的血管因受冷而发生痉挛,导致神经缺血,水肿,压迫而致病。可见于任何年龄,但以 20~40 岁的青壮年为多见,男性多于女性。任何季节皆可发病,起病急骤,以一侧面部口眼歪斜为主要临床特征。

一、诊断

(一)症状

急性起病,病前多有受风寒或上呼吸道感染的病史,或患侧耳内,乳突部位疼痛。常于晨起发现面部僵硬感,面颊动作不灵,口角歪斜,唾液自口角外流,食物存积于齿颊间,舌前部味觉减退,或听觉过敏。

(二)体征

患侧额纹消失,眼裂扩大,眼睑闭合不全,鼻唇沟平坦。皱额、蹙眉、鼓腮、示齿及吹口哨均受限制,面部歪向健侧。乳突常有压痛。

(三)发病

在起病前 1~3d,部分患者有同侧乳突耳区疼痛,起病后 10~30d 开始自行恢复,大约 75%患者可基本恢复正常,部分面部瘫痪者,早期开始恢复,以后进展慢。面神经麻痹恢复不完全者,可发生瘫痪肌肉挛缩,面肌抽搐或联带运动。

二、鉴别诊断

(一)急性感染性神经根神经炎(吉兰-巴雷综合征)

其面瘫常为双侧,典型的临床表现有前驱感染病史,对称性的肢体运动和感觉障碍,四肢下运动神经原性瘫痪及脑脊液中有蛋白细胞分离现象。

(二)腮腺炎或腮腺肿瘤

颌后的化脓性淋巴结炎,可累及面神经,因有腮腺及面部体征,故不难鉴别。

(三)后颅窝病变

例如桥小脑角肿瘤、颅底脑膜炎及鼻咽癌颅内转移等原因所致的面瘫,多伴有听觉障碍及原发病的特殊表现。其所致的面神经麻痹,起病慢,有其他多个脑神经损害和原发病表现。

(四)中枢性面瘫

由大脑半球肿瘤、脑血管意外等导致,多伴有肢体的瘫痪或感觉障碍。

三、并发症

面神经麻痹多数于1~3个月恢复正常,如不恢复或不完全恢复时,常可产生瘫痪肌的痉挛或联带运动,闭目时口角上提,上唇颤动,露齿则闭眼,同时面肌痉挛性抽动。

四、治疗

(一)一般护理

(1)用眼罩保护病侧的角膜,以免受损害和感染。防止瘫痪肌被健侧面肌过度牵引。

(2)注意保暖,尤其是面部要戴上口罩和帽子,在冬季更要注意,在室内要保持一定的气温,一般在18℃以上。

(3)要适当休息,除不上班外,要少外出,防止恶劣气候的影响,并在饮食困难的情况下,由护理人员或家人帮助喂食。

(二)药物治疗

(1)给予维生素C,B族维生素口服,或维生素B_{12}肌内注射;地巴唑10mg,每日3次。

(2)短期激素治疗:泼尼松10mg,每日3次,连用5~7d;或泼尼松每日20~50mg,口服,7~10d为一个疗程。

(3)阿昔洛韦0.2g,每日4~5次口服,急性期也可静脉滴注。

(三)理疗

(1)面瘫部位及乳突部以红外线照射或超短波透热,局部热敷。自行按摩瘫痪面肌,作随意运动训练。

(2)按摩治疗对瘫痪部位作轻柔的按摩,动作不能太重,要使患者有舒适、微热感,可请按摩师或护理人员,或家人及自己操作。

(3)角膜外露可用眼罩覆遮,点眼膏,或眼药水以防角膜,巩膜损伤感染。

第六节　急性吉兰－巴雷综合征

吉兰－巴雷综合征是一种由多种因素诱发,通过免疫介导而引起的自身免疫性脱髓鞘性周围神经病,原称格林－巴利综合征。1916年,Guillain,Barre,Strohl报道了2例急性瘫痪的士兵,表现运动障碍,腱反射消失,肌肉压痛,感觉异常,无客观感觉障碍,并首次提出该病会出现脑脊液蛋白－细胞分离现象,经病理检查发现与1859年Landry报道的"急性上升性瘫痪"的病理改变非常相似。因此,被称为兰兑－吉兰－巴雷－斯特尔综合征。

急性炎性脱髓鞘性多发性神经病是最早被认识的经典GBS,也是当今世界多数国家最常见的一种类型,又称急性炎性脱髓鞘性多发性神经根神经炎、急性感染性多发性神经根神经炎、急性感染性多发性神经病,急性特发性多发性神经根神经炎、急性炎性多发性神经根炎。病理特点是周围神经炎症细胞浸润、节段性脱髓鞘。临床主要表现为对称性弛缓性四肢瘫痪,可累及呼吸肌致呼吸肌麻痹而危及生命;脑脊液呈蛋白-细胞分离现象等。

该病在世界各地均有发病,其发病率在多数国家是 0.4/10 万~2.0/10 万。1984 年,我国 21 省农村 24 万人口调查中,GBS 的年发病率为 0.8/10 万。1993 年,北京郊区两县 98 万人口采用设立监测点进行前瞻性监测,其年发病率为 1.4/10 万。多数学者报道 GBS 发病无季节倾向,但我国河北省石家庄地区多发生于夏、秋季,并有数年 1 次流行趋势,或出现丛集发病。

一、病因及发病机制

有关 GBS 的病因及发病机制目前仍不十分明确,但经研究已取得较大进展。

(一)病因

1.感染因素

流行病学资料提示发病前的前驱非特异性感染,是促发 GBS 的重要因素。如 Hutwitz (1983)报道 1034 例 GBS,约有 70%的患者在发病前 8 周内有前驱感染因素,其中呼吸道感染占 58%,胃肠道感染占 22%,二者同时感染占 10%。前驱感染的主要病原体如下。

(1)空肠弯曲菌。Rhodes(1982)首先注意到 GBS 与 CJ 感染有关。Hughes(1997)提出 CJ 感染常与急性运动轴索性神经病有关。在我国和日本,42%~76%的 GBS 患者血清中 CJ 特异性抗体增高。CJ 是革兰阴性微需氧弯曲菌,是引起人类腹泻的常见致病菌之一,感染潜伏期为 24~72h,腹泻开始为水样便,以后出现脓血便,高峰期为 24~48h,约 1 周左右恢复。GBS 患者常在腹泻停止后发病。

(2)巨细胞病毒是欧洲和北美洲地区 GBS 的主要前驱感染病原体。研究证明 CMV 感染与严重感觉型 GBS 有关,发病症状严重,常出现呼吸肌麻痹,脑神经及感觉神经受累多见。

(3)其他病毒。如 E-B 病毒,肺炎支原体,乙型肝炎病毒,带状疱疹病毒、单纯疱疹病毒、麻疹病毒、流行性感冒病毒、腮腺炎病毒、柯萨奇病毒、甲型肝炎病毒等。新近研究又发现屡有流感嗜血杆菌,幽门螺杆菌等感染与 GBS 发病有关。还有人类免疫缺陷病毒与 GBS 的关系也越来越受到关注。但是,研究发现人群中经历过相同病原体前驱感染,仅有少数人发生 GBS,又如流行病学调查发现,许多人即使感染了 CJ 也不患 GBS,提示感染因素不是唯一的病因,可能还与存在遗传易感性个体差异有关。

2.遗传因素

目前认为 GBS 的发生是具有某种易感基因的人群感染后引起的自身免疫性疾病。国外学者报道 GBS 与人类白细胞抗原(HLA)基因分型(如 HLA-DR3,DR2,DQBI,B35)相关联;国内学者对 31 例 AIDS,33 例急性运动轴索型神经病(AMAN)患者易感性与人白细胞抗原(HLA)-A,B 基因分型关系的研究,发现 HLA-A33 与 AIDP 易患性相关联;HLA-B15,B35 与 AMAN 易患性相关联;国内学者发现 HLA-DR16 和 DQ5 与 GBS 易患性相关,而且不同 GBS 亚型 HLA 等位基因分布不同。还发现在 GBS 患者携带 TNF2 等位基因频率、TNF1/2 和 TNF2/2 的基因频率都显著高于健康对照组,说明携带 TNF2 等位基因的个体较不携带者发生 GBS 的危险性增加,编码 TAFα 基因位于人类 6 号染色体短臂上(6p21 区),

HLA—Ⅲ类基因区内,因 TAFα 基因多个位点具有多态性,转录起始位点为上游第 308 位(—308 位点),故提示 TAFα 基因启动子—308G—A 的多态性与 GBS 的遗传易感性相关。所以,患者遗传素质可能决定个体对 GBS 的易感性。

3.其他因素

有报道患者发病前有疫苗接种史,外伤史,手术史等,还有人报道因其他疾病用免疫抑制剂治疗发生 GBS;也有患有其他自身免疫性疾病者合并 GBS 的报道。

(二)发病机制

目前主要针对其自身免疫机制进行了较深入研究。

1.分子模拟学说

如果感染的微生物或寄生虫等生物性因子的某些抗原成分的结构与宿主自身组织的表位相似或相同,便可通过交叉反应启动自身免疫性疾病的发生,这种机制在免疫学称为"分子模拟"。该学说是目前解释 GBS 与感染因子之间关系的主要理论依据。机体感染细菌或病毒后,由于它们与机体神经组织有相同的表位,针对感染原的免疫应答的同时,发生错误的免疫识别,通过抗原抗体交叉反应导致自身神经组织的免疫损伤,则引起 GBS 的发生。如空肠弯曲菌的菌体外膜上脂多糖结构与人类周围神经神经节苷脂的结构相似,当易患宿主感染空肠弯曲菌后,产生保护性免疫反应消除感染的同时,也发生错误的免疫识别,激活了免疫细胞产生抗神经结苷脂自身抗体,攻击有共同表位的周围神经组织,导致周围神经纤维髓鞘脱失,干扰神经传导,而形成 GBS 的临床表现。又如研究发现,乙型肝炎表面抗原分子的氨基酸序列中有一段多肽与人类及某些实验动物的周围神经髓鞘碱性蛋白分子的氨基酸序列中某段多肽完全相同,以此段多肽来免疫动物,可引起实验动物的周围神经病;某些个体感染了 HBV,HBsAg 分子中的某段多肽,刺激机体免疫系统产生细胞免疫及体液免疫应答,以攻击、排斥此段多肽;因人的周围神经髓鞘碱性蛋白分子中有与此段多肽完全相同的多肽段,于是机体发生错误的免疫识别,也启动攻击周围神经髓鞘碱性蛋白分子中的此段多肽的自身免疫,导致周围神经髓鞘脱失而发生 GBS。

2.实验性自身免疫性神经炎动物模型研究

通过注射、口服或吸入抗原致敏,以及免疫细胞被动转移诱发等造成 EAN。如用牛 P2 蛋白免疫 Lewis 大鼠可诱发典型 EAN。其病理表现为周围神经,神经根节段性脱髓鞘及炎症反应,在神经根的周围可见到单核细胞及巨噬细胞浸润,自主神经受累,严重者可累及轴索。把 EAN 大鼠抗原特异性细胞被动转移给健康 Lewis 大鼠,经 4~5d 潜伏期后可发生 EAN。EAN 与 GBS 两者的临床表现及病理改变相似。均提示 GBS 是一种主要以细胞免疫为介导的疾病。但研究发现,将 P2 抗体(EAN 动物的血清)直接注射到健康动物的周围神经亦可引起神经传导阻滞及脱髓鞘,提示体液因子也参与免疫病理过程。

3.细胞因子与 GBS 发病的研究

细胞因子在 GBS 发病中起至关重要的作用。

(1)干扰素—γ(IFN—γ)是主要由 Th1 细胞分泌的一种多效性细胞因子,能显著增加抗原呈递细胞表达等作用,与神经脱髓鞘有关。因病毒感染,伴随产生的干扰素—y,引起血管内皮细胞,巨噬细胞、施万细胞的 MHC—Ⅱ型抗原表达。活化的巨噬细胞可直接吞噬或通过分泌炎症介质引起髓鞘脱失,是致病的关键性因子。

(2)肿瘤坏死因子－α(TNF－α)是由巨噬细胞和抗原激活的 T 细胞分泌,是引起炎症、自身免疫性组织损伤及选择性损害周围神经髓鞘的介质。GBS 患者急性期血清 TNF－α 质量浓度增高,且增高的程度与病变的严重程度相关,当患者康复时血清 TNF－α 质量浓度亦恢复正常。

(3)白细胞介素－2(IL－2)是由活化的 T 细胞分泌,能刺激 T 细胞增生分化,激活 T 细胞合成更多的 IL－2 及 IFN－γ、TNF－α 等细胞因子,促发炎症反应。

(4)白细胞介素－12(IL－12)是由活化的单核/巨噬细胞,B 细胞等产生,IL－12 诱导 CD_4^+ T 细胞分化为 Th1 细胞并使其增生、合成 IFN－γ,TNF－α,IL－2 等,使促炎细胞因子合成增加;同时 IL－12 抑制 CD_4^+ T 细胞分化为 Th2 细胞而合成 IL－4,IL－10,使 IL－4,IL－10 免疫下调因子合成减少。IL－12 在 GBS 中的致病作用可能是使 IFN－γ、TNF－α、IL－2 等炎细胞因子合成增加,使 IL－4,IL－10 免疫下调因子合成减少,最终促使神经脱髓鞘、轴索变性而发病。

(5)白细胞介素－6(IL－6)是由 T 细胞或非 T 细胞产生的一种多功能的细胞因子。IL－6 的一个主要的生物学功能是促使 B 细胞增生、分化并产生抗体。IL－6 对正常状态的 B 细胞无增生活性,但可促进病毒感染的 B 细胞增生,促进抗体产生。IL－6 在 GBS 发病中通过激发 B 细胞产生致病的抗体而发病。

(6)白细胞介素－18(IL－18)主要由单核巨噬细胞产生,启动免疫级联反应,使各种炎症细胞、细胞因子及其炎症介质释放,进入周围神经组织中引起一系列免疫病理反应,导致髓鞘脱失。总之,这一类细胞因子(TNF－α,IFN－γ、IL－2、IL－6、IL－12、IL－18 等)是促炎因子,与 GBS 发病及病情加重有关。

另一类细胞因子对 GBS 具有调节免疫,减轻炎症性损害,终止免疫病理反应、促进髓鞘修复等作用。①白细胞介素－4(IL－4)是由 Th2 分泌的一种 B 细胞生长因子和免疫调节剂,可下调 Th1 细胞的活性,在疾病的发展中起免疫调节作用,可抑制 GBS 的发生。②白细胞介素－10(IL－10)是由 Th2 分泌,能抑制 Th1 细胞、单核/巨噬细胞合成 TNF－α,TNF－γ,IL－2 等致炎因子,是一种免疫抑制因子,有助于脱髓鞘的修复,则 GBS 患者症状减轻。③白细胞介素－13(IL－13)是由活化的 Th2 细胞分泌的,具有免疫抑制和免疫调节作用,能抑制单核巨噬细胞产生多种致炎因子和趋化因子,从而具有显著抗感染作用。④干扰素－β(IFN－B)是由成纤维细胞产生,具有抗病毒,抗细胞增生和免疫调节作用,能减轻组织损伤,有利于疾病的恢复。故细胞因子 IL－4、IL－10、IL－13、TGF－β 等是抑炎细胞因子,与 GBS 临床症状缓解有关。

总之,细胞因子在 GBS 的发病过程中起至关重要的作用,促炎症细胞因子如 TNF－α、IFN－γ、IL－2、IL－6、IL－12,IL－18 等与 GBS 发病及病情加重有关,对 GBS 的发病起促进作用;抑炎症细胞因子 IL－4,lL－10、IL－13,TGF－β 等可下调炎症反应,有利于机体的恢复。促炎症细胞因子和抑炎症细胞因子两者在人体内的平衡情况影响着 GBS 的发生、发展和转归。

目前研究较公认的 GBS 发生是因某些易感基因的人群感染(如空肠弯曲菌)后,经过一段潜伏期,机体产生抗抗原成分(抗空肠弯曲菌)的抗体后发生交叉反应,抗体作用于靶位导致神经组织脱髓鞘和功能改变而致病。李海峰报道 IgM 型 CM1 抗体与 CJ 近期感染有关,CJ 感染后可通过 CM1 样结构发生交叉反应导致神经组织结构和功能的改变。国内学者报道 CM1 IgG 抗体与 AMAN 及 AIDP 均相关。该抗体的产生机制可能为病原菌 CJ 及其脂多糖具有与人类神经节苷脂类似的结构,因而针对细菌的免疫反应产生了自身抗体,抗体攻击神经组织髓鞘,致使髓鞘破坏而引起发病。研究发现,在髓鞘裂解处及神经膜上有 IgG,IgM 和 C_3 的沉积物,而血清中补体减少。补体 C_3 降低提示补体参与免疫过程,该抗原抗体反应同时在补体参与及细胞因子的协同作用下发生 GBS。

综上所述,GBS 的发病,感染为始动因素,细胞免疫介导,细胞因子网络之间的调节紊乱和体液免疫等共同参与导致免疫功能障碍,促使周围神经髓鞘脱失而发生自身免疫性疾病。

二、临床表现

约半数以上的患者在发病前数日或数周曾有感染史,以上呼吸道及胃肠道感染较为常见,或有其他病毒感染性疾病发生,或有疫苗接种史,手术史等。多以急性或亚急性起病。一年四季均可发病,但以夏秋季(6~10 月约占 75.4%)为多发;男女均可发病,男女之比 1.4∶1;任何年龄均可发病,但以 30 岁以下者最多。国内报道儿童和青少年为 GBS 发病的两个高峰。

(一)症状与体征

1.运动障碍

首发症状常为双下肢无力,从远端开始逐渐向上发展,四肢呈对称性弛缓性瘫痪,下肢重于上肢,近端重于远端,亦有远端重于近端者。轻者尚可行走,重者四肢完全性瘫痪,肌张力低,腱反射减弱或消失,部分患者有轻度肌萎缩。长期卧床可出现失用性肌萎缩。GBS 患者呈单相病程,发病 4 周后肌力开始恢复,一般无复发—缓解。急性重症患者对称性肢体无力,在数日内从下肢上升至躯干、上肢或累及支配肋间及膈肌的神经,导致呼吸肌麻痹,称为 Landry 上升性麻痹,表现除四肢弛缓性瘫痪外,有呼吸困难,说话声音低,咳嗽无力、缺氧,发绀,严重者可因完全性呼吸肌麻痹,而丧失自主呼吸。

2.脑神经损害

舌咽—迷走神经受损较为常见,表现吞咽困难,饮水呛咳,构音障碍、咽反射减弱或消失等;其次是面神经受损,表现为周围性面瘫;动眼神经亦可受累,表现眼球运动受限;三叉神经受累,表现为张口困难及面部感觉减退。总的来说,单发脑神经受损较少,多与脊神经同时受累。

3.感觉障碍

发病后多有肢体感觉异常,如麻木,蚁行感、烧灼感,针刺感及不适感等。客观感觉障碍不明显,或有轻微的手套样、袜套样四肢末端感觉障碍,少数人有位置觉障碍及感觉性共济失调。常有 Lasegue 征阳性及腓肠肌压痛。

4.自主神经障碍

皮肤潮红或苍白,多汗,四肢末梢发凉,血压升高或降低,心动过速或过缓,尿潴留或尿失禁等。

5.其他

少数患者有精神症状,或有头疼、呕吐、视盘水肿,或一过性下肢病理征,或有脑膜刺激征等。

(二)GBS 变异型

1.急性运动轴索型神经病

免疫损伤主要的靶位是脊髓前根和运动神经纤维的轴索,导致轴索损伤,或免疫复合物结合导致轴索功能阻滞,病变多集中于周围神经近段或末梢,髓鞘相对完整无损,无明显的炎症细胞浸润,多伴有血清抗神经节苷脂 GM1,GM1b,GD1a 或 GalNac—CD1a 抗体滴度增高。

AMAN 的病因及发病机制不清,目前认为与 CJ 感染有关。据报道 GBS 发病前 CJ 感染率美国为 4%、英国为 26%、日本为 41%、中国为 51%或 66%。病变以侵犯神经远端为主,临床表现主要为肢体瘫痪,无感觉障碍症状,病情严重者发病后迅速出现四肢瘫痪,伴有呼吸肌受累。早期出现肌萎缩者,预后相对不好。年轻患者神经功能恢复较好。本型流行病学特点是儿童多见,夏秋季多见,农村多见。

2.急性运动感觉性轴索型神经病

也称暴发轴索型 GBS。免疫损伤主要的靶位在轴索,但同时波及脊髓前根和背根,以及运动和感觉纤维。临床表现病情大多严重,恢复缓慢,预后较差。患者常有血清抗 GM1,GM1b 或 GD1a 抗体滴度增高。此型不常见,占 GBS 的 10%以下。

3.Miller—Fisher 综合征

简称 Fisher 综合征。此型约占 5%,以急性或亚急性发病。临床表现以眼肌麻痹、共济失调和腱反射消失三联征为特点,无肢体瘫,若伴有肢体肌力减低也极轻微。部分电生理显示受累神经同时存在髓鞘脱失、炎症细胞浸润和轴索传导阻滞,患者常有血清抗 GQ1b 抗体滴度增高。MFS 呈单相性病程,病后 2~3 周或数月内大多数患者可自愈。

4.复发型急性炎性脱髓鞘性多发性神经根神经病

复发型急性炎性脱髓鞘性多发性神经根神经病是 AIDP 患者数周致数年后再次复发,5%~9%的 AIDP 患者有 1 次以上的复发。复发后治疗仍有效。但恢复不如第一次完全,有少数复发患者呈慢性波动性进展病程,变成慢性型 GBS。

5.纯感觉型 Guillain—Barré 综合征

表现为四肢对称性感觉障碍和疼痛,感觉性共济失调,伴有肢体无力,电生理检查符合脱髓鞘性周围神经病,病后 5~14 个月肌无力恢复良好。

6.多数脑神经型 Guillain—Barré 综合征

多数脑神经型 Guillain—Barré 综合征是 GBS 伴多数运动性脑神经受累。

7.全自主神经功能不全型 Guillain—Barré 综合征

全自主神经功能不全型 Guillain—Barré 综合征是以急性或亚急性发作的单纯全自主神经系统功能失调综合征,病前有感染史。表现为全身无汗、口干、皮肤干燥、便秘、排尿困难、直立性低血压、阳痿等,无感觉障碍和瘫痪。病程呈单相性,预后良好。

(三)常与多种疾病伴发

1.心血管功能紊乱

GBS 患者可伴有心律失常,心电图 ST 段改变;血压升高或降低;并发心肌炎,心源性休克等。经追踪观察,随神经功能恢复心电图变化也随之好转。学者们认为是交感神经脱髓鞘或交感神经节的病损所致;还有学者认为是血管活性物质儿茶酚胺和肾上腺素升高所致。因心功能障碍可致心搏骤停,故对重症 GBS 患者要心功能监护。

2.甲状腺功能亢进症

甲状腺功能亢进症与 GBS 两者是伴发还是继发尚不清楚,两者均与自身免疫功能失调有关,故伴发可能性大。

3.流行性出血热

有报道流行性出血热与 GBS 伴发。GBS 是感染后激发免疫反应致周围神经脱髓鞘病;流行性出血热是由汉坦病毒感染的自然疫源性疾病,尚未见 GBS 感染该病毒的报道,有待进一步观察研究。

4.其他

临床报道还有 GBS 与钩端螺旋体病、伤寒,支原体肺炎、流行性腮腺炎、白血病、神经性肌强直、低血钾、多发性肌炎等伴发,都有待临床观察研究。

三、辅助检查

(一)脑脊液检查

1.蛋白细胞分离

病初期蛋白含量与细胞数均无明显变化,1 周后蛋白含量开始增高,病后 4~6 周达高峰,最高可达 10g/L,一般为 1~5g/L。蛋白含量高低与病情不呈平行关系。在疾病过程中,细胞数多为正常,有少数可轻度增高,表现蛋白-细胞分离现象。

2.免疫球蛋白含量升高

脑脊液中 IgG、IgM、IgA 含量明显升高,可出现寡克隆 IgG 带,阳性率在 70% 以上。

(二)血液检查

1.血常规

白细胞多数正常,部分患者中等多核白细胞增多,或核左移。

2.外周血

T 淋巴细胞亚群异常,急性期患者抑制 T 细胞(Ts)减少,辅助 T 细胞(Th)与 Ts 之比(Th/Ts)升高。

3.血清免疫球蛋白含量升高

血清中 IgG、IgM、IgA 等含量均明显升高。

(三)电生理检查

1.肌电图

约有 80% 的患者神经传导速度减慢,运动神经传导速度减慢更明显,常有神经传导潜伏期延长,F 波的传导速度减慢。当临床症状消失后,神经传导速度仍可减慢,可持续几个月或更长时间。此项检查可预测患者的预后情况。

2.心电图

多数患者的心电图正常,部分患者出现 ST 段降低、T 波低平、窦性心动过速,以及心肌劳损、传导阻滞、心房颤动等表现。

四、诊断与鉴别诊断

(一)诊断

根据如下表现,典型病例诊断并不困难:①儿童与青少年多发;②病前多有上呼吸道或胃肠道感染或疫苗接种史;③急性或亚急性起病;④表现双下肢或四肢无力,对称性弛缓性瘫痪,腱反射减弱或消失;⑤可有脑神经受损;⑥多有感觉异常;⑦脑脊液有蛋白—细胞分离现象等。

中华神经精神科杂志编委会于 1993 年 10 月召开 GBS 研讨会,会议以 Asbury AK(1990)发表的标准,结合国情制订我国 GBS 诊断标准。

(二)鉴别诊断

1.多发性周围神经病

(1)缓慢起病。

(2)感觉神经,运动神经、自主神经同时受累,远端重于近端。

(3)无呼吸肌麻痹。

(4)无神经根刺激征。

(5)脑脊液正常。

(6)多能查到病因,如代谢障碍,营养缺乏,药物中毒,或有重金属及化学药品接触史等。

2.低钾型周期麻痹

(1)急性起病,四肢瘫痪,近端重,远端轻,下肢重、上肢轻。

(2)有反复发作史或家族史,病前常有过饱、过劳、饮酒史。

(3)无脑神经损害,无感觉障碍。

(4)脑脊液正常。

(5)发作时可有血清钾低。

(6)心电图出现 Q－T 间期延长,ST 段下移,T 波低平或倒置,可出现宽大的 U 波或 T波、U 波融合等低钾样改变。

(7)补钾后症状迅速改善。

3.全身型重症肌无力

(1)四肢无力,晨轻夕重,活动后加重,休息后症状减轻。

(2)无感觉障碍。

(3)常有眼外肌受累,表现上眼睑下垂、复视等。

(4)新斯的明试验或疲劳试验阳性。

(5)肌电图重复刺激波幅减低。

(6)脑脊液正常。

4.急性脊髓炎

(1)先驱症状发热。

(2)急性起病,数小时或数日达高峰。

(3)脊髓横断性损害,有明显的节段性感觉平面,有传导束性感觉障碍,脊髓休克期后应出上单位瘫。

(4)括约肌症状明显。

(5)脑脊液多正常,或有轻度的细胞数和蛋白含量增多。

5.急性脊髓灰质炎

患者常未服或未正规服用脊髓灰质炎疫苗。①起病时常有发热;②急性肢体弛缓性瘫痪,多为节段性,瘫痪肢体多明显不对称;③无感觉障碍,肌萎缩出现较早;④脑脊液蛋白含量和细胞数均增多;⑤肌电图呈失神经支配现象,运动神经传导速度可正常,或有波幅减低。

6.多发性肌炎

(1)常有发热、皮疹、全身不适等症状。

(2)全身肌肉广泛受累,以近端多见,表现酸疼无力。

(3)无感觉障碍。

(4)血常规白细胞计数增高、血沉快。

(5)血清肌酸激酶、醛缩酶和谷丙氨酸氨基转移酶明显增高。

(6)肌电图示肌源性改变。

(7)病理活检示肌纤维溶解断裂,炎细胞浸润,毛细血管内皮细胞增厚。

7.血卟啉病

(1)急性发作性弛缓性瘫痪。

(2)急性腹痛伴有恶心,呕吐。

(3)有光感性皮肤损害。

(4)尿呈琥珀色,暴露在日光下呈深黄色。

8.肉毒中毒

(1)有进食物史,如吃家制豆腐乳、豆瓣酱后发病,且与同食者一起发病。

(2)有眼肌麻痹、吞咽困难、呼吸肌麻痹、心动过缓等。

(3)肢体瘫痪轻。

(4)感觉无异常。

(5)脑脊液正常。

9.脊髓肿瘤

(1)起病缓慢。

(2)常有单侧神经根痛,后期可双侧持续痛。

(3)早期一般来说病侧肢体无力,后期双侧受损或出现脊髓横断性损害。

(4)腰椎穿刺椎管梗阻。

(5)脊髓 MRI 检查可显示占位性病变。

五、治疗

(一)一般治疗

由于 GBS 病因及发病机制不清,目前尚无特效治疗,但 GBS 的病程自限,如能精心护理及给予恰当的支持治疗,一般预后良好。急性期患者需要及时住院观察病情变化,GBS 最严重和危险的情况是发生呼吸肌麻痹,所以要严密监控患者的自主呼吸;新入院患者病情尚未得到有效控制,尤其需要观察有无呼吸肌麻痹的早期症状,如通过询问患者呼吸是否费力,有无胸闷,气短,能否吞咽及咳嗽等;观察患者的精神状态,面色改变等可了解其呼吸情况。同时:

①加强口腔护理,常拍背,有痰要及时吸痰,或体位引流,清除口腔内分泌物,保持呼吸道畅通,预防呼吸道感染。②对重症患者应进行心肺功能监测,发现病情变化及时处置,如呼吸肌麻痹则及时抢救,尽早使用呼吸器,是减少病死率的关键。③有吞咽困难者应尽早鼻饲,防止食物流入气管内而窒息或引起肺部感染。④瘫痪肢体要保持功能位,适当进行康复训练,防止肌肉萎缩,促进瘫痪肢体的功能恢复。⑤定时翻身,受压部位要经常给予按摩,改善局部的血液循环,预防压疮。

(二)呼吸肌麻痹抢救

呼吸肌麻痹表现:①患者说话声音低,咳嗽无力;②呼吸困难或矛盾呼吸(当肋间肌麻痹时吸气时腹部下陷)。

1.呼吸肌麻痹的处理

当患者有轻度呼吸肌麻痹时,首先是口腔护理,及时清除口腔内分泌物,湿化呼吸道,用蒸汽吸入或超声雾化,2～4 次/日。每次 20min,可降低痰液黏稠度,有利痰液的排出。对重症 GBS 患者要床边监护,每 2h 测量呼吸量,当潮气量<1000mL 时或患者连续读数字不超过 4 时,说明换气功能不好,患者已血氧不足、二氧化碳潴留,需及时插管行人工呼吸。

2.应用人工呼吸机的指标

(1)患者呼吸浅,频率快,烦躁不安等呼吸困难,四肢末梢轻度发绀有缺氧。

(2)检测二氧化碳分压达 60mmHg(8kPa)以上。

(3)氧分压低于 50mmHg(6.5kPa)或动脉 pH 在 7.3 及以下时,均提示有缺氧和二氧化碳潴留,要尽快使用人工辅助呼吸纠正乏氧。

3.停用人工呼吸机的指征

(1)患者神经系统症状改善,呼吸功能恢复正常。

(2)平静呼吸时矛盾呼吸基本消失。

(3)肺通气功能维持正常生理需要。

(4)肺部炎症基本控制。

(5)血气分析正常。

(6)间断停用呼吸器无缺氧现象。

(7)已达 24h 以上的正常自主呼吸。

4.气管切开插管的指征

(1)GBS 患者发生呼吸肌麻痹。

(2)或伴有舌咽神经、迷走神经受累。

(3)或伴有肺部感染,患者咳嗽无力,呼吸道分泌物排出有困难时,应及时行气管切开,保持呼吸道畅通。气管切开后要严格执行气管切开护理规范。

5.拔管指征

(1)患者有正常的咳嗽反射。

(2)口腔内痰液能自行咯出。

(3)深吸气时无矛盾呼吸。

(4)肺部炎症已控制。

(5)吞咽功能已恢复。

(6)血气分析正常。

(三)静脉注射免疫球蛋白

1.免疫球蛋白治疗 GBS 的机制有多种解释

(1)通过 IgG 的 Fe 段封闭靶细胞 Fc 受体,阻断抗原刺激和自身免疫反应。

(2)通过 IgG 的 Fab 段结合抗原,防止产生自身抗体,或与免疫复合物中抗原结合,更易被巨噬细胞清除。

(3)中和循环中的抗体,可影响 T、B 细胞的分化及成熟,抑制白细胞免疫反应及炎症细胞因子的产生等。

2.临床应用指征

①急性进展期不超过 2 周,且独立行走不足 5m 的 GBS 患者。②使用其他疗法后,病情仍继续恶化者。③对已用 IVIG 治疗,病情仍继续加重者或 GBS 复发者。④病程超过 4 周,可能为慢性炎性脱髓鞘性多发性神经病者。

3.推荐用量

人免疫球蛋白制剂 400mg/(kg・d),开始速度要慢,40mL/h,以后逐渐增加至 100mL/h,静脉滴注,5 日为 1 个疗程。该治疗见效快,不需要复杂设备,用药安全,故已推荐为重型 GBS 患者的一线用药。

4.不良反应

有发热、头痛、肌痛、恶心、呕吐、皮疹及短暂性肝功能异常等,经减慢滴速或停药即可消失。偶见如变态反应,溶血,肾衰竭等。不良反应发生率在 1%～15%,通常低于 5%。

5.禁忌证

免疫球蛋白过敏,高球蛋白血症、先天性 IgA 缺乏患者。

(四)血浆置换

血浆置换疗法可清除患者血中的有害物质,特别是髓鞘毒性抗体及致敏的淋巴细胞、抗原－免疫球蛋白的免疫复合物、补体等,从而减轻和避免神经髓鞘的损害,改善和缓解临床症状,并缩短患者从恢复到独立行走的时间,缩短患者使用呼吸机辅助呼吸的时间,能明显降低重症的病死率。每次交换血浆量按 40～50mL/kg 体重计算或 1～1.5 倍血浆容量计算,血容量恢复主要依靠 5% 人血清蛋白。从患者静脉抽血后分离血细胞和血浆,弃掉血浆,将洗涤过的血细胞与 5% 人血清蛋白重新输回患者体内。轻度、中度和重度患者每周应分别做 2 次、4 次和 6 次。不良反应有血容量减少心律失常,心肌梗死,血栓,出血,感染及局部血肿等。血浆置换疗法的缺点是价格昂贵及费时等。

禁忌证:严重感染,心律失常,心功能不全和凝血功能异常者。

(五)糖皮质激素

目前糖皮质激素对 GBS 的治疗作用及疗效意见尚不一致,有的学者认为急性期应用糖皮质激素治疗无效,不能缩短病程和改善预后,甚至推迟疾病的康复和增加复发率。也有报道称应用甲泼尼龙治疗轻、中型 GBS 效果较好,减轻脱髓鞘程度,改善神经传导功能;重型 GBS 患者肺部感染率较高,还有合并应激性上消化道出血者,不主张应用。临床诊疗指南:规范的临床试验未能证实糖皮质激素治疗 GBS 的疗效,应用甲泼尼龙冲击治疗 GBS 也没有发现优于安慰剂对照组。因此,AIDP 患者不宜首先推荐应用大剂量糖皮质激素治疗。

糖皮质激素不良反应:①大剂量甲泼尼龙冲击治疗能升高血压,平均动脉压增高 12～27mmHg(1.7～3.6kPa)。②静脉滴注速度过快可出现心律失常。③有精神症状,如语言增多、欣快等。④其他有上消化道出血、血糖升高、面部潮红、踝部水肿等。

(六)神经营养剂

神经营养药可促进周围损害的神经修复和再生;促进神经功能的恢复。常用有 B 族维生素、辅酶 A、ATP、细胞色素 C、肌苷、胞磷胆碱等。

(七)对症治疗

1.呼吸道感染

重型 GBS 患者易合并呼吸道感染,如有呼吸道感染者,除加强护理及时清除呼吸道分泌物外,还要应用有效足量的抗生素控制呼吸道炎症。

2.心律失常

重型 GBS 患者出现心律失常,多由机械通气,肺炎,酸碱平衡失调、电解质紊乱,自主神经功能障碍等引起。首先明确引起心律失常的病因,再给了相应的处理。

3.尿潴留、便秘

尿潴留可缓慢加压按摩下腹部排尿。预防便秘应鼓励患者多进食新鲜蔬菜,水果,多饮水,每日早晚按摩腹部,促进肠蠕动以防便秘。

4.心理护理

因突然发病,进展又快,四肢瘫,或不能讲话,患者会很紧张、恐惧、焦虑、悲观,心理负担很大,医务人员要鼓励开导患者,树立信心和勇气,消除不良情绪,配合治疗。

(八)康复治疗

GBS 是周围神经脱髓鞘疾病,肌肉出现失神经支配,肌肉萎缩,所以对四肢瘫痪的患者要尽早开始康复治疗,可明显改善神经功能。对肌力在Ⅲ级以上者,鼓励患者要进行主动运动锻炼。肌力在 0～Ⅱ级者,支具固定,保持肢体关节功能位,同时做被动运动训练和按摩,其作用是保持和增加关节活动度,防止关节挛缩变形,肌肉萎缩及足下垂,改善局部血液循环,有利于瘫痪肢体的恢复。另外,还要进行日常生活能力的训练,复合动作训练及作业(即职业)训练等。康复治疗的效果与疾病的严重程度、病程、坚持训练等有关。从患者就诊开始,早期治疗的同时就要注意早期康复治疗。康复治疗不是一朝一夕之事,要鼓励患者持之以恒、循序渐进地坚持功能练习。

第七节　慢性吉兰-巴雷综合征

慢性炎症性脱髓鞘性多发性神经病又叫慢性吉兰-巴雷综合征,是一种慢性病程进展的,临床表现与 AIDP 相似的自身免疫性周围神经脱髓鞘疾病。CIDP 发病率较 AIDP 低。

一、病因及发病机制

本病发病机制未明，与 AIDP 相似而不相同。CIDP 体内可发现 β-微管蛋白抗体和髓鞘结合糖蛋白抗体，却未发现与 AIDP 发病密切相关的针对空肠弯曲菌及巨细胞病毒等感染因子免疫反应的证据。

二、病理

炎症反应不如 AIDP 明显，周围神经的供血血管周围可见单核细胞浸润，神经纤维水肿，有节段性髓鞘脱失和髓鞘重新形成的存在。施万细胞再生呈"洋葱头样"改变，轴索损伤也常见。

三、临床表现

起病隐匿，男女发病率相似，各年龄组均可发病。病前少见前驱感染，起病缓慢，并逐步进展达 2 个月以上。少数患者呈亚急性起病。临床表现主要为对称性肢体远端或近端无力，大多自远端向近端发展，近端受累较重。一般不累及延髓肌致吞咽困难，呼吸困难更为少见。感觉障碍常见的主诉有麻木、刺痛、紧束、烧灼或疼痛感，客观检查可见感觉丧失，不能识别物体，不能完成协调动作，肢体远端重。查体示四肢肌力减退，肌张力低，伴或不伴肌萎缩，四肢腱反射减低或消失，四肢末梢性感觉减退或消失，腓肠肌可有压痛，Kernig 征可阳性。

四、辅助检查

(一)CSF 检查

与 AIDP 相似，可见蛋白-细胞分离，蛋白含量波动于 0.75～2g/L，病情严重程度与 CSF 蛋白含量呈正相关。少数 CIDP 患者蛋白含量正常，少数患者可出现寡克隆 IgG 区带。

(二)电生理检查

早期行 EMG 检查有神经传导速度减慢，F 波潜伏期延长，提示脱髓鞘病变，发病数月后 30% 患者可有动作电位波幅减低提示轴索变性。

(三)腓肠神经活检

可见反复节段性脱髓鞘与再生形成的"洋葱头样"提示 CIDP。

五、诊断及鉴别诊断

根据中华医学会神经病学分会的意见，CIDP 的诊断必需条件如下。

(一)临床检查

(1)一个以上肢体的周围性进行性或多发性运动，感觉功能障碍，进展期超过 2 个月。

(2)四肢腱反射减弱或消失。

(二)电生理检查 NCV

显示近端神经节段性脱髓鞘，必须具备以下 4 条中的 3 条。

(1)2 条或多条运动神经传导速度减慢。

(2)1 条或多条运动神经部分性传导阻滞或短暂离散，如腓神经，尺神经或正中神经等。

(3)2 条或多条运动神经远端潜伏期延长。

(4)2 条或多条运动神经刺激 10～15 次后 F 波消失或最短 P 波潜伏期延长。

(三)病理学检查

神经活检示脱髓鞘与髓鞘再生并存。

(四)CSF 检查

(1)若 HIV 阴性,细胞数<10×10⁶/L;若 HIV 阳性,50×10⁶/L。

(2)性病筛查实验阴性。

应注意与以下疾病鉴别:①多灶性运动神经病是以运动神经末端受累为主的进行性周围神经病,临床表现为慢性非对称性肢体远端无力,以上肢为主,感觉正常。②进行性脊肌萎缩也为缓慢进展病程,但运动障碍不对称分布,有肌束震颤,无感觉障碍。神经电生理示 NCV 正常,EMG 可见纤颤波及巨大电位。③遗传性运动感觉性神经元病一般有遗传家族史,常合并有手足残缺,色素性视网膜炎等,确诊需依靠神经活检。④代谢性周围神经病有原发病的症状和体征。

六、治疗

许多免疫治疗方法都可以用于 CIDP,并可获得较好疗效。

(一)皮质类固醇

绝大多数 CIDP 患者对激素疗效肯定。临床应用泼尼松 100mg/d,连用 2～4 周,再逐渐减量,大多数患者 2 个月内出现肌力改善地塞米松 40mg/d,静脉滴注,连续 4d。然后 20mg/d,共 12d,再 10mg/d,又 12d。共 28d 为 1 个疗程,治疗 6 个疗程后症状可见缓解。

(二)血浆交换和静脉注射免疫球蛋白

PE 每周行 2～3 次,约 3 周后起效,短期疗效好。约半数以上患者人剂量 IVIG 治疗有效,一般用 IVIG 0.4g/(kg·d),连续 5d。或 1.0g/(kg·d),连用 2d,可重复使用。IVIG 和 PE 短期疗效相近,与大剂量激素合用疗效更好。

(三)免疫抑制剂

以上治疗无效可试用免疫抑制剂如环磷酰胺,硫唑嘌呤,环孢素 A 等,可能有效。

第五章　内分泌科疾病

第一节　甲状腺功能亢进

甲状腺功能亢进症,简称甲亢。指由多种病因引起甲状腺功能增强,合成分泌甲状腺激素(TH)过多引起的临床综合征。引起甲亢的病因很多,但以 Graves 病为多见(约 85%以上)。

对甲亢这一综合征,还有一个常用的名称为甲状腺毒症,是对机体在过多的甲状腺激素的刺激下,处于一种"中毒"状态的阐述。有些学者认为,甲状腺功能亢进症一词与甲状腺毒症一词本质无区别,都是甲状腺激素过多所致的高代谢症候,故两词可以互相通用。有的学者认为两者的区别是,甲状腺功能亢进时,甲状腺本身亢进,合成、分泌甲状腺激素过多,导致高代谢症;而甲状腺毒症除包括甲亢(如 Graves 病)外,还包括只引起血循环中 TH 暂时性增高的因素,如桥本氏甲状腺炎、亚急性甲状腺炎、过量服用甲状腺激素或异位促甲状腺激素分泌等,此时甲状腺功能可以正常,甚至偏低。

一、毒性弥散性甲状腺肿

毒性弥散性甲状腺肿又称 Graves 病,是一种合成分泌过多的甲状腺激素的甲状腺自身免疫性疾病。本病是最常见的一种甲状腺功能亢进症,占甲亢总数的 85%以上,可发病于各种年龄,但以 20～40 岁女性多见,男女之比为 1:(4～6)。Graves 首先描述了本病,具有高代谢、弥散性甲状腺肿和突眼三大特点。其实本病是一种累及多个系统的综合征,除以上特点外,还可出现胫前黏液性水肿、指端病及肌肉病变等。而且有些病例典型症状相继出现或临床表现可不典型,如可有突眼,也可没有突眼;也可以有严重突眼而甲状腺功能正常。

(一)病因及发病机制

本病已确定是一种自身免疫性疾病,但其病因及发病机制尚未完全阐明。Graves 病的基本病理是甲状腺功能亢进,合成及分泌甲状腺激素过多。而这一变化是基于血液存在类似 TSH 的刺激物,刺激甲状腺导致功能亢进。现在认为这种刺激物质就是 TSH 受体抗体(TRAb),该物质能刺激甲状腺增强功能,促进组织增生,作用缓慢而持久。许多证据提示 TRAb 是由于辅助 T 淋巴细胞致敏,刺激 B 淋巴细胞分泌的。它是本病淋巴细胞分泌的 IgG,其对应抗原为 TSH 受体或邻近甲状腺细胞浆膜面部分。TRAb 为一种多克隆抗体,分为两类,一类是兴奋型或刺激型抗体:①甲状腺刺激免疫球蛋白(TSI)或称甲状腺刺激抗体(TSAb)。②甲状腺生长免疫球蛋白(TGI)。另一类是抑制型或封闭型抗体:①甲状腺刺激抑制免疫球蛋白(TSII)或称甲状腺刺激阻断抗体(TSBAb)。②甲状腺生长抑制免疫球蛋白(TGII)。当 TSI 与甲状腺细胞结合时,TSH 受体被激活,导致腺苷环化酶被激活,致使 cAMP 增多。cAMP 作为第二信使兴奋甲状腺功能,促使甲状腺激素合成、分泌增多,表现临床甲亢,其作用与 TSH 酷似。而 TGI 对甲状腺的刺激作用,只表现甲状腺细胞的增生肿大,不促进甲状腺激素的合成及释放。当 TSI 及 TGI 同时增高时,患者既有甲亢又有甲状腺肿大,而以 TSI 增高为主时,则可只有甲亢而无甲状腺肿大。

综前所述,甲亢发病的自身免疫监护缺陷假说的主要内容是,甲亢患者体内特异性抑制 T 淋巴细胞存在基因缺陷,致使辅助 T 淋巴细胞与抑制 T 淋巴细胞的平衡功能失调,导致辅助 T 淋巴细胞不受监护、抑制,不适当地致敏、刺激 B 淋巴细胞产生抗自身抗体(TRAb),引发甲亢。尽管这一假说,对甲亢某些特异免疫变化不能完全解释,但 TRAb 在甲亢致病的意义是肯定的。

甲亢的家族聚集、遗传易感性是明显的,因自身免疫监护缺陷也受基因控制,同卵双胞儿甲亢的共显率可达 50%,异卵者 3%～9%。有人发现本病发病与特定某些组织相溶抗原(HLA)有关。同一疾病不同人种 HLA 类型各异,如高加索人为 HLA－138,日本人为 HLA－B35,中国人为 HLA－Bw46。基因位点 Gm 是控制 IgG 的同种异形决定簇,甲亢与 Gm 基因有关。有试验表明 T 细胞受体基因也存在甲亢易感性的位点。以上均说明甲亢与遗传有关。

临床上经常遇到因重大精神创伤而诱发甲亢的病例,常见的有惊恐、悲愤、暴怒等突发情绪亢奋或长期劳累及抑郁等。目前认为情感变化可导致抑制 T 淋巴细胞群功能失常,也可促进细胞毒性产生,继而引起一系列自身免疫学改变,最后引发甲亢。

感染引起甲亢是人们很感兴趣的课题,近年来进行了感染因子与自身免疫性甲状腺疾病的大量研究,观察到细菌或病毒可通过三类机制引发甲状腺自身免疫性疾病。①分子模拟,感染因子和 TSH 受体间在抗原决定簇上有相似的分子结构,感染因子引起 TSH 抗体对自身 TSH 受体的交叉反应。如近年来发现甲亢患者中,结肠炎耶尔森菌抗体检出率很高(72%),它具有与 TSH 受体相似的抗原决定簇。②感染因子直接作用于甲状腺和 T 淋巴细胞,通过细胞因子诱导二类 HLA－DR 在甲状腺细胞表达,向 T 细胞提供自身抗原作为免疫反应对象。③感染因子产生超抗原分子,诱导 T 淋巴细胞对自身组织起反应。

(二)病理解剖

1.甲状腺

多呈弥散性、对称性肿大,以双叶增大为主,或伴有峡部肿大。质脆软至坚韧,包膜表面光滑、透亮,也可不平或呈分叶状。甲状腺内血管增生、充血,使其外观呈鲜牛肉或猪肝色。腺滤泡细胞增生肥大,从立方形变为柱形,并可形成乳头状折皱突入泡腔,腔内胶质常减少或消失。细胞核位于底部,可有分裂象。高尔基器肥大,内质网发育良好,核糖体、线粒体常增多。这些现象均提示腺细胞功能活跃,处于分泌功能亢进状态。滤泡间组织中淋巴组织呈现不同程度的增生,可以是弥散性淋巴细胞浸润或是形成淋巴滤泡,或表现淋巴组织生发中心。

2.眼

突眼患者,球后组织常有脂肪浸润、眼肌水肿增大,纤维组织增多,炎细胞浸润,糖胺聚糖(GAG)沉积及透明质酸酶增多,并有淋巴细胞及浆细胞浸润。眼球肌纤维增粗、纹理模糊、脂肪增多、肌纤维透明变性、断裂及破坏,肌细胞内也有 GAG 增多。

3.胫前黏液性水肿

病变皮损光镜下可见黏蛋白样透明质酸沉积,伴多数带有颗粒的肥大细胞、吞噬细胞和含有增大的内质网的成纤维细胞浸润;电镜下见大量微纤维,伴糖蛋白及酸性糖胺聚糖沉积。

4.其他

骨骼肌及心肌有类似眼肌的上述变化,但改变较轻,久病者肝内可有脂肪浸润、灶状或弥散性坏死、萎缩、门脉周围纤维化乃至肝硬化,少数患者可有骨质疏松。

(三)病理生理

甲状腺激素分泌过多的病理生理作用是多方面的,近年研究认为,甲状腺激素可促进磷酸化,主要通过刺激细胞膜的 Na^+-K^+-ATP 酶(即 Na^+-K^+ 泵),该酶在维持细胞内外 Na^+-K^+ 梯度过程中,需大量能量以促进 Na^+ 的主动转移,以致 ATP 水解增多,从而促进线粒体氧化磷酸化反应,结果氧耗及产热均增加。甲状腺激素主要促进蛋白质合成、促进产热作用,与儿茶酚胺具有相互促进作用,从而影响各种代谢和脏器功能,如甲状腺激素增加代谢率,加速多种营养物质的消耗,肌肉也易消耗。两者的协同作用,还可加强儿茶酚胺在神经、血管和胃肠道上的直接刺激作用。非浸润性突眼可能由交感神经兴奋性增高引起,浸润性突眼原因不明,可能和自身免疫有关(甲状腺球蛋白抗甲状腺球蛋白免疫复合物与球外肌肉结合后引起肌肉病变),球后组织淋巴细胞浸润,以及血中存在突眼抗体均为自身免疫病变说法的佐证。

(四)临床表现

本病多数发病缓慢,少数在精神创伤、感染等刺激后急性起病。临床表现多样,老年、小儿患者多表现不典型,典型者表现甲状腺激素过多所致高代谢症候群,甲状腺肿及突眼。

1.甲状腺激素过多症候群

(1)高代谢症:由于 T_3、T_4 分泌过多,促进物质代谢加快,氧化加速、产热、散热明显增多,表现怕热、多汗,皮肤潮湿红润(特别于手足掌、脸、颈、胸前、腋下明显)。低热、甲亢危象可表现高热,T_3、T_4 可促进肠道吸收碳水化合物加速糖原分解,使血糖升高;T_3、T_4 可促进脂肪分解、氧化,胆固醇合成转化增加,表现消瘦、乏力、血胆固醇含量降低。

(2)神经系统:神经过敏、容易激动、多言多动、多疑多虑、失眠难入睡、思想不集中、记忆力减退,有时有幻觉,甚至有亚躁狂症。偶有表现为神情淡漠、寡言抑郁。也可有手、眼睑和舌的细微震颤,腱反射亢进。

(3)心血管系统:可有心悸、胸闷、气短,严重者可发生心脏病。体征有:①心动过速(90~120 次/分),常为窦性,休息及睡眠时仍快。②心尖部第一音亢进,常有Ⅰ~Ⅱ级收缩期杂音。③心律失常以前期收缩,尤其房性多见,也可为室性及交界性,还可发生阵发性或持久性心房纤维颤动或心房扑动,偶有房室传导阻滞。④心脏增大,如有房颤或增加心脏负荷时则易发生心力衰竭。⑤收缩压上升舒张压下降脉压增大,有时出现周围血管征,如水冲脉、毛细血管搏动等。

(4)消化系统:常有食欲亢进、多食消瘦。老年甲亢及有胃肠道疾病的人可有食欲减退,甚至厌食。由于胃肠道蠕动快,消化吸收不良而排便次数增多,大便不成形含较多不消化食物,少有脂肪泻。病情重者,可有肝大、肝损害,偶发黄疸。

(5)肌肉骨骼系统:多数患者有肌无力和肌萎缩,呈现慢性甲状腺亢进性肌病,首先受累主要是肩胛与骨盆带近躯体的肌群。有不少的病例伴周期性瘫痪症。我国及东方黄种人青年男性多见,原因不明。有人认为甲亢是甲状腺激素增进 Na^+-K^+-ATP 酶活性可以引起钾进入细胞增加,而钠移出细胞增加,结果出现血钾降低,导致肢体麻痹。其发作诱因往往是饱食、甜食、疲劳、精神紧张等,多于夜间发作。伴重症肌无力者,可发生在甲亢前后,或同时起病,二者同属自身免疫性疾病,可发生于同一有自身免疫缺陷的患者。

本病可影响骨代谢,使钙脱失过多导致骨质疏松,尿钙增多血钙多正常,病程长久患者可发生病理性骨折,故应测量骨密度。偶可见到甲亢患者的手指、足趾肥大粗厚,外形杵状,甲软与甲床分离,X线片上显示骨膜下新骨增生,似肥皂泡沫样粗糙突起,是一种增生性骨膜下骨炎称 Graves 病肢端病,确切病因尚未明了。

(6)生殖系统:女性患者常有月经减少,周期延长,甚至闭经,但仍有部分患者可妊娠、生育。男性多有阳痿,偶有男子乳房发育症,催乳素及雌激素水平增高。

(7)内分泌系统:T_3、T_4过多除影响性腺外,尚促肾上腺皮质功能早期活跃,而重症、危象时,功能相对减退甚至不全,垂体分泌 ACTH 增多,血浆皮质醇正常,但运转和利用增快,清除率可增大。

(8)造血系统:周围血中白细胞总数偏低,淋巴细胞的绝对值及百分比及单核细胞增多,血小板寿命较短,有时出现紫癜,血容量大偶可见贫血。

(9)皮肤:少部分患者可有典型对称性黏液水肿样皮损,不是甲功减低。多见于小腿胫前下段,有时也可见于足背、膝部、上肢甚至面部。初起呈紫红色皮肤粗糙,以后呈片状或结节状突起,最后呈树皮状,可有继发感染和色素沉着。

2.甲状腺肿

多数患者呈弥散性对称性肿大,少数为非对称性肿大,个别患者甲状脖可无明显肿大,甲亢病情轻重与肿大程度无明显关系。病程早期甲状腺软如豆腐,病程长者可韧如橡胶;左右叶上下极可触及震颤和听及血管杂音,是诊断本病的重要特殊性体征,但要注意甲状腺血管杂音与颈静脉杂音加以区别。罕见有甲状腺肿大延伸于胸骨后者,核素甲状腺显像可确诊。

3.眼症

突眼分以下两种。

(1)非浸润性突眼,又称良性突眼,是甲亢突眼的大多数,眼球突出度一般不超过 18mm(正常<16mm),且多为两侧对称性突出,可一侧突眼发病先于另一侧。突眼为交感神经兴奋眼外肌群和上睑肌张力增高所致,眼球后组织病变不明显,主要改变为眼睑及眼外部的表现,有四个眼症:①OStellwag 征:眼裂增宽,少瞬凝视炯炯有神。②Mobius 征:眼球内侧聚合不能或欠佳。③Grade 征:因上睑后缩,向下看时眼睑不能随眼球下落。④QJoffroy 征:眼向上看时,前额皮肤不能皱起。

(2)浸润性突眼,又称内分泌突眼,眼肌麻痹性突眼或恶性突眼。较少见(仅占 5%),病情较严重,常见于甲亢不明显或无高代谢症候的患者。突出度在 19mm 以上,甚至达 30mm,双侧多不对称,相差可达 2~5mm,有时也可只一侧突眼。患者常有视力疲劳、异物感、怕光、复视、视力减退,甚至眼部胀痛、刺痛、流泪、眼肌麻痹视野变小、斜视、眼球活动度变小或固定。突眼严重者,眼睑水肿不能完全闭合。结膜、角膜外露易引起充血、水肿,可形成角膜溃疡或全眼球炎,以致失明。这些主要由于眼外肌和球后组织体积增加,淋巴细胞浸润和水肿所致。

(五)特殊临床表现

1.甲状腺危象

甲状腺危象是甲亢病情严重的表现,可危及生命。在甲亢未予治疗或治疗不当未有效控制情况下,遇到以下诱因:精神创伤、过度劳累、急性感染、心肌梗死、药物中毒、高温酷热、大中手术及甲亢术前准备不充分等,均有可能发生甲亢危象。除淡漠型甲亢外,危象发生前往往可有危象先兆,主要有:①全身症状:严重乏力、烦躁不安、多汗、体重明显下降、发热体温在39℃以下。②心血管症状:明显心悸,活动后气短、心率加快,常超过120次/分,脉压增大,出现心律不齐。③食欲亢进消失、食欲缺乏、恶心、呕吐、腹泻、肝功能受损。当出现先兆未予重视或及时处理则可发生危象。临床表现有:

(1)全身表现:高热39℃以上,极度多汗、皮肤潮红、脱水者则可出现汗闭、面色苍白。

(2)心血管系统:心速更快140～160次/分以上,常伴有前期收缩、房颤、心房扑动、室上性心动过速、房室传导阻滞,可出现心衰。

(3)消化系统:恶心、呕吐、腹泻加剧,可出现黄疸、肝功受损明显。

(4)神经系统:极度烦躁不安、精神变态,严重者昏迷或谵妄。淡漠型甲亢的危象,则可表现神志淡漠、嗜睡、软弱无力、体温低、心率慢,重者也可昏迷。

危象实验检测与甲亢相仿,T_3增高较明显,故不能单纯认为危象是由甲状腺激素产生过多造成,而可能是由于患者体内与蛋白结合的甲状腺激素转化为游离的甲状腺激素过多所致,因只有游离激素具有生物活性。另外原因可能与交感神经兴奋性或反应性增高有关。此外白细胞增高,肝、肾功能可出现异常。

2.浸润性突眼

浸润性突眼又称恶性突眼性Graves病,水肿性突眼及眼球麻痹性突眼,甲功正常性Graves病,为区别其他疾病造成的突眼,有的学者建议称内分泌性浸润性突眼。本病是Graves病的特殊临床体征之一,发病率占甲亢的5%～10%,男性多于女性,40岁以上多发。其发病与体液免疫和细胞免疫的联合作用有关:①体液免疫:一般认为本病是自身免疫性疾病,眼部及甲状腺存在着共同的抗原决定簇,TSH受体抗原,甲状腺球蛋白抗甲状腺球蛋白抗体免疫复合物,抗某些细菌及病毒等外来抗原的抗体等可能参与发病。最近有资料支持眼窝组织内有脏器特异性抗原,属独立的脏器特异性自身免疫性疾病。本病患者的血清中已检出眼外肌的64kDa蛋白及其特异抗体,推测该种蛋白与突眼症发病有关。②细胞免疫:对患者的眼外肌内浸润的T细胞的研究表明,该种T细胞有识别眼外肌抗原的功能,能刺激T细胞增生和产生移动抑制因子。约有半数患者存有抗体依赖性细胞介导细胞毒作用(ADCC)。突眼症患者NK活性多低下,故自身抗体生成亢进。③球后成纤维细胞的作用:IGF-I和成纤维细胞生成因子(FGF)有刺激成纤维细胞作用。免疫组化染色证明眼外肌、脂肪细胞、炎症浸润细胞中存在IGF-I,考虑与发病有关。成纤维细胞活性增强,特别是黏多糖有较强的吸水性,进而使脂肪组织、眼外肌间质水肿。浸润性突眼发病可急可缓,可伴有高代谢症群也可不伴有,突眼可出现于高代谢症群之前,也可在其后。突眼可为进行性双侧或单侧,双侧突眼往往不一致,眼突度多较良性突眼为高,可在19～20mm以上,且多有眼部症状,如眶内、眶周围组织充血、眼睑水肿、伴有眼球转动受限,伴斜视、复视,严重时球结膜膨出、红肿胀痛、畏光、流泪、视力减退等。由于眼睑收缩,眼球突出,眼睑不能完全闭合,角膜暴露时,可引起角膜干燥、发生炎症、溃疡、继发感染。可因角膜穿孔而失明,当然角膜受累可因治疗而不出现严重结果。少数患者眶内压力增高,影响视神经血供,可引起一侧或双侧视神经盘水肿、视神经炎及球后神经炎,乃至神经萎缩丧失视力。突眼轻重与甲亢病情轻重无一定关系,部分浸润性突眼患者伴发胫前黏液性水肿皮损或伴发甲亢肢端病,部分突眼不重者也可有眼肌麻痹,而眼球转动失灵。

内分泌突眼的诊断一般较易确定,但临床遇到无明显甲亢症状体征,实验室资料又不明确时,要进行鉴别诊断。单侧突眼可见于眼眶肿瘤、血液病眼眶内浸润、眼球后出血、海绵窦或眼静脉血栓形成,静动脉-海绵窦瘘;双侧突眼可见于尿毒症、肝硬化、慢性肺部疾病、家族遗传性突眼;可单可双侧突眼可见于近视及某些垂体瘤。关键的鉴别检测是 T_3 抑制试验和 TRH 兴奋试验,当 T_3 抑制试验显示不受抑制或 TRH 兴奋呈低平曲线时,往往内分泌突眼就可成立。而 X-CT、MRI 等影像检查也有助于鉴别。一般认为以下因素可加重突眼:①甲亢控制过快,抗甲药物用量过大,又未加用甲状腺片。②甲亢控制过头产生甲减。③原有浸润性突眼,采用手术治疗。④严重甲亢伴突眼未予以治疗。

浸润性突眼的转归及结局,一般如得到适当的保护和治疗,常在半年到三年内逐渐稳定和缓解,软组织受累症状和体征往往消失或减轻,但常遗留眼睑挛缩及肥厚,眼突及眼肌纤维化。5 级、6 级突眼遗留问题可能更多。

3.甲亢肌病

(1)慢性甲亢性肌病:临床较多见,甲亢患者多有消瘦,包括肌肉不同程度的无力萎缩,并有进行性加重趋势,称此种情况为慢性甲亢性肌病。起病缓慢,早期最多累及近端肌群和肩或髋带肌群,其次是远端肌群进行性肌无力、消瘦甚至萎缩,患者以肌无力表现突出,严重者日常生活都受到影响,如上楼困难,甚至蹲下不能迅速起立,需扶物借助上肢力量才能站起,梳头和提物都会出现困难,用新斯的明治疗无效。此病与甲亢关系未明,可能由于过多的 T_3、T_4 作用于肌肉细胞线粒体,发生肌细胞水肿变性。因近端肌群的肌肉由红肌组成,此红肌肉有丰富的线粒体,故本病最早受累为近端肌群。

(2)甲亢伴周期性麻痹:甲亢患者中约有 4% 出现下肢或四肢麻痹,患者多见于东方年轻男性,发作时多有血钾过低,发病的可能机制为,甲亢时 Na^+-K^+-ATP 酶活性增高,可引起钾进入细胞内增加,钠移出细胞增加,从而出现血钾降低,而导致肢体麻痹。主要诱因有饱食、甜食、劳累、精神紧张和胰岛素静脉滴注。本病多于夜间发作,发作频度不尽一致,少者一年仅数次,多者一天数次,发作时间和长短不一。本病大多为可逆病变,甲亢治愈后往往不再发作,若仍频发者,甲亢可能不是肢体麻痹的病因,因家族性周围性麻痹常与甲亢同时存在。

(3)甲亢伴重症肌无力:重症肌无力是一种肌肉神经间传递功能障碍的疾病。肌肉中可检出自身性抗体,发病可能与自身免疫失常有关。主要累及眼部肌群,有睑下垂、眼球转动障碍和复视,还可累及呼吸肌、颈肌和肩胛肌,主要表现受累肌肉易疲劳,越活动肌无力越重,休息后力量恢复,故有朝轻暮重,用新斯的明有良好疗效。甲亢与重症肌无力可同时存在,但多数学者认为甲亢不直接引起重症肌无力,仅是一种偶合,可能两者先后或同时存在于对自身免疫有遗传缺陷的同一患者中,故甲亢治愈后,重症肌无力多无明显改善。

（4）急性甲亢肌病：临床较罕见。甲亢未及时治疗并发生感冒、肝炎等诱发因素，以致出现甲亢危象。病情急骤，可影响延脑及脑神经，出现说话和吞咽困难、发音不准、呼吸困难，由于甲亢危象还可出现神志不清、谵妄、躁动。有人称此为急性甲亢肌病或急性甲亢脑病。本病如能迅速确诊，并有效控制甲亢，临床症状可以消失，病情可能恢复。

（5）眼球麻痹性突眼：本病系浸润性突眼的表现，当眼部肌群受累及而出现麻痹后，眼球活动障碍或眼球偏于一侧，伴斜视或复视，本病治疗效果不十分理想。

4.老年性甲亢

老年甲亢发病率我国北京医院报告为甲亢的 4.7%，国外报告，住院者老年甲亢发生率 0.7%～6%，门诊甲亢患者老年占 15% 左右。老年甲亢主要病因为毒性多结节性甲状腺肿和自主性高功能腺瘤，Graves 病相对较少。

临床表现：大多起病缓慢，甲亢不典型，1/3 患者甲状腺不肿大，仅有 1/5～1/4 可闻甲状腺血管杂音，很少伴有突眼睛症。但淡漠型甲亢多见（30%～40%），原因可能是甲亢不典型，长期未予诊断和治疗，机体消耗所致，也有人解释为老年人交感神经对甲状腺激素不敏感或是儿茶酚胺耗竭所致。心血管系统表现：心率多不快，40% 在 100 次/分以下，11% 在 80 次/分以下，常伴有缺血性心脏病、心绞痛、节律紊乱，如心房颤动发生率很高可达 1/2，有随年龄增加而增多趋势。房颤时心率仍不超过 100 次/分，老年甲亢心脏异常约占 70%。消化系统主要出现厌食，而食欲亢进者少见，厌食原因：老年人胃酸缺乏或有萎缩性胃炎或抗胃壁细胞存在，或 TH 作用下蛋白基质不足，脱钙血钙升高及心衰等。神经、肌肉、骨骼改变较具特点，肌肉软弱无力和筋疲力尽是老年甲亢主要症状，上楼、起立都感困难，腱反射消失或减弱，老年震颤存在，但可由多种原因引起，不具有诊断特殊性。骨骼脱钙，是老年甲亢的特点，尤其绝经期妇女，可表现骨质疏松及病理性骨折。此外，老年甲亢临床表现常以一个系统为主，称为单一系统性。由于老年甲亢临床特异性差，因此实验室检查至关重要，如 sTSH、FL、FT_4、TSAb 测定，甲状腺吸[131]I 试验及甲状腺核素显像对诊断和鉴别诊断有重要意义。

5.儿童甲亢

（1）新生儿甲亢：主要见于母亲患甲亢，甲亢孕妇血中存在促甲状腺素受体抗体（TRAb），可通过胎盘传给胎儿，使之发生甲亢，故出生时已有甲亢。一般多为暂时性，出生后 1～3 月自行缓解，少数可迁延数年。轻度无症状不必治疗，重者表现极度烦躁不安、易激惹、易饥饿、皮肤潮红、呼吸心率加快，可有突眼、甲状腺肿大、肝肿大，偶见黄疸，需治疗。第二型较少见，孕妇可无甲亢，多有家族史，症状可在婴儿期出现，往往不能自行缓解，可有智力障碍及颅骨发育异常，应及早治疗。

（2）儿童期甲亢：儿童期甲亢占甲亢发病数 1%～3%，3 岁以下少见，3～4 岁渐多，11～16 岁发病的儿童甲亢最多。其临床表现类似成人，可有甲状腺肿大、高代谢症群及突眼。儿童甲亢以毒性弥散性甲状腺肿多见，几乎所有患儿生长速度明显增加，且青春发育期年龄比一般儿童提早。儿童甲亢治疗宜采用抗甲状腺药物治疗，一般不用外科手术或核素治疗。

6.甲亢与妊娠

甲亢患者与妊娠同时存在的情况，在临床上时有发生，如何诊断和处理至关重要，因正常妊娠时可有高代谢症群表现，如心率可增至 100 次/分，甲状腺稍增大，基础代谢明显增高，妊娠时雌激素水平增多,血中甲状腺结合球蛋白(TBG)明显增高,总 T_3、总 T_4 也可增高,但并非甲亢,这给诊断造成困难。一般认为妊娠期甲亢诊断有以下特点:①代谢增高和交感神经兴奋的症状更明显。②甲状腺肿大更显著,可伴有血管杂音及震颤。③伴有内分泌性突眼。④血清游离 T_3 及游离 T_4 增高,sTSH 明显降低,TSAb 检测阳性。甲亢对妊娠不利影响为早产、流产、妊毒症或死胎,而妊娠又可加重甲亢症状及增加心脏负担。妊娠不利影响为早产、流产、妊毒症或死胎,而妊娠又可加重甲亢症状及增加心脏负担。一般认为病情中度以下的甲亢可继续妊娠,因妊娠为一免疫相对静止期,甲亢此时多减轻和缓解,但重度甲亢则宜终止妊娠。治疗应采用抗甲药物丙硫氧嘧啶且剂量不要过大,放射性核素体内检查及治疗绝对禁止。

7.甲亢与糖尿病

甲亢对糖代谢的影响有两个方面。即甲状腺激素过多时可有升糖作用也有降糖作用,前者的作用机制为:促进肠道吸收葡萄糖入血;促进肝糖原异生;拮抗胰岛素作用。后者的作用机制为:促进胰腺分泌胰岛素,其数量增加降糖作用加强;促进外周组织利用葡萄糖。但临床上甲亢患者血糖表现偏高,多数患者未达到糖尿病血糖水平。少数甲亢患者血糖升高可达到糖尿病较高水平,有人对此类患者称为甲亢继发性糖尿病,是由于超高量甲状腺激素拮抗胰岛素作用更强,并促进肠道吸收糖及糖原异生更多引起的血糖增高,导致糖尿病,经抗甲药物治疗,甲亢控制后,虽未加降糖药,血糖可完全恢复正常。

另一种情况,患者既有甲亢又有糖尿病,两者并存的解释是,两病可能具有和遗传有关的自身免疫共同基础,如甲亢患者近亲中糖尿病患病率高;甲亢与糖尿病可发生在同卵双胎中,糖尿病患者血中 TRAb 增高,甲亢妇女巨大儿阳性率高,糖尿病发病率也高等。本种糖尿病甲亢控制后,糖尿病不能痊愈,相反甲亢还可加重糖尿病,必须进行降糖药物治疗及同时进行甲亢治疗,因抗甲状腺治疗可减轻糖尿病。

(六)实验室检查

1.血清甲状腺激素测定

(1)血清游离甲状腺素(FT_4)及游离三碘甲状腺原氨酸(FT_3):FT_3、FT4 是血中甲状腺激素的活性部分,它不受血中 TBG 含量的影响,真实反映甲状腺功能状态。现已广泛用于临床,其敏感性及特异性明显超过总 T_3(TT_3)及总 T_4(TT_4)。由于 FT_3 的生物活性比 FT_4 强 3～5 倍,甲亢时代谢旺盛,FT_3 转变为 FT_3 加速,故甲亢 FT_3 升高较 FT_4 早且增高幅度大,因而 FT_3 比 FT_4 诊断甲亢更灵敏。

(2)血清总三碘甲状腺原氨酸(TT_3)及总甲状腺素(TT_4):TT_3、TT_4 测定是传统的判定甲状腺功能,尤其是临床筛选甲亢的重要指标,其结果虽然受到 TBG 含量的影响,但临床上影响 TBG 含量的情况不太多,再加本测定技术成熟、较准确与甲亢符合率较高,故目前仍常规应用,是判定甲状腺功能的重要检测。TT_3 与 TT_4 变化常是一致的,但甲亢早期或甲亢复发初期 TT_3 上升比 TT_4 更明显,故认为 TT_3 是诊断本病的敏感指标,对甲亢早期诊断、疗效观察及作为复发先兆均有较大意义。

(3)血清反 T_3(rT_3):rT_3 是甲状腺素在代谢中脱碘后的产物,在其结构式中与 T_3 仅是碘原子的位置不同,故称反 T_3。它无生物活性,但在血中与 T_3、T_4 维持一定比例,含量与 T_3、T_4 变化一致。甲亢患者 rT_3 明显升高,抗甲状腺治疗后,病情好转 rT_3 下降,rT_3 不下降者复发率高,但要注意在低 T_3 综合征及服用胺碘酮后,rT_3 也明显增高。

2.TSH 免疫放射测定分析(sTSHIRMA)

免疫放射测定分析(IRMA)是检测 TSH 目前最灵敏的方法,因此又称高灵敏 TSH 测定(sTSH,sen-sitive TSH)。一般 TSH 正常值 $0.4\sim3\mu U/mL$,本法灵敏度可达 $0.03\mu U/mL$,甲亢时 TSH 明显降低,因此 TSH 检测对甲亢诊断意义较大。由于 RIA(放射免疫分析)法测定的 TSH 下限值太高,对甲亢诊断意义不大,因此目前 RIA 测定 TSH 法已不适于甲亢诊断。目前各大医院开展的自动发光法也是高灵敏的 TSH 检测法。

3.促甲状腺素释放激素(TRH)兴奋试验

对于临床不典型、一般检测也难确诊的甲亢可疑者,可进行本试验,其基本原理为,甲亢时,T_3、T_4 增高,反馈抑制 TSH 分泌,注射 TRH 后,垂体不被兴奋,TSH 分泌不增高,表现弱反应或无反应曲线。但甲功正常 Graves 病、垂体 TSH 分泌不足者,均可出现类似结果。本试验较甲状腺激素抑制试验安全,无不良反应,故可用于伴有冠心病及甲亢心脏病的患者。

4.甲状腺吸 ^{131}I 试验

初诊甲亢(未用含碘及抗甲状腺药物),本检测符合率可高达 90%,其表现为吸 ^{131}I 量多速快,即吸 ^{131}I 值高及高峰在 24 小时以前出现。吸 ^{131}I 数值大小与病情无关系,甲亢严重者多有吸 ^{131}I 高峰前移。本试验对亚急性甲状腺炎、无痛性甲状腺炎等的诊断也有较大意义,因为这些疾病可有血中甲状腺激素升高,表现部分甲亢症状,但吸 ^{131}I 率明显低于正常($<5\%$),出现吸 ^{131}I 降低,T_3、T_4 升高的分离现象。判断结果时要注意排除影响甲状腺吸 ^{131}I 的疾病外各种因素。

5.甲状腺核素显像

甲亢患者进行核素甲状腺显像的意义在于:①了解甲状腺形态、大小及摄取核素功能,以辅助 Graves 病诊断。②发现甲状腺热结节,提供自主性高功能甲状腺腺瘤的诊断依据。③某些甲状腺炎引起的症状性甲亢,甲状腺核素显像可出现三种图像:放射性普遍性稀疏,放射性疏密(峰谷)相间分布,结节处放射性局部稀疏。④发现甲状腺癌及转移灶甲亢(滤泡癌)。

6.甲状腺抗体测定

(1)甲状腺过氧化酶抗体(TPO-Ab)、甲状腺球蛋白抗体(TGAb),大多呈中等水平升高,但无诊断特异性。

(2)甲状腺刺激抗体(TSAb)测定有重要意义,如可对初诊甲亢确立诊断;对 Graves 病与其他类甲亢进行鉴别;抗甲亢治疗后判定病情估计复发;对甲功正常 Graves 病确立诊断;对新生儿甲亢及产后甲亢确立诊断。

(七)诊断与鉴别诊断

1.诊断

典型病例诊断的确立是不困难的。对临床表现不典型的初期甲亢,老年、儿童甲亢等要密切结合实验室检查进行诊断。通常具有甲亢诊断意义的临床表现是怕热、多汗、易于激动、食多伴瘦、静息时心动过速、特殊眼征、甲状腺肿,如伴甲状腺血管杂音、震颤更有诊断意义。甲亢的检验检查表现为 T_3、rT_3 及 T_4 血含量增高,尤其 FT_3、FT_4 结果更为可靠,T_3 升高比 T_4 升高更明显,因而甲亢早期 T_4 尚未升高时,T_3 及 rT_3 已有明显升高。高灵敏 TSH 检测对甲亢的诊断也很敏感,甲亢时 TSH 含量明显降低,而 TRH 兴奋试验,甲亢时则出现弱反应或无反应曲线。

2.鉴别诊断

(1)甲亢病因鉴别:有甲状腺结节的甲亢患者要与自主性高功能甲状腺腺瘤及毒性多结节甲状腺肿鉴别。前者甲亢较轻无突眼,甲状腺核素显像出现热结节,结节外甲状腺组织被抑制;后者甲亢也较轻,起病缓慢甲亢症状多在结节形成后的数年出现,50 岁以上患者多见,核素显像放射性分布不均匀,可集中于数个散在的结节上,结节外组织有轻度抑制;亚急性甲状腺炎甲亢症状不典型,甲状腺疼痛明显,且甲状腺吸^{131}I明显低于正常(5%以下);桥本氏甲状腺炎甲亢时,除症状较轻外,TPOAb 或 TMAb 及 TGAb 明显,增高;地方性碘甲亢有明显的高碘饮水、高碘饮食的地域性分布,散在性碘甲亢则有明显的高碘摄入病史,除临床表现轻、无突眼外,去除碘源后多能自行缓解;甲状腺癌甲亢可有三种情况:①甲状腺癌为滤泡癌。②甲状腺癌灶与甲亢病变同时存在。③转移癌甲亢。在病因学鉴别时都要有所了解。

(2)其他疾病鉴别:①单纯性甲状腺肿:有甲状腺弥散性或结节性肿大,但无甲亢症状和体征,T_3、T_4多正常,sTSH 及 TRH 兴奋试验正常。②自主性高功能甲状腺结节:结节核素显像呈热结节,周围甲状腺组织为完全或部分抑制,T_3或 TSH 介入显像,显示热结节不受 TSH 调节呈自主性。③神经官能症:可有部分甲亢症状如精神神经、心血管症候,但无典型高代谢症群,甲状腺肿及突眼,实验检测甲功正常。④其他:低热、盗汗及消瘦、衰弱,要与结核及肿瘤鉴别;腹泻长期不愈,要与慢性结肠炎鉴别;心速、心律失常,要除外其他心脏病;单侧突眼要除外眶内肿瘤、血液病眶内浸润、眼球后出血等症。

(八)治疗

1.一般治疗

由于甲亢时机体代谢加快,消耗增加,应适当休息,避免重体力劳动,并要补充足够的热量及营养。为此,要增加糖、蛋白质及维生素 B 的摄入,补充的主要手段应为饮食,这是最经济、方便的。有精神紧张、不安和失眠较重患者,可给予心得安、镇静药物对症治疗。

2.抗甲亢治疗

甲亢治疗主要有三种方法。内科抗甲状腺药物治疗、放射性核素(^{131}I)治疗及手术治疗。三种方法各有优缺点,每种方法有特定的适应证,临床医师要正确掌握适应证,根据患者具体情况,建议选择最佳治疗方案。

1)抗甲状腺药物:种类较多,临床应用最多的是硫脲类药物,主要有甲硫氧嘧啶(MTU)、丙硫氧嘧啶(PTU)、甲巯咪唑(MM)及甲亢平(卡比马唑)。过氯酸钾及硫氰酸盐也曾用于临床,因毒性大,如引起肾病和再生障碍性贫血,现已不用于治疗甲亢。锂化合物因可阻止 TSH 和 TRAb 对甲状腺作用,故也单独或与放射性碘联合应用治疗甲亢,也因毒性作用较大,如引起肾性尿崩症、精神抑制等严重不良反应,现已不经常应用。作为第一线抗甲状腺药物,甲巯咪唑及丙硫氧嘧啶临床应用最为普遍。硫脲类药物的药理作用为,抑制甲状腺过氧化物酶活性,抑制碘离子转化为活性碘,影响酪氨酸的碘化及碘化酪氨酸的偶联,从而妨碍甲状腺激素合成。近年研究发现丙硫氧嘧啶尚有阻止 T_1 向 T_2 转化及改善自身免疫异常的功能。此类药物对已合成的甲状腺激素无作用,故用药后数日血中甲状腺激素降低时,才能出现临床效果。

1)适应证:原则上适于各种甲亢患者。主要有①青少年、儿童及老年甲亢。②甲亢症状较轻,甲状腺肿大中度以下。③妊娠妇女。④术后复发又不适放射碘治疗。⑤甲亢伴严重突眼。⑥甲亢伴心脏病或出血性疾病。⑦手术及放射碘治疗的准备及辅助治疗。不适于继续本药治疗的情况有:①有严重过敏或毒性反应。②正规治疗两个疗程后又复发。③甲亢病情严重,且药物疗效不佳。④任何原因难以坚持长期用药及复诊。⑤甲状腺巨大或伴有多结节或自主高功能结节。

2)服药方法:治疗分控制、减量及维持三个阶段。控制症状的用药量要根据病情严重程度,一般剂量丙硫氧嘧啶为 $300\sim450mg/d$,甲巯咪唑为 $30\sim45mg/d$,病情较轻者丙基硫氧嘧啶 $100\sim200mg/d$,甲巯咪唑 $10\sim20mg/d$,病情严重者亦以丙硫氧嘧啶不超过 $600mg/d$,甲巯咪唑不超过 $60mg/d$ 为宜,尤其严重突眼及合伴妊娠者剂量更宜较小。控制症状阶段历时 $4\sim12$ 周,一般控制症状及 T_3、T_4 恢复正常需 $4\sim8$ 周,达到,上述目标后,宜再巩固两周后方进入减量阶段。若服药 4 周后症状及检验均无改善,则应增加剂量。减量阶段历时 $4\sim6$ 周,减量应逐渐减小,可每 5 天减 5mg(甲巯咪唑),直至减到维持量 $5\sim10mg/d$,维持量阶段历时至少 1 年至数年,维持量结束前可减至 $2.5\sim5mg/d$,再维持 4 周而停药。合适维持量的标准应为:①甲亢症状不复出现。②心率维持正常。③体重回升后稳定于病前标准。④T_3、T_4、TSH 检测正常。

关于服药方法,传统服药为日剂量分次服用,新方法为一次服入,有学者对比甲巯咪唑两法疗效相似。但一般认为一次服入法仅适于甲巯咪唑及卡比马唑,而甲硫氧嘧啶或丙硫氧嘧啶仍以分次服入为好。因后者生物效应时间较短,另外有些学者主张小剂量治疗,甲巯咪唑 15mg/d,丙硫氧嘧啶 150mg/d,并将日剂量一次服入。但多数学者认为病情较重者,仍以传统剂量和服法为好。

坚持正规服药的病例可得到缓解,而长期缓解的病例,往往有以下条件:①剂量不大就可使病情缓解。②甲状腺较短时间就恢复正常大小、杂音消失。③突眼减轻明显。④血清 TSAb 恢复正常或下降明显。⑤T_3抑制试验或 TRH 兴奋试验恢复正常。近年来文献报告本类药物治疗甲亢复发率有上升趋势,可达 $50\%\sim80\%$,分析与机体摄入碘量增加有关。有人观察到在长期缓解的 Graves 病患者中,甲减的发生率约为 20%,发病可早可晚,分析为桥本氏甲状腺炎造成。治疗后甲状腺肿或突眼加重者,要分析是药量不足,还是药量过大,采取相应措施。

3)药物毒副作用:各种硫脲类药物发生不良反应的种类及概率近似。主要有白细胞减少,严重时出现粒细胞缺乏症,以甲硫氧嘧啶多见;甲巯咪唑及丙硫氧嘧啶相对较少。常见于用药后 $1\sim3$ 个月内,也见于任何时间,故在用药初期每周应检测白细胞一次。当白细胞为 $(3.0\sim4.0)\times10^9/L$ 时,可在密切观察、监测下继续服用抗甲状腺药物,大多数病例经过一段时间,白细胞有所上升。而白细胞低于 $3.0\times10^9/L$ 或中性粒细胞低于 $1.5\times10^9/L$ 时,应停药加用升白细胞药物,如维生素 B_4、鲨肝醇、利血平等,必要时应用泼尼松(10mg,3/日)。白细胞回升后,可考虑改用另一种硫脲类药物或其他疗法。粒细胞缺乏症是严重的毒副作用,如发生或治疗不及时,可危及生命。此症可发生于服药后任何时间,但 $4\sim8$ 周多发,表现为发热、咽痛或感染。常见于大于 40 岁和服药剂量过大者,一旦可疑本症就应立即停药,进行抢救。

4)其他不良反应:药疹多为轻型的红色皮疹,一般不必停药,但少数可发生剥脱性皮炎等严重周身性皮损,必须停药,治疗剥脱性皮炎。少数患者服药后可有发热、关节痛、肌肉痛、头痛、胃肠道症状、肝功能受损,出现黄疸、肝炎甚至急性重型肝炎。

(2)其他药物治疗。

1)碘剂:碘剂治疗甲亢,可迅速显效,但作用短暂(4 周左右)不能持久。原因是:①碘可抑制合成的甲状腺激素释放到血中,服碘后 24 小时,患者往往就可出现症状好转。②碘可抑制甲状腺激素的合成,通过甲状腺的碘阻断作用(Wolff-Chaikoff 效应)抑制 T_3、T_4 合成,但此效应持续 4 周左右就如现"脱逸"。对 T_3、T_4 的合成不再抑制,因此碘治疗甲亢作用是短暂的。③碘剂可使亢进的甲状腺血流减少,腺体缩小变硬。故目前碘剂只用于手术前准备,减少手术出血过多,而不作为甲亢的单独使用的决定性治疗手段。原则上讲甲亢患者服碘(包括中西药物和高碘饮食)不仅无益,而且有弊。因为:①碘治疗甲亢取得短暂疗效后,很快复发并加重,给硫脲类药物治疗造成困难,疗效降低。②用过碘的甲亢患者一旦出现危象,用碘合剂无效,给抢救造成困难。③长期服碘,给放射性碘诊疗造成困难。

2)β受体阻滞剂:也是一种有效的甲亢治疗药物,现临床上作为甲亢治疗辅助药物。本类药物可降低交感神经的兴奋性,减慢心脏的传导和对外周血中 T_3 向 T_4 转换有抑制作用,故可减轻患者心动过速、震颤、多汗、怕热等症状。但不能抑制甲状腺激素的合成或释放,甲状腺功能和肿大不能恢复。常用的药物为普萘洛尔 10～40mg,3～4 次/天,有哮喘史、慢性肺心病、窦性心动过缓、Ⅱ度以上房室传导阻滞、充血性心力衰竭者禁用,可改为阿替洛尔、美托洛尔。甲状腺制剂,甲亢患者在抗甲状腺药物治疗过程中,部分患者出现甲状腺代偿性肿大,机制为抗甲状腺药物抑制甲状腺激素生成并阻止碘进入甲状腺,甲状腺以代偿性肿大补充摄碘不足及 T_3、T_4 合成不足。加服甲状腺片则可防止血中甲状腺激素下降过快,进而防止甲状腺肿,并对突眼有缓解作用。因此,大部分医生主张在甲亢好转时加用小剂量甲状腺制剂。临床常用者为甲状腺素(T_4)和甲状腺片。

(3)放射性 ^{131}I 治疗:放射性碘治疗甲亢已有 50 余年历史,至今世界上至少有 100 万例患者接受放射性碘治疗。经过半个多世纪的实践观察,证明 ^{131}I 治疗甲亢是安全、简便、经济、疗效好及并发症少的方法。甲状腺具有高度选择性吸收 ^{131}I 的功能,功能亢进的甲状腺组织吸收 ^{131}I 更多。^{131}I 放射的 β射线,射程较短(2mm),电离辐射仅限于甲状腺局部,不损伤周围组织。β射线使部分甲状腺组织抑制或破坏,减少甲状腺激素合成,达到缩小甲状腺、控制甲亢症状的目的。

1)适应证:①年龄 20 岁以上,病情中等的 Graves 病。②抗甲药物治疗无效,复发或药物过敏。③甲亢手术复发。④各种原因不能或不愿手术治疗。

2)禁忌证:①妊娠或哺乳期甲亢。②甲亢近期发生心肌梗死。

3)疗效及并发症:本法疗效已为国内外肯定,总有效率在 90% 以上,患者服 ^{131}I 后 3 个月内逐渐改善症状,6～12 个月症状消失及体征改善者占大多数。并发症主要有早发和晚发甲状腺功能减退症,服 ^{131}I 后 1 年内发生的称早发甲减,大多可恢复,与服 ^{131}I 量及个体敏感有关;服 ^{131}I 后一年至数年产生晚发甲减、多难以恢复,要用甲状腺素替代治疗。此病发生与服^{131}I量无明显相关,可能与免疫功能异常有关,因 Graves 病、桥本氏病及特发性甲减同为甲状腺自身免疫性疾病,共存的自身免疫性抗体,可能是晚发甲减的致病原因。晚发甲减发病率,国内报告比国外低,第 10 年发病率 13%～20%,年递增率 1%～3%。

(4)手术治疗:手术治疗甲亢是一种很好的根治方法,缓解率在 70% 以上,但可引起多种并发症,复发率 5% 左右。

1)适应证:①中、重度甲亢,长期服药无效,停药后复发。②甲状腺巨大,有压迫症状。③毒性多结节性甲状腺肿,或毒性自主性高功能甲状腺腺瘤。④胸骨后甲状腺肿伴甲亢。

2)禁忌证:①浸润性突眼。②严重心、肾并发症。③妊娠早期(3 个月前)、晚期(6 个月后)。

3)并发症:伤口出血、感染、甲亢危象、喉上、喉返神经损伤、甲状旁腺暂时或永久减退,甲减及恶性突眼加重。

3.甲状腺危象的治疗

甲状腺危象为少见而严重的甲亢并发症,病死率高,应及时诊治,不能贻误。治疗原则为:

(1)减低甲状腺激素浓度治疗:①大剂量抗甲状腺药物:丙硫氧嘧啶优于甲巯咪唑,其有外周 T_4 转化 T_3 的抑制作用。丙硫氧嘧啶 150～300mg 或甲巯咪唑 15～30mg,每 4～6 小时口服一次,不能口服者鼻饲给药。②碘剂:可迅速抑制 T_3、T_4 释放,疗效快捷。常用 lugoli 液,每次 30～45 滴,每 6 小时一次。也可静脉点滴碘化钠,每日 1～3g(碘化钠 1g 溶于 500mL 液体中)。如有胺碘苯酸效果更好,它尚可抑制外周 T_4 向 T_3 转化,从而降低甲状腺激素浓度。③换血浆或透析疗法:以上治疗二天仍无效者,可采用部分血浆交换或腹膜透析治疗,以清除血中过多的甲状腺激素。每次放血 300～500mL,离心去除血浆后,将白细胞悬浮于乳酸盐复方氯化钠溶液中,再重新输入患者体内;尿毒症的患者可考虑用透析治疗。

(2)降低周围组织对甲状腺激素－儿茶酚胺的反应:常选用普萘洛尔 20～80mg,每 6 小时口服一次,或,利血平或胍乙啶,后两者有代替普萘洛尔之势,利血平肌内注射或口服每次 2mg,每 6 小时一次;胍乙啶 1～2mg/(kg·d),分次口服。用普萘洛尔监测心率,利血平及胍乙啶监测血压。

(3)其他治疗:降温、给氧。降温以物理降温为主,药物为辅,不要应用阿司匹林类,因阿司匹林可与 TBG 结合,使血中 T_3、T_4 被置换出,从而增加游离甲状腺激素水平。支持治疗不能忽视,补充水分、电解质、葡萄糖、维生素等。对兴奋、躁动、谵妄、抽搐患者,应给予镇静药物,苯巴比妥尚有加速 T_3、T_4 代谢作用,宜作为首选药物进行肌内注射,也可用安定肌内注射或水合氯醛保留灌肠。由于甲亢的肾上腺皮质激素分解加速,应激状态可的松需要量增加,危象时皮质功能低下,皮质激素相对不足,再加此激素可抑制外周 T_4 向 T_3 转化,并且具有非特异性退热、抗毒、抗休克作用,故国内多主张甲亢危象时应使用肾上腺皮质激素,如氢化可的松 24 小时滴注 200～400mg,或地塞米松 24 小时滴注 10～30mg。

4.浸润性突眼的治疗

因突眼病因及发病机制尚不十分明确,故尚无满意根治方法。在选择治疗时,应注意防止突眼恶化,如突眼严重者避免甲状腺次全切除术。有的资料证明突眼与吸烟有明显相关,故患者应戒烟以防止突眼加重。

(1)局部一般治疗:注意眼睛休息,戴保护眼镜,避免强光及外界各种刺激,睡眠时外用抗菌眼药水或药膏,用纱布或眼罩遮盖患眼,以防止角膜暴露干燥,继发炎症发生,单侧戴眼罩可减轻复视。高枕卧位,限制食盐及应用利尿剂可减轻眼睑水肿。用 0.5%甲基纤维素或 0.5%氢化可的松滴眼,可减轻局部刺激症状,严重病例如有结膜膨出明显如水泡者,可考虑暂时缝合患眼,以保护角膜,各种治疗无效时,可施行眼眶减压术。

(2)全身治疗:①甲状腺制剂:用于甲亢治疗过程中,同时对伴有突眼者,每日口服 40～80mg 甲状腺片,直至收效,减量至每日 20～40mg,维持一年以上。②糖皮质醇:目前应用广泛,因其具有抗炎及免疫抑制作用,可改善眼部软组织肿胀的症状和体征。常用药物泼尼松剂量适病情而定,一般口服量 40～120mg/d,有眼外肌及视神经受累者,剂量更大。一般用药一个月见效后,可改为维持量每日 10～20mg,维持 3～6 个月,甚至一年。不良反应往往不可避免,要密切观察,调整用药。一般用药物初期疗效较好。其他免疫抑制剂如环磷酰胺、硫嘌呤、环孢素也可酌情试用。③眶部放射治疗:现在认为本治疗在大剂量免疫抑制及糖皮质醇治疗无效的病例进行,本法疗效多表现在眼部水肿、充血好转,突眼度改善多不明显,一般总剂量 20gY,分十次照射,每次 2gY。本法与免疫抑制剂同用,效果更佳。④血浆换血法:有人报告血浆换血法对病程较短,眼突急骤伴有软组织浸润,角膜病变或视力障碍者有一定效果。换血浆的机制为,可迅速去除作为病因的血浆抗眼外肌抗体,免疫球蛋白及免疫复合物等。此法实践尚少,确切效果尚待进一步研究。

5.妊娠期甲亢治疗

妊娠期合并甲亢如何处理,近年来有较新的认识,由于妊娠只加重甲亢患者的心血管负担,不加重甲状腺毒症本身的病情,而妊娠为一免疫相对静止期,即妊娠期间免疫反应趋于缓和,各种自身免疫疾病趋于缓解,甲亢也不例外。妊娠期 TSAb 含量下降,症状减轻或趋于缓解,抗甲状腺药物治疗需量很少。因此,妊娠合并甲亢的治疗原则是控制甲亢,而非终止妊娠,在选择治疗方案时,既要控制母亲的甲亢,又要照顾胎儿正常发育。

(1)抗甲状腺药物治疗是首选,但此类药物可通过胎盘,抑制胎儿甲状腺功能,造成胎儿甲状腺肿大、克汀病及难产等。因此,使用剂量要小,一般为正常成人剂量的 1/2～2/3。妊娠前已有甲亢,但已基本控制者,可用小量维持,妊娠时尚未控制或发现甲亢者,要有效控制。一般丙硫氧嘧啶 100mg 每日三次,4～6 周控制后,迅速改为维持量,这样极少有胎儿的不利影响。服药过程中定期检测 FT_3、FT_4 及 TSH。

因丙硫氧嘧啶通过胎盘最少,不会造成畸胎,所以为妊娠控制甲亢首选药物,而甲巯咪唑有可致胎儿先天性皮肤发育不全一说,故此时慎用。甲状腺制剂是否合用看法尚不一致,不同意应用者认为合用甲状腺制剂时,要提高抗甲状腺药物剂量,对胎儿可能造成不利影响;主张联合应用者认为,尽管通过胎盘不多,但此量足以预防胎儿甲状腺肿及克汀病。普萘洛尔等 β 受体阻滞剂的应用也存在两种看法,主张不用者认为,可使子宫持续收缩而引起小胎盘及胎儿发育不良、心动过速、早产及新生儿呼吸抑制。大多数学者认为妊娠甲亢使用普萘洛尔是必要的,一般是安全的,尤其小剂量抗甲药物不能很好控制甲亢时,应加用普萘洛尔,20～40mg/d,2～4 次服用,甲亢控制后减量、渐停。

(2)放射性碘及稳定性碘均为禁用,前者可造成胎儿克汀病,后者可造成胎儿甲状腺肿及甲状腺功能异常。

（3）外科手术治疗：个别妊娠甲亢者，服用丙硫氧嘧啶不能控制病情或有严重药物反应，可选择在妊娠 4～6 个月进行手术，病情需要也可任何时间手术，但术前药物准备要小心慎重，如碘剂应用时间尽量缩短，术后密切监测母亲及胎儿。

二、毒性多结节性甲状腺肿

本病又称多结节性甲状腺肿伴甲亢。多为单纯性结节性甲状腺肿患病多年后发生甲亢，故也称继发性甲亢。它是一种独立疾病，还是某些致病因素导致一种临床综合征，尚不能肯定。在病理上毒性和非毒性多结节性甲状腺肿常难以区别，它的诊断主要靠临床表现及实验室检查。

（一）临床表现

多见于老年，突眼罕见，症状较 Graves 病为轻，女性多见，起病缓慢，甲状腺结节性肿大多年，可以因服碘剂而起病，临床表现可突出某一器官或系统，如在心血管系统表现心律失常，甚至出现心衰；也可表现消瘦、多汗、无力、颤抖；还可表现厌食、精神不振、极度衰弱的淡漠型甲亢。但都有可触及多个结节的甲状腺肿大，多无血管杂音或震颤。

（二）实验室检查

甲状腺激素 T_3、T_4 检测多为正常高值或略高值，sTSH 明显低于正常或测不出，甲状腺吸^{131}I率多为正常高值，TMAb、TGAb 轻度增高，TRAb 阴性，TRH 兴奋试验无反应是本病重要诊断依据。甲状腺核素显像表现结节处放射性浓集，结节外组织放射性稀疏。

（三）治疗

本病治疗比较困难，短期难以奏效，抗甲状腺药物要多年服用；手术治疗因患者多为老年体弱不宜采用，只在甲状腺肿大明显，引起压迫症状时才予考虑。目前多主张使用放射性碘治疗，因甲状腺吸^{131}I率不太高，且甲状腺体积较大，故要用大量放射性碘治疗，并要多次服放射性碘才能达到控制目的，因一次很难将全部结节破坏。

三、自主性高功能甲状腺腺瘤

本病又称毒性甲状腺腺瘤或自主性功能亢进性甲状腺结节。本病以单一结节发病者多见，也可见两个或多个结节者。本病的高功能结节不是 TRAb 刺激引起，因血中无刺激物，其病因不明。结节本身不受 TSH 调节，故有自主性。结节外组织由于 TSH 受反馈抑制而呈萎缩性改变。结节一般质地较韧，病理呈腺瘤样改变。结节生长一般较缓慢，随着结节增大，功能增高亦明显，一般直径大于 3cm 者多伴有甲亢症状。

（一）临床表现

本病多发于中老年，但比毒性多结节性甲状腺肿为早。起病缓慢，常有甲状腺结节性肿大，直径小于 3cm 时多无表现，大于 3cm 者可表现甲亢，但较轻，可仅有心动过速、消瘦、乏力或腹泻，不引起突眼。甲状腺检查多为圆形或卵圆形结节，表面光滑，质地坚韧，边界清楚，结节外甲状腺触及不到，无杂音及无震颤。

（二）实验室检查

有甲亢时，T_3、T_4 增高，TSH 明显降低；甲状腺吸^{131}I率正常或偏高；甲状腺核素显像为本病诊断主要手段，结节处可呈"热结节"，周围甲状腺组织受抑制可完全不显像或轻微显影，此时要与先天性一叶缺如等相鉴别,可用 TSH 刺激试验或[99m]TcMIBI 及甲状腺激素抑制试验后二次显像进行鉴别诊断。

(三)治疗

本病病程进展缓慢不伴甲亢,腺瘤不大,且无压迫症状时,可随访观察;伴甲亢或腺瘤较大有压迫症状者,宜手术切除。甲亢症状明显者,术前应认真准备,控制甲亢;对热结节以外甲状腺完全不显像的本病患者,还可考虑放射性碘治疗,但放射性碘用量较大(25~50mCi),为治疗 Graves 病的 5~10 倍。当手术或放射性碘去除热结节后,核素显像可见被抑制的周围甲状腺组织重新显影。

四、碘甲亢

1983 年 Fradkin 等曾对碘致甲亢进行了全面综述。认为该病可发生于缺碘地方性甲状腺肿病区居民服碘后,也可发生于非地甲病区甲状腺功能正常的甲状腺肿患者,或原来没有甲状腺疾病的患者,或原有甲亢服抗甲状腺药物病情控制后,但这些人一旦应用碘剂后可能出现甲亢均称为碘诱发甲亢或称碘巴塞多氏症,简称碘甲亢。在我国高碘地甲病区,甲亢发病率亦很高,有学者在河北病区与在山东病区均发现并报道了水源性及食物性高碘甲亢的病例,这类病例也应属于碘甲亢。现分别简述之。在缺碘病区,Coindet 首先报告了每天每人给予碘 250μg 后,经数周有 6 人发生临床甲亢,之后相继有人报告服用大量加碘面包、碘盐、碘化物及应用其他碘剂后均有碘甲亢病例发生;非地甲病区甲状腺功能正常的甲状腺肿患者,在应用碘化钾、胺碘酮、氯碘羟喹啉及含碘造影剂后也可诱发甲亢;原无甲状腺疾病的人,引发碘甲亢的常见药物是胺碘酮,而且多为年龄较大的人;甲亢患者经服抗甲状腺药物而控制后,往往因服卢戈氏液又诱发甲亢,也有应用碘化钾而诱发甲亢者;高碘地甲病区的碘甲亢,可以因食用高碘水或高碘食物诱发。我国此类病区的碘甲亢发病率为 1%~2%,远大于非地甲病区的甲亢发病率。

本病发病机制,仍不十分明了,一种假说认为,缺碘甲状腺肿患者,因碘缺乏甲状腺激素合成不足,机体处于 TSH 代偿性分泌过多状态,当补充大量碘剂后,在 TSH 的刺激下,甲状腺激素合成增多,导致甲亢,这种甲亢是暂时的,多可自行缓解;另一种解释为,甲状腺内存在着甲状腺结节,结节为自主功能性结节,不受 TSH 调节,当碘充足时,结节可自主利用大量的碘合成甲状腺激素,从而导致甲亢。还有学者认为一些人存在甲状腺潜在的缺陷—有亚临床甲亢,有不典型或极轻的症状,甲状腺合成甲状腺激素不高,但当碘充足时,合成甲状腺激素水平突然增高,则可出现临床甲亢。

碘甲亢临床表现多较 Graves 病为轻。发病多无精神刺激、急慢性感染等诱因,患者多为 25~40 岁女性,且有应用碘剂或服高碘水及食物的历史,甲状腺多为轻度肿大,无杂音及震颤,心率多在 100 次/分以下,大多无突眼无肢体震颤。TT_4、FT_4 多高于正常,T_3 可升高或正常,TRAb 及 TSAb 多为阴性,TSH 多为正常,TRH 兴奋试验为无反应或低反应曲线。尿碘高于正常,甲状腺吸[131]I 率低于正常(在高碘地甲病区病例,可高于当地正常值)。

严格掌握碘剂适应证及慎重掌握碘剂剂量,是预防碘甲亢的重要环节。一旦发生并确诊碘甲亢后,首先直即停止碘的摄入,一般停碘 2~3 个月后症状多可缓解,停碘期间可用普萘洛尔等对症处理,一般不必应用抗甲状腺药物,更不能[131]I 治疗。但有自主性高功能结节时可考虑手术切除。

五、甲状腺癌甲亢

因大多数甲状腺癌功能低于正常甲状腺组织,甲状腺癌并发甲亢者临床较为少见,约占甲状腺癌的 0.25％～2.5％,多发生于 30～40 岁的女性患者。临床上甲状腺癌发生甲亢一般有以下三种情况:①甲状腺原发癌为滤泡癌,此种癌组织功能增高,可以分泌甲状腺激素,通常其分泌的甲状腺激素水平不致发生临床甲亢,但当癌组织体积较大时(一般直径大于 3～4cm时),则血中甲状腺激素水平明显增高,而出现甲亢症状。有学者遇到过数例此种患者,均经病理证实。②甲状腺癌伴发甲亢,患者有典型甲亢症状及明显甲状腺肿大,往往在手术或病理检查时发现在甲亢组织中,包埋着体积较小甲状腺癌灶,多为恶性度较低的乳头状癌。③甲状腺癌转移灶可引起甲亢,这些转移灶数量较多,且多为能分泌甲状腺激素的滤泡癌转移灶。另外,甲状腺癌手术后,垂体分泌的 TSH 增高,其刺激转移灶及术后残留甲状腺组织,分泌甲状腺激素增多引起甲亢。甲状腺核素显像对本病尤其对甲状腺转移癌诊断有意义,但要结合临床诊断。如发现冷结节,再结合结节质地较硬、单发生长迅速、无痛及有淋巴结肿大等临床表现,应尽快控制甲亢而手术切除。由于癌灶可埋于正常甲状腺组织故可以表现温结节,由于癌肿可是巨大滤泡癌又可表现热结节。因此,甲亢疑有甲癌者宜手术切除,病理检查,以免贻误。

六、垂体性甲亢

垂体性甲亢很少见,病因有两类,大多数为垂体 TSH 分泌腺瘤引起,少数为下丘脑—垂体功能紊乱所致,如 TRH 分泌过多,垂体对甲状腺激素抵抗。垂体分泌 TSH 增多造成的甲亢,临床表现可轻可重,大多症状中等多有弥散性甲状腺肿大,少数有突眼。经抗甲药物治疗,不能根治,往往反复发作。实验室检查以 TSH 增高为特点,T_3、T_4 及吸^{131}I 率可增高但 TSAb可为阳性。垂体 TSH 腺瘤患者,可有蝶鞍扩大和视野缺损等垂体占位性病变的表现,血清TSH−a 亚单位浓度升高,TRH 兴奋试验多为低或无反应曲线;而非垂体瘤垂体性甲亢,TSH−a亚单位浓度不升高,TRH 兴奋试验呈正常反应曲线。本病的治疗多主张先应用抗甲状腺药物和普萘洛尔等控制症状,如为垂体 TSH 腺瘤者要进行肿瘤手术切除,而不采用甲状腺次全切除,因本病的本质是 TSH 增高所致继发性甲亢。近年来有人应用生长抑素类似药物 San−dostatin 治疗,该药可抑制 TSH 分泌,临床效果不错,也有用三碘乙酸治疗获满意疗效的报告。但应用 T 来抑制 TSH 的方法已不再用于临床,因可加重甲亢。

七、卵巢甲状腺肿甲亢

当卵巢畸胎瘤中以甲状腺组织为主,或全部为甲状腺组织时,称为卵巢甲状腺肿。多发生在单侧,以良性为主,恶性者很少。有较少数本病患者发生甲亢。临床表现常可出现腹腔积液和胸腔积液,腹部可触及卵巢肿块。但并不表示本病为恶性,一旦发现以上体征就要考虑诊断本病的可能。大多数患者同时存在甲状腺肿大,有时为毒性多结节性甲状腺肿或毒性弥散性甲状腺肿,故认为卵巢甲状腺肿甲亢是卵巢甲状腺肿及甲状腺肿两者分泌甲状腺激素过多的共同作用,只有当卵巢甲状腺肿形成较大的自主性高功能结节时,才会单独形成甲亢。本病的诊断检测手段,主要有甲状腺、卵巢的核素显像、甲状腺激素、TSH 测定等,治疗则以手术切除卵巢甲状腺肿为主。

八、异位 TSH 综合征

有些甲状腺以外的肿瘤可分泌大量的具有 TSH 活性的类似物质,可兴奋甲状腺造成甲亢,这些疾病有绒毛膜上皮癌、葡萄胎、睾丸胚胎瘤、支气管癌、胃肠道及血液系统肿瘤、前列腺癌、乳腺癌及子宫癌等。此类疾病中较常见的是绒癌、葡萄胎及睾丸胚胎瘤,它们的共同特点为能分泌大量 HCG(绒毛膜促性腺激素),其具有 TSH 样生物活性,可产生继发甲亢。有人报告胎盘中也有 HCG 及葡萄胎促性腺激素,后者也有类似 TSH 生物活性。此类患者大多只有甲亢的实验室证据,而无明显的甲状腺肿大的甲亢临床表现。但少数患者也可既有实验室证据,又有明显甚至严重甲亢表现,此时应仔细分析实验结果及想到对原发肿瘤的诊断,如年轻妇女甲亢是否为葡萄胎所引起。实验室表现一般 T_3、T_4 增高,而 T_3 增高不明显,T_3/T_4 比值低,TRH 兴奋试验表现低反应或无反应曲线。治疗以去除原发肿瘤为主,个别症状严重者可用抗甲状腺药物及普萘洛尔对症处理。

九、症状性甲亢

本病又称假性甲亢,它和甲状腺性甲亢(如 Graves 病)不同,只有血中甲状腺激素短时升高,而没有甲状腺功能增高,也没有甲状腺激素持续性合成和分泌增多。当血液中甲状腺激素增高时,患者可以出现心慌、多汗、消瘦、乏力、腹泻等甲亢的症状及心速、手颤、甲状腺肿大等部分体征,此时检验 T_3、T_4 可增高,TSH 也可降低。往往被误诊为甲亢,而进行抗甲亢药物治疗,可造成药物性甲减。其实,当血中甲状腺激素耗尽后,甲亢可自愈。故名短时症状性甲亢、假性甲亢,也有称为甲状腺毒症者。

假性甲亢主要由两类原因引起,其一,服用甲状腺激素造成超量所致,大多为不遵医嘱超量,也有误服或因减肥等意图故意超量的。此时临床表现及检验 T_3、T_4 及 TSH 均可表现甲亢。此类患者在减小用量或停服甲状腺激素后,2～4 周甲亢症状逐渐减轻直至消失,4～6 周后检验可恢复正常。其二,为甲状腺炎所引起。常见者为亚急性肉芽肿性甲状腺炎及无痛性甲状腺炎,此类炎症可破坏甲状腺滤泡组织,使滤泡腔内贮存的大量甲状腺激素释放入血循环中,波及全身组织代谢增快,表现甲亢症状。当甲状腺滤泡不再被炎症破坏,甲状腺激素不再向血循环中释放激素时,甲亢症状就会缓解,所以本病多有自限性或自愈性。当炎症侵及另一些甲状腺组织时,又有甲状腺激素释放入血,所以假性甲亢也有易复发性。

桥本病(慢性淋巴性甲状腺炎)也可引起假甲亢,机制基本同亚甲炎。但有一种类型桥本病可与 Graves 病共存,即甲状腺肿内有两种病理组织学存在的证据,此时不要误诊为假甲亢。

诊断与鉴别诊断的要点是:有甲亢部分症状,但不典型、不严重;有部分甲亢体征,也不典型;实验室检测 T_3、T_4 增高,TSH 降低,但甲状腺吸 ^{131}I 率明显低于正常(5%以下),核素显像出现局部或普遍性放射性稀疏。

处理:据不同原因针对处理。

第二节　甲状腺功能减退

甲状腺功能减退症简称甲减,是由多种原因引起的甲状腺激素(TH)合成、分泌或生理效应不足所致的全身性疾病,依起病年龄分为:①呆小病:功能减退起病于胎儿或新生儿。②幼年型甲减:起病于儿童。③成年型甲减:起病于成年,病情严重时各型均表现为黏液性水肿。

一、病因

病因有多种,以甲状腺性为多见,其次为垂体性,下丘脑性及 TH 抵抗性少见。发病机制也随病因类型不同而异。

临床以起病年龄分类较为实用,因此病因亦按起病年龄分述如下。

(一)呆小病(克汀病)

呆小病(克汀病)分为地方性及散发性两种类型。

1.地方性呆小病

主要见于地方性甲状腺肿流行地区,因母体缺碘,使胎儿供碘不足,以致甲状腺发育不全和激素合成不足。此型甲减对迅速生长中的胎儿的神经系统特别是大脑发育危害极大,易造成神经系统不可逆的损害。某些胎儿在碘缺乏或甲状腺激素不足的情况下有发生呆小病的倾向,其发病机制可能与遗传因素有关。

2.散发性呆小病

病因未明,散发于各个地区,母体既无缺碘,又无甲状腺肿的病史。一般是先天性的原因引起胎儿期甲状腺发育不全或甲状腺激素合成障碍所致。胎儿期甲状腺不发育或发育不全可能是母体妊娠期患有某些甲状腺自身免疫性疾病,即血清中产生了破坏甲状腺细胞的自身抗体,后者通过胎盘进入胎儿体内,对胎儿甲状腺细胞起到破坏作用,使甲状腺变小、硬化、萎缩,常被称之为无甲状腺性克汀病。在少数情况下,母体在妊娠期间服用抗甲状腺药物或其他的致甲状腺肿物质,使胎儿的甲状腺发育或甲状腺激素合成发生障碍;所谓甲状腺肿性克汀病也可由于近亲结婚所致的某些遗传基因缺陷造成。由于甲状腺激素合成障碍,TSH 分泌代偿性增多,造成甲状腺肿大。

甲状腺激素合成障碍常有家族史,共分为五型。

(1)甲状腺集碘功能障碍:影响碘的浓集,这种缺陷可能是由于参与碘进入细胞的"碘泵"发生障碍。

(2)碘的有机化过程障碍:包括过氧化物酶缺陷和碘化酶缺陷,使酪氨酸不能碘化或碘化的酪氨酸不能形成单碘及双碘酪氨酸。

(3)碘化酪氨酸偶联缺陷:甲状腺已生成的单碘及双碘酪氨酸发生偶联障碍,以致甲状腺素(T_4)及三碘甲状腺原氨酸(T_3)合成减少。

(4)碘化酪氨酸脱碘缺陷:因脱碘酶缺乏,碘化酪氨酸不能脱碘而大量存于血中而不能被腺体利用,并从尿中排出,间接引起碘的丢失过多。

(5)甲状腺球蛋白合成与分解异常:酪氨酸残基的碘化及由碘化酪氨酸残基形成 T_3、T_4 的过程,都是在完整的甲状腺球蛋白分子中进行。甲状腺球蛋白异常,可致 T_3、T_4 合成减少,并可产生不溶于丁醇的球蛋白,影响 T_3、T_4 的生物效应。

(二)幼年甲状腺功能减退症

病因与成人患者相同。

(三)成年甲状腺功能减退症

成年期发病,常引起黏液性水肿,按累及的器官分为甲状腺性(甲状腺激素缺乏);垂体性或下丘脑性(促甲状腺激素及释放激素缺乏);周围性(末梢组织对甲状腺激素不应症)三大类型。

1.甲状腺性甲减

由于甲状腺本身病变致甲状腺激素缺乏,有原发性和继发性两种病因。

(1)原发性:病因未明,故又称"特发性"。可能与甲状腺自身免疫反应有关,病例较多发生甲状腺萎缩,为甲减发病率的5%,偶见由 Graves 病转化而来。亦可为多发性内分泌功能减退综合征(Sehmidt 综合征)表现之一。

(2)继发性:有以下比较明确的病因:①甲状腺破坏:甲状腺手术切除,放射性碘或放射线治疗后。②甲状腺炎:与自身免疫有关的慢性淋巴细胞性甲状腺炎,由亚急性甲状腺炎引起者罕见。③伴甲状腺肿或结节的功能减退:慢性淋巴细胞性甲状腺炎多见,偶见侵袭性纤维性甲状腺炎,可伴有缺碘所致的结节性地方性甲状腺肿和散发性甲状腺肿。④腺内广泛病变:多见于晚期甲状腺癌和转移性肿瘤,少见于甲状腺结核、淀粉样变、甲状腺淋巴瘤等。⑤药物:抗甲状腺药物治疗过量;摄取碘化物(有机碘或无机碘)过多;使用阻碍碘化物进入甲状腺的药物,如过氯酸钾、对氨基水杨酸钠、保泰松、磺胺类药物、碳酸锂等。

2.由于促甲状腺激素或释放激素不足引起的甲减

(1)垂体性甲减:由于垂体前叶功能减退,使促甲状腺激素(TSH)分泌不足所致,常称为"垂体性甲状腺功能减退"。可因肿瘤、手术、放疗和产后垂体坏死所致。垂体前叶被破坏广泛者,多表现为复合性促激素分泌减少;个别原因不明者表现为单一性 TSH 分泌不足,但较少见。本症最常见的疾病为希恩综合征、嫌色细胞瘤及颅咽管瘤。

(2)下丘脑性甲减:由于下丘脑及其周围组织病变(肿瘤、炎症、变性、出血等)使 TRH 分泌不足而发,病。又称为下丘脑性(或三发性)甲状腺功能减退症。本型甲减典型表现为血中促甲状腺激素低值,经用 TRH 刺激,血中 TSH 可增高。

3.周围性甲减

指末梢组织对甲状腺激素不应症。主要是周围组织的甲状腺激素受体缺陷或数目减少,使组织对甲状腺激素的敏感性降低,而出现功能低下现象。本病多为先天性、家族性发病,父母往往为近亲结婚,本病又称 Refetoff 症群。此外,有的是由于甲状腺分泌的 T_4 不能转变为 T_3 而转变为无生物活性的反 $T_3(rT_3)$,其特点是血中 rT_3 增多。多见于营养不良症、神经性呕吐等。另一种是血中出现能与甲状腺激素结合的抗体,使甲状腺激素失去生物效应,因而出现甲减症。

二、病理

(一)甲状腺

按病因不同分为以下几种。

1.萎缩性病变

萎缩性病变多见于桥本氏甲状腺炎等,早期腺体内有大量淋巴细胞、浆细胞等炎症性浸润,久之腺泡受损代之以纤维组织,残余腺泡细胞变矮小,泡内胶质显著减少。放疗和手术后患者的甲状腺也明显萎缩。继发性甲减者也有腺体缩小,腺泡萎缩,上皮细胞扁平,泡腔内充满胶质。呆小病者除由于激素合成障碍致腺体增生肥大外,一般均呈萎缩性改变,甚至发育不全或缺如。

2.甲状腺肿大伴多结节性改变

甲状腺肿大伴多结节性改变常见于地方性甲状腺肿流行地区,由于缺碘所致;桥本氏甲状腺炎后期也可伴结节;药物所致者,腺体可呈代偿性弥散性肿大。

(二)垂体

原发性甲减由于 TH 减少,反馈性抑制减弱而 TSH 细胞增生肥大,嗜碱粒细胞变性,久之腺垂体增大,甚或发生腺瘤,或同时伴高催乳素血症。垂体性甲减患者,其垂体萎缩,或有肿瘤、肉芽肿等病变。

(三)其他

皮肤角化,真皮层有黏多糖沉积,PAS 或甲苯胺蓝染色阳性,形成黏液性水肿。内脏细胞间有同样物质沉积,严重病例有浆膜腔积液。骨骼肌、平滑肌、心肌均有间质水肿,肌纹消失,肌纤维肿胀断裂,并有空泡。脑细胞萎缩,胶质化和灶性衰变。肾小球和肾小管基底膜增厚,内皮及系膜细胞增生。胃肠黏膜萎缩以及动脉硬化等。

三、临床表现

一般取决于起病年龄,成年型甲减主要影响代谢及脏器功能,及时诊治多属可逆性。发生于胎儿或婴幼儿时,由于大脑和骨骼的生长发育受阻,可致身材矮小和智力低下,多属不可逆性。另外根据疾病演变过程及临床症状轻重,可表现为暂时性甲减(一过性甲减)、亚临床甲减(无临床症状 TSH 升高,血清 FT_4 正常或稍低)、轻度甲减、重度甲减(黏液性水肿甚至昏迷)。

(一)呆小病

初生儿症状不明显,于出生后数周内出现症状,起病越早病情越严重。病因较多,但临床表现有共性,也各有其特点,共同表现有皮肤苍白、增厚、多折皱、多鳞屑,口唇厚、流涎、舌大外伸、口常张开、外貌丑陋、表情呆钝、鼻梁扁塌、鼻上翘、前额多皱纹,身材矮小,四肢粗短,出牙、换牙延迟,骨龄延迟,行走晚呈鸭步,心率慢,心浊音区扩大,腹饱满膨大伴脐疝,性器官发育延迟。

各种呆小病的特殊表现:

1.先天性甲状腺发育不全

腺体发育异常的程度决定其症状出现的早晚及轻重。腺体完全阙如者,症状出现在出生后 1~3 个月,症状较重,甲状腺不肿大。如残留部分腺体或异位时,症状多出现在 6 个月~2 岁,可伴有代偿性甲状腺肿大。

2.先天性甲状腺激素合成障碍

一般在新生儿期症状不明显,以后逐渐出现代偿性甲状腺肿,多为显著肿大。典型的甲状腺功能低下出现较晚,称为甲状腺肿性呆小病,可能为常染色体隐性遗传。在碘有机化障碍过程中除有甲状腺肿和甲状腺功能低下症状外,常伴有先天性神经性聋哑,称为 Pendred 综合征。上述二型多见于散发性呆小病,因其母体不缺碘且甲状腺功能正常,胎儿自身虽不能合成甲状腺激素,但能从母体得到补偿。故不致造成神经系统严重损害,出生后 3 个月左右,母体赋予的甲状腺激素已耗尽,由于本身甲状腺发育不全或缺如或由于激素合成障碍,使体内甲状腺素缺乏,从而出现甲状腺功能低下症状,但智力影响较轻。

3.先天性缺碘

因母亲患地方性甲状腺肿,造成体内胎儿缺碘,胎儿及母体的甲状腺激素合成均不足,胎儿神经系统发育所必需的酶生成受阻或活性下降。造成胎儿神经系统严重而不可逆的损害,出生后永久性智力低下、听力、语言障碍。患儿出生后若供碘情况好转,甲状腺激素合成得到加强,甲状腺机能低下症状可不明显,这种类型又称为"神经型"克汀病。

4.母体怀孕期服用致甲状腺肿制剂或食物

某些食物(卷心菜、大豆)和药物(对氨水杨酸、硫脲类、保泰松及碘剂)中致甲状腺肿物质能通过胎盘,影响甲状腺功能,胎儿出生后引起一过性甲状腺肿大,甚至甲状腺功能低下,此型临床表现轻微、短暂,常不易发现,如母亲妊娠期服大量碘剂且时间较长,碘化物通过胎盘导致新生儿甲状腺肿,巨大者可引起初生儿窒息死亡,哺乳期中碘通过乳汁进入婴儿体内可引起甲状腺肿伴甲减。

(二)幼年型甲减

临床表现随起病年龄而异,年龄小者临床表现与呆小病相似。较大儿童及青春期发病者,大多似成人型甲减。

(三)成年型甲减

多见于中年女性,男女之比为 1:(5~10),除手术或放射治疗腺体受累者外,多数起病隐袭,发展缓慢,早期缺乏特征,有时长达 10 余年后始有典型表现。

1.一般表现

有畏寒、少汗、乏力、少言、懒动、动作缓慢,体温偏低,食欲减退而体重无明显减轻。典型黏液性水肿往往呈现表情淡漠、面色苍白,眼睑水肿,唇厚舌大,全身皮肤干燥、增厚、粗糙多落屑,毛发脱落,少数患者指甲厚而脆、多裂纹。踝部非凹陷性水肿。由于贫血与胡萝卜素血症,可致手脚掌呈姜黄色。

2.精神神经系统

精神迟钝,嗜睡,理解力和记忆力减退。听觉、触觉、嗅觉均迟钝,伴有耳鸣、头晕,有时多虑而有神经质表现,可发生妄想、幻觉、抑郁或偏狂。严重者可有精神失常,呈木僵、痴呆、昏睡状,在久病未获治疗及刚接受治疗的患者易患精神病,一般认为精神症状与脑细胞对氧和葡萄糖的代谢减低有关。因黏蛋白沉积可致小脑功能障碍,呈共济失调、眼球震颤等。亦可有手足麻木,痛觉异常,腱反射变化具有特征性,反射的收缩期往往敏捷、活泼,而松弛期延缓,跟腱反射减退,膝反射多正常,脑电图亦可异常。

3.心血管系统

脉搏缓慢,心动过缓,心音低弱,心排血量减低,常为正常之一半,由于组织耗氧量和心排血量减低相平行,故心肌耗氧量减少,很少发生心绞痛和心力衰竭。但个别患者可出现心肌梗死之心电图表现,经治疗后可消失。超声心动图常提示心包积液,很少发生心包填塞。同时也可有胸腔或腹腔积液,久病者由于血胆固醇增高,易发生冠心病。

4.肌肉和骨骼

肌肉松弛无力,主要累及肩、背部肌肉也可有肌肉暂时性强直、痉挛、疼痛或出现齿轮样动作,腹背肌及腓肠肌可因痉挛而疼痛,关节亦常疼痛,骨质密度可增高,少数病例可有肌肥大。

5.消化系统

常有厌食、腹胀、便秘,严重者发生麻痹性肠梗阻,或黏液性水肿巨结肠。由于胃酸缺乏或吸收维生素 B_{12} 障碍,可导致缺铁性贫血或恶性贫血,胆囊收缩减弱而有时胀大。

6.呼吸系统

由于肥胖、黏液性水肿、胸腔积液、贫血及循环系统功能降低等综合因素可导致呼吸急促,肺泡中二氧化碳弥散能力降低,从而产生呼吸道症状,甚至二氧化碳麻醉现象。

7.内分泌系统

性欲减退,男性出现阳痿,女性多有不育症。长期患本病者体重常常增加。原发性甲减,由于 TSH 增高,可同时出现泌乳素增高,从而出现溢乳,肾上腺皮质功能一般比正常低,血、尿皮质醇降低,ACTH 分泌正常或降低,如伴有原发性自身免疫性肾上腺皮质功能减退症和糖尿病称为多发性内分泌功能减退综合征(Schmidt 综合征)。在应激或快速甲状腺激素替代治疗时上述病情可加速产生。

8.泌尿系统及水电解质代谢

肾血流量降低,酚红试验排泌延缓,肾小球基底膜增厚可出现少量蛋白尿,水利尿作用较差。由于肾脏排水功能受损,导致组织水潴留。Na^+ 交换增加,出现低血钠。血清 Mg^{2+} 增高。

9.血液系统

甲状腺激素缺乏使造血功能遭到抑制,红细胞生成素减少,胃酸缺乏使铁和维生素 B_{12} 吸收障碍,加之月经量多,致使患者 2/3 可有轻、中度正常色素或低色素小细胞型贫血,少数恶性贫血(大红细胞型),血沉增快,Ⅷ和Ⅸ因子缺乏可导致机体凝血机制减弱,易发生出血倾向。

10.黏液性水肿昏迷

常见于病情严重者,特别是年老长期未获治疗者。大多在冬季寒冷时发病,受寒及感染是常见的诱因,其他如创伤、手术、麻醉、使用镇静剂等均可促发。昏迷前常有嗜睡,四肢昏迷时松弛,反射消失,体温可降至 33℃ 以下,呼吸浅慢,心动过缓,心音微弱,血压降低、休克,常可伴有心、肾衰竭而危及生命。

四、实验室检查

(一)一般检查

1.由于 TH 不足影响促红细胞生成素合成,而骨髓造血功能减低,可致轻、中度正常细胞型正常色素性贫血,由于月经量多而致失血及铁吸收障碍,可引起小细胞低色素性贫血,少数由于胃酸低、缺乏内因子维生素 B_{12} 或叶酸可致大细胞性贫血。

2.基础代谢率减低,常在 -15% 以下,有的在 $-35\%\sim-45\%$,严重者达 -70%。

3.血清胡萝卜素增高。

4.血脂:病因起始于甲状腺者,胆固醇、三酰甘油、G 脂蛋白均升高;病因始于垂体或下丘脑者胆固醇多属正常或偏低。但克汀病婴儿,三酰甘油增高,LDE 增高,HdL-胆固醇降低。

5.跟腱反射迟缓,时间延长,常大于 360ms,严重者达 $500\sim600$ms。

6.磷酸肌酸激酶(CPK)乳酸脱氢酶(LDH)增高,尿 17-酮类固醇、17-羟类固醇降低。糖耐量试验呈扁平曲线,胰岛素反应延迟。

7.心电图示低电压,窦性心动过缓,T 波低平或倒置,偶有 P—R 间期延长及 QRS 波时限增加。

8.脑电图检查某些呆小病患者有弥散性异常,频率偏低,节律不齐,有阵发性双 Q 波,无 α 波提示脑中枢功能障碍。

9.X 线检查:骨龄检查有助于呆小病的早期诊断,X 线片骨骼特征有:骨龄延迟,骨骺与骨干愈合延迟,成骨中心骨化不均匀呈斑点状(多发性骨化灶)。95％呆小病患者蝶鞍的形态异常。心影在胸片常为弥散性增大,记波摄影及超声波检查示心包积液。

10.甲状腺 ECT 检查:有助于检查甲状腺形态,诊断先天性缺如及甲状腺异位功能不全所致的甲减,判断亚急性甲状腺炎性甲减或桥本氏甲炎所致的甲减。并根据甲状腺内核素分布情况间接判断甲状腺的功能情况。

(二)甲状腺功能检查

1.血清 TSH(或 STSH)升高为原发性甲减最早表现;垂体性或下丘脑性甲减,TSH 则偏低乃至测不出,同时可伴有其他垂体前叶激素分泌低下。不管何种类型甲减,血清总 T_4 和 FT_4 大多均低下,轻症患者 T_3 可在正常范围,重症患者可以降低。临床无症状或症状不明显的亚临床型甲减中部分患者血清 T_3、T_4 可正常,此系甲状腺分泌 T_3、T_4 减少后,引起 TSH 分泌增多呈进行性代偿反馈的结果。部分患者的 T_3 正常,T_4 降低,可能是甲状腺在 TSH 刺激下或碘不足情况下合成生物活性较强的 T_3 相对增多,或周围组织中的 T_4 较多地转化为 T_3 的缘故。因此,T_4 降低而 T_3 正常可视为较早期诊断甲减的指标之一。新生儿采脐血或新生儿血或妊娠 22 周羊水测 sTSH 及 T_4 有助于新生儿和胎儿甲减症的早期诊断。另外本病血清 rT_3 明显降低,是由于 T_4 转化为 T_3 倾向增多而减少 rT_3 的转化所致。

2.甲状腺吸^{131}I 率明显低于正常,常为低水平曲线,而尿^{131}I 排泄量增大。

3.促甲状腺激素(TSH)兴奋试验:原发性甲减用本试验后,甲状腺摄^{131}I 率不升高或血中 T_4、T_3 增加反应很低,而继发性甲减则可得正常反应。

4.促甲状腺激素释放激素试验(TRH 兴奋试验)静脉注射 TRH $200\sim500\mu g$ 后,血清 TSH 无升高反应者提示为垂体性甲减,延迟升高者为下丘脑性,如 TSH 基值已增高,TRH 刺激后更高,提示原发性甲减。

5.抗体的测定:病因与自身免疫有关的甲减患者,可测出抗甲状腺球蛋白抗体(TGAb)和(或)抗微粒体抗体(TMAb),目前认为 TMAb 是抗甲状腺过氧化物酶抗体(TPO)。

五、诊断与鉴别诊断

当甲减临床表现很典型时,诊断并不困难,但早期患者多不典型,特别是呆小病的早期诊断更为重要,为了避免或尽可能减轻永久性智力发育缺陷,应常规进行新生儿的甲状腺激素及 TSH 检查项目,争取早日确诊,早日治疗。在婴儿期应细微观察其生长、发育、面貌、皮肤、饮食、睡眠、大便等各方面的情况。必要时做有关实验室检查,对疑似不能确诊病例,实验室条件有限者,可以试验治疗,由于呆小病的特殊面容应注意和先天性愚呆(伸舌样痴呆称唐氏综合征)鉴别。

年龄稍长者,智力和体格发育障碍与正常相比日趋明显,诊断不难,但应和其他原因所致的侏儒症相区别。对疑似贫血、肥胖、特发性水肿、慢性肾小球肾炎、肾病综合征、冠心病、低代谢综合征、月经紊乱、垂体前叶功能减退症等病,临床确诊证据不足时,应进行甲状腺功能测定,以资鉴别。对末梢性甲减的诊断有时不易,患有临床甲减征象而血清 T_4 浓度增高为主要实验室特点,甲状腺 ^{131}I 摄取率可增高,用 T_3、T_4 治疗疗效不显著,提示受体不敏感。部分患者可伴有特征性面容、聋哑、点彩样骨骺,甲状腺可以不肿大。

六、预防

预防极为重要,对地方性甲状腺肿流行区,孕妇应供应足够碘化物,妊娠最后 3~4 个月每日可加服碘化钾 20~30mg。妊娠合并 Graves 病用硫脲类药物治疗者,应尽量避免剂量过大,并同时加用小剂量甲状腺片制剂,妊娠期内禁用放射性 ^{131}I 治疗。由于目前国内开展了普及食用加碘盐及在地方性甲状腺肿流行区服碘油等防治工作,呆小病已非常少见。成人甲状腺功能减退,如因手术或放射性 ^{131}I 治疗甲亢引起者,应在治疗时严格掌握甲状腺切除的多少和放射性 ^{131}I 的剂量,尽量避免或减少发生该症。

七、治疗

(一)呆小病的治疗

治疗原则愈早愈好。初生期呆小病最初口服三碘甲状腺原氨酸 $5\mu g$,每 8 小时一次及 L—甲状腺素钠(T_4)$25\mu g/d$,3 天后,T_4 增加至 $37.5\mu g/d$,6 天后 T_3 改至 $2.5\mu g$,每 8 小时一次。在治疗过程中 T_4 逐渐增至每日 $50\mu g$,而 T_3 逐渐减量至停用。或单用 T_4 治疗,首量 $25\mu g/d$,以后每周增加 $25\mu g/d$,3~4 周后至 $100\mu g/d$,以后进增缓慢,如临床疗效不满意,剂量可略加大。年龄 9 月至 2 岁婴幼儿每天需要 $50~150\mu g$ T_4,如果其骨骼生长和成熟没有加快,甲状腺激素可增加,虽然 TSH 值有助于了解治疗是否适当,但是从临床症状改善来了解甲减治疗的情况更为有效,治疗应持续终身。

(二)幼年黏液性水肿治疗

治疗与较大的呆小病患儿相同。

(三)成人黏液性水肿治疗

甲状腺激素替代治疗效果显著,并需终身服用。使用的药物制剂有合成甲状腺激素及从动物甲状腺中获得的甲状腺球蛋白。

1.甲状腺片

其应用普遍,从小剂量开始,每日 15~30mg,最终剂量为 120~240mg。已用至 240mg 而不见效,应考虑诊断是否正确或为周围型甲减。当治疗见效至症状改善,脉率及基础代谢率恢复正常时应将剂量减少至适当的维持量,大约每日为 90~180mg。如果停药,症状常在 1~3 个月内复发。治疗过程中如有心悸、心律不齐、心动过速、失眠、烦躁、多汗等症状,应减少用量或暂停服用。

2.L—甲状腺素钠(T_4)或三碘甲状腺原氨酸(T_3)

T_4 $100\mu g$ 或 T_3 $20~25\mu g$ 相当于干甲状腺片 60mg。T_3 的作用比 T_4 和甲状腺片制剂快而强,但作用时间较短,作为替代治疗则干甲状腺片和 T_4 比 T_3 优越。由于甲状腺干制剂生物效价不稳定,而以 T_4 片治疗为优。

3.甲状腺提取物

USP 和纯化的猪甲状腺球蛋白已用于临床。

年龄较轻不伴有心脏疾患者,初次剂量可略偏大,剂量递增也可较快。干甲状腺片可从每日 60mg 开始,2 周后每日再增 60mg 至需要的维持量。老年患者剂量应酌情减少,伴有冠心病或其他心脏病史以及有精神症状者,甲状腺激素更应从小剂量开始,并应更缓慢递增,干甲状腺片每日 15mg 开始,每两周或更久增加一次,每次 15mg。如导致心绞痛发作,心律不齐或精神症状,应及时减量。

垂体前叶功能减退且病情较重者,为防止发生肾上腺皮质机能不全,甲状腺激素的治疗应在皮质激素替代治疗后开始。

周围型甲减治疗较困难可试用较大剂量 T₃。伴有贫血的患者,应给予铁剂、叶酸、维生素 B₁₂或肝制剂。铁剂治疗时尚须注意胃酸水平,低者须补充。

有心脏症状者除非有充血性心力衰竭一般不必试用洋地黄,在应用甲状腺制剂后心脏体征及心电图改变等均可逐渐消失。

黏液性水肿昏迷的治疗有以下几点。

(1)甲状腺制剂:由于甲状腺片及 T₄作用太慢,故必须选用快速作用的三碘甲状腺原氨酸 (T₃)。开始阶段,最好用静脉注射制剂(D,L 三碘甲状腺原氨酸),首次 40~120μg,以 T₃每 6 小时静脉注射 5~15μg,直至患者清醒改为口服,如无针剂,可将三碘甲状腺原氨酸片剂研细加水鼻饲,每 4~6 小时一次,每次 20~30μg。无快作用制剂时可采用 T₄,首次剂量 200~500μg 静脉注射,以后静脉注射 25μg,每 6 小时一次或每日口服 100μg。也有人主张首次剂量 T₄ 200μg 及 T₃ 50μg 静脉注射,以后每日静脉注射 T₄ 100μg 及 T₃ 25μg。也可用干甲状腺片每 4~6 小时一次,每次 40~60mg,初生儿剂量可稍大,以后视病情好转递减,有心脏病者,起始宜用较小量,为一般用量的 1/5~1/4。

(2)给氧、保持气道通畅,必要时可气管切开或插管,保证充分的气体交换。

(3)保暖,增加室温,添加被褥,室温要逐渐增加,以免耗氧骤增对患者不利。

(4)肾上腺皮质激素:每 4~6 小时给氢化可的松 100~200mg 静脉滴注,清醒后如血压稳定可适当减量。

(5)积极控制感染,给予一定量的抗生素。

(6)补液及电解质:给予 5%~10%葡萄糖盐水静点,一般每日仅需 500~1000mL,补液中加维生素 C、氯化钾,并随时注意电解质平衡及酸碱平衡、尿量、血压等,如血压经补液后仍不升者,可用少量升压药,给药时注意心率的变化。因甲状腺激素与升压药合用易发生心律失常。

经以上治疗,24 小时左右病情可有好转,一周后可逐渐恢复。如 24 小时后不能逆转,多数不能挽救。

第三节　原发性醛固酮增多症

一、概述

原发性醛固酮增多症(简称原醛症)是指肾上腺皮质发生病变(大多为腺瘤,少数为增生)

使醛固酮分泌增多,导致水钠潴留,血容量扩张,从而抑制了肾素-血管紧张素系统,以高血压、低血钾、肌无力、夜尿多为主要临床表现的一种综合征。

原醛症的主要病理生理变化为醛固酮分泌增多,肾素活性被抑制,引起高血压、低血钾、肌无力、周期性瘫痪,血钠浓度升高,细胞外液增多,尿钾排出相对地过多,二氧化碳结合力升高,尿 pH 为中性或碱性。原醛症患者之所以醛固酮分泌增多,肾上腺皮质腺瘤是一个主要原因,而且占原醛症病因的大多数,其次是增生,再其次是癌。Conn 氏为 95 例原醛症患者做手术探查,发现 82 例(86%)为腺瘤和 13 例(14%)为双侧肾上腺皮质增生。

二、诊断要点

(一)临床表现

1.高血压

高血压为最早出现的症状,一般不呈恶性演变,但随病情进展血压渐高,大多数在 22.7/13.3kPa(170/100mmHg)左右,高时可达 28.0/17.3kPa(210/130mmHg)。

2.神经肌肉功能障碍

(1)肌无力及周期性瘫痪较为常见,一般说来,血钾愈低,肌肉受累愈重,常见诱因为劳累,或服用氯噻嗪、呋塞米等促进排钾的利尿药。麻痹多累及下肢,严重时累及四肢,也可发生呼吸、吞咽困难。麻痹时间短者数小时,长者数日或更久;补钾后麻痹即暂时缓解,但常复发。

(2)肢端麻木、手足抽搐。在低钾严重时,由于神经肌肉应激性降低,手足抽搐可较轻或不出现,而在补钾后,手足抽搐往往明显。

3.肾脏表现

(1)因大量失钾,肾小管上皮细胞空泡变性,浓缩功能减退,伴多尿,尤其夜尿多,继发口渴、多饮。

(2)常易并发尿路感染。

4.心脏表现

(1)心电图呈低血钾图形:R-T 间期延长,T 波增宽、降低或倒置,U 波明显,T、U 波相连或成驼峰状。

(2)心律失常:较常见者为前期收缩或阵发性室上性心动过速,严重时可发生心颤。

(二)实验室检查

1.血、尿生化检查

(1)低血钾:大多数患者血钾低于正常,一般在 2~3mmol/L,严重者更低。低血钾往往呈持续性,也可为波动性,少数患者血钾正常。

(2)高血钠:血钠一般在正常高限或略高于正常。

(3)碱血症:血 pH 和 CO_2 结合力为正常高限或略高于正常。

(4)尿钾高:在低血钾条件下(低于 3.5mmol/L),每日尿钾仍在 25mmol 以上。

(5)尿钠排出量较摄入量为少或接近平衡。

2.尿液检查

(1)尿 pH 为中性或偏碱性。

(2)尿常规检查可有少量蛋白质。

(3)尿比重较为固定而减低,往往在 1.010～1.018 之间,少数患者呈低渗尿。

3.醛固酮测定

(1)尿醛固酮排出量:正常人在普食条件下,均值为 21.4mmol/24h,范围 9.4～35.2nmol/L(放免法),本症中高于正常。

(2)血浆醛固酮:正常人在普食条件下(含 Na160mmol/d,K60mmol/d)平衡 7 天后,上午 8 时卧位血浆醛固酮为 413.3±180.3pmol/L,患者明显升高。

醛固酮分泌的多少与低血钾程度有关,血钾甚低时,醛固酮增高常不明显,此因低血钾对醛固酮的分泌有抑制作用。另一特征是血浆肾素－血管紧张素活性降低,而且在用利尿剂和直立体位兴奋后也不能显著升高。若为继发性醛固酮增多症,则以肾素血管紧张素活性高于正常为特征。

4.肾素、血管紧张素 II 测定

患者血肾素、血管紧张素 II 基础值降低,有时在可测范围下。正常参考值前者为 (0.55±0.09)pg/(mL·h),后者为 26.0±1.9pg/mL。经肌内注射呋塞米(0.7mg/kg 体重)并在取立位 2h 后,正常人血肾素、血管紧张素 II 较基础值增加数倍,兴奋参考值分别为(3.48±0.52)pg/(mL·h)及(45.0±6.2)pg/mL。

原醛症患者兴奋值较基础值只有轻微增加或无反应。醛固酮瘤中肾素、血管紧张素受抑制程度较特发性原醛症更显著。

5.24h 尿 17－酮类固醇及 17－羟皮质类固醇

一般正常。

6.螺内酯试验

螺内酯可拮抗醛固酮对肾小管的作用,每日 320～400 mg(微粒型),分 3～4 次口服,历时 1～2 周,可使本症患者的电解质紊乱得到纠正,血压往往有不同程度的下降。如低血钾和高血压是由肾脏疾患所引起者,则螺内酯往往不起作用。此试验有助于证实高血压、低血钾是由于醛固酮过多所致,但不能据之鉴别为原发性或继发性。

7.低钠、高钠试验

(1)对疑有肾脏病的患者,可作低钠试验(每日钠摄入限制在 20mmol),本症患者在数日内尿钠下降到接近摄入量,同时低血钾、高血压减轻,而肾脏患者因不能有效地潴钠,可出现失钠、脱水。低血钾、高血压则不易纠正。

(2)对病情轻、血钾降低不明显的疑似本症患者,可作高钠试验,每日摄入钠 240mmol/L。如为轻型原发性醛固酮增多症,则低血钾变得更明显。对血钾已明显降低的本症患者,不宜行此试验。

三、诊断标准

(一)临床症状

1.高血压。

2.低钾血症。

3.四肢麻痹、手足抽搐、多饮多尿。

(二)检查所见

1.血浆肾素活性(PRA)受抑制及下述 A、B 任何一项刺激试验无反应。A:呋塞米 40～60mg 静脉注射,立位 30～120min。B:减盐食(10mEq/d)4 天,再保持立位 4h。

2.血浆醛固酮浓度(PAC)或尿醛固酮排泄量增多。

3.尿 17－羟皮质类固醇及 17－酮类固醇排泄量正常。

4.肾上腺肿瘤定位诊断:A:腹膜后充气造影。B:肾上腺静脉造影。C:肾上腺扫描(^{131}I－胆固醇、CT)。D:肾上腺或肾静脉血中醛固酮含量测定。

四、鉴别诊断

对于有高血压、低血钾的患者,除本症外,还要考虑以下一些疾病。

1.原发性高血压患者因其他原因如服用氯噻嗪、呋塞米或慢性腹泻等而导致低血钾者。

2.肾缺血而引起的高血压,如急进性原发性高血压、肾动脉狭窄性高血压,患这些疾病的一部分患者可因继发性醛固酮增多而合并低血钾,但患者的血压一般较本症患者更高,进展更快,可伴有明显的视网膜损害。此外,此组高血压患者往往有急进性肾衰竭的临床表现,伴氮质血症、酸中毒等。肾动脉狭窄患者中部分可听到肾区血管杂音,放射性肾图、静脉肾盂造影、分测肾功能显示一侧肾功能减退。这类患者血浆肾素活性高,对鉴别诊断甚重要。

3.失盐性肾病(失钾性肾病):通常由于慢性肾盂肾炎所致,往往有高血压、低血钾,患者肾功能损害较明显,尿钠排出量较高,常伴有脱水。血钠不高反而偏低,无碱中毒,往往呈酸中毒。低钠试验显示肾不能保留钠。

4.分泌肾素的肾小球旁细胞的肿瘤(肾素瘤):分泌大量肾素,可引起高血压、低血钾。但患者的年龄较轻,而高血压严重,血浆肾素活性甚高,血管造影可显示肿瘤。

5.肾上腺其他疾病:皮质醇增多症,尤以腺癌和异位 ACTH 综合征所致者,可伴明显低血钾,临床症群可助鉴别诊断。

6.先天性 11β 羟类固醇脱氢酶(11β－HSD)缺陷为近年确认的一种新病种。临床表现近似原发性醛固酮增多症,包括严重高血压、明显的低血钾性碱中毒,多见于儿童和青年人。可发生抗维生素 D 的佝偻病,此由于盐皮质激素所致高尿钙。此病用螺内酯治疗有效,用地塞米松治疗也可奏效。发病机制为先天性 11β 羟类固醇脱氢酶缺陷。患者 17－羟及游离皮质醇排量远较正常为低,但血浆皮质醇正常。此外,尿中皮质素(可的松)代谢物/皮质醇(氢可的松)代谢物比值降低。

五、诊断提示

1.因早期症状常表现为单一血压升高而易误诊,此病所致高血压约占所有高血压症的 0.4％～2％,多为轻－中度高血压。它可早于低血钾症群 2～4 年出现。做出原发性高血压诊断应慎重,凡是小于 40 岁的高血压患者或用一般降压药物治疗效果不佳,或伴有肌无力时应警惕本病的可能性。应常规检查血钾、24h 尿钾排泄量、肾上腺 B 超。

2.低钾所致发作性肌无力、肌麻痹易与周期性瘫痪混淆,对于低血钾者,应仔细寻找低钾原因,在确立周期性瘫痪诊断时应慎重。尤其在补钾过程中出现抗拒现象者应警惕此病。

3.原醛症的定位诊断 CT 准确性更高;B 超强调采用多个切面探查,CT 扫描时则强调薄层增强扫描(3～5mm),范围应包括整个肾上腺。

六、治疗

原醛症的治疗分手术治疗及药物治疗两方面。

(一)手术治疗

如系醛固酮瘤,单侧腺瘤者术后可使 65% 患者完全治愈,其余患者也可获好转。如系双侧肾上腺皮质增生患者,螺内酯治疗效果不佳,则肾上腺全切除或次全切除也不能使血压下降。临床上诊断为特醛症的,经肾上腺手术后其醛固酮分泌过多可能得到纠正,低肾素活性仍存在,血压可能有所下降,但达不到正常水平。有时高血压仍持续不降。因此不少人主张,这一类型的醛固酮增多症不适合肾上腺外科手术。

(二)药物治疗

对肾上腺皮质增生所致的原醛症,近年来趋向于用药物治疗。

1.螺内酯可能是治疗醛固酮分泌增多症患者最有效的药,它作为竞争抑制剂,竞争与醛固酮有关的细胞溶质受体,因此,在靶组织上有对抗盐皮质激素的作用。螺内酯也是一种抗雄激素和孕激素的药物,这可以解释它的许多不良反应,性欲减退、乳房痛和男子女性型乳房可发生在 50% 或更多的男性。而月经过多和乳房痛可发生于服药妇女。这样,不良反应将有碍于安体舒通的长期使用,特别是年轻的男女,螺内酯的剂量范围从每天 50mg 一次到每天 100mg 两次。

2.药物如 amiloride(阿米洛利,咪吡嗪)或 triamterene(USP,氨苯蝶啶,三氨喋呤)也可以对抗醛固酮对肾小管的作用,这些制剂是通过抑制钠的重吸收和钾的排泄,通过对肾小管细胞的直接作用,而不是竞争醛固酮的受体。这可以解释为什么氨苯蝶啶和咪吡嗪比螺内酯的抗高血压作用要小。

3.钙通道阻滞剂,如 nifedipine(硝基吡啶,心痛定,利心平)也是醛固酮增多症患者有效的药物,它除了抗高血压作用外,还可减少醛固酮的生成。

4.氨鲁米特也可抑制醛固酮的合成,治疗原醛症有一定疗效。

第四节　糖尿病

一、糖尿病病因及高危人群

(一)糖尿病的病因及发病机制

1.1 型糖尿病(T_1DM)

(1)1 型糖尿病是自身免疫性疾病:T_1DM 在发病前胰岛素分泌功能虽然维持正常,但已经处于免疫反应活动期,血液循环中会出现一组自身抗体:胰岛细胞自身抗体(ICAs)、胰岛素自身抗体(IAA)、谷氨酸脱羧酶自身抗体(GAD_{65})。T_1DM 患者的淋巴细胞上,HLA－Ⅱ类抗原 DR_3、DR_4 频率显著升高。患者经常与其他自身免疫性内分泌疾病如甲状腺功能亢进、桥本甲状腺炎及艾迪生病同时存在。有自身免疫病家族史,如类风湿关节炎、结缔组织病等家族史。50%~60% 新诊断的 T_1DM 患者外周血细胞中,具有杀伤力的 T 淋巴细胞 CD_{88} 数量显著增加。新诊断的 T_1DM 接受免疫抑制剂治疗可短期改善病情,降低血糖。

(2)1 型糖尿病的自然病程。

1)第一阶段:具有糖尿病遗传易感性,临床上无异常征象。

2)第二阶段:遭受病毒感染等侵袭。

3)第三阶段:出现自身免疫性损伤,ICA 阳性、IAA 阳性、CAD_{65} 阳性等,此阶段在葡萄糖的刺激下胰岛素的释放正常。

4)第四阶段:胰岛 β 细胞继续受损,β 细胞数量明显减少,葡萄糖刺激下胰岛素释放减少,葡萄糖耐量试验,示糖耐量减低。

5)第五阶段:胰岛 β 细胞受损大于 80%,表现为高血糖及尿糖、尿酮体阳性,由于有少部分 β 细胞存活,血浆中仍可测出 C—肽,如果病变继续发展,β 细胞损失增多,血浆中 C—肽很难测出。

2.2 型糖尿病(T_2DM)

2 型糖尿病具有明显的遗传异质性,受到多种环境因素的影响,其发病与胰岛素抵抗及胰岛素分泌相对缺乏有关。

(1)遗传因素:目前认为 2 型糖尿病是一种多基因遗传病。与其相关的基因有:胰岛素受体底物—1(IRS—1)基因、解偶联蛋白 2 基因(UCP_2)、胰高血糖素受体基因、$β_3$ 肾上腺素能受体(AR)基因、葡萄糖转运蛋白基因突变、糖原合成酶(GS)基因等。有遗传易感性的个体并不是都会发生糖尿病,环境因素在 2 型糖尿病的发生发展中起着重要作用,这些环境因素包括肥胖.不合理饮食、缺乏体育锻炼、吸烟、年龄、应激等。

(2)肥胖:近年来有一种"节约基因"假说,生活贫困的人群具有一种良好的本能,就是在贫困和强体力劳动的情况下,当营养充足时,体内的营养物以脂肪方式储存而节约下来,以备在饥荒时应用,当这些人进入现代社会,体力活动减少、热量充足或过剩,节约基因便成为肥胖和 2 型糖尿病的易感基因。

肥胖者的胰岛素调节外周组织对葡萄糖的利用明显降低,周围组织对葡萄糖的氧化、利用障碍,胰岛素对肝糖生成的抑制作用减低,游离脂肪酸(FFA)升高,高水平 FPA 可刺激胰岛 β 细胞过度分泌胰岛素而造成高胰岛素血症,并损害胰岛 β 细胞功能;FFA 可抑制胰岛 β 细胞对葡萄糖刺激的胰岛素分泌;FFA 升高可使胰岛细胞中脂酰辅酶 A 升高,从而三酰甘油(TG)合成增多;胰岛 β 细胞中脂质的增加可能影响其分泌胰岛素的功能。另外,在人类 $β_3$ 肾上腺素能受体($β_3$AR)活性下降对内脏型肥胖的形成具有重要作用。

肥胖者存在明显的高胰岛素血症,高胰岛素血症降低胰岛素与受体的亲和力,从而造成胰岛素作用受阻,引发胰岛素抵抗,也就需要胰岛 β 细胞分泌更多的胰岛素,又引发高胰岛素血症,形成糖代谢紊乱与 β 细胞功能不足的恶性循环,最终导致 β 细胞功能严重缺陷,引发糖尿病。

(3)不合理饮食:目前认为脂肪摄入过多是 2 型糖尿病的重要环境因素之一。食物中不同类型的脂肪酸对胰岛素抵抗造成不同的影响,饮食中适量减少饱和脂肪酸和脂肪摄入有助于预防糖尿病。

食用水溶性纤维可在小肠表面形成高黏性液体,包被糖类,对肠道的消化酶形成屏障,延缓胃排空,从而延缓糖的吸收;食用水溶性纤维可被肠道菌群水解形成乙酸盐和丙酸盐,这些短链脂肪酸可吸收入门静脉,并在肝脏刺激糖酵解,抑制糖异生,促进骨骼肌葡萄糖转运蛋白(GLUT-4)的表达;此外水溶性纤维还可减少胃肠肽的分泌,胃肠肽可刺激胰岛分泌胰岛素,可见,多纤维饮食可改善胰岛素抵抗、降低血糖。

果糖可加重 2 型糖尿病患者的高胰岛素血症和高三酰甘油血症,食物中锌、铬缺乏也可使糖耐量减低,酗酒者可引发糖尿病。

(4)体力活动不足:运动可改善胰岛素敏感性,葡萄糖清除率增加,而且运动也有利于减轻体重,改善脂质代谢。

(5)胰岛素抵抗:胰岛素抵抗是指胰岛素分泌量在正常水平时,刺激靶细胞摄取和利用葡萄糖的生理效应显著减弱,或者靶细胞摄取和利用葡萄糖的生理效应正常进行,需要超量的胰岛素。

1)胰岛素抵抗的发生机制:胰岛素抵抗的主要原因是胰岛素的受体和受体后缺陷,包括下列方面:①在肥胖的 2 型糖尿病中可发现脂肪细胞上胰岛素受体的数量和亲和力降低,肝细胞和骨骼肌细胞上受体结合胰岛素的能力无明显异常。②β 亚单位酪氨酸激酶的缺陷是 2 型糖尿病受体后缺陷的主要问题。③胰岛素受体基因的外显子突变造成受体结构异常,使胰岛素与受体的结合减少。④GLUT-4 基因突变也是胰岛素抵抗的原因之一,GLUT-4 基因的启动基因区突变可能与 2 型糖尿病的发生有关。⑤游离脂肪酸(FFA)增多:2 型糖尿病患者经常存在 FFA 增多,从而引起胰岛素抵抗,其机制与 FFA 抑制外周葡萄糖的利用和促进糖异生有关。

2)胰岛素抵抗的临床意义:①胰岛素抵抗是一种病理生理状态,贯穿于 2 型糖尿病发病的全过程,由单纯胰岛素抵抗到糖耐量减低(IGT)到糖尿病早期、后期。②研究发现,2 型糖尿病的一级亲属及糖尿病患者都存在胰岛素抵抗,且与血管内皮功能损伤密切相关,而血管内皮功能损伤又是动脉硬化的初始阶段,所以胰岛素抵抗还可以引起心血管疾病,它经常存在于众多心血管代谢疾病,这些疾病常集中于一身,称为胰岛素抵抗综合征。③胰岛素抵抗还见于多种生理状态和疾病,如妊娠、多囊卵巢综合征、胰岛素受体突变、肢端肥大症、皮质醇增多症、某些遗传综合征等。

3)防治胰岛素抵抗的临床意义:防治胰岛素抵抗可预防和治疗 2 型糖尿病;预防、治疗代谢综合征;改善糖、脂代谢;改善胰岛 β 细胞功能;减少心血管并发症的发生率和病死率。

4)肿瘤坏死因子-α(TNF-α)与胰岛素抵抗的关系:TNF-α 是由脂肪细胞产生的一种细胞因子,在胰岛素抵抗中起着重要作用。它可减低培养的脂肪细胞 GLUT-4mRNA 的表达及 GLUT-4 蛋白含量;抑制脂肪及肌肉组织中胰岛素诱导的葡萄糖摄取。TNF-α 的作用机制为抑制胰岛素受体突变,酪氨酸激酶、胰岛素受体底物-1(IRS-1)及其他细胞内蛋白质的磷酸化,使其活性降低,同时降低 GLUT-4 的表达,抑制糖原合成酶的活性,增加脂肪分解,升高 FFA 浓度,升高血浆纤溶酶原激活物抑制物-1(PAI-1)的浓度。在肥胖、2 型糖尿病患者的脂肪和肌肉组织中 TNF-α 表达量明显增加。

5)抵抗素与胰岛素抵抗的关系:抵抗素是新近发现的由脂肪细胞分泌的一种含有 750 个氨基酸的蛋白质,具有诱发胰岛素抵抗的作用,基因重组的抵抗素能使正常小鼠的糖耐量受损,并降低胰岛素激发的脂肪细胞的糖摄取及胰岛素敏感性。目前认为它是一种潜在的联系肥胖与胰岛素抵抗及糖尿病的激素。

6)胰岛素敏感性的检测方法:①空腹胰岛素:是较好的胰岛素抵抗指数,与正糖钳夹结果有很好的相关性,适用于非糖尿病人群。②稳态模式评估法的胰岛素抵抗指数(HOMA－IR):HOMA－IR 指数＝空腹血糖(mmol/L)×空腹胰岛素(mIU/L)/22.5。③空腹胰岛素敏感性指数(IRI):IRI＝空腹血糖(mIU/L)×空腹胰岛素(mmol/L)/25。④空腹血糖与胰岛素乘积的倒数(IAI):IAI＝1[空腹血糖(mmol/L)×空腹胰岛素(mIU/L)],本方法由我国学者李光伟提出。⑤空腹血糖与胰岛素比值(FPI):FPI＝空腹血糖(mmol/L)/空腹胰岛素(mIU/L)。⑥高胰岛素－正葡萄糖钳夹技术:是在胰岛素－葡萄糖代谢平衡状态下,精确测定组织对胰岛素敏感性的方法。在指定时间内,使血浆胰岛素水平迅速升高并保持于优势浓度($100\mu U/L$ 左右),在此期间,每 5min 测一次动脉的血浆葡萄糖浓度,根据测定的血糖值调整外源性的葡萄糖输注速度,使血糖水平保持在正常范围(5mmol/L 左右),一般经过 2h 达到胰岛素葡萄糖代谢稳定状态。由于优势浓度的胰岛素可基本抑制肝糖的输出(内源性葡萄糖产量),因此稳定状态下的葡萄糖输注率(M)相等于外周组织的葡萄糖利用率。M 值可作为评价外周组织胰岛素敏感性的指标。本法具有精确、重复性好的特点,缺点是不能知晓肝糖产生的真实情况以及葡萄糖在细胞内代谢的机制。⑦扩展葡萄糖钳夹技术:在正葡萄糖钳夹技术的基础上,联合应用放射性同位素追踪技术和间接测热技术,精确测定内源性葡萄糖生成量(肝糖)和机体葡萄糖利用率及细胞内葡萄糖氧化和合成的情况,从而全面了解机体葡萄糖的生成和利用。基本方法为:在钳夹前 2～3h,输注一定量 3H 标记的葡萄糖,根据所标记底物的放射性,分别计算出葡萄糖消失率(又称葡萄糖利用率)、肝糖产量(HGP)。应用间接测热法得出葡萄糖氧化率和非氧化率(糖原合成率),此外,还可得知脂肪和蛋白质氧化利用的情况。该项组合技术是世界上公认的测定胰岛素敏感性的一套较完整技术。此项技术的应用为揭示胰岛素对葡萄糖、脂肪及蛋白质代谢的影响,胰岛素抵抗发生的机制抵抗发生的部位提供了证据。目前国际上应用的扩展钳夹技术还有很多,但都以正糖钳夹为基础,如正钳夹联合局部插管法、联合局部组织活检等。⑧微小模型和静脉胰岛素耐量试验:基本方法是静脉注射葡萄糖(0.3g/kg)以刺激内源性胰岛素分泌,在 3h 内抽血 26～30 次,检测胰岛素和葡萄糖浓度,将测定值输入计算机,应用微小模型进行计算。此法的优点是能同步测定和评估胰岛素敏感性和葡萄糖自身代谢效能,并可知晓 β 细胞分泌功能,应用本法计算出的胰岛素敏感性与正糖钳夹测定的结果有很好的相关性。目前已有简化样本法和改良法。⑨短时胰岛素耐量试验:静脉注射胰岛素(0.1U/kg),在 15min 内抽取血标本测定葡萄糖浓度,根据葡萄糖的下降率计算胰岛素敏感性。此法与正糖钳夹结果有很好的相关性,具有操作简单、耗时少、相对精确的特点。

3.特殊类型糖尿病

特殊类型糖尿病共有 8 类。

(1)胰岛 β 细胞功能缺陷:为单基因缺陷所致胰岛 β 细胞分泌胰岛素不足,目前发现的基因有:①MODY3 基因、MODY2 基因和 MODY1 基因。②线粒体基因突变:线粒体 DNA 常见为 tRNALeu(UUR)基因 3243 突变(A→G)。

（2）胰岛素作用的遗传缺陷：此型呈明显的高胰岛素血症,明显的胰岛素抵抗,包括 A 型胰岛素抵抗、脂肪萎缩性糖尿病、矮妖精症。

（3）胰岛外分泌疾病：胰腺炎、血色病、外伤或胰腺切除、纤维钙化性胰腺病、肿瘤、囊性纤维化。

（4）内分泌疾病：肢端肥大症.甲状腺功能亢进、库欣综合征、生长抑素瘤、胰高血糖素瘤、醛固酮瘤、嗜铬细胞瘤等。

（5）其他：药物或化学物诱导所致糖尿病,感染所致糖尿病,免疫介导的罕见疾病,伴糖尿病的其他遗传综合征。

（二）糖尿病的高危人群

①老龄化：随着年龄增长,体力活动减少,体重增加,胰岛素分泌能力以及身体对胰岛素的敏感性下降,使糖尿病特别是 2 型糖尿病的发生机会增多,所以年龄≥45 岁的人群,是糖尿病的高危人群。②肥胖：体重≥标准体重 20%,或体重指数（BMI）≥27kg/m²。③糖尿病有明显的遗传倾向,家族中有患糖尿病的一级亲属的人群也是糖尿病发病的高危人群。④有妊娠糖尿病史或巨大胎儿分娩史者,妊娠期间可能有未发现的高血糖,血糖经过胎盘达到胎儿,而胎儿的胰岛功能正常,充分利用了这些多余的糖分,形成巨大儿。⑤原发性高血压患者。⑥高脂血症：高密度脂蛋白（HdL）≤0.9mmol/L,三酰甘油≥2.8mmol/L。⑦曾经有空腹血糖受损（IFG）或糖耐量减低（IGT）史者。

二、糖尿病诊断

（一）临床表现

①代谢紊乱症状群："三多一少",即多尿、多饮、多食和体重减轻。T_1DM 患者大多起病较快,病情较重,症状明显且严重。T_2DM 患者多数起病缓慢,病情相对较轻,肥胖患者起病后也会体重减轻。患者可有皮肤瘙痒,尤其外阴瘙痒。高血糖可使眼房水晶体渗透压改变而引起屈光改变致视力模糊。②相当一部分患者并无明显"三多一少"症状,仅因各种并发症或伴发病而就诊,化验后发现高血糖。③反应性低血糖：有的 T_2DM 患者进食后胰岛素分泌高峰延迟,餐后 3～5h 血浆胰岛素水平不适当地升高,其所引起的反应性低血糖可成为这些患者的首发表现。

（二）实验室检查

1.血糖测定

血糖测定是糖尿病的主要诊断依据,也是指导糖尿病治疗及判断疗效的主要指标。最常用的方法是葡萄糖氧化酶法。用血浆、血清测得的血糖比全血高 15%。如果作为诊断我们建议应用血浆或血清葡萄糖,正常值 3.9～6.0mmol/L。

2.尿糖测定

正常人每日尿中排出的葡萄糖不超过 100mg,一般常规的尿糖定性测不出。若每日尿中排出糖超过 100mg,则称为糖尿。但尿糖阴性并不能排除糖尿病的可能。

3.葡萄糖耐量试验

（1）口服葡萄糖耐量试验（OGTT）：此方法是检查人体血糖调节功能的一种方法,是诊断糖尿病、糖耐量减低（IU）的最主要方法,应用非常广泛。儿童 1～1.5 岁 2.5g/kg,1.5～3 岁

2.0g/kg,3～12 岁 1.75g/kg,最大量不超过 75g。非妊娠成人服 75g 葡萄糖。

1)方法:试验前一夜禁食 10h 以上,16h 以下,次日清晨(7～9 时)开始,把 75g 葡萄糖稀释至 25％的浓度,5min 之内饮完,分别在空腹、服糖后 30min、60min、120min、180min 采血,测血糖,若患者有低血糖史可延长试验时间,并于第 4 小时及第 5 小时测血糖,每次采血后立即留尿查尿糖以排除肾脏因素的影响。正常人服糖后血糖迅速上升,30～60min 内血糖达到最高峰,高峰血糖水平比空腹超过 50％,此时肝脏摄取及其他组织利用与吸收进入血液的葡萄糖数量相等。在 1.5～2h 血糖下降至正常水平。

2)口服葡萄糖耐量试验的影响因素:①饮食因素:试验前三天应该摄入足够的糖类,一天大于 250g,否则容易出现糖耐量减低而导致假阳性,特别是老年人。另外,还要注意脂肪摄入的标准化。②体力活动:试验前体力活动过少或过多都会影响糖耐量试验结果。③精神因素及应激:情绪激动及急性应激均可以引起血糖升高,试验前要避免。④生理因素:妊娠、老年都可影响糖耐量试验结果。⑤药物:口服避孕药、烟酸、某些利尿剂、水杨酸类药物可影响糖耐量试验结果,试验前应停药。⑥疾病:一些疾病,如肝脏疾病、心脏疾病、肾脏疾病、胰腺疾病、骨骼肌疾病、某些内分泌疾病、代谢紊乱等均可影响糖耐量试验结果。

(2)静脉葡萄糖耐量试验(IVGTT):由于缺乏肠道的刺激,IVGTT 不符合生理条件,所以只用于有胃肠功能紊乱者。具体方法为:按每千克体重 0.5g 计算,静脉注射 50％葡萄糖溶液,2～3min 注完,在注射过程中的任何时间为零点,每 5min 取静脉血验血糖 1 次,共 60min。将葡萄糖值绘在半对数纸上,横坐标为时间,计算某一血糖值下降到其一半的时间作为 $t_{1/2}$,再按公式 $K=0.69/t_{1/2}×100$ 算出 K 值。正常人 K≥1.2,糖尿病患者 K<0.9。IVGTT 可了解胰岛素释放第一时相的情况。

4.糖化血红蛋白

糖化血红蛋白(GHbA₁)是血红蛋白 A 组分的某些特殊分子部位和葡萄糖经过缓慢而不可逆的非酶促反应结合而形成的,其中以 GHbA₁c 最主要,它反映 8～12 周的血糖的平均水平,可能是造成糖尿病慢性并发症的一个重要致病因素,是糖尿病患者病情监测的重要指标,但不能作为糖尿病的诊断依据。其参考范围为 4％～6％。

5.糖化血浆清蛋白

人血浆蛋白与葡萄糖发生非酶催化的糖基化反应而形成果糖胺(FA),可以评价 2～3 周内的血糖波动情况,其参考值为 1.7～2.8mmol/L。此项化验也不能作为糖尿病的诊断依据。

6.血浆胰岛素和 C—肽测定

β 细胞分泌的胰岛素原可被相应的酶水解生成胰岛素和 C—肽,这两个指标可以作为糖尿病的分型诊断应用,也用于协助诊断胰岛素瘤。目前血浆胰岛素用放免法测定,称为免疫反应性胰岛素(IRI),正常参考值为空腹 5～25mU/L。C—肽作为评价胰岛 β 细胞分泌胰岛素能力的指标比胰岛素更为可信,它不受外源胰岛素的影响,正常人基础血浆 C—肽水平为400Pmol/L。周围血 C—肽/胰岛素比例常大于 5。胰岛 β 细胞分泌胰岛素功能受许多因素所刺激,如葡萄糖、氨基酸(亮氨酸、精氨酸)、激素(胰升糖素、生长激素)、药物(磺胺类、α 受体阻滞剂、α 受体激动剂)等,其中以葡萄糖最为重要。正常人口服葡萄糖(或标准馒头餐)后,血浆胰岛素水平在 30～60min,上升至高峰,可为基础值的 5～10 倍,3～4h 恢复到基础水平。C—

肽水平则升高 5~6 倍。血浆胰岛素和 C-肽水平测定有助于了解 β 细胞功能(包括储备功能)和指导治疗,但不作为诊断糖尿病的依据。

(三)诊断过程中应注意的问题

糖尿病是以糖代谢紊乱为主要表现的代谢综合征,其病因及发病机制非常复杂,发病后涉及多个脏器的并发症,所以其诊断必须统一、规范,内容项目要齐全,应包含病因诊断功能诊断、并发症及合并症诊断。首先,要根据诊断标准确定是糖尿病还是 IGT,如果确定糖尿病还应该注意区分糖尿病的类型。其次,要明确有无急、慢性并发症,如果有慢性并发症应该注意分期。最后还应注意是否同时存在并发症,如合并妊娠、Graves 病或肝和肾疾病等,了解这些情况有助于在治疗过程中采取正确的治疗方案及正确的估计预后。另外,因为糖尿病是一种高遗传性疾病,还应该注意,一定不要忘记询问患者的家族史。体检时注意患者的营养状态、是否肥胖、甲状腺情况等,对已经确诊糖尿病者还应注意进行视网膜、肾脏及周围神经的检查,确定是否存在并发症。

(四)诊断与鉴别诊断

1.糖尿病的诊断标准

(1)空腹血浆葡萄糖(FPG)的分类:FPC<6.0mmol/L 为正常,FPG 6.0~7.0mmol/L 为空腹血糖过高(简称 IFG),FPG≥7.0mmol/L 为糖尿病(需另一天再次证实)。空腹的定义是至少 8h 没有热量的摄入。

(2)OGTT 中 2h 血浆葡萄糖(2hPG)的分类:2hPG<7.8mmol/L 为正常,2hPG 7.8~11.1mmol/L 为糖耐量减低(IGT),2hPG≥11.1mmol/L 考虑为糖尿病(需另一天再次证实)。

(3)糖尿病的诊断标准:症状+随机血糖≥11.1mmol/L,或 FPG≥7.0mmol/L,或 OGTT 中 2hPG≥11.1mmol/L。症状不典型者,需另一天再次证实。随机指一天当中任意时间而不管上次进餐时间。对于临床工作,推荐采用葡萄糖氧化酶法测定静脉血浆葡萄糖。临床医生在做出糖尿病诊断时,应充分确定其依据的准确性和可重复性,对于无急性代谢紊乱表现,仅一次血糖值达到糖尿病诊断标准者,必须在另一天按以上标准复测核实,如复测结果未达到糖尿病诊断标准,应让患者定期复查,直至诊断明确为止。应注意在急性感染、创伤或各种应激情况下可出现暂时血糖升高,不能以此诊断为糖尿病。IFG 或 IGT 的诊断应根据 3 个月内的两次 OGTT 结果,用其平均值来判断。

2.糖尿病的鉴别诊断

(1)其他原因所致的血糖、尿糖改变:急性生理性应激和病理性应激时,由于应激激素如肾上腺素、促肾上腺皮质激素、肾上腺皮质激素和生长激素分泌增加,可使糖耐量减低,出现一过性血糖升高,尿糖阳性,应激过后可恢复正常。

(2)其他糖尿和假性糖尿:进食过量半乳糖、果糖、乳糖,可出现相应的糖尿,肝功能不全时果糖和半乳糖利用障碍,也可出现果糖尿或半乳糖尿,但葡萄糖氧化酶试剂特异性较高,可加以区别。大量维生素 C、水杨酸盐、青霉素、丙磺舒也可引起班氏试剂法的假阳性反应。

(3)药物对糖耐量的影响:噻嗪类利尿药、呋塞米、糖皮质激素、口服避孕药、水杨酸钠、普萘洛尔、三环类抗抑郁药等可抑制胰岛素释放或拮抗胰岛素的作用,引起糖耐量减低,血糖升高,尿糖阳性。另外,降脂药物、乳化脂肪溶液.大量咖啡等也可以引起糖耐量异常。

（4）继发性糖尿病：肢端肥大症（或巨人症）、Cushing综合征、嗜铬细胞瘤可分别因生长激素、皮质醇、儿茶酚胺分泌过多、拮抗胰岛素而引起继发性糖尿病或糖耐量减低。此外，长期服用大量糖皮质激素可引起类固醇糖尿病。

（5）胰源性糖尿病：胰腺全切除术后、慢性酒精中毒或胰腺炎等引起的胰腺疾病可伴有糖尿病，临床表现和实验室检查类似1型糖尿病，但血中胰高糖素和胰岛素均明显降低，在使用胰岛素或其他口服降糖药物时，由于拮抗胰岛素的胰高糖素也同时缺乏，极易发生低血糖，但不易发生严重的酮症酸中毒。无急性并发症时，患者多有慢性腹泻和营养不良。

三、糖尿病治疗

（一）糖尿病的控制目标及病情监控

1.糖尿病的控制目标

血糖控制于理想水平为严格控制，适用于新诊断的糖尿病患者、青少年、妊娠糖尿病、强化胰岛素治疗者和持续胰岛素皮下注射者；上表中差的适应人群为70岁以上老年人、脆性糖尿病、严重肾功能不全、严重冠心病或缺血性脑血管病患者。

2.糖尿病患者的病情监控

（1）血糖控制：幼年、70岁以上老年人、合并其他严重疾病者血糖的控制可以放宽，视患者的综合情况而定；要经常监测餐后血糖，以帮助达到HbA_{1c}的目标；在治疗过程中如果出现严重和反复的低血糖发作，应该及时调整治疗目标及方案。

血糖的自我监测：目前提倡患者自测血糖，但应确保患者测定方法的正确性，并定期校对血糖仪；医务人员告知患者如何根据血糖检测结果调整饮食及运动，血糖仪检测结果是全血，比静脉血糖高10%～15%；测定血糖的频率和时间因人而异，一般检测每餐前、餐后2h及睡前，便于了解全天血糖情况。HbA_{1c}可反映过去2～3个月的血糖水平，也可作为预测糖尿病并发症的指标。所以提倡血糖治疗达标的患者应该6个月检测一次HbA_{1c}以了解过去2～3个月的血糖情况；血糖治疗不达标、治疗刚开始或调整治疗时，每3个月检测一次HbA_{1c}。

（2）尿糖：当血糖低于肾糖阈（10mmol/L）时，尿糖阴性，不能反映出血糖水平。

（3）尿酮体：血糖超过20mmol/L时，应检测尿酮体。

（二）糖尿病的现代综合治疗原则

1.糖尿病教育

由于糖尿病是一种终身性疾病，其病情变化与患者的饮食、运动、情绪等密切相关，而控制这些因素都需要患者的配合，所以，糖尿病教育越来越引起医务工作者的高度重视。糖尿病教育的具体内容包括社会宣传教育、卫生保健人员的教育与培训，患者及家属糖尿病知识培训等。这样，能够使患者得到早期诊断与治疗，最终能够把患者培训成为能够自我保健、自我护理的"糖尿病专家"。另一方面，广泛宣传糖尿病的知识，可以使糖尿病的易感人群（如糖尿病患者的子女）充分认识疾病的危害，并采取健康生活方式，减少或延缓糖尿病的发生、发展。

2.糖尿病饮食控制

糖尿病的饮食控制是一切治疗的基础，无论在何种情况下，糖尿病患者都应该严格控制饮食，维持正常体重。

3.糖尿病运动疗法

运动治疗是指除了围绕生存、工作、生活的基本活动之外而特意设计的运动。2型糖尿病患者运动可以增加胰岛素敏感性,增加糖的摄取和无氧糖酵解,改善脂代谢,防治并发症。

4.糖尿病的病情监控

一些代谢紊乱如高血压、高血脂等是糖尿病病情发展及并发症的主要原因,所以严密监控这些因素对防治糖尿病及其并发症有重要意义。

5.糖尿病的药物治疗

根据糖尿病患者的类型、病情选择个体化的药物治疗方案,利于有效控制糖尿病。

(三)糖尿病教育

1.糖尿病基础知识教育

(1)糖尿病是一种不能根治的疾病,但是如果得到良好控制,多数患者可以像正常人一样的生活。

(2)糖尿病需要终身治疗。

(3)糖尿病控制欠佳可以造成急慢性并发症,严重者可以造成劳动能力的丧失,甚至最终造成死亡。

(4)糖尿病的并发症与高血压、高血脂、肥胖、体力活动减少、饮食不合理等因素有关。

(5)胰岛素治疗是各种类型糖尿病治疗的有效手段。

2.糖尿病教育应该注意的几个关键问题

(1)使患者根据自己的工作、生活情况的变化随时调整热量摄入、食物成分比例、食量增减的方法与原则。

(2)能较准确地计算和调整胰岛素的用量,学会胰岛素注射技巧,部位变换以及低血糖的防治方法。

(3)口服降糖药的患者能自己调整用量,失效时遵从医师的指导。

(4)不要乱寻医问药,而应以最低的医疗费用达到最佳的治疗效果。

3.糖尿病的心理教育

患者得知自己患有糖尿病时,心理行为表现多样,医生应该及时进行解释说明,让患者了解本病的可治性和可防性,解除心理压力、配合治疗。在治疗过程中避免精神刺激,同时需要家属配合。

4.糖尿病饮食治疗教育

(1)标准体重及热量控制。

(2)学会制定饮食计划。

(3)养成良好的健康饮食习惯。

(4)能够根据运动量、时间以及药物作用时间等灵活调整加餐。

5.糖尿病运动治疗教育

(1)掌握运动原则,确定适合自己的运动方式。

(2)确定适合自己的运动时间、频率及强度。

(3)明确锻炼强度如何监测。

（4）应该避免哪些运动方式。

（5）在运动中应该警惕哪些症状（如低血糖和心脏症状）出现及应该采取哪些预防和保护措施。

（6）锻炼前后如何调节膳食计划及胰岛素用量。

6.糖尿病的药物治疗教育

（1）了解口服药的作用、应用原则、适应证、禁忌证。

（2）继发性磺胺类药物的失效。

（3）胰岛素的作用、种类、适应证、注射技术及用量调整。

（4）明确药物治疗的同时不能放松饮食治疗及运动。

（5）了解低血糖及其处理。

7.糖尿病的病情自我监测及护理教育

（1）血糖监测的时间，检测糖化血红蛋白及糖化血清蛋白的意义。

（2）监测血压、血脂水平，同时了解他们对糖尿病并发症的作用。

（3）定期检测重要脏器功能。

（4）加强慢性并发症的处理，特别是足部护理。

（四）糖尿病的饮食治疗

1.糖尿病饮食治疗的目的

（1）减轻胰岛负担。

（2）维持正常体重。

（3）纠正已经发生的高血糖、高血脂等代谢紊乱。

（4）降低餐后高血糖，可减轻对胰岛细胞的刺激。

（5）有利于预防和治疗急性并发症，改善整体健康水平。

（6）妊娠糖尿病患者饮食治疗能保证孕妇和胎儿的健康，糖尿病儿童饮食治疗能保证糖尿病儿童的正常发育。

2.糖尿病饮食治疗的方法

（1）热量的计算：①患者可按照实际体重判断自己属于肥胖、正常还是消瘦。②根据体重状态和劳动强度选择每千克体重的热量并计算每日总热量。③肥胖者最好按每日总热量摄入减少 2092～4184kJ（500～1000kcal）的要求逐渐减少，其减少是根据肥胖程度和患者的耐受能力而定。体重降低不宜过速过猛，否则患者可因蛋白质摄入不足而感乏力，不能坚持。④儿童、孕妇、哺乳妇女及消耗性疾病患者应适当增加热量。

（2）营养成分的合理分配：营养物质的分配原则是高糖类、高纤维素、低脂肪。

糖类含量占总热量的 $50\%～60\%$，忌单糖和双糖，应含各种聚糖 $8～10g/d$。吸收过快的糖类血糖峰值出现早而集中，不利于控制，吸收过慢，尤其糖尿病患者胃排空时间延长，将使餐后晚期血糖升高，可以用吗丁啉以促进胃排空，并使用较长效的降血糖药物为宜。

蛋白质含量一般不超过总热量的 15%，成人每日每千克理想体重 $0.8～1.0g$，儿童、孕妇、乳母、营养不良或伴有消耗性疾病者宜增至 $1.5～2.0g$。伴有糖尿病肾病而肾功能正常者应限制至 $0.8g$；血尿素氮升高者，应限制在 $0.6g$。许多患者严格控制糖类的摄入，同时增加蛋白质及脂肪的摄取来控制血糖,这种方法是错误的。如饮食中糖类过低,将减低胰岛β细胞的贮备功能,对患者不利,而过多的蛋白摄入对糖尿病患者也不利。

脂肪占总热量20%～25%,其中饱和脂肪酸与不饱和脂肪酸的比例应为1:1。动物性脂肪除鱼油外主要含饱和脂肪酸,植物油主要含不饱和脂肪酸,目前认为多价不饱和脂肪酸的热量与饱和脂肪酸热量的比值越大,对降低胆固醇和预防动脉硬化越有利。所以,在限制脂肪总量的前提下应以植物油代替动物油。肥胖患者特别是伴有心血管疾病者脂肪摄入应限制在总热量的30%以下,胆固醇每日摄入量应在300mg以下。

此外,各种富含可溶性食用纤维的食品可延缓糖和脂肪的吸收,制约餐后血糖的急剧上升和胰岛素分泌,有利于改善血糖、脂代谢紊乱,并促进胃肠蠕动,防止便秘。每日饮食中纤维素含量以不少于24g为宜。提倡食用绿叶蔬菜、豆类、块根类、粗谷物、含糖成分低的水果,不但提高饮食中纤维素含量,而且有利于各种纤维素和微量元素的摄取。限制饮酒。每日摄入食盐应限制在10g以下。

(3)食谱和热量的计算:①粗算法:体重正常、身体较好者,每日主食按劳动强度计算,休息者200～250g;轻体力劳动者250～350g;中体力劳动者350～400g;重体力劳动者400～500g。蛋白质30～40g,脂肪40～50g。肥胖者每日主食200～250g,蛋白质30～60g,脂肪25g左右。②细算法:本方法科学性强,但应用起来比较烦琐。其步骤为:根据患者性别、年龄、身高计算标准体重。根据患者劳动强度确定每日所需总热量。确定糖类、蛋白质、脂肪的供给量。

每克糖类和每克蛋白均产生16.7kJ(4kcal)热量,每克脂肪产生37.7kJ(9kcal)热量。设全日总热量=X,全日糖类(g)=X·(50%～60%)/4;全日脂肪(g)=X·(20%～35%)/9;全日蛋白(g)=X·(12%～20%)/4。总热量三餐分配按1/5.2/5.2/5分配。

糖尿病患者应该戒酒,但某些患者戒酒困难,在血糖控制良好、无糖尿病并发症、肝肾功能正常、非肥,胖者,允许少量饮酒(白酒50mL,啤酒200mL)。饮酒时一般不需减少其他食物的摄入量,但饮酒摄入了多余的能量,故应相应减少脂肪的摄入量。

(4)随访:以上饮食治疗方案仅是原则估算,在治疗过程中应随访患者并按实际效果做必要调整。

3.微量元素与糖尿病的关系

(1)铬的作用:①铬是人体必需的微量元素,无机铬人体基本不能吸收,只有三价有机铬人体才能吸收。②铬的食物来源是粗粮、酵母、啤酒、豆类和肉类。③铬可作用于葡萄糖代谢中的磷酸变位酶,如果缺铬,这种酶的作用就会降低,长期缺铬会影响糖耐量,不利于糖尿病病情的控制。④活化胰岛素,有助于葡萄糖的转化。

(2)锌的作用:①锌与胰岛素联结复合物调节和延长胰岛素的降血糖作用。②缺锌会导致免疫功能低下,容易患疾病,加重糖尿病的病情。③锌存在于多种食物中,动物性食物含锌丰富,且吸收率高,牡蛎、鲜鱼含锌量非常高,肉类、肝脏、蛋类含锌量也较多,植物性食物中以黄豆、大白菜、白萝卜含锌较多。

(3)硒的作用:①含有硒的谷胱甘肽过氧化物酶可使视网膜的氧化损伤减低,改善糖尿病视网膜病变。②海味、肾、肝、肉类和整粒的谷物含硒较丰富。

4.甜味剂的种类及应用

(1)分类:①营养性甜味剂:包括山梨醇、糖醇、麦芽糖醇、甘露醇、乳糖醇及低聚糖类。低聚糖类如低聚异麦芽糖、低聚果糖、大豆低聚糖等,除了有糖醇的功能外,还多了一个双歧杆菌的增生效果,所以称双歧因子。②高倍非营养性甜味剂:包括天然提取物和化学提取物,如化学合成的糖精、甜蜜素、阿斯巴糖等,以及天然提取物如甜菊糖、甘草甜等。

(2)应用:糖尿病患者推荐使用营养性甜味剂,如糖醇和低聚糖。

5.健康饮食的注意事项

(1)改进进餐顺序:①饭前先吃一点生黄瓜或西红柿。②饭前先喝汤。③饭前先吃些用餐的菜。④最后吃主食和蔬菜。

(2)改变进食方法:①细嚼慢咽。②专心吃饭,不要边吃边干活。③饭要一次盛好,不要一点一点盛饭。④不打扫剩饭菜。

(3)改变进餐习惯:少吃零食、少荤多素、少细多粗、少盐多醋、少量多餐、少吃多动、少稀多干。

(4)改变进程品种:①吃带叶、茎类蔬菜,少吃根、块类的菜。②不吃油炸食物或过油食物。③不要勾芡。④不要吃含淀粉高的食物,如吃要交换主食。⑤血糖控制好的可在两餐间加水果,但不要喝果汁。⑥喝汤去掉上面的油。⑦吃肉丝比吃肉片、肉排、红烧肉好。⑧吃带刺鱼比吃鱼块好,因为可以减慢进餐速度,增加饱腔感。⑨吃带骨头肉比吃肉块好,既满足要求,吃进的肉量又不大。⑩吃鸡肉去掉鸡皮及肥肉。

(五)糖尿病的运动治疗

对于2型糖尿病患者来说,运动能改善胰岛素敏感性,增加糖的摄取和糖的无氧酵解,调节脂代谢。

1.糖尿病患者的运动疗法可以达到下列效果

(1)减轻体重。

(2)减轻或消除胰岛素抵抗现象。

(3)改善脂代谢和肝糖代谢。

(4)可促进凝血酶形成和纤溶活性,减少血小板聚集和血栓形成。

(5)运动可增加磺胺类口服降糖药物的疗效。

(6)应用胰岛素治疗者,运动可促进胰岛素的吸收。

运动治疗适用于空腹血糖在16.7mmol/L以下的2型糖尿病患者,特别是超重或肥胖者。运动强度起码应该达到60%中等强度的脉率才能达到目的。运动的形式多种多样,采取的方式因人而异,但应以容易调节运动强度的运动为宜。运动量的大小取决于运动强度和时间,在实施运动计划时应根据个人的具体情况,由轻到重地增加运动强度。

2.糖尿病患者运动强度指标的测定

(1)计算法:最大运动能力的百分比脉率=安静时脉率+(运动中最大脉率-安静时脉率)×强度。运动中最大脉率=210-年龄,如60岁的人安静时脉率为70次/分,其60%中等强度运动时脉率=70+(210-60-70)×60%=118次/分。

(2)简易法:运动时脉率(次/分)=170-年龄(岁)。

开始运动时应从最大运动量的 30％～40％开始,适应后可逐渐增加运动量。运动存在一定的风险,如引起缺血性心脏病加重、高血压患者诱发心脑血管意外、视网膜病变者发生视网膜出血、肾病者使蛋白尿加重、足溃疡者溃疡加重、1 型糖尿病胰岛素用量不足时促使血糖升高甚至诱发酮症,而注射胰岛素后又可使胰岛素吸收过快引起低血糖等。因此,运动要掌握适应证。

3.糖尿病患者不适于运动的情况

(1)严重 1 型糖尿病。

(2)肾脏并发症。

(3)高血压和各种心脏病。

(4)眼底病变。

(5)暂时性脑缺血。

(6)严重神经、肌肉及关节病变。

(7)极度肥胖等。

4.糖尿病运动疗法的安全原则

(1)所有的体育锻炼应以运动后没有不适感为标准。

(2)运动时要掌握适合的锻炼进度,心率是检测有氧运动调节心肺功能的最好指标。

(3)选择适合的锻炼方式。

(4)锻炼时心率不应超过安全最高心率,即 180－年龄。

(5)锻炼要逐渐增加运动量,同时调整药物及饮食。

(6)锻炼前要做好预备锻炼,锻炼后要放松。

(7)预防运动性低血糖的发生。

(六)糖尿病的口服药物治疗

应用口服降糖药物治疗适合于饮食、运动无法控制的 2 型糖尿病患者。口服降糖药物治疗的适应证为:血糖不太高,改善生活方式 1～2 个月后仍然不能使血糖控制在正常范围者;存在显著高血糖症状的患者在改善生活方式的同时可给予药物治疗。应用口服降糖药物时应注意,每种药物都有不同的组织作用特异点,当联合用药时要根据患者的具体情况决定哪种组合最合适。口服降糖药物分为胰岛素促泌剂(磺胺类、格列奈类)和非胰岛素促泌剂(α－葡萄糖苷酶抑制剂、双胍类、格列酮类)。

治疗糖尿病药物的选择和治疗的程序:对于肥胖或超重的 2 型糖尿病患者,在饮食和运动不能满意控制血糖的情况下,首选非胰岛素促泌剂;2 型糖尿病的药物治疗应着眼于解决胰岛素缺乏和胰岛素抵抗两个问题。有代谢综合征或伴有心血管疾病危险因素者,首选双胍类或格列酮类;对于正常体重的 2 型糖尿病患者,在饮食和运动不能满意控制血糖的情况下,首选胰岛素促泌剂,如血糖控制仍然不满意,有代谢综合征或伴有心血管疾病危险因素者应选用双胍类或格列酮类。α－葡萄糖苷酶抑制剂适用于餐后血糖升高而空腹血糖升高不明显者。

使用口服降糖药时应注意:①掌握适应证:1 型糖尿病患者在胰岛素治疗的基础上,可联合使用胰岛,素增敏剂、双胍类和 α－糖苷酶抑制剂,而不应该用促胰岛素分泌剂;2 型糖尿病肥胖者,首选双胍类、α－糖苷酶抑制剂或胰岛素增敏剂,后用促胰岛素分泌剂;2 型糖尿病消瘦者首选促胰岛素分泌剂或胰岛素增敏剂,可联合使用α-糖苷酶抑制剂或双胍类药物。②先从小剂量开始,再根据餐后2h血糖情况(一定要服药),调整药物剂量。③合理联合用药:同类降糖药一般不合用(如格列喹酮不应与达美康同用),用一种降糖药物后,如效果尚不理想,可考虑联合用药,不同作用机理的药物联合可以扬长避短,每一类药物不要用到最大剂量,可避免或减少药物的不良反应。单一药物治疗疗效逐年减退,长期疗效差。一般联合应用2种药物,必要时可用3种药物。④兼顾其他治疗:在降血糖治疗的同时,还要考虑其他问题,如控制体重、控制血压、调整血脂紊乱等等。⑤要考虑药物的相互作用:当与下列具有增强降血糖作用的某个药物合用时,可能会导致低血糖反应,例如胰岛素、其他降糖药、别嘌呤醇、环磷酰胺、喹诺酮类、水杨酸等;当与下列具有减弱降血糖作用的某个药物合用时,可能引起血糖升高,例如皮质类固醇、高血糖素、雌激素和孕激素、甲状腺素、利福平等。

1.磺胺类药物

(1)磺胺类药物的作用机制:磺胺类药物通过与胰岛β细胞膜上的K$^+$通道相结合,使β细胞去极化,细胞内Ca^{2+}增加,触发胰岛素释放;还可以改善胰岛素受体及受体后缺陷,增加外周组织对胰岛素的敏感性,从而促进周围靶器官,特别是肌肉组织对胰岛素介导的葡萄糖的利用。

(2)磺胺类药物的适应证:①新诊断的非肥胖的2型糖尿病患者经饮食、运动治疗2个月疗效不满意者。②肥胖的2型糖尿病患者服用双胍类药物血糖控制不满意或因胃肠道反应不能耐受者。由于其增加胰岛素分泌,可使患者体重增加,一般不作为肥胖患者的首选药物。

(3)磺胺类药物的服用方法与应用特点:磺胺类药物应在餐前半小时服用。不同磺胺类制剂的降糖作用和时间差别很大,应根据病情做出合适的选择。一般空腹血糖轻中度升高者宜选用甲苯磺丁脲(D-860)或格列喹酮(糖适平),也可选格列齐特(达美康)或格列吡嗪(美吡达);空腹血糖中度以上升高者可选格列本脲(优降糖)或格列吡嗪(美吡达);对老年人应选用降糖作用温和、剂量范围大的甲苯磺丁脲、格列喹酮和格列吡嗪,应慎用格列本脲。另外,要根据作用时间决定每日给药次数,甲苯磺丁脲、格列喹酮和格列吡嗪半衰期短,每日给药3次,格列本脲、格列美脲、格列齐特1~3次/天。

(4)不良反应:磺胺类药物,尤其是第一代和长效类药物容易发生低血糖及低血糖昏迷,所以应从小剂量开始,缓慢加量,特别是老年患者更应注意;少数患者发生皮疹、黄疸;偶见肝功能异常和骨髓异常;肾功能不全者除格列喹酮外,不宜服用。

(5)磺胺类药物的禁忌证:①1型糖尿病。②单纯饮食及运动治疗能够满意控制血糖的轻型患者。③并发急性代谢紊乱如酮症酸中毒、乳酸酸中毒、非酮症性高渗性昏迷等。④严重感染、外伤、手术等应激情况。⑤严重肝、肾功能不全,影响药物动力学者。⑥妊娠期(有致畸危险和引起胎儿和新生儿低血糖)。

(6)磺胺类药物的原发或继发失效:①原发失效:指糖尿病患者接受足量的磺胺类药物治疗开始1个月内空腹血糖仍然高于14mmol/L,常见于自然病程晚期才获得初诊的2型糖尿病患者,是由于胰岛功能丧失或严重受损造成。这种情况往往在合并使用双胍类药物后病情有所改善。②继发失效:指糖尿病患者接受磺胺类药物治疗后收到明显的治疗效果,但继续原来治疗降血糖疗效逐渐减弱,加大剂量至足量后空腹血糖仍高于11.1mmol/L,餐后血糖高于

14mmol/L,且这种高血糖持续数月,此时宜加用或改用胰岛素治疗。双胍类药物也部分存在继发失效。

(7)影响磺胺类药物作用的药物:加强磺胺类降糖作用的药物:①从蛋白结合位点代替磺胺类、抑制磺胺类从尿中排出:阿司匹林、水杨酸、非激素类抗炎药、磺胺药。②竞争抑制磺胺类代谢:乙醇、H_2受体阻滞剂、抗凝药、单胺氧化酶抑制剂。③拮抗内源性胰升糖素:β受体阻滞剂。减弱或对抗磺胺类降糖作用的药物:①增强磺胺类排除的酶诱导剂:乙醇(慢性饮用)、巴比妥类药物、氯普吗嗪。②胰岛素分泌抑制剂,拮抗胰岛素作用:噻嗪类利尿剂、糖皮质激素、雌激素、吲哚美辛(消炎痛)、烟酸。

2.双胍类药物

(1)双胍类药物的作用机制:①双胍类药物可延缓肠道对葡萄糖的吸收,但葡萄糖吸收总量不减少。②抑制糖原异生、肝糖分解从而减少肝糖输出。③增加机体对胰岛素的敏感性,从而增加外周组织对葡萄糖的摄取和利用,达到降糖目的。④促进各类细胞葡萄糖转运因子的转位。双胍类药物在高血糖状态下有降糖作用,但对正常血糖无降糖作用,故不引起低血糖。

(2)双胍类药物的适应证:①以胰岛素抵抗为主的糖尿病患者,特别是肥胖的2型糖尿病患者。②非肥胖2型糖尿病患者用磺胺类药物不能满意控制血糖时。③1型和2型糖尿病患者使用胰岛素治疗时若联合应用双胍类,不仅可增加胰岛素的降糖作用,减少胰岛素用量,并可减少血糖不稳定者的血糖波动。④葡萄糖耐量减少者。

(3)双胍类药物的不良反应:①消化道反应,有食欲缺乏、恶心呕吐、腹痛及腹泻等。②乳酸增高及乳酸酸中毒:因其促进肌肉中糖的无氧酵解,产生大量乳酸,机体缺氧时易致乳酸中毒,应引起重视。苯乙双胍比二甲双胍多见,尤其在肝、肾功能不全,心肺疾病,贫血及老年人。

(4)双胍类药物的禁忌证:①糖尿病酮症酸中毒、高渗性昏迷、严重感染、创伤及大手术等。②糖尿病患者伴心力衰竭、肝及肾衰竭、慢性肺部疾病、组织缺氧、酗酒等均禁用双胍类药物,因易引起乳酸性酸中毒。③糖尿病患者在妊娠期间亦不能应用双胍类药物。④消化道反应剧烈不能耐受者或有慢性消化道疾病者。⑤酒精中毒者。

(5)影响双胍类药物作用的其他药物:①利福平抑制双胍类药物的吸收而减弱其降糖作用。②乙醇抑制苯乙双胍代谢,加强其降糖作用。③西咪替丁减少双胍类药物在肾脏清除,加强其降糖作用。

3.α－糖苷酶抑制剂

(1)作用机制:该类药物的降糖机制是抑制多糖或双糖转变为单糖,延缓葡萄糖在肠道的吸收从而降低餐后血糖并兼有减轻胰岛素抵抗的作用。长期应用也可降低空腹血糖。其中阿卡波糖主要是抑制α－淀粉酶,伏格列波糖主要是抑制双糖水解酶的作用。

(2)适应证:该类药物的适应证很广,可单独或与双胍类同用于肥胖的2型糖尿病患者;与磺胍类联合用于仅用磺胍类血糖控制不理想的2型糖尿病患者;与胰岛素合用于1型和2型糖尿病需用胰岛素者,不仅可减少胰岛素用量还有助于减轻餐后早期高血糖及餐后晚期低血糖。

(3)不良反应:主要是消化道反应,表现为腹部胀满、胀气、肠鸣音亢进和排气过多,少数患者有腹泻或便秘。这些症状多在服药2周左右缓解,仅少数患者不能耐受而停药。

（4）禁忌证：原有消化不良、消化道溃疡、肠梗阻倾向、感染、恶性肿瘤、酗酒、严重肝和肾功能损害者；妊娠或哺乳妇女及小儿。

（5）注意事项：α－糖苷酶抑制剂的使用应从小剂量开始，渐增加剂量，并与第一口饭一起嚼碎咽下。避免同服考来烯胺、肠道吸附剂、消化酶制剂。

4.胰岛素增敏剂

胰岛素增敏剂除了二甲双胍外，目前还有噻唑烷二酮类药物（TZDs）。它属于过氧化物酶增生体所激活的受体，是一种核受体（简称 PPAR－γ）。被激活后的这种受体蛋白，能够结合 DNA 的反应成分，继而影响基因的转录，其生物效应是改变和调节一系列糖类和脂肪的代谢。现在应用于临床的有罗格列酮和吡格列酮。

（1）作用机制：目前噻唑烷二酮类药物的作用机制还在进一步的探讨当中，根据最近的研究可归纳为以下几点：①激活 PPAR－γ，能够减少脂肪的溶解和增加脂肪细胞的分化，减少外周组织的胰岛素抵抗。②降低瘦素和肿瘤坏死因子－α 的表达，减少 PAI－1 分泌，降低游离脂肪酸水平，从而增加周围组织对胰岛素的敏感性和反应性，提高糖原合成酶的活性，促进骨骼肌对胰岛素介导的葡萄糖摄取和利用。③通过抑制肝糖异生的限速酶即 1,6－二磷酸果糖酶和 2,6－二磷酸果糖酶的活性而降低肝糖输出。④提高胰岛素敏感性，从而抑制肝内合成内源性三酰甘油并促进其清除，改善糖尿病患者的血脂，防止动脉硬化的产生，延缓其发展。⑤清除自由基，降低过氧化脂质的形成，抑制动脉硬化的形成。⑥减少血管平滑肌细胞的钙离子内流，内皮细胞合成一氧化氮增加，改善血管内皮功能。

（2）适应证：①胰岛素抵抗肥胖，或伴有高血压的 2 型糖尿病患者。②胰岛素抵抗者。③可单独用于 2 型糖尿病的治疗，也可与磺胺类、双胍类药物或胰岛素合用。

（3）不良反应：转氨酶升高、头痛、头晕、恶心、腹泻、体重增加和液体潴留。

（4）禁忌证：1 型糖尿病患者、酮症酸中毒、肝功能异常者。

（5）用药注意事项：用药期间监测肝功能，转氨酶升高 3 倍以上者停药。

5.非磺胺类胰岛素促泌剂

非磺胺类胰岛素促泌剂又称餐时促胰岛素分泌剂，其化合物能促进胰岛 β 细胞中胰岛素的第一时相分泌。其特点是只在进餐时才会迅速而短暂的刺激胰腺分泌胰岛素，起效快，作用持续时间短，安全性好。此类药物包括瑞格列奈和那格列奈。

（1）作用机理：通过与胰腺 β 细胞膜上的 ATP 敏感性钾通道（K＋ATP）偶尔受体相互作用，使浆膜去极化，随即通过电压敏感性 L 型钙通道的开放，引起钙离子内流和胰岛素分泌。它与磺胺类药物不同之处在于：它在胰岛 β 细胞膜上的结合位点不同；不直接刺激胰岛素的胞泌作用。

（2）适应证：2 型糖尿病、餐后高血糖。

（3）不良反应：①轻度胃肠功能紊乱、腹泻、呕吐。②个别患者出现乳酸、转氨酶升高，疗程结束后即可消失。③少数患者出现轻微低血糖。④变态反应。⑤体重轻微增加。

（4）禁忌证：1 型糖尿病患者，肝、肾功能不全者。

（5）应用：可以单独或与双胍类、噻唑烷二酮联合使用。格列奈类药物不能与格列苯脲或其他促胰岛素分泌剂合用。格列奈类药物可减少餐后高血糖并且在单独使用时，一般不导致低血糖。一般进餐前服药(餐前 15min 即可),不进餐不服药。

(6)影响格列奈类药物的其他药物:①增强降糖作用:单胺氧化酶抑制剂、非选择性 β 受体阻滞剂、ACEI、非甾体抗炎药、乙醇、促合成代谢激素、奥曲肽。②减弱降血糖作用:口服避孕药、噻嗪类、皮质激素、甲状腺素、拟交感神经药。③因格列奈类药物均经肝细胞色素 P450 酶代谢,凡影响肝脏 P450 酶活性的药物如酮康唑、某些抗生素、环孢霉素、类固醇可抑制该类药物代谢,而诱导 P450 酶活性的药物如利福平、巴比妥、卡马西平可促进该类药物代谢。

6.胰岛素治疗

(1)胰岛素的生理作用:胰岛素通过与肝脏、脂肪组织、肌肉等组织的细胞膜受体结合后发挥效应。主要作用是增加葡萄糖的穿膜转运,促进葡萄糖摄取、促进葡萄糖在细胞内的氧化或糖原合成,并为合成蛋白或脂肪提供能量,促进蛋白质及脂肪的合成,减少酮体生成。其与生长激素有协同作用,促进生长、促进钾向细胞内转移,有水、钠潴留作用。

(2)适应证:①1 型糖尿病患者。②2 型糖尿病患者经饮食及口服降血糖药治疗未获得良好控制者。③糖尿病并发急性代谢紊乱如酮症酸中毒、高渗性昏迷和乳酸性酸中毒伴高血糖时。④合并重症感染、消耗性疾病、视网膜病变、肾病、神经病变、急性心肌梗死、脑卒中。⑤因存在伴发病需外科治疗的围手术期。⑥妊娠和分娩。⑦全胰腺切除引起的继发性糖尿病。

(3)胰岛素的类型:胰岛素制剂可分为速(短)效、中效和长(慢)效 3 类。速效有普通(正规)胰岛素(RI),皮下注射后发生作用快,但持续时间短,是唯一可经静脉注射的胰岛素,可用于抢救糖尿病酮症酸中毒。中效胰岛素有低精蛋白胰岛素(NPH,中性精蛋白锌胰岛素)和慢胰岛素锌混悬液。长效制剂有精蛋白锌胰岛素注射液(PZI,鱼精蛋白锌胰岛素)和特慢胰岛素锌混悬液。速效胰岛素主要控制 1 餐饭后高血糖;中效胰岛素主要控制 2 餐饭后高血糖,以第 2 餐饭为主;长效胰岛素无明显作用高峰,主要提供基础水平胰岛素。

(4)胰岛素的不良反应:①低血糖反应:最常见,一般由体力活动太多、饮食减少、药物用量过大引起,发作多较急,如昏迷持续 6h 以上可能导致中枢性不可逆性损害。②变态反应:以注射局部疼痛、硬结、皮疹为主,偶有全身性变态反应,如荨麻疹、紫癜、血清病、局限性水肿、支气管痉挛、虚脱、胃肠道反应、急性肺水肿。多见于注射含有附加蛋白的制剂时。③注射部位皮下脂肪营养不良。④胰岛素拮抗或胰岛素耐药性糖尿病:耐药性的定义为每日胰岛素需要量超过 200U,持续 48h 以上。发生率为 0.1%～3.6%。⑤胰岛素性水肿:糖尿病控制后 4～6d 可发生水钠潴留而导致水肿。⑥屈光失常:视力模糊属暂时性变化,多见于血糖波动较大的 1 型糖尿病患者。⑦高胰岛素血症与肥胖:与胰岛素剂量与使用方法有关,剂量越大越易引起肥胖和高胰岛素血症,故应强调胰岛素治疗的同时饮食控制和运动。加用双胍类及 α-糖苷酶抑制剂有助于减少胰岛素用量,减轻外周高胰岛素血症。

(5)胰岛素的应用原则:①急需控制糖代谢紊乱者用短效类,如酮症等急性并发症、急性感染、大手术前后、分娩前及分娩期。1 型或 2 型糖尿病初治阶段,为摸索剂量和治疗方案,可用短效胰岛素,每日 3～4 次。②可采用长效制剂于早餐前注射或中效制剂晚 10 时睡前注射,以维持血浆胰岛素基础水平,并使次晨血糖控制较好。③为减少注射次数可采用混合剂,早晚餐前注射,中效和长效的比值可以灵活掌握,在制备混合剂时为避免鱼精蛋白锌进入普通胰岛素瓶内,应先抽普通胰岛素再抽鱼精蛋白锌胰岛素。也可直接应用混合好的胰岛素。④如病情严重伴循环衰竭、皮下吸收不良.有抗药性需极大剂量时,常使用胰岛素或锌结晶胰岛素静脉滴注。⑤采用纯度较高的制剂时剂量减少 30％左右,从动物胰岛素转为人胰岛素时剂量减少 10％～25％。⑥1 型糖尿病血糖波动大不易控制者,2 型糖尿病伴胰岛素抵抗者可与口服降糖药联合应用。

(6)应用胰岛素的注意事项:①患者需要密切监测血糖,学会根据血糖情况调节胰岛素用量,特别是在患病期间,饮食运动改变时。②指导患者如何识别低血糖症状,处理低血糖发作。③胰岛素剂量取决于进食量、体力活动、精神状态、伴发疾病、应激状态、胰岛素制剂种类、患者体内抗体情况、注射部位、联合用药情况、是否伴有肥胖、肝及肾功能是否异常等。

(7)影响胰岛素作用的因素:①胰岛素制剂的种类,胰岛素的来源。②胰岛素的浓度与剂量:浓度高、剂量大的吸收缓慢,作用延迟。③给药方法:不同的给药方法会影响胰岛素的吸收,按吸收速度由快至慢分别为静脉注射、腹膜内注射、肌内注射、皮下注射。④注射技术。⑤注射部位和温度:不同部位吸收由快至慢分别为腹部、前臂、大腿、臀部。洗热水澡可加速胰岛素的吸收。⑥注射与进食的间隔时间,进食种类。⑦患者有无胰岛素抗体。⑧运动:运动增加肌肉对胰岛素的敏感性,注射部位的肌肉运动加速胰岛素的吸收。⑨肝、肾功能:当肝、肾功能不全时,影响胰岛素的清除,使胰岛素半衰期延长,血液循环中游离胰岛素增多可导致严重低血糖,故应减少胰岛素用量,特别是避免中长效胰岛素。⑩应激因素:机体处于应激状态时,儿茶酚胺等拮抗胰岛素的激素分泌增多,使胰岛素效价降低、血糖升高,此时需要增加胰岛素用量。

(8)胰岛素的一般用法:口服降糖药效果欠佳时可采用口服降糖药与中长效胰岛素联合治疗的方法,即白天用口服药,加睡前注射一次中效胰岛素。当血糖仍然不理想时可停口服药,而完全胰岛素治疗,具体方法如下:①给予速效和长效胰岛素混合制剂,2 次/天,早餐和晚餐前注射。此方法可能出现中午或(和)午夜低血糖,但.上午吃一些零食可预防中午低血糖,睡前注射中效胰岛素代替晚餐前的混合胰岛素可预防午夜低血糖。②3 次/天餐前注射速效胰岛素,加睡前注射中、长效胰岛素,此方法可以灵活安排进餐时间。③灵活应用,餐前注射短效胰岛素加长效胰岛素,以模仿生理胰岛素基础分泌。此法可以根据进食和运动时间安排,或饮食中糖类的含量调整胰岛素的使用,饮食中每 10～15g 糖给予 1～2U 胰岛素。④胰岛素抵抗患者胰岛素用量较大,可加用噻唑烷二酮类药物、二甲双胍或 α—糖苷酶抑制剂。⑤胰岛素泵持续皮下给药。⑥胰岛素注射笔匹配专用胰岛素制剂,定量准确、注射方便,特别适合老年和视力减迟的患者。

(9)胰岛素用量:开始胰岛素治疗时每日总剂量的计算。①按体重计算:1 型糖尿病 0.5～1U/(kg·d);新诊断的 1 型糖尿病 0.2～0.6U/(kg·d);青春期 1 型糖尿病 1.0～1.5U/(kg·d),因青春期生长发育迅速,故需要量增大;2 型糖尿病 0.1～0.2U/(kg·d)。②按生理需要量计算:正常人每天分泌 30～40U 胰岛,素,起始量胰岛素可从 24～40U/d 开始。③按空腹血糖(FPG)估算:FPG 为 8～10mmol/L 时,给 0.25U/(kg·d);FPG＞10mmol/L 时,每增加 1mmol/L 胰岛素增加 4U/d。

(10)胰岛素泵治疗:①胰岛素泵的脉冲式连续输注方式符合生理状态下胰岛素分泌,能够持续提供基础胰岛素,减少了餐前胰岛素用量,可更快地消除胰岛素抵抗状态。避免了高胰岛素血症,且较普通胰岛素吸收快,缩短了胰岛素吸收入血的起效时间。②胰岛素泵只使用速效或超短效胰岛素,减少了使用多种胰岛素制剂引起的吸收差异。③可自由调整基础量,减少低血糖的发生,并能有效抑制"黎明现象"。④24h 持续输入基础量胰岛素,不进食、晚进食也不至于引起低血糖,而多进食也可适量追加胰岛素,从而使患者全天血糖接近正常,更适于生活方式多变的人、低血糖无感知者及糖尿病自主神经病变者。适应证:①所有 1 型糖尿病患者,尤其是经常规治疗血糖控制不佳、血糖剧烈波动、对低血糖不能感知而多次发生低血糖、夜间低血糖、对胰岛素特别敏感或胰岛素需求量很少者。②胰岛功能差需要胰岛素治疗的 2 型糖尿病患者。③有"黎明现象"者,空腹血糖≥11.1mmol/L。④生活方式多变,工作、进食、活动不规律者。⑤妊娠。⑥器官移植后血糖难以控制者。⑦严重糖尿病自主神经病变,如胃麻痹、下肢疼痛等。

胰岛素泵治疗时胰岛素用量的计算:可根据实际体重或以前胰岛素总量进行计算。①体重在理想体重的 20% 以内时,每日胰岛素总量=0.4~0.9U/kg,或按以前胰岛素总量的 75% 计算。②基础量=40%~50%每日胰岛素总量。③餐前量=50%~60%每日胰岛素总量,如果基础量已经平衡了生物节律因素,则可将餐前量平均分配到三餐前。

胰岛素泵治疗时胰岛素用量的调整:①基础量的调整主要根据早晨空腹血糖。②餐前量的调整根据下次餐前血糖值调整。③如果连续 2d 血糖值大于靶血糖值,增加餐前量 1U/次,连续 2d 血糖值小于靶血糖值,减少餐前量 1U/次。④每次剂量调整不超过 1~2U,观察 2~3d 后再根据血糖情况继续调整。

7.胰岛素类似物

(1)胰岛素类似物与普通人胰岛素比较,有着诸多的益处,促使胰岛素的给药方式更趋完善。①起效快速,避免人胰岛素的起效时间需 30~60min,必须餐前 30min 给药的缺点,仅邻近程前 15min 注射,或于餐后即用,同时作用持续时间短。②贴近生理治疗,胰岛素类似物和长效胰岛素联合应用,三餐时注射短效类似物及睡前注射甘精胰岛素,可帮助糖尿病患者更准确地模拟正常人在生理状态下的胰岛素代谢过程;以最大限度地将血糖控制在正常范围,且不易引起低血糖的发生。③峰效时间与餐后血糖峰值同步,更好地控制餐后血糖升高。另注射时间随意,便于灵活应用,如根据进餐的需要及在餐后追加使用。④显著减少夜间低血糖发作。⑤可降低糖化血红蛋白(HbAuc),达到<7%的指标。⑥注射部位的药物吸收较稳定,个体内的变化以及个体间的差异较小,吸收的变异度有很大的改善。另外,人胰岛素注射剂量较大时,可在皮下形成储存,疗效与持续时间难以预计,而类似物极少出现此类现象。⑦睡前注射甘精胰岛素与口服降糖药联合应用将提高 2 型糖尿病患者的血糖控制,且比通常预想的更容易实行和节约费用。⑧口服肾上腺皮质激素的糖尿病患者的缺陷常是餐后血糖处理受损,皮质激素可抑制胰岛素的分泌,增加糖异生,减少外周组织对葡萄糖的摄取。但胰岛素类似物可改变这一弊端。

(2)胰岛素类似物的应用原则:①甘精胰岛素的 pH 值低,不能与其他胰岛素注射剂混合,以免发生凝聚,使吸收延迟。②由动物胰岛素改用人胰岛素类似物时,剂量应减少 10% 左右,否则易致低血糖的发生。③对过敏者、妊娠妇女、动物源性胰岛素呈现免疫抵抗者、初始采用胰岛素治疗者、间断应用胰岛素者宜尽量首选人胰岛素。④甘精胰岛素宜提倡睡前给药,以控制"黎明现象"高血糖及白天葡萄糖毒性所致的夜间高血糖。并可替代三餐间的基础胰岛素的分泌。⑤与可升高血糖的药物联合应用,如肾上腺皮质激素、异烟肼、雌激素、口服避孕药、烟酸、噻嗪类利尿药,可适当增加剂量;当与含硫抗菌药、水杨酸盐、单胺氧化酶抑制剂、血管紧张素转换酶抑制剂、β受体阻滞剂、奥曲肽等药联合应用,可减少胰岛素类似物的需求量。且β受体阻滞剂可能掩盖胰岛素所致的低血糖现象,需特别警惕。

第五节　嗜铬细胞瘤

一、概述

嗜铬细胞瘤是一种较罕见的继发性高血压。高血压中嗜铬细胞瘤的发生率约为 0.05%～0.1%。临床上常呈阵发性或持续性高血压、多个器官功能障碍及代谢紊乱症群,其特征为头痛、心悸、出汗三项主症与高血压、高代谢、高血糖三高症,以及血压、心率大幅度波动。

嗜铬细胞瘤是一种产生儿茶酚胺的肿瘤,大多数为良性约占 90%,恶性仅占 10%,肿瘤的数目,在成人中约 80% 为单个单侧。单个肿瘤多发生于右侧,原因尚不明确。嗜铬细胞瘤约 80%～90% 位于肾上腺髓质。许多资料证明肾上腺髓质嗜铬细胞瘤内含有肾上腺素和去甲肾上腺素两种颗粒,而肾上腺髓质以外的嗜铬细胞瘤细胞只含有去甲肾上腺素颗粒。嗜铬细胞瘤若能及早正确地诊疗,是完全可以治愈的,但如不能及时诊断或错误治疗则可导致严重后果,乃至死亡。

二、诊断要点

(一)临床表现

1.高血压症群

由于肾上腺素作用于心肌,心搏出量增加、收缩压上升,但对周围血管除皮肤外有扩张作用,故舒张压未必增高;去甲肾上腺素作用于周围血管引起其收缩,促使收缩压和舒张压均升高,此为本病主要症群。临床上据血压发作方式,可分阵发性和持续性两型。阵发性高血压具有特征性,每因精神刺激、弯腰、排尿、排便、按摩、触摸、肿瘤手术检查、组胺试验、灌肠、麻醉诱导等而激发,血压骤然上升,收缩压高者可达 40.0kPa(300mmHg),舒张压也相应明显升高,可达 24.0kPa(180mmHg),一般在(26.7～33.3)/(13.3～20.0)kPa[(200～250)/(100～150)mmHg]之间。患者感心悸、心动过速(少数有心动过缓),剧烈头痛、头晕,表情焦虑,四肢及头部有震颤,皮肤苍白,尤以脸部为甚,全身多汗,手足厥冷、发麻或有刺感,软弱无力,有时出现气促、胸闷、呼吸困难,有时伴以恶心、呕吐,中上腹痛,瞳孔散大,视力模糊,神经紧张,濒死感。严重发作时可并发肺水肿、心力衰竭、脑出血或休克而死亡。阵发性高血压发作历时一般为数分钟,大多少于 15min,但长者可达 16～24h。早期血管并无器质性改变,晚期动脉发生器质性变化,此时血压呈持续性升高,但仍可有阵发性加剧。儿童及青年患者常病情发展较快,可似急进性高血压,短期内可出现眼底病变,多为Ⅲ、Ⅳ度,并可有出血、乳头水肿、视神经萎缩,以至失明。另外尚可发生氮质血症或尿毒症、心力衰竭、高血压脑病。嗜铬细胞瘤若得不到及时诊断和治疗,经一定时间(可长达十数年),则可出现诸多高血压心血管系统严重并发症,包括左心室肥大、心脏扩大、心力衰竭、冠状动脉粥样硬化、肾小动脉硬化、脑血管病变等。

2.代谢紊乱

儿茶酚胺可使体内耗氧量增加,基础代谢率上升。发作时可见发热,体温上升 $1\sim2℃$,多汗者由于散热体温升高可不明显。体重减轻多见,此系糖原分解,胰岛素分泌受抑制,血糖升高,脂肪过度分解所致。由于游离脂肪酸升高、糖耐量降低等代谢紊乱,易诱发动脉粥样硬化。

3.其他特殊临床表现

①低血压及休克:少数患者血压增高不明显,甚至可有低血压,严重者乃至出现休克,另外可有高血压与低血压相交替出现现象。发生低血压的原因为:肿瘤坏死、瘤体内出血,导致儿茶酚胺释放锐减乃至骤停;大量儿茶酚胺引起严重心律失常、心力衰竭或心肌梗死以致心排出量锐减,诱发心源性休克;肿瘤分泌大量肾上腺素,兴奋肾上腺素能 β 受体,引起周围血管扩张;部分瘤体可分泌较多量多巴胺,抵消了去甲肾上腺素的升压作用;大量的儿茶酚胺引起血管强烈收缩,微血管壁缺血缺氧,通透性增高,血浆渗出,有效血容量减少,血压降低。②腹部肿块:嗜络细胞瘤瘤体一般较大,少数患者(约 10%)能在腹部扪及。触诊时应警惕可能诱发高血压发作。③消化道症状:由于儿茶酚胺可使肠蠕动及张力减弱,故常可引起便秘、腹胀、腹痛,甚至结肠扩张,还可引起胃肠壁血管发生增生性及闭塞性动脉内膜炎,以致发展为肠梗死、出血、穿孔、腹部剧痛、休克、胃肠出血等急腹症表现。儿茶酚胺又可使胆囊收缩减弱,胆道口括约肌张力增高,引起胆汁潴留和胆石症发生。④膀胱内肿瘤:膀胱内的嗜络细胞瘤罕见。患者每于膀胱尿液充盈时、排尿时或排尿后刺激瘤体释放儿茶酚胺引起高血压发作,有时可致排尿时昏厥。⑤红细胞增多症:由于嗜络细胞瘤体可分泌红细胞生成素样物质,进而刺激骨髓引起红细胞增多。

(二)实验室及其他检查

1.血、尿儿茶酚胺及其代谢产物测定

尿中儿茶酚胺及其终末代谢产物香草基杏仁酸(VMA)和中间代谢产物甲氧基肾上腺素(MN)、甲氧基去甲肾上腺素(NMN)的排泄量测定对本病的诊断具有一定的价值。但这些检查干扰因素多,波动性大,需多次测定才可靠。

2.药理试验

①胰高糖素试验:胰高糖素一次注射负荷量为 0.5~1.0mg。适用于血浆儿茶酚胺相对较低(400~1000pg/mL)及血压低于 22.7/13.3kPa(170/100mmHg)者。该剂有刺激瘤体分泌儿茶酚胺作用,分别采集胰高糖素注射前和注射后 3min 的血标本,注射后血浆儿茶酚胺浓度若为注射前的 3 倍或以上、或注射后浓度高于 2 000pg/mL 诊断则可确立。试验时备有酚妥拉明,以期在发生显著升压反应时使用,以终止试验。胰高糖素试验的不良反应和假阴性极少,是目前值得推荐的激发试验。②酚妥拉明:系肾上腺素能受体阻滞剂,可使本病患者血压迅速下降。负荷量 1~5mg/次。如注射后 2min 内血压迅速下降,其幅度 >4.7/3.3kPa(35/25mmHg),且持续时间为 3~5min,可判为阳性。如一度下降后又迅速回升则为假阳性。正常人及其他高血压患者收缩压下降不明显。

3.定位诊断

B超、电子计算机断层扫描摄片法(CT)及磁共振(MRI)均可做出较准确的诊断,其中

MRI 尤佳,敏感性极高,几乎达 100％,且不需注射造影剂。

三、诊断标准

1.波动性高血压:①发作型:血压波动于正常与高血压之间。②持续型:在高血压基础上的激烈变化。③因俯卧、倒卧、饱食、排便等诱因而使血压波动,血压上升时出现搏动性头痛、频脉、出汗、面色苍白、四肢冷、视力障碍。④一般抗高血压药无效,但 a 及 β－阻滞剂有效。

2.尿蛋白、糖阳性、白细胞增多、高脂血症,血糖增高,CTT 异常,与肾功能成比例的眼底异常,BMR 上升。

具备以上症状,检查所见一部分或大部分条件,同时还必须具备下列第(3)～(5)条者即可做出诊断。

3.血或尿中儿茶酚胺浓度增高。

4.尿中儿茶酚胺代谢产物如甲氧基肾上腺素、甲氧基去甲肾上腺素及香草基杏仁酸(VMA)等排出增加。

5.经 IVP(静脉肾盂造影)、超声检查、腹部 CT 等证实存在的肿瘤。

四、鉴别诊断

(一)嗜铬细胞瘤的鉴别诊断主要应与其他继发性高血压及高血压病相鉴别

包括急进性高血压、间脑肿瘤、后颅凹瘤(小脑及脑干肿瘤)、中风(中风后 2～3 个月内有血压波动、尿 VMA 值升高)等引起的高血压。本病持续高血压者的表现酷似高血压病,发展快者似急进型高血压,不同之处是患者有儿茶酚胺分泌过多的某些表现,如头痛、畏热、多汗、肌肉震颤、消瘦、疲乏、精神紧张、焦虑、心动过速、心律失常、直立性低血压等。

(二)特殊病例尚须与甲状腺功能亢进、糖尿病、更年期综合征等相鉴别

但上述疾病绝大多数不伴有血浆总儿茶酚胺、游离儿茶酚胺以及尿中其代谢产物值的上升。

五、诊断提示

1.临床上遇见以下情况时,应当考虑嗜铬细胞瘤的诊断:①阵发性高血压;②持续性高血压伴有某些特异性的本病症状者;③急进性、恶性高血压,大多是年轻患者;④高血压患者有一些难以解释的临床征象,如原因不明的休克、阵发性心律失常、剧烈腹痛者。

2.典型嗜铬细胞瘤的诊断不难,困难在于一个不典型的患者,常具有不典型的和非特异性的临床表现。嗜铬细胞瘤模仿其他疾病的情况较为多见,以致造成早期、初次诊断的错误。因此,临床上必须根据其症状、体征配合相应的生化及影像学检查,以便早期确诊及时治疗。

六、治疗方法

应用药物长期控制嗜铬细胞瘤高血压是困难的,且其中恶性约占 10％,故手术治疗是首选。要获得满意的手术效果,需内、外科的密切配合。

(一)内科处理

控制嗜铬细胞瘤高血压的药物有 α1－肾上腺素能阻滞剂、钙拮抗剂、血管扩张剂和儿茶酚胺合成抑制剂等。β肾上腺素能阻滞剂有时可用于治疗心律不齐和心动过速,但应在 α－肾上腺素能阻滞剂已起作用的基础上方可使用。

当骤发阵发性高血压症群时,应立即予以抢救,主要措施有:①给氧;②静脉注射酚妥拉明

1～5mg(与5％葡萄糖溶液混合),同时严密观察血压、心率、心律,并以心电图监护,继以酚妥拉明10～50mg溶于5％葡萄糖生理盐水缓慢静脉滴注,同时观察以上各指标,一般病例约需40～60mg可控制;③如有心律不齐、心力衰竭、高血压脑病、脑血管意外和肺部感染等并发症时,应及时对症处理。

对有癌肿转移及不能手术者,可采用甲基对位酪氨酸,此为一种酪氨酸羟化酶抑制剂,可减少多巴胺合成,初始计量500～1500mg/d,以后3～4g/d,分3～4次,口服,约可抑制50％～80％儿茶酚胺的合成,使患者血压、VMA排出量降至正常,症状有所改善、寿命也可延长。应争取早期使用,晚期疗效较差。

对有癌肿转移及不能手术者,可采用甲基对位酪氨酸,此为一种酪氨酸羟化酶抑制剂,可减少多巴胺合成,初始计量500～1 500mg/d,以后3～4g/d,分3～4次,口服,约可抑制50％～80％儿茶酚胺的合成,使患者血压、VMA排出量降至正常,症状有所改善、寿命也可延长。应争取早期使用,晚期疗效较差。不良反应有嗜睡、焦虑、腹泻、口干、溢乳、精神失常、震颤等。恶性嗜铬细胞瘤发生肝转移时可给链佐星2g/次,加入0.9％生理盐水500mL中,每月1次静脉滴注,2月后瘤体可缩小50％左右。也可用栓塞疗法或间位[131]I-MIBG治疗,可缩小瘤体,减少儿茶酚胺产量。

(二)手术治疗

大多数嗜铬细胞瘤为良性,可手术切除而得到根治;如为增生则应作次全切除。

1.为了避免在麻醉诱导期、手术剥离、结扎血管和切除肿瘤时的血压波动以致诱发高血压危象和休克,应在术前2周及术中做好准备工作。

常用药物有:①苯氧苄胺:为非竞争性α受体阻滞剂,对$α_1$受体作用较$α_2$受体强100倍,半衰期长。初始常用剂量每12h 10mg,以后每隔数日递增10～20mg,渐增至每日40～100mg或以上,直至血压降至正常或接近正常。不良反应有鼻黏膜充血、直立性低血压、心动过速等。②哌唑嗪:为$α_1$-受体选择性阻滞剂,作用时间相对较短。首次剂量1mg,以后渐增至6～8mg/d维持,不良反应有直立性低血压,低钠倾向等。③盐酸普萘洛尔:为非选择性β受体阻滞剂,可在α-受体阻滞剂应用后心律失常或心动过速(P>100次/分)时使用,应用剂量不宜过大,每次10mg,每日3～4次,当心率过快确需进一步控制时再谨慎增加。④其他:在上述药物降压效果不佳时,也可试用尼卡地平、卡托普利等。

2.在手术过程中需要尽可能地探查两侧肾上腺和整个交感神经链,以期发现和摘除多发性肿瘤。手术期间和术后期间要适当应用儿茶酚胺阻滞剂和输血、输液,以恢复手术中丢失的血容量,这样可以防止切除肿瘤后引起的严重低血压或休克状态,以及可能发生的肾衰竭或心肌栓塞等。术后应用去甲肾上腺素和可的松等维持疗法是有益的;普萘洛尔等对控制心动过速和心律失常有价值,因而这种手术是安全的。

第六节 尿崩症

一、病因和病理生理

(一)尿浓缩的三要素

1.抗利尿激素(ADH)

即血管升压素。视上核和球旁核所分泌的 ADH,经垂体柄输送到垂体后叶储存。这种长途的神经路径受破坏,则出现中枢性尿崩症。

2.远曲小管的 ADH 受体

远曲小管的 ADH 受体的基因发生先天灾变,则 ADH 不能发挥作用,即远曲小管细胞膜不能呈现水通透增强及相应的尿浓缩。

3.高渗肾髓质

肾髓质实现大量水的重吸收,即实现尿的浓缩。高渗状态的建立,使远曲小管液的水,经过通透性增高的远曲小管细胞,进入高渗肾髓质。

(二)3 种尿崩症

这 3 种病共同点:多尿和多饮,低比重尿,正常血钠。

1.中枢性尿崩症

对血渗透压升高不能出现相应的加压素(又名抗利尿激素 ADH)血水平上升。下丘脑分泌障碍为主,可为 ADH 传输、储存部位的病变。肾集合管内稀释的小球滤过液得不到水大量重吸收进入高渗髓质区的浓缩,因而排出大量尿液。这引起血渗透压上升刺激口渴中枢和继发性多饮。血浆 ADH 水平很低或测不到。

2.肾性尿崩症

肾性尿崩症是指其他诸功能均正常的肾脏对 ADH 不能起反应。血 ADH 水平升高,是代偿现象。V_2 受体基因异常的家族性肾性尿崩症只见于纯合子病例(在一定位点上具有一对相同等位基因的个体),受累的男性从出生开始就出现严重多尿和脱水。

3.原发性多饮

原发性多饮是口渴中枢受刺激的疾病。大量饮水是原发异常(可为精神性)→血渗透压下降→抑制 ADH 分泌。由于缺乏 ADH 对肾的作用,则尿液不能浓缩、尿量大,所测血 ADH 水平降低。

(三)中枢性尿崩症病因

先天性少见,获得性多见。获得性成人中枢性尿崩症中包括以下几点。

1.特发性和自体免疫性者

缺乏直接证据,是排除法诊断。可占30%病例。凡诊断特发性中枢尿崩者,应定期随访,可每年作一次下丘脑 MRI,共 4 年,以便发现缓慢生长的颅内病变(良性肿瘤、慢性肉芽肿、慢性感染)。

2.头外伤和颅内手术

头外伤和颅内手术可分别占 16％和 20％的中枢性尿崩症。

3.良性或恶性肿瘤

可占 30％病例。计有颅咽管瘤、松果体瘤、来自肺和乳腺的颅内转移癌。出现尿崩症后，可迟达 10 年才出现其他下丘脑表现。

一切中枢性尿崩症患者对外源性 ADH 药物（加压素、长效尿崩停、弥凝）反应良好：①尿量减少。②尿渗透压上升。这一点显然不同于家族性,肾性尿崩症所表现的对外源性 ADH 药无效。

(四)手术或外伤累及垂体或下丘脑所致尿崩症

有 3 型。

1.一过性尿崩症

在术后第一日内突然发病,几天内自然缓解。占手术后尿崩症的 50％～60％。

2.长期或永久性尿崩症

术后早期突然发病后,病情继续数周或永久不恢复。机制是损伤到下丘脑,或垂体柄、垂体后叶。

3.三期型

三期型包括急性期多尿（术后 0～4d）,中间期尿量正常（持续 5～7d）,第三期为永久多尿期,常在术,后 10～14d 开始。开始多尿期的原因,可能是神经元休克,无活性 ADH 前体物质释放出来。第二期尿量正常是由于变性神经元漏出有活性的 ADH。

二、临床表现

(一)多尿状态

首先查尿比重,分为 2 类：①尿比重不降低者（尿比重高,或至少不低）,溶质性利尿如糖尿病重症的多尿、高尿钙症的多尿、静脉滴注甘露醇或山梨醇的多尿。其他利尿剂。②尿比重明显降低的多尿状态,多次比重常达＜1.005,最有尿崩症的诊断意义,但可以间或比重升到1.010。其中包括中枢性尿崩症（ADH 不足）、肾性尿崩症（先天性远曲肾小管 ADH 受体异常,后天性肾疾患所致肾髓质高渗状态的破坏）,以及精神性多饮所致多尿状态。

(二)夜间多尿

几乎无例外的见于中枢性尿崩症；反之,原发性多饮（精神性尿崩症）夜间多尿则不常见。大多数中枢性尿崩症患者多尿多饮的发病突然。相反,肾保水功能损害者的多尿则缓慢起病。

(三)中枢性尿崩症临床特点

外伤性颅底骨折或手术创伤累及下丘脑和垂体后,突然出现低张性多尿症。即便特殊病因或特发性下丘脑尿崩症所致更隐袭发展的病例,多尿的发病也常相对突然,只不过几天而已。口渴与多尿在夜间持续。部分性中枢尿崩症者,在血渗透压正常时的 ADH 分泌能力明显减弱。中枢尿崩症时伴有甲减,伴有糖皮质激素减少时,对 ADH 需要量减少。给予可的松替代治疗或甲状腺素替代,则出现突然的大量排出低张尿。

(四)肾性尿崩症的临床特点

肾性尿崩症有四大特点：①肾小球滤过率正常,尿中溶质（糖、甘露醇、电解质等）正常。

②尿渗透压低下。③血加压素水平正常或升高。④外源性加压素不能升高尿渗透压和减少尿量,即肾小管 ADH 受体先天性无反应,或后天性肾小管周围的肾髓质高渗不能建立,共同点是不能对加压素起良好反应。包括 2 类:①家族性:与基因相关。②获得性:多种类型。

(五)家族性肾性尿崩症的诊断

包括 4 项:①婴儿期发病。②阳性家族史。③口渴、多尿、对外源性加压素无治疗反应。④血清加压素水平与血浆渗透压关系变化不定。

(六)获得性肾性尿崩症

获得性肾性尿崩症呈现对加压素无反应的多尿症,给外源加压素后尿渗透压上升值小于 10%。药物所致(如锂、氟)、肾盂肾炎、间质性肾炎等,严重损害肾髓质高渗状态。某些肾脏疾病所引起尿不能浓缩和多尿,是继发于肾髓质血流的异常,或者继发于某些疾病损害高渗肾髓质区的高渗维持。肾盂肾炎、止痛药性肾病、多发性黑色素瘤、结节病、镰形细胞病等,可引起肾性尿崩症。

(七)原发性多饮

原发性多饮又名精神性尿崩症。

大多数病例发病相当缓慢,病程更不规则。但某些病例是在下丘脑急性外伤后发生,病情严重、不缓解。饮水量可以大于下丘脑性尿崩症,比如可达 1d 饮水 20L,但仍然可以通夜睡眠而甚少中断睡眠。精神紧张时病情可加重。有时发现全家有饮水过多的习惯。某些病例因精神性疾病引起尿崩症。治疗精神病药物所致口干能引起多饮,继而多尿;药物可致肾性尿崩,药物可致口渴。

三、诊断

包括尿崩症的诊断和其病因诊断。

(一)实验室所见

1.尿崩症的标志.

尿崩症的标志是持久性尿比重≤1.005,尿渗透浓度<200mmol/L。等张的尿渗透压易于排除尿崩症,而诊断高血糖、肾损害等。

2.血渗透浓度

随意测定的平均值大于 287mmol/L。血钠升高与血渗透压升高相联系。与此相反,原发性多饮患者的口渴机制不正常,不依赖于生理刺激而摄水,故摄水过多伴血钠轻度被稀释。中枢或肾性尿崩症若起病于儿童期可发生膀胱扩张、输尿管扩张,甚至肾盂扩张。难点在鉴别加压素的部分或完全缺乏症和原发性多饮。提示强制性多饮的:①24h 尿量>8L。②随意血渗透压<285mmol/L。③既往发作性多尿的病史。

(二)禁水和加压素试验

大多数门诊患者有多尿多饮和正常血钠者,应做此试验。它是经验最多、最易实行的实验。病轻者在夜间开始禁饮,病重者限水时间选择在白天以便严密观察病情。试验开始,同时测血和尿的渗透压,然后禁止一切水摄入,每小时测尿渗透压和体重。邻近的 2 次尿渗透浓度之差小于 30mmol/kg,或体重丢失达 3%~5% 时,皮下注射 5U 水剂加压素或垂体后叶素。60min 后测尿渗透压。须监视原发性多饮者:①继续秘密地饮水。②在注射加压素后发生水中毒、严重低血钠。

1.正常值

禁饮后达最大尿浓缩所需时间为 4～18h。正常人：①水剥夺后尿渗透压为血渗透压的 2～4 倍。②更重要的是注射加压素后正常人尿渗透压进一步升高值<9％。

2.原发性多饮者

因长期水利尿作用而致肾髓质高渗状态洗脱而降低，则出现：①水剥夺后仅出现轻度尿浓缩。②但因存在最大内源性加压素释放。故给外源加压素后尿渗透压的上升小于 9％。

3.完全性中枢性尿崩症

①水剥夺后尿渗透压不能增加到大于血渗透压。②但注射加压素后尿渗透压的增加大于 50％注射前值，可达 400％增加。

4.部分性中枢性尿崩症

①于水剥夺后存在一定程度的尿浓缩，可达 300～600mmol/L。②注射加压素后尿渗透压增加至少达 10％，可达 50％。③可能在水剥夺后出现一个尿渗透压峰值(加压素储备突然排空)，再继续禁水则尿渗透压降低(加压素排空后无后续加压素释放)。

5.肾性(先天性)尿崩症

①水剥夺后尿渗透压不能大于血渗透压。②给外源加压素后尿渗透压也不能大于血渗透压(增加值小于 50％)。水剥夺后尿浓缩的绝对值并无诊断意义，原因是最大浓缩能力取决于：①肾髓质高渗的程度。②存在足够量的加压素。③远曲小管细胞膜的加压素受体正常。随意选择的住院病例于水剥夺后最大尿渗透浓度为 764mmol/L，健康志愿者为 1067mmol/L，原因是住院患者肾髓质部间质高渗透压程度降低。

(三)中枢性尿崩症确诊

1.住院者

尿渗透压很低，伴血钠高所致血清渗透压升高。血浆加压素(ADH)水平很低或测不到。水剥夺和加压素试验符合中枢性尿崩症。

2.门诊患者中典型者

高血钠、低尿渗(尿比重<1.005)，正常肾功能三者构成尿崩症(DI)诊断。只需应用加压素激动剂(比如服用去氨加压素每天 2 次，每次 1 片 0.1mg；或注射长效尿崩停 0.15mL)，并证明肾脏反应是尿量明显减少和尿渗透压增加(尿比重达到 1.015 以上)，则证明下丘脑尿崩症的诊断。

3.手术后水利尿

手术后水利尿是继发于手术期间的水潴留。可能误诊为尿崩症(DI)的情况是补液追赶排尿量，引起持久多尿者。此时应限制补液速度，观察尿量和血钠。确诊尿崩症的条件为限液后血钠上升到正常，伴尿仍然低张，给加压素激动剂后出现尿量减少和尿渗透压上升。

(四)部分性中枢尿崩症和原发性多饮的鉴别

难度较大，以下供参考。

1.二者于禁水后尿呈某种程度浓缩

尚不能达到正常人的最大浓缩。原因是一切原因的尿量大，最终可以洗脱掉决定最大尿浓缩程度的肾髓质(高渗)的渗透压梯度。

2.对外源加压素注射

原发性多饮者的尿渗透压不出现进一步增高(但可以例外);部分性中枢性尿崩症者尿渗透压进一步增高(通常大于10%),但有例外,这种差别不可靠。

3.血浆加压素水平

如果血浆加压素测定(水剥夺终末期)敏感、可靠,可较好鉴别原发性多饮(加压素正常)和部分性中枢性尿崩(血加压素降低)。

4.病程随访中鉴别二病

部分性中枢尿崩症患者应用加压素期内出现尿量减少和尿渗透压上升,但无低血钠。随访中原发性多饮者应用加压素则出现低血钠。

(五)中枢性尿崩症(加压素缺乏症)的病因鉴别

1.脑部磁共振检查

只是80%~90%加压素分泌细胞被破坏才出现尿崩症,而一对室旁核在第三脑室室壁的后上方,另一对视上核在视交叉的侧上方。因此,病变须破坏4个核团,就必须足够巨大;或病变须位于鞍隔上方、四群核团神经纤维进入垂体柄处。这种病变容易被脑部磁共振检查识别。

2.视上核垂体通道损伤后的尿崩症

呈3期反应:急性多尿→中间期尿量正常→永久性多尿。

3.正常人

80%人群的垂体后叶在MRI的T图上显示亮区,表示加压素或其前体的储备量足够。中枢性尿崩者失去这种亮点。

4.引起(中枢性)尿崩症的肿瘤

最常见的是良性颅内肿瘤,如颅咽管瘤、鞍上胚组织瘤、松果体瘤等。垂体前叶瘤只是达到鞍上侵犯时才引起尿崩症。

5.特发性中枢性尿崩症

可能是自体免疫疾病,难于证实。须每年磁共振检查特发性中枢性尿崩症患者,共4年,以便发现生长缓慢的颅内肿瘤。换句话说,病因不明的中枢性尿崩症,每年进行CT或MRI检查,共4年随访未发现肿瘤或浸润性病变者,才可拟诊特发性中枢性尿崩症。

四、治疗

目的减少多尿和多饮。避免过量加压素替代引起水猪留和低钠血症。

(一)常用药物

1.最佳药物

精氨酸加压素激动剂或类似物,商品名叫Desmopressin,它又称为DDAVP,结构:1-脱氨,8-右旋。避免了加压效应,延长了作用时间。它作用于V_2(抗利尿)受体,对V_1受体(加压作用)作用甚微。口服Desmopressin(又称去氨加压素)的生物利用度低下,开始剂量为0.05mg,每天2次,以后调整剂量。口服剂去氨加压素0.1mg,每天1~2次。

2.长效尿崩停(油剂鞣酸加压素)

0.1~0.3mL注射,1~3d注射1次。

3.氯磺丙脲

可加强加压素对肾小管的作用,对部分性中枢尿崩症特别有用,须防止低血糖。每天100～400mg。

4.氯贝丁酯

可刺激释放内源性加压素,0.5g,每天 4 次。

5.噻嗪类利尿剂

引起钠脱失和血容量收缩,由于肾小球滤过液在近曲小管重吸收量增加,从而减少尿量。应补钾,但不应补钠,以保证疗效。

6.芬必得(布洛芬)

正常人前列腺素 E 可抑制加压素对肾小管的作用,芬必得可解除这种抑制。它可与其他药联用。

7.尿崩症患者妊娠期的处理

可以用去氨加压素治疗,它不被加压素酶破坏,它对子宫的催产素受体几乎无作用。因为孕妇正常血渗透压降低 10mmol/kg(因为血钠低),应该用足量以维持血钠在此较低的水平。

(二)高渗性脑细胞脱水的治疗

应该使血钠每 2h 下降 1mmol/L。

1.高渗性脑(细胞脱水)病

中枢性尿崩症或肾性尿崩症均可因为多尿和饮水不足而发生高渗性脑(细胞脱水)病而需紧急治疗。

目的是恢复体液渗透环境和补充细胞内脱水的水分。

2.脑水肿

因为严重高血钠而接受快速输注低张溶液的患者中,可高达 40% 患者发生抽搐。原因是细胞外液稀释太快→水进入细胞太快→脑水肿。

3.应该血钠每 2h 下降 1mmol/L 左右

较慢的补充水,则脑细胞可排除脱水过程中逐渐积累起来的细胞内溶质,渗透压逐渐平衡的结果是脑细胞不会发生水肿。液体补充速度是使血钠水平下降速度大约为每 2h 1mmol/L。

液体的选择取决于 3 个因素:①有无低血压和休克。②高血钠发生的速度。③高血钠的程度。

液体选择的指征:①以下患者选择低张 NaCl 溶液或口服液体作为起始治疗者:血钠轻度.上升(<160mmol/L),血容量收缩为中度(血压和尿量无明显异常)。②选择 5% 葡萄糖溶液的患者:急性高钠血症,不伴明显循环衰竭(休克),速度是输入的糖和糖代谢消失速度相平衡,而不致发生尿糖阳性以及相应失水。③以下患者选择生理(等张)盐水:高血钠更加严重,尤其是逐渐出现,业已超过 24h,并且伴有循环衰竭。此时选择生理盐水理由:①生理盐水相对于体液的高渗透压状态,仍为低渗性,可稀释体液,同时减少医源性脑水肿的危险。②生理盐水是提供血容量膨胀的有效方法,可治疗休克。

(三)中枢性尿崩症的激素替代治疗

1.垂体后叶素

5～10U,皮下或肌内注射,作用持续4～6h,用于诊断试验和外伤或手术后急症处理。

2.鞣酸加压素油剂

1.5～5U,肌内注射,作用持续24～72h。用于长期治疗。疗效不好可能是由于鞣酸加压素油剂用手加温和摇匀不充分,以致未能注射到加压素。不良反应包括腹部平滑肌痉挛性疼痛、呕吐、心绞痛。

3.精氨酸加压素

2个氨基酸改变结构而称为去氨加压素,优点是延长作用时间,消除平滑肌痉挛作用,不良反应甚少。大剂量可有头痛和面部潮红。去氨加压素5～20μg滴鼻,或10～40μg鼻喷,均可维持药效达12～24h,宁可选滴鼻制剂。1～4μg皮下注射,药效持续12～24h。0.1～0.8mg口服,药效维持12h。

(四)中枢性尿崩症的辅助治疗

1.噻嗪类

如氢氯噻嗪50～100mg/d,口服,药效持续12～24h。亦用于肾性尿崩症。供钠则疗效差,应供钾。机制:①轻度钠脱失→等张的近曲小管液的吸收量增加。②钠脱失→到达集合管的尿液体积减少。

2.氯磺丙脲

250～750mg/d,口服,药效持续24～36h。只用于部分性中枢性尿崩症,加强精氨酸加压素(AVP)对肾小管的作用。低血糖并不少见。

3.氯贝丁酯

250～500mg每6～8h一次口服,药效持续6～8h。只用于部分性中枢性尿崩症,似可刺激AVP释放。可联合应用冠心平和氯磺丙脲。

(五)肾性尿崩症的治疗

适量饮水以防高血钠性脑病和休克,这点容易做到。

1.噻嗪利尿剂和轻度钠盐限制摄入

有效治疗方法是诱导轻度血容量不足,从而减少尿量、减轻夜尿、减轻膀胱和输尿管扩张。最常用的方法是联合噻嗪类利尿剂和轻度钠盐限制摄入。随着血容量不足,近曲小管液体重吸收的百分比升高,结果是到达远曲小管的溶质和液体的量均减少。因此,尿量减少。噻嗪类联合保钾利尿剂氨苯蝶啶可减轻低血钾所致肾浓缩功能受损。

2.非激素抗炎药(NSAIDs)

应用于儿童肾性尿崩症。最常应用的是吲哚美辛,可减少尿量。芬必得似乎不如吲哚美辛那样减少尿量有效。不能抑制肾脏前列腺素合成的药,不出现疗效。NSAIDs的疗效似乎是由于到达远曲肾小管的溶质的量减少所致,不是由于加压素对肾小管作用的改善。

3.加压素

无论是天然加压素或其类似物(Analogue译为配体类似物,Agonist译为受体激动物)赖氨酸加压素和去氨加压素对本病均无任何疗效。同样,刺激内源性加压素释放的药或增强加压素对肾小管作用的药(氯磺丙脲)对肾性尿崩症均无疗效。

第七节　库欣综合

库欣综合征主要是多种原因使肾上腺皮质分泌过多的糖皮质激素(主要为皮质醇)所致。临床表现为满月脸、多血质外貌、向心性肥胖、皮肤紫纹、痤疮、高血压和骨质疏松等。本症成人多于儿童,女性多于男性。

一、病因和发病机制

(一)原发性肾上腺皮质肿瘤

原发性肾上腺皮质肿瘤包括腺瘤或腺癌,因分泌过多皮质醇引起本病,腺瘤约占20%,多为单侧,女性多见;腺癌约占5%,病史短,生长快,常有远处转移。

(二)垂体 ACTH 分泌过多

垂体 ACTH 分泌过多约占本病的70%。主要见于垂体微腺瘤,少数患者可见垂体 ACTH 细胞增生,由于 ACTH 分泌过

多,刺激双侧肾上腺皮质弥散性增生,分泌大量皮质醇而致本病。

(三)异位 ACTH 综合征

异位 ACTH 综合征系指垂体以外的肿瘤产生 ACTH,刺激肾上腺皮质增生,分泌过量皮质醇。最常见于支气管肿癌,其次为胸腺癌和胰腺癌。

(四)医源性皮质醇增多症(类库欣综合征)

长期大量使用糖皮质激素可引起医源性库欣综合征,患者本身下丘脑-垂体-肾上腺轴受到抑制而趋萎缩,ACTH 及皮质醇分泌功能低下,一旦停药或应激,可发生肾上腺皮质功能低下。

二、临床表现

主要由于皮质醇分泌过多,引起代谢障碍和对感染抵抗力降低所致。

(一)脂代谢障碍

面部和躯干肥胖(向心性肥胖)为本病的特征。患者面如满月脸,胸、腹、颈、背部脂肪甚厚,面色潮红,四肢肌肉进行性萎缩,疲乏无力。可能由于皮质醇一方面动员脂肪,使三酰甘油分解为甘油和脂肪酸,另方向促进糖异生,使血糖增高,兴奋胰岛素分泌而促进脂肪合成,因此,皮质醇增多症患者中脂肪的动员和合成都受促进,使脂肪重新分布,形成典型的向心性肥胖。

(二)蛋白质代谢障碍

大量皮质醇促进蛋白质分解,抑制蛋白质合成。临床上出现蛋白质过度消耗的许多现象:皮肤变得菲薄,毛细血管脆性增加,轻微的损伤即可引起瘀斑。在腹下侧、臀部、大腿等处,更

因脂肪沉积,皮肤弹力纤维断裂,可通过菲薄的皮肤透见微血管的红色,形成典型的紫纹。病程较久者,肌肉萎缩,骨质疏松,脊椎可发生压缩畸形,身材变矮,有时呈佝偻、骨折,常易感染。儿童患者生长发育受抑制。

(三)糖代谢障碍

大量皮质醇抑制糖利用而促进肝糖异生。另外,皮质醇又拮抗胰岛素,对葡萄糖耐量减少。部分患者出现类固醇性糖尿病。

(四)高血压

在本病中常见,可能与大量皮质醇,去氧皮质酮等增多有关。此外,患者血浆肾素浓度增高,从而催化产生较多的血管紧张素Ⅱ,引起血压升高。同时患者常伴有动脉硬化和肾小动脉硬化,因而存治疗后部分患者血压仍不能降至正常。长期高血压可并发左心室肥大,心力衰竭和脑血管意外。

(五)造血系统及血液改变

皮质醇刺激骨髓使红细胞计数和血红蛋白含量偏高。白细胞总数及中性粒细胞增多,淋巴细胞和嗜酸粒细胞绝对值和分类均减少。

(六)性功能障碍

性欲减退,性器官萎缩,月经减少、不规则或闭经,轻度多毛,可以出现痤疮。明显男性化(乳房萎缩,多毛,喉结增大,阴蒂肥大)者少见,但如出现,要警惕肾上腺癌。

(七)神经精神障碍

情绪不稳定,抑郁或烦躁失眠,严重者精神变态。

(八)水、电解质紊乱

皮质醇有储钠排钾作用,但本症血钠多正常或仅轻度升高,血钾呈轻度降低。少数病者出现水钠潴留性水肿。严最低血钾和低血钾性碱中毒主要见于肾上腺皮质腺癌和异位 ACTH 症群病者,而肾上腺皮质增生的病者亦可出现,其程度可以较轻。

(九)对感染抵抗力减弱

长期皮质醇分泌增多使人体的免疫功能减弱,到达炎症区病灶的单核细胞减少,巨噬细胞对抗,原的固定、吞噬和杀伤能力减弱;中性粒细胞向血管外炎症区域的移行减少,其运动能力吞噬作用减弱,抗体的形成也受到抑制。大量皮质醇作用下,细胞内的溶酶体膜保持稳定,也不利于消灭抗原。由于上述原因,患者对感染的抵抗力减弱,故皮肤真菌感染多见,且较严重;化脓性细菌感染不容易局限化,可发展成蜂窝组织炎、菌血症、甚而败血症。患者在患感染后,炎症反应往往不显著,发热不高,易于漏诊造成严重后果。

三、实验室及其他检查

(一)血常规

红细胞计数和血红蛋白偏离,白细胞增多,淋巴细胞及嗜酸粒细胞减少。

(二)尿 17-羟皮质类固醇

在 2025mg/d 以上。

(三)小剂量地塞米松抑制试验

每 6h 口服地塞米松 0.5mg,或每 8h 服 0.75mg,服药 2d,第 2 天尿 17-羟皮质类固醇不能抑制到对照值的 50％以下。

(四)血液生化

糖耐量试验阳性。血钾、氯化物也降低。

(五)血中皮质醇定量

多数增高,由于浓度有波动性,宜反复多次测定。若正常的昼夜节律变化消失(即晚上浓度不明显低于清晨浓度)更具有诊断意义。

(六)X 线检查

可见骨质疏松或病理性骨折,蝶鞍可能扩大。肾上腺断层摄片可能显示一侧肿瘤影或双侧增大。

四、诊断

(一)主要症状

(1)向心性肥胖及满月样容貌。

(2)高血压。

(3)皮肤紫纹(多数宽 5mm 以上)。

(4)皮下出血。

(5)压疮。

(6)多毛。

(7)水肿。

(8)月经紊乱。

(9)肌力减弱。

(10)精神异常。

(11)色素沉着。

(12)糖尿。

(13)生长发育延迟。

(二)检查所见

(1)证明皮质醇(或 ACTH)分泌过多。

(2)血皮质醇(或 17-OHCS)增加及(或)24h 分泌量的正常波动节律消失。

(3)尿中 17-羟类固醇(17-OHCS)或 17-酮类固醇(17-KGS)增加。

(4)对皮质醇分泌过多的抑制试验异常。

(三)除外诊断

(1)除外由产生类 ACTH 的肿瘤引起者。

(2)除外由原发于肾上腺的疾病(增生、肿瘤)引起者。

(3)除外因使用 ACTH 或糖皮质激素(外源性)引起者。

判定:确定诊断要全部具备(2)(3)中各项。怀疑诊断具备(1)中的几项及完全具备(3)中的各项。

五、鉴别诊断

做好本症的病因鉴别诊断及与单纯性肥胖症的鉴别诊断。此外,尚需除外医源性库欣综合征,后者停用糖皮质激素后可完全缓解;及假性库欣综合征,见于酗酒兼有肝损害后,在戒酒1周者,生化异常即消失。

六、治疗

最理想的治疗效果是临床症状缓解,血内 ACTH 和皮质醇含量恢复到正常水平。

(一)病因治疗

1.垂体性库欣病

(1)首选经蝶窦选择性切除垂体微腺瘤,术后可发生暂时性垂体。肾上腺皮质功能不足,需补充糖皮质激素治疗。

(2)未能摘除垂体微腺瘤的重症患者,宜做一侧肾,上腺全切,另一侧次全切(90%)或全切除术,术后须作垂体放疗,以免发生奈尔森综合征;病情较轻者可做垂体放疗,单独垂体放疗对于儿童患者疗儿甚佳。在放疗奏效之前用药物治疗,以控制肾上腺皮质激素过度分泌。

(3)垂体大腺瘤患者,需经额骨行垂体切除术,术后辅以放疗。

(4)影响神经递质的药物如溴隐亭、赛庚啶等,可用做辅助治疗。

2.肾上腺腺瘤

手术切除可获根治,近年存有经验的中心经腹腔镜切除一侧肿瘤可加速手术后的恢复。腺瘤大多为单侧性,术后需较长期使用氢化可的松(每日约 20～30mg)或可的松(每日约 25.0～37.5mg)作替代治疗。在肾上腺功能逐渐恢复时,可的松的剂量也随之递减,大多数患者于 6 个月至 1 年或更久可逐渐停用替代治疗。

3.肾上腺腺癌

应尽可能早期做手术治疗。未能根治或已有转移者用药物治疗,减少肾上腺皮质激素的产生量。

4.不依赖 ACTH

小结节性或大结节性双侧肾上腺增生作双侧肾上腺切除术,术后做激素替代治疗。

5.异位 ACTH 综合征

应治疗原发性恶性肿瘤,视具体病情做手术、放疗和化疗。如能根治,库欣综合征可以缓解;如不能根治,则需要用肾上腺皮质激素合用阻滞药。

(二)药物治疗对

于癌肿患者除早期手术切除外,可采用下列化学药物治疗。

1.甲吡酮

此药能抑制 11－β 羟化酶,从而抑制皮质醇。每日 2～6g,分 4 次口服。主要不良反应为消化道反应。

2.米托坦

机制是使皮质束状层及网状层细胞坏死和萎缩,不影响球状层。初用剂量每日 2～6g,分3 次口服,疗效不明显可增至每日 8～10g,维持量为每日 3g。长期服用不良反应较多,如厌食、恶心、呕吐、腹泻、皮疹等。

3.氨鲁米特机制

氨鲁米特机制是能抑制胆固醇转变为5-孕烯醇酮,减少皮质醇合成。每日0.75～1.0g,分3次口服。不良反应较少。

4.赛庚啶

此药有抗血清素作用,可抑制下丘脑-垂体释放ACTH,仅对部分肾上腺皮质增生有效,每日24mg,分3次口服。

5.酮康唑

常用于异位ACTH综合征病原尚未定位前封锁肾上腺皮质激素的合成,开始时每日1.0～1.2g,维持量每日0.6～0.8g。此药对肝脏有毒性,治程中需观察肝功能。

(三)放射治疗

对肾上腺皮质增生较轻的病例,可先试垂体放射治疗,但疗效尚不理想,且多复发。一般用深部直线加速器或钴外射垂体。若病情无好转,则采用手术治疗。

七、预后

经有效治疗后,病情可望存数月后逐渐好转,向心性肥胖等症状减轻,尿糖消失,月经恢复,甚至可受孕,精神状态也有好转,血压下降。如病程已久,肾脏血管已有不可逆的损害,则血压不易下降到正常。癌的疗效取决于早期发现及能否完全切除。腺瘤如早期切除,预后良好,库欣病患者治疗后的疗效不一,应定期观察有无复发,或有无肾,上腺皮质功能不足如患者皮肤色素沉着逐渐增深,提示有Nelson综合征的可能性。

第八节 垂体瘤

垂体瘤是一组从垂体前叶或后叶或颅咽管上皮残余细胞,发生在垂体的肿瘤的总称。垂体瘤约占颅内肿瘤的10％,这不包括没有症状和功能的,在解剖时发现的微腺瘤。其中主要是前叶的腺瘤,后叶的少见。

临床上垂体前叶腺瘤分类,以往按病理及染色分类,分为无颗粒无功能的嫌色细胞瘤和有颗粒有功能的嗜酸细胞瘤、嗜碱细胞瘤。目前按细胞分泌功能进行分类分为有功能的肿瘤和无功能的肿瘤。

一、临床表现

垂体瘤起病缓慢,早期可无症状。

(一)激素分泌异常的综合征

1.激素过多

出现相应过多的激素的综合征。

2.激素过少

当无功能肿瘤增大,压迫正常垂体组织导致腺垂体功能减少的综合征。性功能减退往往是首发症状。

(二)肿瘤压迫垂体周围组织的综合征

(1)头痛是常见症状。不定点,持续性胀痛,也可伴阵发性加剧。

(2)双颞侧偏盲,视野缺损、视力减退均可出现。

(三)其他

肿瘤过大向上生长,如颅咽管瘤可侵入下丘脑,引起下丘脑综合征,侵入海绵窦压迫第三、四、六对脑神经,使眼球运动障碍或突眼等海绵窦综合征。当面神经受累时可出现三叉神经痛或面部麻木。

二、辅助检查

(1)垂体激素测定 FSH、LH、TSH、PRL、ACTH。

(2)靶腺激素测定 E_2、P、T、T_3、T_4、Coflisone。

(3)MRI 对垂体软组织的分辨率优于 CT。

三、诊断标准

垂体瘤的诊断应包括定位、定性和功能判定三部分。通过影像学检查确定垂体瘤的存在,根据临床表现和辅助检查判定是什么性质的垂体瘤,根据实验室检查和影像学的发现认定垂体功能状态及对周围组织的影响。

四、治疗

(一)药物治疗

1.溴隐亭

溴隐亭可抑制催乳激素(PRL)的分泌,治疗 PRL 瘤。从小剂量 1.25mg 开始,每晚 1 次,或餐中服用,以后可递增至 5～7.5mg 每日 1 次或分次服,以减少胃肠道症状。治疗 4～6 周后溢乳减少,2～3 个月后 PRL 恢复正常,月经恢复。垂体瘤可以由大变小,乃至消失。但应长期小剂量维持,以防复发。治疗后可怀孕,怀孕后应停药,待产后视病情再定是否继续用药。但若停药后肿瘤增大者,也可续用小剂量溴隐亭治疗,对胎儿影响不大。溴隐亭也可抑制生长激素腺瘤分泌,但所需剂量较大,每日要 7.5～60mg 以上。

赛庚啶

赛庚啶可抑制血清素刺激促肾上腺皮质素释放激素(CRH)的释放,对库欣病及 Nelson 综合征有效。一般 1 日需 24～32mg,有嗜睡、多食等不良反应。

3.奥曲肽

奥曲肽是长效的生长抑素,可用来治疗生长激素瘤,$100\mu g$,每日 3 次,治疗 6 个月后才可能有效。

(二)手术治疗

由于近年显微外科的展开和手术路径的改进,除泌乳素瘤外,其他的应首先考虑及早切除肿瘤。但无论何种手术,都不容易彻底切除肿瘤,术后往往需要辅以药物等治疗。术后有半数患者伴垂体功能不全,需激素补充治疗。

(三)放射治疗

有内照射和外照射。一般运用于瘤体小,无鞍上、鞍外压迫又不愿手术者。

(1)内照射在手术时用 $Cr^{32}PO_4$ 胶体混悬液、^{198}金胶液注入鞍内，或 ^{198} 金种子固体植入，^{198} 钇植入法疗效较好。

(2)外照射：多用深度 X 线、^{60}钴、高能质子束、α 粒子束治疗。现有用 201 个 ^{60} 钴的放射原，将 γ 射线聚集于病灶局部，起到破坏病灶的目的，但又不损伤邻近组织，即 γ 刀。γ 刀适用于颅内深部，生长缓慢，体积较小的肿瘤。

第九节 先天性肾上腺皮质增生症

肾上腺皮质是人体内一个重要的内分泌腺体，分泌的激素主要有皮质醇、醛固酮和雄激素。肾上腺皮质分泌皮质醇和雄激素受下丘脑－垂体－肾上腺皮质轴调节，促肾上腺皮质激素(ACTH)促使肾上腺皮质分泌皮质醇和雄激素，ACTH 还有一个非常重要的功能即促进肾上腺皮质生长。醛固酮的分泌受肾素－血管紧张素系统调节，血管紧张素能刺激醛固酮的分泌。

合成肾上腺皮质激素的原料是胆固醇，它主要来自血液中的低密度脂蛋白(LdL)，ACTH 能增加肾上腺皮质细胞膜上的 LdL 受体，从而促进对胆固醇的摄取。

参与皮质醇合成的酶有先天性缺陷时，皮质醇分泌不足，垂体前叶 ACTH 分泌增加，从而导致肾上腺皮质增生，这些由皮质醇合成酶缺陷引起的疾病就被称为先天性肾上腺皮质增生症(CAH)。由于皮质醇合成途径与雄激素合成途径有重叠，因此皮质醇合成酶有缺陷时可伴有雄激素分泌异常。临床上，许多 CAH 患者因此有性分化异常或性发育异常，男性和女性均可发生 CAH。

一、21－羟化酶缺陷

21－羟化酶缺陷是最常见的先天性肾上腺皮质增生症，占 CAH 总数的 90%～95%。21－羟化酶缺陷既影响皮质醇的合成，也影响醛固酮的合成。由于 21－羟化酶缺陷者的肾上腺皮质可分泌大量的雄激素，因此女性患者表现为性分化或性发育异常。21－羟化酶缺陷是最常见的女性假两性畸形，根据临床表现可分为 3 种类型：①失盐性肾上腺皮质增生症；②单纯男性化型肾上腺皮质增生症；③非典型肾.上腺皮质增生症，又被称为迟发性肾上腺皮质增生症。

(一)发病机制

21－羟化酶(CYP21)基因位于人类 6 号染色体的短臂上，由无活性的 CYP21P(假基因)和有活性的 CYP21(真基因)组成，它们均由 10 个外显子组成，真假基因的外显子和内含子的同源性分别达到 98% 和 95%。当 CYP21 基因发生突变时，就会引起 21－羟化酶缺陷。

CYP21 的作用是把 17－羟孕酮和孕黄体分别转化成脱氧皮质醇和去氧皮质酮，CYP21 有缺陷时，皮质醇和皮质酮生成受阻。因此，患者会出现糖皮质激素功能低下和盐皮质激素功能低下的表现。由于皮质醇对下丘脑－垂体－肾上腺皮质轴的负反馈抑制作用减弱，垂体前叶会分泌大量的 ACTH。在过多的 ACTH 作用下，肾上腺皮质增生并分泌大量的 17－羟孕酮和雄激素。

由于女性外阴的分化发生在孕 20 周前,因此如果在孕 20 周前发病,患者会出现严重的外阴男性化;如果在孕 20 周后发病,患者仅出现轻度外阴男性化。

(二)临床表现

21－羟化酶缺陷的临床表现差别很大,一般来说,21－羟化酶缺陷的表现与其基因异常有关,基因突变越严重,酶活性受损越大,临床表现也越重。根据疾病的严重程度,21 羟化酶缺陷分为以下 3 种。

1.失盐型

患者的酶缺陷非常严重,体内严重缺少糖皮质激素和盐皮质激素。女婴出生时已有外阴男性化,表现为尿道下裂。患儿在出生后不久就会出现脱水、体重下降、血钠降低和血钾升高,需要及时抢救。目前能在患儿出生后 1~2 天内明确诊断,进一步的治疗在儿科和内分泌科进行。

2.单纯男性化型

21－羟化酶缺陷较轻的女性患者,如果在胎儿期发病,表现为性发育异常,临床上称为单纯男性化型。

(1)外阴男性化:临床上一般采用 Prader 方法对外生殖器男性化进行分型:Ⅰ型,阴蒂稍大,阴道与尿道口正常;Ⅱ型,阴蒂增大,阴道口变小,但阴道与尿道口仍分开;Ⅲ型,阴蒂显著增大,阴道与尿道开口于一个共同的尿生殖窦;Ⅳ型表现为尿道下裂;Ⅴ型,阴蒂似正常男性。

(2)其他男性化体征:患者身材矮壮、皮肤粗糙且有较多油脂分泌、四肢有较多毛发、声音低沉.有喉结、乳房小。

(3)体格发育:儿童期过高的雄激素水平可以促进骨骼迅速生长,骨骺提前闭合,因此患者的最终身高较矮。许多患者往往是因为原发性闭经来妇产科就诊,此时她们的骨骺已经闭合,因此任何治疗对改善身高都没有意义。

(4)妇科检查:由于雄激素的干扰,患者有排卵障碍,表现为原发性闭经。另外,由于雄激素对抗雌激素的作用,乳房往往不发育或乳房发育不良。PraderⅠ型和Ⅱ型很容易看到阴道,PraderⅢ型可通过尿生殖窦发现阴道。PraderⅣ型和Ⅴ型在检查时会发现阴囊空虚,阴囊和腹股沟均扪及不到性腺。肛门检查可在盆腔内扪及偏小的子宫。

3.迟发型

迟发型 21－羟化酶缺陷在青春期启动后发病,青春期启动后患者出现多毛、痤疮、肥胖、月经稀发、继发性闭经和多囊卵巢等表现,易与多囊卵巢综合征相混淆。

(三)内分泌激素测定

1.单纯男性化型

患者的促性腺激素在正常卵泡早期范围。孕酮、睾酮、硫酸脱氢表雄酮(DHEAS)和 17－羟孕酮(17－OHP)均升高。其中最有意义的是 17－羟孕酮的升高。正常女性血 17－羟孕酮水平不超过 2ng/mL,单纯男性化型 21 羟化酶缺陷者体内的血 17－羟孕酮水平往往升高数百倍,甚至数千倍。

2.迟发型

FSH 水平正常、LH 和 DHEAS 水平升高、睾酮水平轻度升高。部分患者的 17－羟孕酮水平明显升高,这对诊断有帮助。但是也有一些患者的 17－羟孕酮水平升高不明显($<10ng/mL$),这就需要做 ACTH 试验。静脉注射 ACTH 60min 后,迟发型 21－羟化酶缺陷患者体内的血 17－羟孕酮水平将超过 $10ng/mL$。

通过前面的介绍,可以看出迟发型 21－羟化酶缺陷与多囊卵巢综合征的临床表现几乎完全一致,因此临床上经常把迟发型 21－羟化酶缺陷误诊为多囊卵巢综合征。

(四)诊断和鉴别诊断

根据临床表现,体格、妇科和超声检查,内分泌激素测定和染色体分析,女性单纯男性化型 21－羟化酶缺陷不难诊断。女性单纯男性化型 21－羟化酶缺陷最容易与 11β 羟化酶缺陷相混淆,后者也有 17－羟孕酮水平的升高。11β 羟化酶缺陷者体内的脱氧皮质酮水平升高,因此临床上表现为高血压,而单纯男性化型 21－羟化酶缺陷者没有高血压。

迟发型 21－羟化酶缺陷需要与多囊卵巢综合征相鉴别。患者初次就诊时,医生一般不诊断为迟发型 21－羟化酶缺陷,而是诊断为多囊卵巢综合征。对难治性的多囊卵巢综合征要考虑误诊的可能,此时需要测定 17－羟孕酮。如果 17－羟孕酮$>10ng/mL$,就可诊断为迟发型 21－羟化酶缺陷;如果 17－羟孕酮$<10ng/mL$,还需进一步做 ACTH 试验。如果静脉注射 ACTH 60min 后,17－羟孕酮$>10ng/mL$ 就可诊断为迟发型 21－羟化酶缺陷。

(五)单纯男性化型 21－羟化酶缺陷的治疗

1.治疗时机的选择

应尽可能早地治疗单纯男性化型 21－羟化酶缺陷。肾上腺皮质分泌过多的雄激素可加速骨骺愈合,因此治疗越晚,患者的最终身高就越矮。另外,早期治疗还可避免男性化体征加重。

2.药物治疗

糖皮质激素是治疗 21－羟化酶缺陷的特效药。补充糖皮质激素可以负反馈地抑制 ACTH 的分泌,从而降低血 17－羟孕酮、DHEAS 和睾酮水平。

(1)糖皮质激素:常用的糖皮质激素有氢化可的松、泼尼松和地塞米松。儿童一般使用氢化可的松,剂量为每天 $10\sim20mg/m^2$,分 $2\sim3$ 次服用,最大剂量一般不超过每天 $25mg/m^2$。由于泼尼松和地塞米松抑制生长作用较强,因此一般不建议儿童使用。成人使用氢化可的松 $37.5mg/d$,分 $2\sim3$ 次服用;泼尼松 $7.5mg/d$,分 2 次服用;或者地塞米松 $0.4\sim0.75mg/d$,每晚睡觉前服用 1 次。

在应激情况下,需要把皮质醇的剂量增加 $1\sim2$ 倍。在手术或外伤时,如果患者不能口服,就改为肌肉或静脉给药。

患者怀孕后应继续使用糖皮质激素,此时一般建议患者使用氢化可的松或泼尼松,根据患者的血雄激素水平进行剂量调整,一般将雄激素水平控制在正常范围的上限。如患者曾行外阴整形术,分娩时应选择剖宫产,这样可以避免外阴损伤。分娩前后应该按应激状态补充糖皮质激素。

本症需要终身服药。开始治疗时可采用大剂量的药物,在 17－羟孕酮水平下降后逐步减量到最小维持量。不同的患者,最小维持量不同。

(2)盐皮质激素:单纯男性化型 21-羟化酶缺陷患者一般不需要补充盐皮质激素。对需要补充盐皮质激素的失盐型患者,使用氟氢可的松,儿童期剂量为 0.05~0.2mg/d。在使用氟氢可的松的同时,还需补充 NaCl。

(3)定期随访:治疗期间随访体重、血压、骨密度和血 17-羟孕酮、雄烯二酮及睾酮水平。儿童期一般每 3 个月复查一次,成人可 6~12 个月复查一次。对 21-羟化酶缺陷来说,最主要的随访指标是 17-羟孕酮和睾酮水平,目前的观点是并不需要把 17-羟孕酮水平抑制到正常人群的水平。

(4)糖皮质激素的不良反应及解决策略:长期使用超生理剂量的糖皮质激素可以造成 Cushing 综合征、骨质疏松和抵抗力低下等并发症,而剂量不足则无法消除高雄激素血症。为解决上述矛盾,可在使用生理剂量糖皮质激素的同时,加用抗雄激素的药物,如螺内酯、环丙孕酮/炔雌醇和非那雄胺等。

螺内酯有抗雄激素的活性,所以可用于治疗 21-羟化酶缺陷。螺内酯 20mg。每天 3 次,口服。在使用螺内酯时应注意电解质代谢情况。

由于环丙孕酮/炔雌醇中所含有的环丙孕酮具有很强的抗雄激素活性,因此环丙孕酮/炔雌醇可用于治疗 21-羟化酶缺陷。治疗方案:从月经周期的第 3~5 天开始每天服用 1 片环丙孕酮/炔雌醇,连服 21 天后等待月经的来潮。

非那雄胺是美国默克公司于 20 世纪 90 年代研制开发的新一类 II 型 5a-还原酶抑制剂,其结构与睾酮相似,临床上主要用于治疗前列腺疾病,近年来也开始用于治疗女性高雄激素血症。非那雄胺每片 5mg,治疗前列腺增生时的剂量为 5mg/d,女性用药的剂量较低。目前尚无成熟的治疗经验,需要进一步摸索。

(5)其他治疗:尽可能早地发现 21-羟化酶缺陷并给予糖皮质激素治疗是改善患者最终身高的最佳方法。近年有学者发现在使用糖皮质激素的同时,加用 GnRH-a 和生长激素都能更有效地改善患者的身高。

3.手术治疗

女性 21-羟化酶缺陷患者不存在性别选择的问题,均应视为女性。外生殖器异常者可通过手术纠正。手术的目的是使阴蒂缩小,阴道口扩大、通畅。阴蒂头有丰富的神经末梢,对保持性愉悦感非常重要,因此应做阴蒂体切除术,以保留阴蒂头及其血管和神经。

4.生育问题

多数患者经糖皮质激素治疗后,可恢复正常排卵,因此可以正常受孕。对女性患者来说,需终身服药,怀孕期间也不可停药。如果孕期不治疗,即使怀孕的女性胎儿没有 21-羟化酶缺陷,依然会发生女性外阴男性化。经糖皮质激素治疗后,如果患者没有恢复排卵,可以使用氯米芬、HMG 和 HCG 诱发排卵。

(六)迟发型 21-羟化酶缺陷的治疗

迟发型 21-羟化酶缺陷的治疗为对症治疗,一般根据患者的年龄、临床表现和有无生育要求选择治疗方案。

1.年轻、无生育要求者

如果患者没有多毛、痤疮、睾酮水平升高等高雄激素血症表现,可以给予孕激素治疗,目的是保护子宫内膜,定期有月经来潮。方法:甲羟孕酮 6～10mg,每天 1 次,连用 5～10 天;或者甲地孕酮 6～10mg,每天 1 次,连用 5～10 天。停药 3～7 天后有月经来潮,一般让患者每30～45天来一次月经。

如果停药 10 天以上还没有月经来潮,应排除怀孕可能。如果患者没有怀孕,那么应考虑患者体内的雌激素水平偏低,此时改用雌、孕激素序贯治疗或联合治疗,一般多选用复方口服避孕药做雌、孕激素联合治疗。

2.有高雄激素血症但无生育要求者

选择抗雄激素治疗。单用复方口服避孕药(包括环丙孕酮/炔雌醇)或螺内酯可能效果不好,因为过多的雄激素主要来自肾上腺皮质,因此可加用泼尼松或地塞米松。如环丙孕酮/炔雌醇 1♯/d＋泼尼松 2.5～5mg/d,或者环丙孕酮/炔雌醇 1♯/d＋地塞米松 0.4～0.75mg/d。

3.有生育要求者

往往先给予抗雄激素治疗,使血睾酮水平恢复正常。然后应用氯米芬促排卵治疗。

4.年龄大、无生育要求者

给予孕激素治疗,目的是保护子宫内膜,定期有月经来潮。方法:甲羟孕酮 6～10mg,每天 1 次,连用 5～10 天;或者甲地孕酮 6～10mg,每天 1 次,连用 5～10 天。

二、11β－羟化酶缺陷

11β－羟化酶(CYP11B1)缺陷也会引起先天性肾上腺皮质增生症,但是其发病率很低,约为 21－羟化酶缺陷发病率的 5％。

(一)发病机制

CYP11B1 基因位于 8 号染色体的长臂上,与编码醛固酮合成酶的基因(CYP11B2)相邻。CYP11B1 的生理作用是把 11－脱氧皮质醇转化成皮质醇,把 11－去氧皮质酮转化成皮质酮。当 CYP11B1 存在缺陷时,皮质醇合成受阻,ACTH 分泌增加,结果肾上腺皮质增生,雄激素分泌增加。

目前已发现 30 多种 CYP11B1 基因突变类型,发生率为 1/250 000～1/100 000。在该综合征中,CYP11B2 基因不受影响,而醛固酮的合成将受到影响,但由于 11－去氧皮质酮在体内积聚,11－去氧皮质酮有盐皮质激素活性,因此患者不仅没有脱水症状,反而会出现高血压。

(二)临床表现

11β－羟化酶缺陷的临床表现与 21－羟化酶缺陷的临床表现既有相似之处,也有不同之处。

(1)外阴男性化:根据酶缺陷程度的不同,患者外阴可表现为 Prader Ⅰ～Ⅴ 型中的任何一种。

(2)其他男性化体征:如身材矮壮、皮肤粗糙且有较多油脂分泌、四肢有较多毛发、声音低沉、有喉结等。

(3)体格发育:儿童期过高的雄激素水平可以促进骨骼提前生长、骨骺提前闭合,因此患者的最终身高往往较矮。

(4)妇科检查:与21-羟化酶缺陷一样,在阴囊和腹股沟内扪及不到性腺,肛门检查在盆腔内扪及偏小的子宫。

(5)高血压:由于11-去氧皮质酮在体内积聚,患者出现水钠潴留和高血压。这是11β-羟化酶缺陷与21-羟化酶缺陷在临床表现上的区别。

(三)内分泌激素测定.

与21-羟化酶缺陷相同的是,11β羟化酶缺陷患者的血促性腺激素水平在正常范围,孕酮、睾酮、硫酸脱氢表雄酮(DHEAS)和17-羟孕酮水平均升高。

与21-羟化酶缺陷不同的是,11β羟化酶缺陷患者的血11-脱氧皮质醇和去氧皮质酮水平显著升高。

(四)诊断及鉴别诊断

根据临床表现,体格、妇科和超声检查,内分泌激素测定和染色体分析,11β-羟化酶缺陷不难诊断。

11β-羟化酶缺陷最容易与21-羟化酶缺陷相混淆(表7-22),两者的血17-羟孕酮水平均升高。11β-羟化酶缺陷患者体内的11-脱氧皮质醇和去氧皮质酮水平升高,有高血压;而21-羟化酶缺陷患者没有这些表现。

(五)治疗

11β-羟化酶缺陷的治疗与单纯男性化型21-羟化酶缺陷的治疗相似,以糖皮质激素治疗为主。如果使用糖皮质激素后,血压仍不正常,需要加用抗高血压药。

1.糖皮质激素

儿童一般使用氢化可的松,剂量为每天 $10\sim20mg/m^2$,分2~3次服用。成人每天使用氢化可的松37.5mg,分2~3次服用;泼尼松7.5mg/d,分2次服用;或地塞米松0.4~0.75mg,每晚睡前服用1次。需要终身服药。

在应激情况下,需要将剂量增加1~2倍。在手术或外伤时,如果患者不能口服,就改为肌肉或静脉给药。

2.抗高血压药物

糖皮质激素治疗后,如果患者的血压仍偏高,需要加用抗高血压药。

3.手术治疗

有外阴畸形者需要手术治疗。

4.生育问题

与21-羟化酶缺陷者一样,11β-羟化酶缺陷者可以正常生育。糖皮质激素治疗后,如果患者恢复自发排卵,就能自然受孕。如果患者没有自发排卵,需要促排卵治疗。促排卵治疗首选氯米芬,如治疗失败,再选HMG。怀孕期间应继续使用糖皮质激素。

三、17α-羟化酶缺陷

17α-羟化酶(CYP17)缺陷是先天性肾上腺皮质增生症中非常少见的类型,约占总数的1%。

(一)发病机制

CYP17的作用是将孕烯醇酮和黄体酮转化成17-羟孕烯醇酮和17-羟孕酮,皮质醇、雌激素和雄激素的合成均需要 CYP17,因此,当 CYP17 有缺陷时皮质醇、雌激素和雄激素的合成均受影响。肾上腺皮质醇和雄激素合成受阻时,去氧皮质酮和皮质酮的合成可增加。

对女性来说,17α-羟化酶缺陷也会使卵巢的雌激素合成受阻,因此她们的第二性征发育将受到影响。

(二)临床表现

对女性患儿来说,她们的染色体为 46,XX,性腺是卵巢,性分化不受任何影响,不存在两性畸形。青春期启动后,由于卵巢不能合成雌激素,因此患者的乳房不发育,外阴为幼稚型,没有排卵和月经。另外,由于脱氧皮质酮合成增加,患者有水钠潴留、高血压和低钾血症。

(三)内分泌激素测定

患者的血促性腺激素水平升高,血睾酮和雌激素水平低,血黄体酮、脱氧皮质酮和皮质酮水平升高。

(四)诊断及鉴别诊断

17α-羟化酶缺陷与性腺发育不全和原发性中枢性闭经的区别在于,后两者没有高血压,没有血黄体酮、脱氧皮质酮和皮质酮水平升高。与 21-羟化酶的区别在于后者没有性幼稚和高血压;与 11β-羟化酶缺陷的区别在于后者有男性化表现,没有性幼稚。

(五)处理

治疗原则是补充糖皮质激素、抗高血压和补充雌、孕激素。17a 羟化酶缺陷患者没有外阴畸形。不需要手术治疗。

1.糖皮质激素

儿童一般使用氢化可的松,剂量为每天 $10\sim20mg/m^2$,分 2~3 次服用。成人每天使用氢化可的松 37.5mg,分 2~3 次服用;泼尼松 7.5mg/d,分 2 次服用;或地塞米松 0.4~0.75mg,每晚睡前服用 1 次。在应激情况下,需要增加剂量 1~2 倍。在手术或外伤时,如果患者不能口服,就改为肌肉或静脉给药。女性患者需要终身服药。

2.抗高血压药物

糖皮质激素治疗后,如果患者的血压仍偏高,需要加用抗高血压药。

3.雌、孕激素治疗

进入青春期后,为促进第二性征的发育,避免骨质疏松,患者需补充雌、孕激素。在骨骺愈合前,如果患者还想继续长高,可先给予小剂量的雌激素,如妊马雌酮(倍美力)0.15~0.3mg/d 或戊酸雌二醇 0.5~1mg/d。如果不需要继续长高,可给予妊马雌酮 0.3~0.625mg/d 戊酸雌二醇 1~2mg/d。每个周期加用甲羟孕酮 5~10 天,6~10mg/d。

4.生育问题

由于患者性激素分泌异常,卵泡不能发育,所以无法受孕。

四、3β 羟类固醇脱氢酶缺陷

约 2% 的先天性肾,上腺皮质增生症是由 3β 羟类固醇脱氢酶缺陷引起的。

(一)发病机制

3β 羟类固醇脱氢酶(3β-HSD)作用是把类固醇激素合成的 $\triangle^5$ 途径转换成 $\triangle^4$ 途径,人体内有两种 3β 羟类固醇脱氢酶,即 3β 羟类固醇脱氢酶Ⅰ型和Ⅱ型。Ⅰ型分布在周围组织,Ⅱ型分布在性腺和肾上腺皮质。引起内分泌紊乱的是Ⅱ型酶缺陷。

当基因缺陷造成Ⅱ型酶缺陷时,睾酮、雌二醇、皮质醇和醛固酮的合成都受阻,体内可以积聚大量的 DHEA 和 $\triangle^5$-雄烯二醇。女性胎儿可有外阴男性化表现。

(二)临床表现

患者的临床表现差异很大。3β-羟类固醇脱氢酶缺陷严重时,患者会出现肾上腺皮质功能减退、脱水和低血压等,此类患者一般不来妇产科就诊,而是去内分泌科就诊。症状轻者可能无明显异常或有单纯男性化表现。

还有一些不典型的患者,其临床表现类似肾上腺皮质功能早现和高雄激素血症。

妇科检查:外阴有不同程度的男性化,有阴道、子宫和卵巢,阴唇和腹股沟处无性腺。

(三)内分泌激素测定

血 ACTH、17-羟孕烯醇酮和 DHEAS 升高。

(四)诊断及鉴别诊断

测定 17-羟孕烯醇酮/17-羟孕酮比值对诊断和鉴别诊断很有意义。

(五)治疗

治疗同 21-羟化酶缺陷,需终身补充肾上腺皮质激素,失盐型需补充盐皮质激素。青春期开始加用雌、孕激素治疗。

五、先天性类脂质性肾上腺皮质增生症

先天性类脂质性肾上腺皮质增生症极为罕见,目前全球报道不超过 100 例。

(一)发病机制

由于患者的肾,上腺增大并含有大量的胆固醇和其他脂质,因此被称为先天性类脂质肾上腺皮质增生症。过去认为该疾病病因是胆固醇 P450 侧链裂解酶基因(CYP11A1)突变,目前认为病因是 StAR 基因突变,当 StAR 发生基因突变时,胆固醇不能进入到线粒体内,所有的类固醇激素都不能被合成。

(二)临床表现

患者会出现肾上腺皮质功能减退、脱水和低血压等。女性患儿的性分化不受任何影响,不存在两性畸形。

青春期启动后,由于卵巢不能合成雌激素,因此患者的乳房没有发育,外阴为幼稚型,没有排卵和月经。

(三)内分泌激素测定

患者的类固醇激素水平均非常低。

(四)处理

多数患儿夭折。对幸存者首先要进行抢救,补充肾上腺皮质激素,并需终身服用。青春期加用雌激素。

参考文献

[1]齐贵彬,等.新编心内科疾病诊疗学[M].南昌:江西科学技术出版社,2020.

[2]何权瀛.呼吸内科诊疗常规[M].北京:中国医药科技出版社,2012.

[3]于方谭,等.现代临床神经内科学[M].南昌:江西科学技术出版社,2020.

[4]黄峰,任平,张俊,等.实用内科诊断治疗学[M].济南:山东大学出版社,2021.

[5]李娟.内科常见临床表现的诊断思维[M].北京:人民卫生出版社,2020.

[6]玄进,边振,孙权.现代内科临床诊疗实践[M].北京:中国纺织出版社有限公司,2020.

[7]方千峰,等.常见内科疾病临床诊治与进展[M].北京:中国纺织出版社有限公司,2020.

[8]马春丽,鄂璐莎,苗仲艳,等.内科临床诊治[M].长春:吉林大学出版社,2020.

[9]李雅慧,等.实用临床内科诊疗[M].北京:科学技术文献出版社,2020.

[10]张春梅,等.新编内科临床诊疗[M].哈尔滨:黑龙江科学技术出版社,2020.

[11]矫丽丽,等.临床内科疾病综合诊疗[M].青岛:中国海洋大学出版社,2020.

[12]郭秀芝,等.现代内科疾病诊疗策略[M].长春:吉林科学技术出版社,2019.

[13]郝学军,等.临床内科常见疾病诊治策略[M].北京:中国纺织出版社有限公司,2019.

[14]陈森,等.临床常见内科疾病诊疗学[M].长春:吉林科学技术出版社,2019.

[15]于靖,等.内科疾病诊断学[M].昆明:云南科技出版社,2019.

[16]黄河,等.新编内科技术与临床应用[M].昆明:云南科技出版社,2019.

[17]刘欣.常见内科疾病诊治理论与实践[M].北京:中国纺织出版社有限公司,2019.